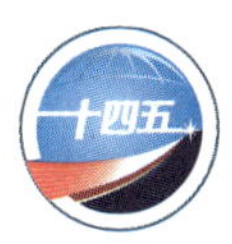

本教材第 2 版为“十四五”职业教育国家规划教材
国家卫生健康委员会“十四五”规划教材
全国高等职业教育专科教材

供护理、助产专业用

人体形态与结构

第 3 版

主　编　胡小和　付广权
副主编　刘梅梅　张晓丽　吕香茹
编　者（以姓氏笔画为序）

丁祥云（山东医学高等专科学校）
王　琦（苏州卫生职业技术学院）
邓仁川（四川护理职业学院）
付广权（黑龙江护理高等专科学校）
吕香茹（甘肃卫生职业学院）
朱建忠（沧州医学高等专科学校）
任　迪（长沙卫生职业学院）
刘　艳（长沙市中医医院）
刘宏伟（承德护理职业学院）
刘梅梅（安徽医学高等专科学校）
李海艳（白城医学高等专科学校）
张晓丽（北京卫生职业学院）
张海云（山西卫生健康职业学院）
胡小和（长沙卫生职业学院）
段　玲（武威职业学院）
蒋孝东（郑州卫生健康职业学院）
谢立平（厦门医学院）

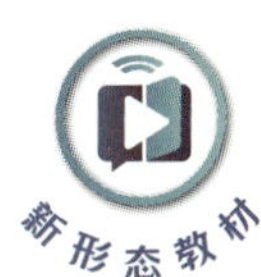

人民卫生出版社
·北　京·

图书在版编目（CIP）数据

人体形态与结构 / 胡小和，付广权主编. -- 3 版.
北京 ：人民卫生出版社，2025. 5. --（高等职业教育
专科护理类专业教材）. -- ISBN 978-7-117-37962-5

Ⅰ. R32；Q983

中国国家版本馆 CIP 数据核字第 20254P4J46 号

人卫智网	www.ipmph.com	医学教育、学术、考试、健康，购书智慧智能综合服务平台
人卫官网	www.pmph.com	人卫官方资讯发布平台

人体形态与结构
Renti Xingtai yu Jiegou
第 3 版

主　　编：胡小和　付广权
出版发行：人民卫生出版社（中继线 010-59780011）
地　　址：北京市朝阳区潘家园南里 19 号
邮　　编：100021
E - mail：pmph @ pmph.com
购书热线：010-59787592　010-59787584　010-65264830
印　　刷：人卫印务（北京）有限公司
经　　销：新华书店
开　　本：850 × 1168　1/16　　印张：17
字　　数：480 千字
版　　次：2014 年 2 月第 1 版　　2025 年 5 月第 3 版
印　　次：2025 年 7 月第 1 次印刷
标准书号：ISBN 978-7-117-37962-5
定　　价：76.00 元
打击盗版举报电话：010-59787491　E-mail：WQ @ pmph.com
质量问题联系电话：010-59787234　E-mail：zhiliang @ pmph.com
数字融合服务电话：4001118166　E-mail：zengzhi @ pmph.com

修订说明

高等职业教育专科护理类专业教材是由原卫生部教材办公室依据原国家教育委员会“面向21世纪高等教育教学内容和课程体系改革”课题研究成果规划并组织全国高等医药院校专家编写的“面向21世纪课程教材”。本套教材是我国高等职业教育专科护理类专业的第一套规划教材，于1999年出版后，分别于2005年、2012年和2017年进行了修订。

随着《国家职业教育改革实施方案》《关于深化现代职业教育体系建设改革的意见》《关于加快医学教育创新发展的指导意见》等文件的实施，我国卫生健康职业教育迈入高质量发展的新阶段。为更好地发挥教材作为新时代护理类专业技术技能人才培养的重要支撑作用，在全国卫生健康职业教育教学指导委员会指导下，经广泛调研启动了第五轮修订工作。

第五轮修订以习近平新时代中国特色社会主义思想为指导，全面落实党的二十大精神，紧紧围绕立德树人根本任务，以打造“培根铸魂、启智增慧”的精品教材为目标，满足服务健康中国和积极应对人口老龄化国家战略对高素质护理类专业技术技能人才的培养需求。本轮修订重点：

1. 强化全流程管理。履行“尺寸教材、国之大者”职责，成立由行业、院校等参与的第五届教材建设评审委员会，在加强顶层设计的同时，积极协同和发挥多方面力量。严格执行人民卫生出版社关于医学教材修订编写的系列管理规定，加强编写人员资质审核，强化编写人员培训和编写全流程管理。

2. 秉承三基五性。本轮修订秉承医学教材编写的优良传统，以专业教学标准等为依据，基于护理类专业学生需要掌握的基本理论、基本知识和基本技能精选素材，体现思想性、科学性、先进性、启发性和适用性，注重理论与实践相结合，适应“三教”改革的需要。各教材传承白求恩精神、红医精神、伟大抗疫精神等，弘扬“敬佑生命、救死扶伤、甘于奉献、大爱无疆”的崇高精神，契合以人的健康为中心的优质护理服务理念，强调团队合作和个性化服务，注重人文关怀。

3. 顺应数字化转型。进入数字时代，国家大力推进教育数字化转型，探索智慧教育。近年来，医学技术飞速发展，包括电子病历、远程监护、智能医疗设备等的普及，护理在技术、理念、模式等方面发生了显著的变化。本轮修订整合优质数字资源，形成更多可听、可视、可练、可互动的数字资源，通过教学课件、思维导图、线上练习等引导学生主动学习和思考，提升护理类专业师生的数字化技能和数字素养。

第五轮教材全部为新形态教材，探索开发了活页式教材《助产综合实训》，供高等职业教育专科护理类专业选用。

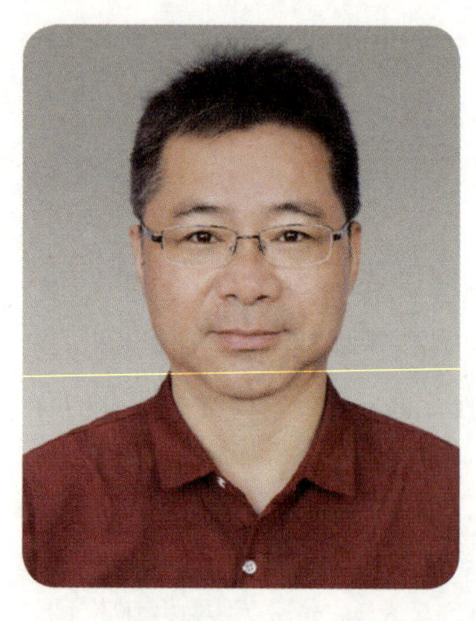

胡小和

教授

医学硕士，长沙卫生职业学院党委委员、组织人事处处长。中国解剖学会和湖南省解剖学会会员，全国护理学专业考试用书专家指导委员会委员，湖南省职业院校教学工作诊断与改进复核专家，湖南省医学教育科技学会医学教育质量评估专业委员会委员。任教 24 年，曾先后负责护理、助产、临床医学、康复治疗技术等专业的人体形态与结构、人体解剖学、组织学与胚胎学、人体解剖生理学等课程的教学工作，主持建设的“组织学与胚胎学”被认定为 2018 年湖南省精品在线开放课程。主编国家级规划教材 6 部，主持国家级项目 1 项、省部级课题（项目）8 项，主持市厅级课题（项目）5 项，发表论文 25 篇，荣获湖南省教育教学改革发展优秀成果奖一等奖 2 次。

“宝剑锋从磨砺出，梅花香自苦寒来”。医学生只有勤学多练，勇于实践，只争朝夕，才能夯实基础，增长才干，不负韶华，切实掌握过硬本领，努力成为仁爱精诚、服务基层的健康守门人！

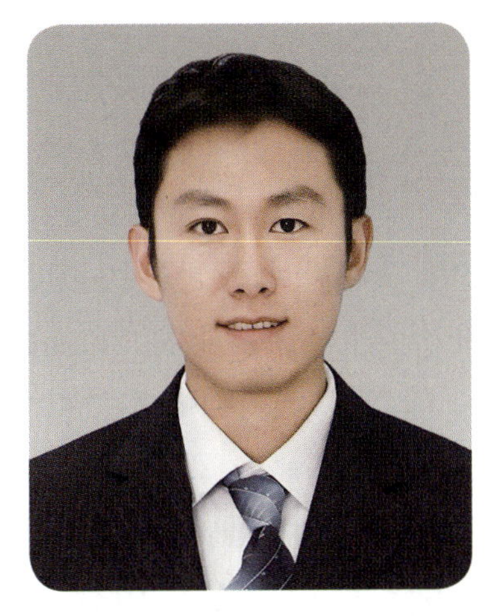

付广权

副教授

黑龙江护理高等专科学校口腔医学系党总支书记。主编、参编国家级规划教材20余部，获专利4项，主持、参与省级以上课题10余项，发表论文20余篇。曾获国家级教学成果奖二等奖1项，全国卫生职业教育优秀成果奖二等奖1项，黑龙江省职业教育教学成果奖特等奖、一等奖、二等奖各1项，黑龙江省高等教育教学成果奖二等奖1项。荣获第二届黑龙江省普通高等学校教学新秀奖，黑龙江省教师教学能力大赛二等奖。国家级职业教育教师创新团队（护理）成员，省级课程思政示范课程和教学团队成员。担任省级职业教育精品在线开放课程主讲教师，5项1+X职业技能等级证书师资、考评员。

医护人员治疗的是疾病，守护的是生命，慰藉的是心灵。健康所系，性命相托。希望同学们谨记对生命的无限热爱和谆谆嘱托，奋进医学实践的新征程。

前言

为了贯彻落实《教育强国建设规划纲要（2024—2035年）》和《“十四五”卫生健康人才发展规划》，深入推进党的二十大精神进教材、进课堂、进头脑，推动卫生健康事业发展和提高人民健康水平，着力培养高技能护理人才，人民卫生出版社启动了新一轮教材修订工作，本教材严格按照新一轮教材编写要求精心编写。

《人体形态与结构》出版以来被全国数十所高职院校使用，深受广大师生好评。本教材修订紧密围绕新时代高等职业教育专科护理专业人才培养目标和方案要求，注重知识传授、技能培养与价值引领有机融合，供高职专科护理、助产专业使用。

本教材注重理论与实践相结合，基本技能与临床应用相结合；在内容上本着“实用为先、够用为本”的原则，删繁就简，注重思想性、科学性、先进性、启发性和适用性；在编写思路和编写模式上进行创新，完善表现形式和内容，以期提升编写水平和教材质量，着力打造精品教材。本教材与同类教材相比，具有以下特点：①内容涵盖细胞、基本组织、人体九大系统各器官的形态与结构、人体胚胎学概论，可供学校教师灵活选用。②每章增设学习目标和思考题，以便提高学生综合分析问题和解决问题的能力。③为激发学生的学习兴趣，贴近《护士执业资格考试大纲（试行）》及临床护理工作实际，扩大知识视野，本教材增设“情境导入”“临床应用”“知识拓展”和“医者仁心”等模块，充分体现医教协同内涵。④本教材同时新增并优化了数字内容，包括教学课件、思维导图、3D视频、动画等，为学生学习专业知识打下基础，真正体现了纸数融合、基础为专业服务的理念。⑤本教材编写了配套教材，编入实验指导和习题，可帮助读者学习或复习。

教学大纲（参考）

本教材的编写人员既包括具有丰富教学和写作经验的一线骨干教师，也包括从事临床护理的专家，大家在修订过程中精诚合作，付出了大量的心血和劳动。同时，我们借鉴了国内外优秀教材的先进经验和成果，在此一并致谢！

由于编写水平有限，书中难免有不妥或疏漏之处，敬请读者批评指正，并诚恳期待广大师生在使用教材的过程中将发现的问题予以反馈，以便再版修订时改进、完善。

胡小和　付广权

2025年5月

目录

第一章 | 绪 论

教学课件

思维导图

学习目标

1. 掌握人体的形态与构成，人体的解剖学姿势和常用术语。
2. 熟悉人体形态与结构的定义、分科。
3. 了解人体形态与结构的学习方法。
4. 学会运用解剖学方位术语描述人体器官的位置关系，运用显微镜染色法术语描述人体的微细结构。
5. 具有学好人体形态与结构的严谨态度和为患者服务的良好素质。

一、人体形态与结构的定义及在医学中的地位

人体形态与结构是研究正常人体形态结构、发生发育及其功能关系的科学。根据研究和学习方法不同，分为人体解剖学、细胞学、组织学和胚胎学等。人体解剖学（human anatomy）通过用刀剖割和肉眼观察的方法，按人体器官功能系统阐述正常人体各器官的形态、结构及其位置毗邻关系。细胞学（cytology）借助电子显微镜观察细胞的超微细结构，研究细胞的基本生命活动规律。组织学（histology）借助显微镜观察人体组织、器官的微细结构和相关功能。胚胎学（embryology）研究人体的发生、发育及生长变化规律。

学习人体形态与结构的目的是理解和掌握人体组织、器官、系统的正常形态结构、位置毗邻和生长发育规律。只有在掌握正常人体形态结构的基础上，才能正确理解人体的生理、病理变化，区别生理与病理状态，从而对疾病进行正确诊断、治疗和护理。人体形态与结构作为重要的医学基础核心课程，学习该课程将为其他课程的学习和从事临床工作打下坚实的基础。

二、人体形态与结构的研究技术

显微镜相关视频

人体形态与结构是一门形态学科，人体形态及结构通过观察获得。然而人肉眼的分辨率为 0.1mm，即小于 0.1mm 的结构需要借助显微镜观察。随着自然科学的迅猛发展，人体形态与结构的研究技术不断更新，但最基本的技术仍然是光学显微镜技术和电子显微镜技术。

（一）光学显微镜技术

光学显微镜（light microscope，LM）简称光镜，最大的分辨率约为 0.2μm，放大倍数约为 1 500 倍。最常用的是石蜡切片术，其基本程序为：

（1）**取材和固定**：将新鲜的组织切成小块（不超过 1.0cm），用蛋白质凝固剂（如甲醛或乙醇）固定，以保持组织的原本结构。

（2）**脱水和包埋**：将固定好的组织块用乙醇脱水，再用二甲苯浸泡至透明，将组织块置于熔化的石蜡中浸蜡，冷却后变成组织蜡块。

（3）**切片和染色**：将包有组织的蜡块用切片机切成 5~10μm 的薄片，贴于载玻片上，经脱蜡等步

骤后进行染色。最常用的染色法是苏木精 - 伊红染色（hematoxylin-eosin staining，H-E staining），又称 HE 染色。苏木精为碱性染料，可使细胞核内的染色质与胞质内的核糖体着紫蓝色；伊红为酸性染料，可使细胞质和细胞外基质中的成分着红色。易于被碱性或酸性染料着色的性质分别称为嗜碱性和嗜酸性；如果与两种染料的亲和力都不强，则称为中性（图 1-1）。

（4）封片：切片经脱水、透明处理后，滴加树胶，用盖玻片密封保存，在光学显微镜下即可观察。

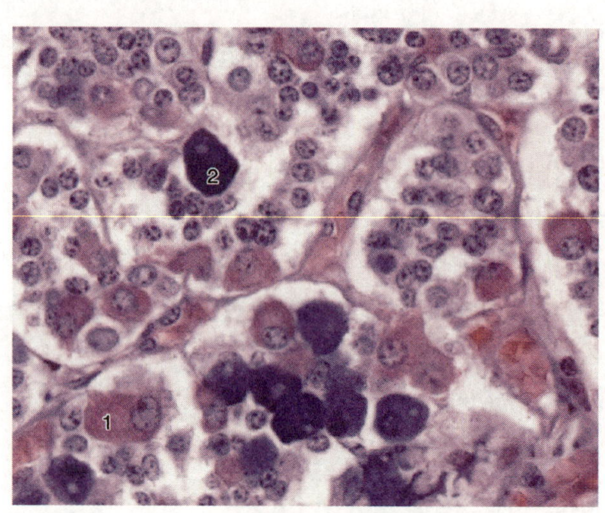

图 1-1　脑垂体远侧部

1. 嗜酸性细胞；2. 嗜碱性细胞。

除 HE 染色外，还有特殊染色方法，可特异性地显示某种细胞、细胞外基质成分或细胞内的某种结构。如用硝酸银将神经细胞染为黑色，用醛复红将弹性纤维染为紫色，用甲苯胺蓝将肥大细胞的分泌颗粒染为紫红色等。

（二）电子显微镜技术

电子显微镜（electron microscopy，EM），简称电镜，是用电子束代替光线，用电磁透镜代替光学透镜，用荧光屏将肉眼不可见的电子束成像。电子显微镜的分辨率为 0.1~0.2nm，放大倍数为几万至几百万倍。借助电镜能观察到更微细的结构，称超微结构。

1. 透射电镜（transmission electron microscopy，TEM）　分辨率达 0.2nm，用于观察细胞和组织内部的结构。透射电镜用重金属盐染色实现反差，细胞被重金属盐染色的部位，图像深暗，称电子致密（如溶酶体）；反之，图像浅亮，称电子透明（如脂滴）。

2. 扫描电镜（scanning electron microscopy，SEM）　主要用于观察组织、细胞和器官表面的立体结构。

三、人体的组成和分部

（一）人体的组成

构成人体结构和功能的基本单位是细胞（cell）。细胞合成并分泌到细胞外、分布在细胞表面或细胞之间的大分子物质为细胞外基质（extracellular matrix）。细胞的形态和功能多种多样，许多形态相似、功能相近的细胞通过细胞外基质结合在一起，构成组织（tissue）。人体基本组织有上皮组织、结缔组织、肌组织和神经组织。几种不同的组织构成具有一定形态，并能完成一定功能的结构，称器官（organ），如脑、心、肝、肺和肾等。若干结构相似、功能相近的器官组合，完成某一连续的生理功能，构成系统（system）。人体有运动、消化、呼吸、泌尿、生殖、脉管、感觉、神经和内分泌九大系统。其中呼吸、消化、泌尿和生殖系统的大部分器官位于胸腔、腹腔和盆腔内，并借一定的管道与外界相通，故总称为内脏。人体的各器官、系统在神经系统和内分泌系统的调节下，彼此联络，相互协调，共同构成一个完整统一的有机体。

（二）人体的分部

人体在外形上分为头、颈、躯干和四肢（图 1-2）。头的前部，称面。颈的后部，称项。躯干的前面分为胸、腹、盆部和会阴；躯干的后面分为背和腰。四肢分上、下肢。上肢分为肩、臂、前臂和手；下肢分为臀、大腿（股）、小腿和足。

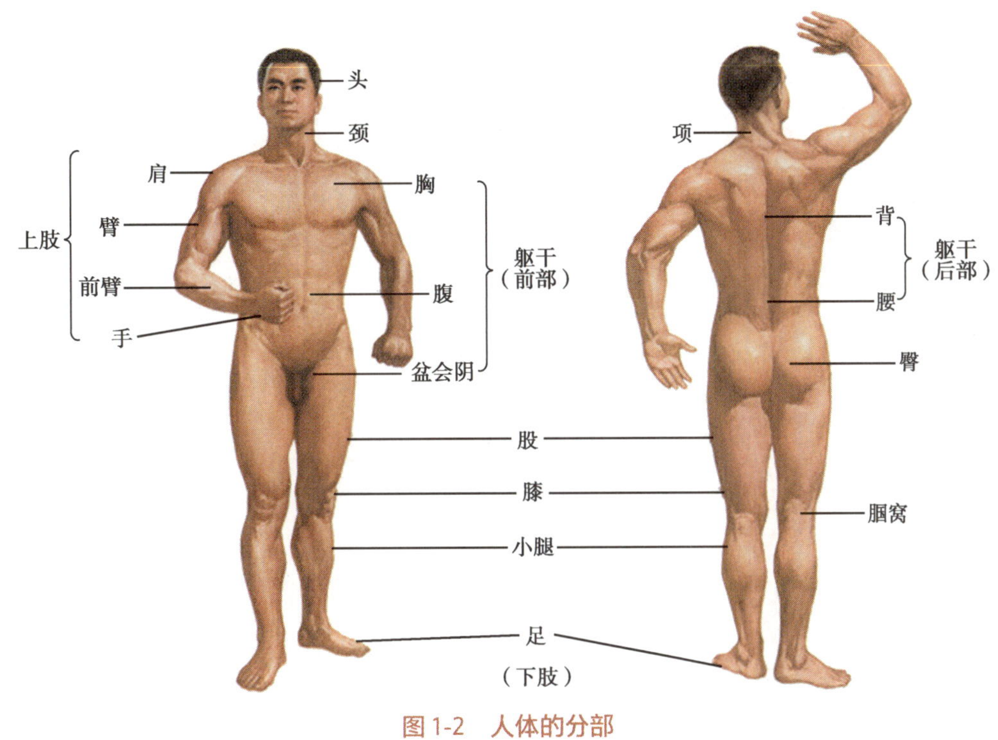

图 1-2　人体的分部

四、人体形态与结构常用的方位术语

（一）解剖学姿势

解剖学姿势（anatomical position）是为描述人体局部或器官及结构的位置关系而规定的一种姿势：身体直立，两眼平视前方，上肢下垂于躯干两侧，手掌向前，两足并拢，足尖向前（图 1-3）。在描述人体各结构的相互关系时，无论是标本还是模型，都应以此姿势为依据。

（二）轴

假想的 3 条立体坐标线，为互相垂直的 3 条轴（图 1-4），便于分析关节的运动。

1. 垂直轴　上、下方向，与地面垂直且与身体长轴平行的轴。

2. 矢状轴　前、后方向，与地面平行且与身体长轴垂直的轴。

3. 冠状轴　左、右方向，与地面平行且与身体长轴垂直的轴，又称额状轴。

（三）面

沿 3 条立体坐标线作的 3 个互相垂直的切面（图 1-4）。

1. 矢状面　沿前、后方向，将人体分为左、右 2 部分的面为矢状面。沿正中线，将人体分成左、右对称 2 部分的矢状面，称正中矢状面。

2. 冠状面　沿左、右方向，将人体分为前、后 2 部分的面为冠状面，又称额状面。

3. 水平面　与地面平行，将人体分为上、下 2 部分的面为水平面，又称横断面。

在内脏器官，与其长轴垂直的切面，称横切面；与其长轴平行的切面，称纵切面。

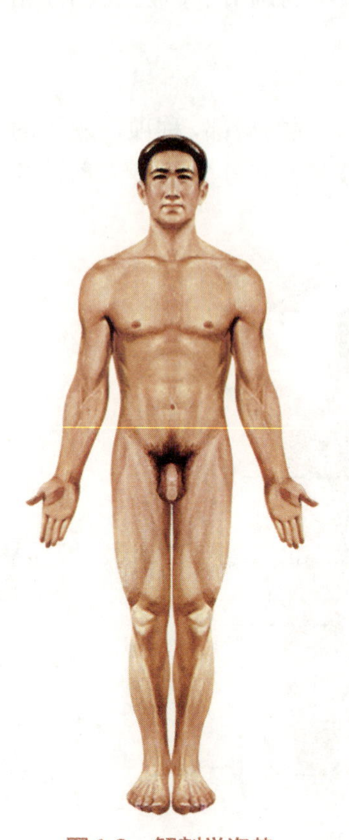

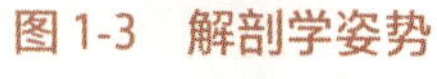

图 1-3　解剖学姿势

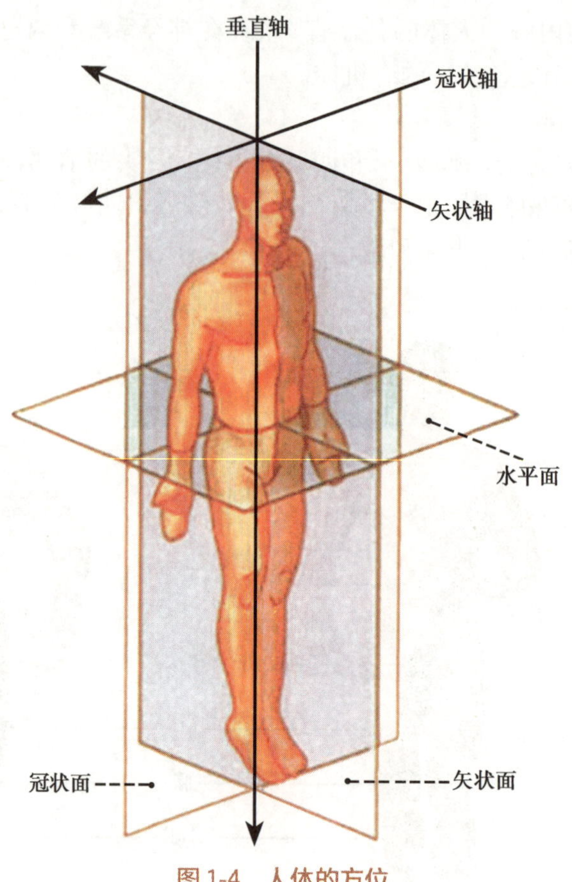

图 1-4　人体的方位

（四）常用方位术语

依据解剖学姿势，有下列方位术语（图 1-4）。

1. **上和下**　近头者为上，近足者为下。

2. **前和后**　近腹面者为前，近背面者为后，亦可分别称腹侧和背侧。

3. **内和外**　在空腔器官中，在腔内或近内腔者为内，反之为外。

4. **内侧和外侧**　近人体正中矢状面者为内侧，反之为外侧。在前臂，常将内侧、外侧分别称之为尺侧、桡侧；在小腿，分别称之为胫侧、腓侧。

5. **近侧和远侧**　多用于对四肢的描述。距肢体根部近者为近侧，反之为远侧。

6. **浅和深**　以体表为准，近体表者为浅，反之为深。

五、人体形态与结构的学习方法

人体形态与结构的学习以观察人体标本、组织切片为主要手段，应按以下的科学观点和方法进行：

（一）进化发展的观点

人类是由低等动物进化发展而来的，是种系发生的结果，其形态结构经历了从低级到高级，从简单到复杂的过程，因此保留着与脊椎动物相似的基本结构。现代人类仍在不断发展变化中，不同年龄、不同的社会生活和劳动条件均可影响人体的形态；不同性别、不同地区、不同种族的人，乃至于每一个体都可以有差异。联系种系发生和个体发生的知识，可以更好地认识人体。

（二）局部与整体相统一的观点

人体是由不同的细胞、组织和器官组成的有机整体。学习时，我们通常是从一个组织切面、一个器官或一个局部着手，但我们要注意归纳和综合分析，从整体的角度认识人体，建立从平面到立体，从局部到整体的观念。同时，还要建立动态变化和立体的关系，将静止的图像与动态的变化相结合。

（三）结构与功能相联系的观点

人体是结构与功能的统一体，任何结构都有相应的功能；反之，任何功能都有其结构基础。而功能的发展与改变又可导致形态的变化，如上、下肢的基本结构相似，但由于人两足直立，上下肢分工不同，其形态有了明显的区别。在同一个体，功能的改变也会引起形态的相应变化，如加强锻炼可使肌肉发达，长期卧床则导致肌萎缩、骨质疏松。学习中要以结构联系功能，以功能来联想结构。

（四）理论与实践相联系的观点

人体形态与结构是一门形态学科，专有名词及形态结构描述多，侧重于记忆。故在学习时应注重实践，将理论知识与人体标本、模型、挂图、切片和活体观察相结合，通过运用多媒体等声像资料加强学习，巩固记忆。同时，学会运用理论知识解释相关疾病的临床表现，理论联系实际，增强对某些结构的理解。

（胡小和）

思考题

1. 细胞、组织、器官和系统的关系是怎样的？
2. 什么是解剖学姿势？常用方位术语有哪些？

思考题解析

练习题

第二章 | 细 胞

教学课件

思维导图

学习目标

1. 掌握细胞膜的构成及结构特点、各细胞器的结构和功能。
2. 熟悉细胞核的结构和功能。
3. 了解细胞周期各阶段的功能特点和细胞的运动性。
4. 能识别细胞的基本结构及各种细胞器的超微结构，联系功能并提升逻辑思维能力。
5. 通过对各细胞器结构和功能的学习，提升观察能力和分析能力，树立实事求是的科学作风。

细胞（cell）是生命活动的基本结构和功能单位，人体细胞形态、大小各异，以适应机体的各种特定功能（图 2-1）。细胞由细胞膜、细胞质和细胞核构成，但少数细胞例外，如成熟的红细胞没有细胞核。

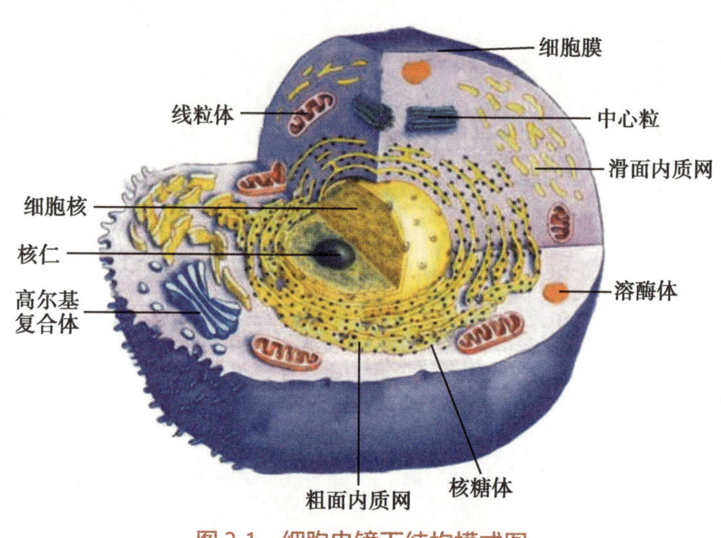

图 2-1 细胞电镜下结构模式图

第一节 细胞的结构

情境导入

患者，男，6 岁，一直有活动后疲劳、休息后好转的症状，近半年出现眼外肌麻痹、视网膜色素变性、偏瘫、心脏传导阻滞、癫痫、头痛、智力下降等表现。经实验室检查，确诊为线粒体病。

请思考：

1. 什么是线粒体？
2. 线粒体有何功能？

一、细胞膜

细胞膜（cell membrane）是细胞最外层的膜状结构，将细胞质与外环境分隔，具有屏障作用，使细胞具有一个相对稳定的内环境。电镜下观察细胞膜为两暗夹一明的3层结构：内、外2层为电子密度高的暗层，中间层为电子密度低的明层，这3层结构称为单位膜。

（一）细胞膜的分子结构和化学成分

细胞膜主要由类脂、蛋白质和糖类组成。目前比较公认的细胞膜结构为液态镶嵌模型，即膜的分子结构以液态的类脂双分子层为基础，其中镶嵌着各种不同生理功能的球状蛋白质（图2-2）。

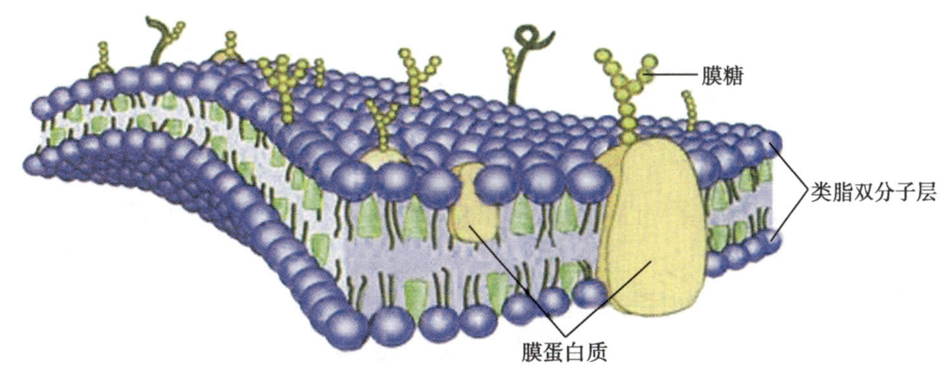

图2-2 细胞膜电镜下结构模式图

1. 膜脂 主要有磷脂、胆固醇和糖脂。膜脂分子的两端分别形成极性头部和非极性尾部，头部有亲水性，朝向细胞膜内外表面，尾部有疏水性，伸向细胞膜中央。

2. 膜蛋白质 可分为表在蛋白质和嵌入蛋白质2类。表在蛋白质附于膜的内外表面，可收缩和伸展，与细胞的变形运动有关；嵌入蛋白质嵌入类脂双分子层中，是膜蛋白质存在的主要形式。根据蛋白质两端亲、疏水的情况，可分为完全贯穿膜全层的蛋白质和半嵌入膜的蛋白质两种。

3. 膜糖 膜糖类大多是低聚寡糖链，与蛋白质或脂类分子相结合形成糖蛋白或糖脂，分布于质膜外表面。膜糖具有细胞信息交换、细胞免疫和细胞黏附等功能。

（二）细胞膜的功能

细胞膜除具有维持细胞一定构型、构成细胞屏障、限制外界某些物质进入及防止细胞内某些物质流失外，还在细胞内外物质转运、信息传递、膜抗原属性、细胞防御、细胞黏合和细胞连接等方面起重要作用。

二、细胞质

细胞质（cytoplasm）简称胞质，由基质、细胞器和内含物组成。

（一）基质

基质为细胞质的基本成分，呈溶胶样，填充于细胞质的有形结构之间，构成细胞的内环境。

（二）细胞器

细胞器为细胞质内有一定形态和特殊功能的有形成分，各种细胞器在机体统一协调下完成各自功能。

1. **核糖体**（ribosome） 又称为核蛋白体，是细胞内最小的细胞器。核糖体是由核糖核酸和蛋白质构成的非膜性结构，是合成蛋白质的场所。其中游离于基质中的核糖体称游离核糖体，主要合成细胞本身所需的蛋白质；附着于核膜和粗面内质网表面的核糖体称附着核糖体，合成细胞外所需的蛋白质。

2. **内质网**（endoplasmic reticulum，ER） 内质网是单层单位膜形成的膜性管网结构，与细胞膜和核膜连通，根据表面有无核糖体分为粗面内质网和滑面内质网。粗面内质网附着有核糖体，主要功能是参与蛋白质合成、加工和运输；滑面内质网功能较复杂，主要参与糖类和脂质的代谢。

3. **高尔基复合体**（Golgi complex） 位于细胞核一侧、中心体附近，是由扁平囊泡和周围大量囊泡组成的膜性网状系统。其主要功能是对内质网合成的蛋白质进一步加工、修饰、浓缩和包装，被称为"蛋白质的加工厂"。

4. **线粒体**（mitochondria） 呈长椭圆形，电镜下为双层单位膜套叠而成的膜囊结构，线粒体里含有多种酶，是各种营养物质氧化释能的场所，为细胞本身的生理功能提供能量，是细胞的能量工厂。线粒体也与信号转导、细胞凋亡和多种离子跨膜转运有关。

5. **溶酶体**（lysosome） 是由单位膜包裹、内含 60 多种酸性水解酶的致密小体，内含多种酸性水解酶，能将蛋白质、核酸、糖类等物质水解成被细胞利用的小分子物质，具有很强的消化分解物质的能力，故称为细胞内的"消化器官"。

6. **微体**（microbody） 为一层单位膜包裹的圆形小体，内含均质细小颗粒组成的基质，其内存在 40 多种酶，主要为过氧化氢酶、过氧化物酶和氧化酶。其主要参与细胞内脂质的代谢和过氧化氢的分解。

7. **细胞骨架**（cytoskeleton） 由蛋白质纤维组成的三维网架结构，包括微管、微丝和中间丝。微管是由微管蛋白装配成的细长中空的圆柱形小管，微丝是实心的丝状结构。微丝和微管除参与构成细胞支架外，还与细胞内物质运输相关。中间丝在胞质内形成一个完整的网架支持系统，参与构成细胞连接并与细胞分化、细胞内信息传递有关。

ER0203

细胞器

（三）内含物

内含物为细胞内的一些代谢产物或细胞的贮存物质，如糖原、脂类和色素颗粒等。

三、细胞核

细胞核（nucleus）在真核细胞中体积最大、功能最重要，是细胞遗传、变异、代谢、生长和分化繁殖的控制中心，是 DNA 复制和 RNA 转录的场所，在细胞生命活动中起决定性作用。细胞核主要由核膜、核仁、染色质和核基质构成。

（一）核膜

由内核膜和外核膜 2 层构成，2 层膜之间的腔隙称核周隙，内核膜和外核膜常在某些部位融合形成环状开口，称核孔。核孔是胞核与胞质间进行物质交换的通道，并对物质交换具有选择性运输作用。核膜包围染色质及核仁，构成核内微环境，保证遗传物质的稳定性并利于细胞核各种生理功能的完成。

（二）核仁

在光镜下一般为球形，电镜下为无膜的海绵状结构，由核酸和蛋白质构成，是合成核糖体的场所。

（三）染色质和染色体

染色质和染色体是同种物质在细胞不同时期的 2 种表现形式，是遗传信息的载体，易被碱性染料着色。在分裂间期染色质呈纤丝状交织成网，进入分裂期染色质高度螺旋、盘曲缠绕成柱状和杆状等不同形状，称为染色体，人体细胞有染色体 23 对，共计 46 条。染色质和染色体的主要成分是 DNA 和蛋白质。

第二节 细胞增殖

细胞增殖是机体生长发育的基础，指细胞通过分裂，使其数量增加，以更新和补充细胞。

一、细胞周期的概念

细胞周期是细胞从上一次分裂结束到下一次分裂结束所经历的增殖过程，可分为分裂间期和分裂期 2 个阶段。分裂间期以细胞内部 DNA 的合成为中心，可分为 DNA 合成前期（G_1 期）、DNA 合成期（S 期）和 DNA 合成后期（G_2 期），3 个分期中最关键的是 DNA 合成期。分裂期（M 期）以染色体的形成过程为主要依据，可分为前、中、后、末 4 个时期（图 2-3）。

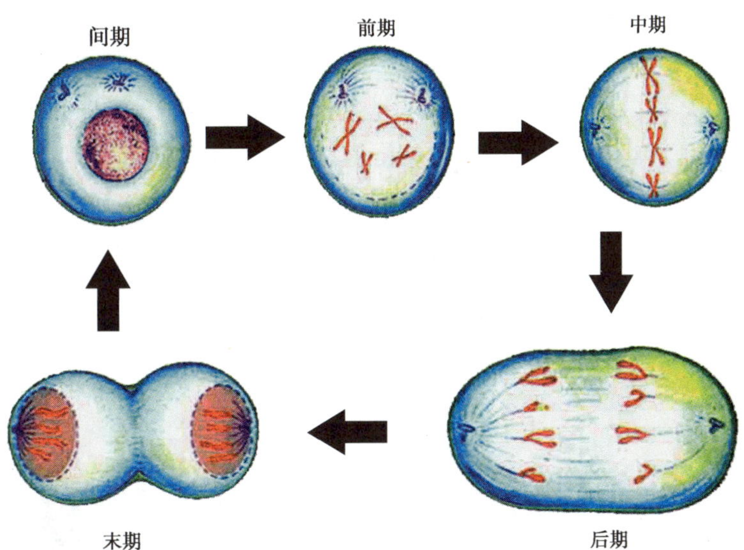

图 2-3 细胞周期示意图

二、细胞周期的特点

1. G_1 期 细胞合成大量 RNA 和蛋白质，细胞体积明显增大。在细胞周期中，G_1 期长短变化最大，不同细胞的周期时间差异主要是因 G_1 期时间不同所致。

2. S 期 此期是 DNA 合成期，在此期主要进行 DNA 的复制，使 DNA 增加 1 倍，同时进行复制的还有组蛋白和中心粒。

3. G_2 期 此期主要是为 M 期做各种结构和功能准备，又被称为细胞分裂准备期，细胞主要合成少量 RNA 和特殊蛋白质。

4. M 期 此期将细胞核染色体准确地分到两个细胞中，使分裂后的细胞保持遗传上的一致性。在细胞周期中，M 期时间最短，但是细胞形态变化最大，主要表现在染色体分裂过程中出现纺锤丝，称为有丝分裂。

三、细胞的运动性

细胞的运动表现在很多方面，如具有吞噬能力的细胞变形、游走运动，机体局部损伤时组织细胞加以修复等。细胞与外界进行物质交换主要通过胞吞和胞吐形式进行。

临床应用

染色体和基因

染色体是细胞核中载有遗传信息的物质，由蛋白质和DNA构成。DNA是一种长链聚合物，组成单位为四种脱氧核苷酸，呈双链分子结构。基因是指携带有遗传信息的DNA序列，可指导蛋白质的合成来表达遗传信息，从而控制生物个体的性状表现。

人们对生物基因的结构、功能和表达等过程的深入了解，能更准确、更全面地揭示生物遗传变异的客观规律，并在临床得以应用。

知识拓展

“细胞图谱”揭开人体奥秘

人类细胞图谱计划是一项大型国际合作项目，绘制细胞图谱就是将人体细胞“数字化”。它用数字矩阵描述每一个细胞的特征，根据分子信息（如基因表达）对人类个体的所有细胞种类进行分类、定义，确定个体所有类型细胞中的独特的基因表达模式、生理状态、发育轨迹和位置信息，从而建成人体发育、生理、病理的完善和精细的参照系，勾勒人体系统的相互联系，揭示图谱变化与健康和疾病的关系，为研究健康和疾病提供重要资源。

（刘梅梅）

思考题

1. 人体细胞中哪些细胞器与蛋白质的合成与加工有关？
2. 细胞周期各阶段的变化特点有哪些？

思考题解析

练习题

第三章 | 基本组织

教学课件

思维导图

学习目标

1. 掌握疏松结缔组织的构成，血细胞的分类及主要功能，神经元的结构及分类。
2. 熟悉被覆上皮组织的分类、分布及特点，骨骼肌纤维的光镜结构，3 种肌组织的特点和分布，突触的结构及功能，神经末梢的分类。
3. 了解腺上皮和腺的概念，上皮组织的特殊结构，骨组织、软骨组织的结构。
4. 能够深刻认识和理解 4 种基本组织的结构、分布及功能，同时学会熟练使用显微镜观察细胞和组织。
5. 具有善于观察、勤于思考和分析判断的能力，培养勇于创新、严谨慎独的系统性思维能力及健康宣教的意识。

人体各器官是由上皮组织、结缔组织、肌组织和神经组织有机结合而成，人们把这 4 种组织称为基本组织（fundamental tissue）（图 3-1）。

基本组织
相关视频

基本组织
相关动画

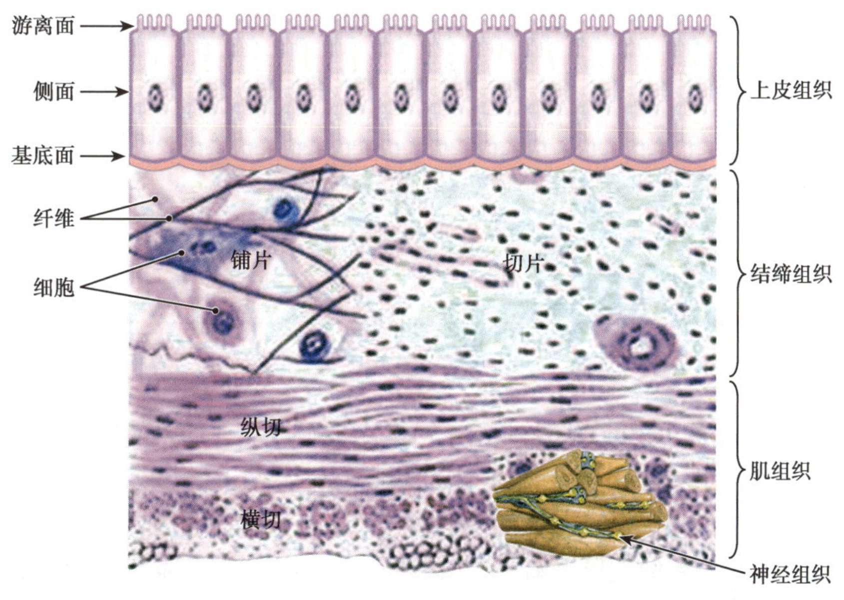

图 3-1 基本组织结构模式图

第一节　上皮组织

情境导入

男孩，7 岁，在削铅笔时，不慎把左手示指掌侧面削掉一块皮，创面不大，没有出血，但男孩说感觉很疼。妈妈赶紧帮他清洁、消毒处理了伤口。

请思考：

1. 削掉的这块皮属于哪种基本组织？
2. 为什么有创面、有痛觉，但没出血？

上皮组织（epithelial tissue）简称上皮，由大量形态规则、排列紧密的上皮细胞和少量的细胞间质组成。上皮细胞有明显的极性，朝向体表或中空器官腔面的一侧称游离面，而相对的另一侧称基底面；上皮内无血管，其营养由深部结缔组织中毛细血管透过基膜供给；上皮组织中含有丰富的神经末梢，参与构成多种感受器，感受各种刺激。

根据其功能，上皮组织主要分为被覆上皮（covering epithelium）和腺上皮（glandular epithelium）2 大类，具有保护、吸收、分泌和排泄等功能。

一、被覆上皮

被覆上皮覆盖在体表和某些器官的表面，或衬于体腔和有腔器官的内表面。根据其细胞的层数和垂直切面上细胞的形状，被覆上皮可分为不同的类型（表 3-1）。

表 3-1　被覆上皮的分类、分布及功能

上皮类型		分布	功能
单层上皮	单层扁平上皮	内皮：心、血管及淋巴管的腔面 间皮：胸膜、腹膜和心包膜的表面 其他：肺泡、肾小囊壁层	湿润、光滑
	单层立方上皮	肾小管、甲状腺滤泡等处	分泌和吸收
	单层柱状上皮	胃、肠、胆囊、子宫及输卵管腔面	保护、吸收和分泌
	假复层纤毛柱状上皮	呼吸道	保护、分泌、排出尘粒等附着物
复层上皮	复层扁平上皮	角化的：皮肤表皮	保护、耐摩擦
		未角化的：口腔、食管及阴道等腔面	保护
	变移上皮	肾盂、肾盏、输尿管、膀胱腔面	保护，可适应器官的舒缩

（一）单层上皮

1. 单层扁平上皮　又称单层鳞状上皮，由 1 层扁平细胞组成。从表面观察，细胞呈不规则形或多边形，核椭圆形，位于细胞中央，细胞边缘呈锯齿状或波浪状，互相嵌合。从垂直切面观察，胞质很少，细胞扁薄，含核的部分略厚（图 3-2）。衬贴在心、血管和淋巴管腔面的单层扁平上皮称内皮；分布在胸膜、腹膜和心包膜表面的单层扁平上皮称间皮。其功能主要是保持器官表面光滑，利于血液或淋巴流动，减少器官间的摩擦，便于内脏运动。

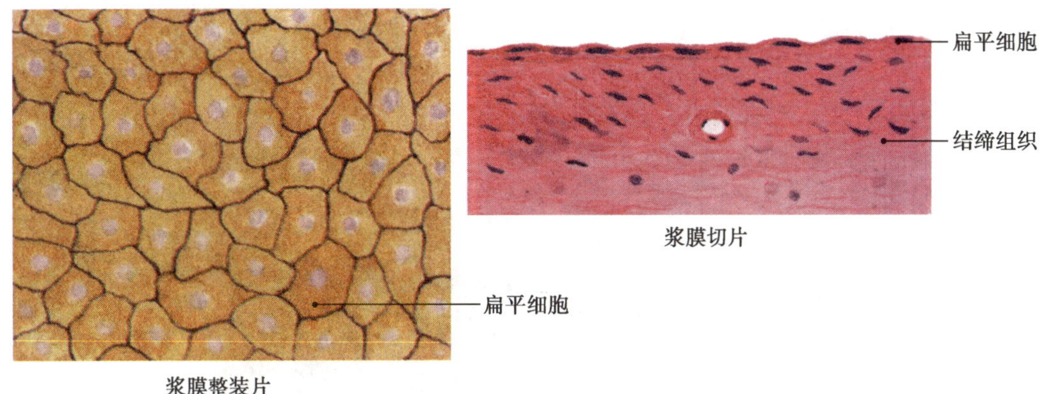

图 3-2 单层扁平上皮

临床应用

血管内皮生长因子

血管内皮生长因子（vascular endothelial growth factor，VEGF）是血管内皮细胞特异性的肝素结合生长因子，可促进血管内皮细胞增殖、血管生成并增加血管通透性，参与血管生成依赖性疾病的发病及进展。临床上，VEGF 主要用于治疗肿瘤、心脑血管疾病及糖尿病等，尤其对肿瘤的发生有重要的提示作用，它可筛查几乎所有的实体肿瘤及部分非实体肿瘤，它的广谱性是一般检测无法替代的。因此，VEGF 检测能对早期肿瘤进行筛查，做到早发现、早治疗，具有较好的肿瘤诊断意义。此外，VEGF 检测在肿瘤的预防和治疗监测等方面也被广泛应用。

2. 单层立方上皮 由 1 层近似立方形的细胞组成。从表面观察，细胞呈六角形或多角形；在垂直切面上，细胞呈立方形，核圆形，位于细胞中央。该上皮主要分布于甲状腺滤泡和肾小管等处，具有分泌和吸收的功能（图 3-3）。

3. 单层柱状上皮 由 1 层棱柱状细胞组成。从表面观察，细胞呈六角形或多角形；在垂直切面上，细胞为柱状，核呈长椭圆形，靠近细胞基底部（图 3-4）。该上皮主要分布在胃、肠、胆囊、输卵管和子宫等器官，有吸收和分泌功能。在小肠和大肠的单层柱状上皮中，还散在一些形似高脚酒杯的杯状细胞，细胞底部较狭窄，顶部膨大，胞核染色较深，杯状细胞主要分泌黏液，具有润滑和保护上皮的功能。

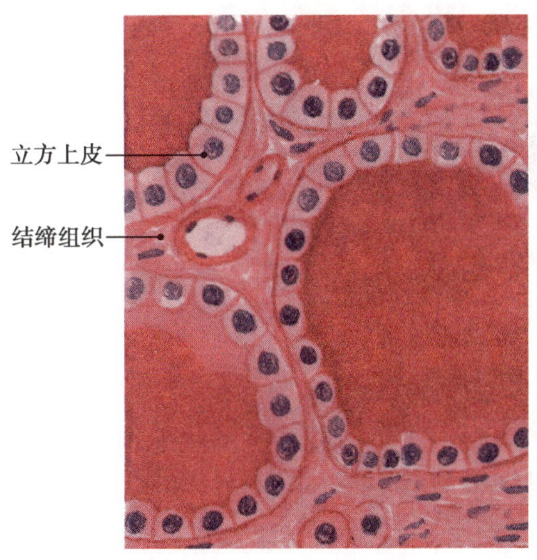

图 3-3 单层立方上皮

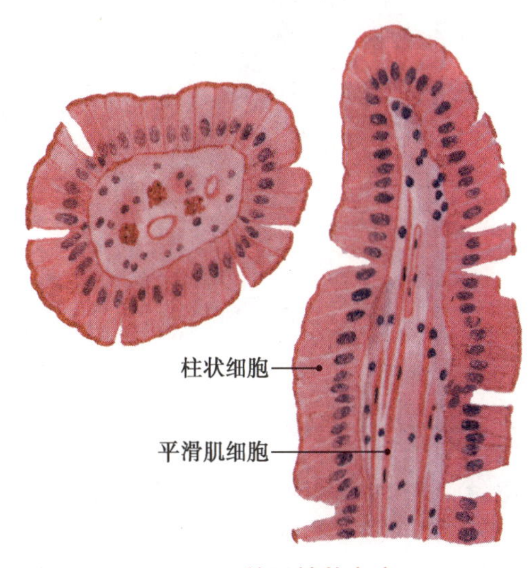

图 3-4 单层柱状上皮

4. 假复层纤毛柱状上皮 主要由柱状细胞、梭形细胞、锥形细胞和杯状细胞组成，其中以柱状细胞为主，游离面有大量纤毛。这些细胞形态不同、高矮不一，核的位置不在同一水平面上，但基底部均附着于基膜，因此从垂直切面上观察貌似复层，而实为单层。这类上皮主要分布在呼吸道腔面，具有保护、分泌等功能（图 3-5）。

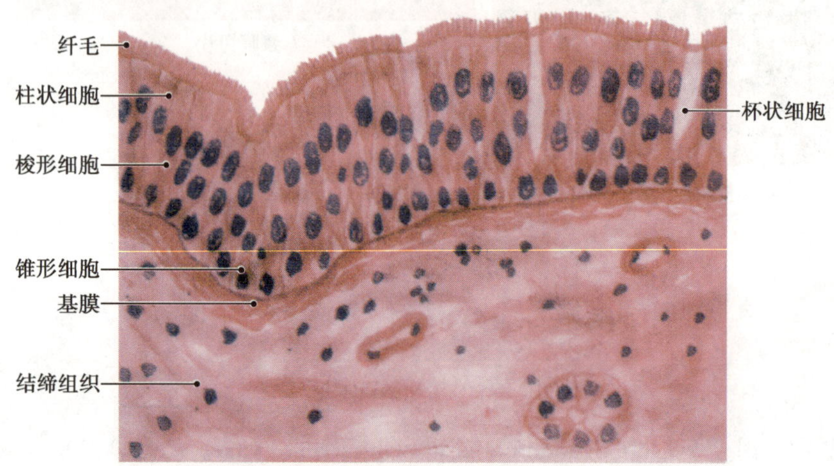

图 3-5 假复层纤毛柱状上皮

（二）复层上皮

1. 复层扁平上皮 由多层细胞组成（图 3-6）。在垂直切面上，细胞形状不一，最表面的是几层扁平细胞，故又称复层鳞状上皮；中间几层是梭形或六边形细胞；紧靠基膜的基底层细胞为低柱状，细胞较幼稚，具有旺盛的分裂能力，新生的细胞逐渐向表层方向移动，补充表层脱落的细胞。

位于皮肤表皮的复层扁平上皮，浅层细胞的核消失，胞质充满角蛋白，细胞干硬，并不断脱落，称角化的复层扁平上皮；衬贴在口腔、食管和阴道腔面的复层扁平上皮，浅层细胞有核，含角蛋白少，称未角化的复层扁平上皮。复层扁平上皮具有耐摩擦和阻止异物侵入等作用，受损后有很强的再生修复能力。

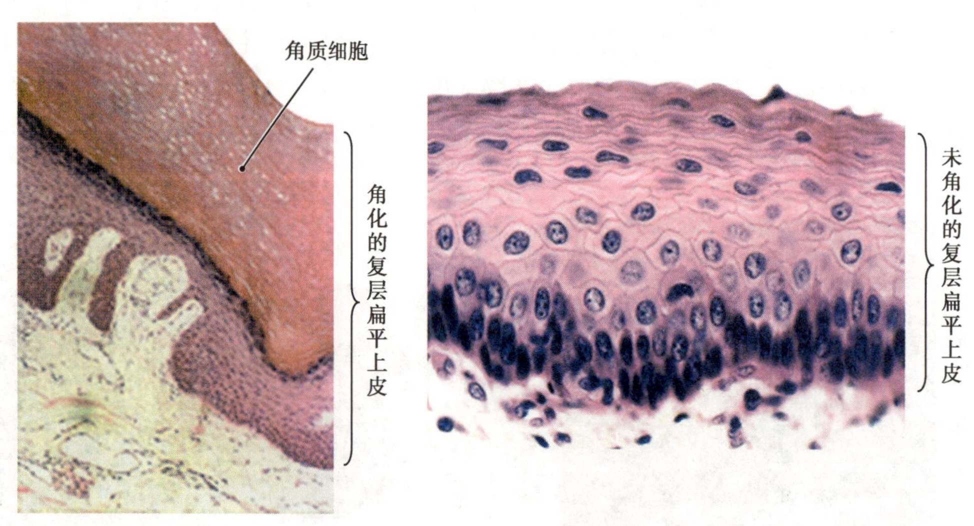

图 3-6 复层扁平上皮

2. 变移上皮 又称移行上皮，其特点是细胞的形状和层数可随所在器官的收缩和扩张状态而发生改变。该上皮主要分布于肾盏、肾盂、输尿管、膀胱等器官的腔面。当上述器官处于收缩状态时，上皮变厚，表层细胞呈立方形或椭圆形，体积较大，中层细胞为多边形，基底层细胞多为矮柱状或立方形。而当器官充盈扩张时，上皮变薄，细胞形态也发生改变，表层细胞多呈扁平形（图 3-7）。

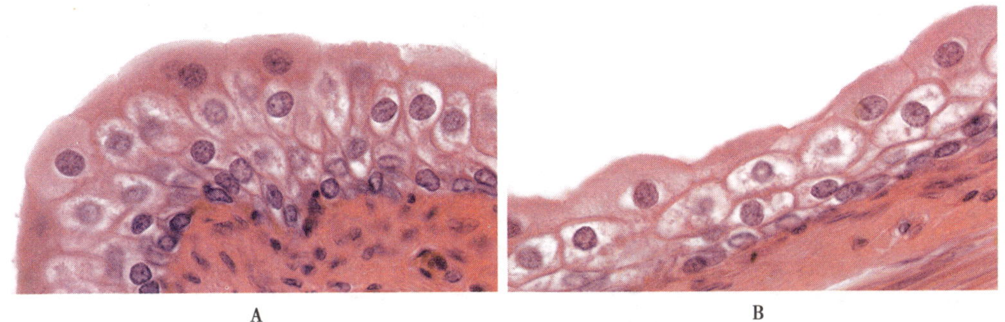

图 3-7 变移上皮

A. 膀胱空虚态；B. 膀胱扩张态。

二、腺上皮和腺

由腺细胞组成并以分泌功能为主的上皮称腺上皮，以腺上皮为主要成分组成的器官称腺（gland）。

（一）腺的分类

腺分外分泌腺和内分泌腺两种，外分泌腺有导管到达器官腔面或身体表面，其分泌物经导管排出，如汗腺、唾液腺等。内分泌腺没有导管，其分泌物称为激素，通过血液或淋巴液到达全身各处，如甲状腺、肾上腺、垂体等（图 3-8）。

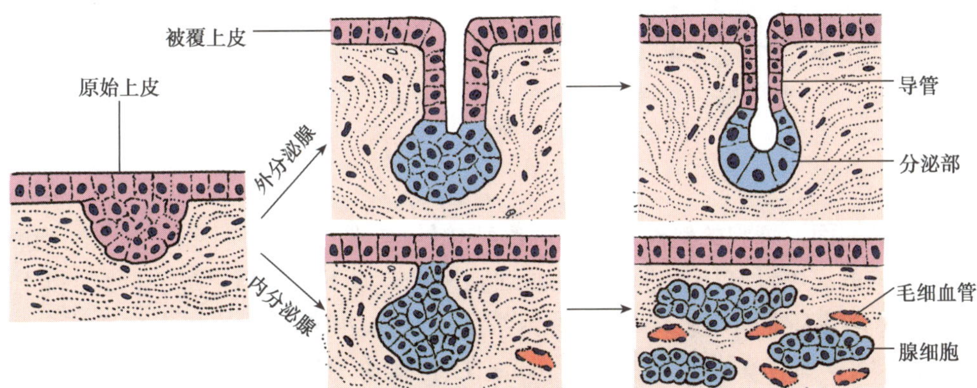

图 3-8 内、外分泌腺的结构模式图

（二）外分泌腺的一般结构

外分泌腺由导管和分泌部构成，导管即腺的排泄管，其末端即分泌部也称腺泡。腺泡根据分泌物的性质不同，分为浆液性腺泡、黏液性腺泡和混合性腺泡（图 3-9）。

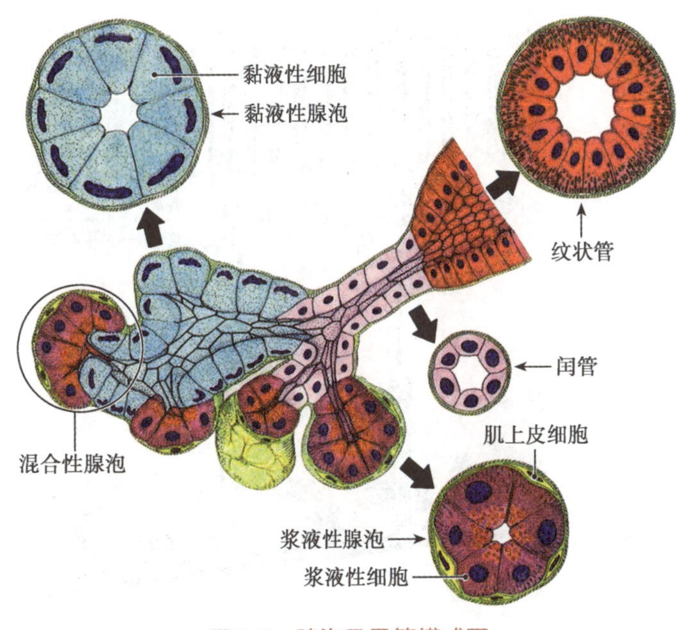

图 3-9 腺泡及导管模式图

三、上皮细胞的特化结构

上皮细胞有极性，由于功能的需要，常在其游离面、侧面和基底面形成一些特殊结构。

1. 上皮细胞的游离面

（1）微绒毛：为上皮细胞游离面伸出的微细指状突起，其表面为细胞膜，内为含有微丝的胞质。小肠和肾近端小管上皮细胞的游离面，有大量微绒毛构成的纹状缘或刷状缘，这种结构扩大了细胞游离面的表面积，有利于细胞的吸收。

（2）**纤毛**：为上皮细胞游离面伸出的较粗而长的突起，纤毛中央有纵行排列的微管。纤毛可节律性地定向摆动，将细胞表面的分泌物和异物推向咽部，从而将其排出体外，具有防御、保护的作用（图 3-10）。

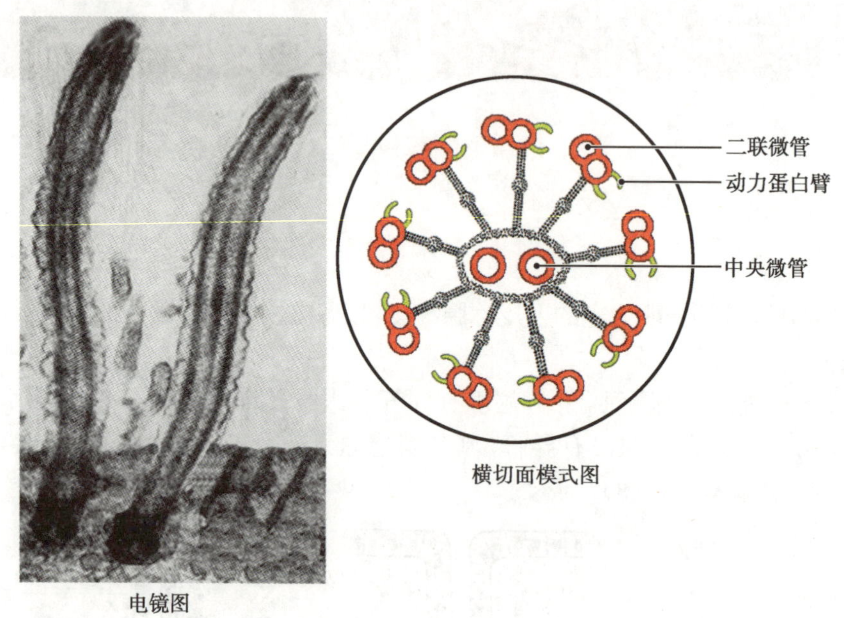

图 3-10　纤毛超微结构

2. 上皮细胞的侧面　细胞的侧面分化出一些特化结构，形成细胞连接，以加强细胞间的机械联系和维持组织结构的完整性与协调性。常见的细胞连接有以下 4 种，即紧密连接、中间连接、桥粒和缝隙连接，前 3 者具有牢固连接、封闭及保持细胞形状的功能，缝隙连接有传递信息和物质交换的作用。上述连接中，当有 2 种或 2 种以上同时存在时，则称为连接复合体（图 3-11）。

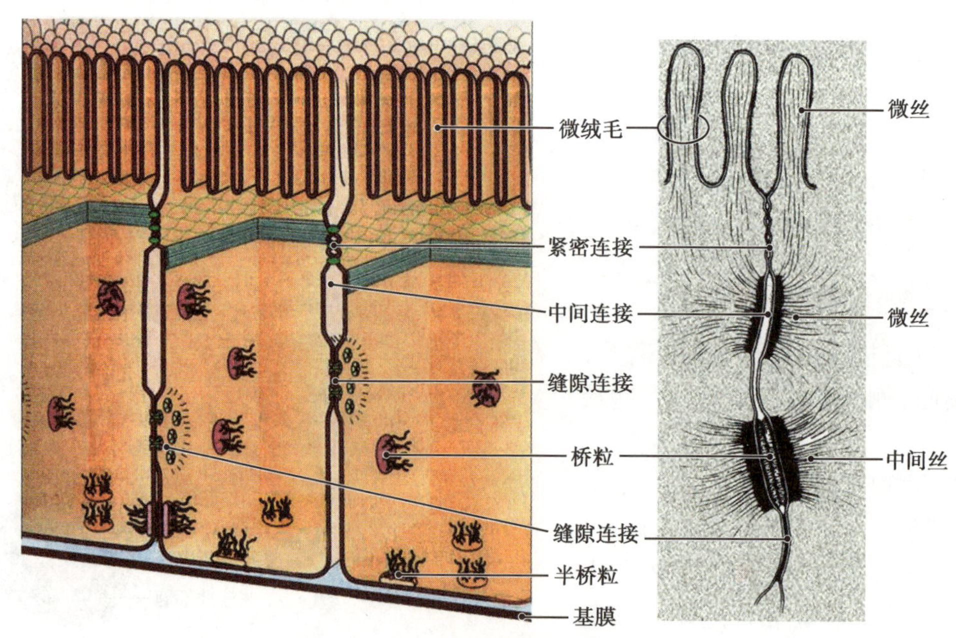

图 3-11　上皮细胞游离面和侧面

3. **上皮细胞的基底面**

(1) **基膜**: 是位于上皮细胞基底面与结缔组织之间的膜状结构，厚薄不一，具有半透膜性质，便于上皮细胞与结缔组织之间进行物质交换。

(2) **质膜内褶**: 是上皮细胞基底面的细胞膜向细胞质内凹陷所形成的内褶，主要参与电解质和水的迅速转运（图 3-12）。

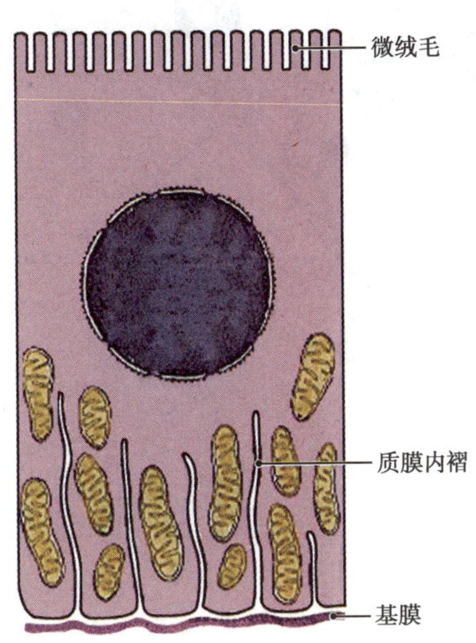

图 3-12 上皮细胞基底面

第二节 结缔组织

结缔组织（connective tissue）由细胞和大量细胞间质构成，是体内分布最广泛、形式最多样的一种组织。它包括固有结缔组织、软骨组织、骨组织和血液，在人体内主要起连接、支持、营养、运输和保护等作用。

一、固有结缔组织

固有结缔组织（connective tissue proper）分布广泛，根据结构和功能的不同，可分为疏松结缔组织、致密结缔组织、脂肪组织和网状组织。

（一）疏松结缔组织

疏松结缔组织又称蜂窝组织。其广泛分布于全身各种细胞、组织和器官之间，具有防御、保护、营养、运输和创伤修复等功能（图 3-13）。

1. **细胞** 疏松结缔组织中细胞数量少，但种类多，且分别具有不同的功能。

(1) **成纤维细胞**: 是疏松结缔组织中数量最多的细胞，可产生纤维和基质，故称成纤维细胞。细胞常附着于胶原纤维上，呈扁平星状，胞质呈弱嗜碱性，核仁明显。成人正常结缔组织中的成纤维细胞很少分裂增殖，但在创伤修复时，细胞可分裂增殖，形成新的纤维和基质，促使创伤愈合。

(2) **巨噬细胞**: 来源于血液中的单核细胞，在疏松结缔组织内分布广泛，包括功能活跃的巨噬细胞和处于静止状态的组织细胞。细胞形态随功能状态不同而呈多样性；核较小，染色较深，核仁不明显；细胞质较丰富，多呈嗜酸性，常含空泡或吞噬颗粒。巨噬细胞具有趋化性，强大的吞噬、分泌、抗原呈递和参与调节免疫应答的作用。

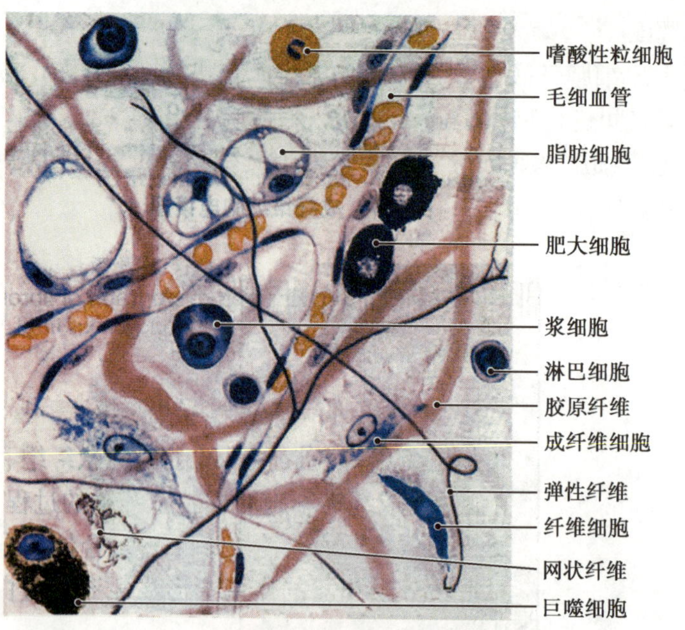

图 3-13　疏松结缔组织铺片模式图

(3)浆细胞：来源于 B 淋巴细胞。细胞呈圆形或椭圆形；胞核呈圆形，常偏居细胞一侧，核内染色质丰富，呈粗块状，沿核膜内面呈辐射状排列，形似车轮；胞质呈嗜碱性，核旁为一处浅染区。浆细胞具有合成并分泌免疫球蛋白（抗体）和多种细胞因子的功能，参与机体的体液免疫应答。

(4)肥大细胞：细胞较大，呈圆形或椭圆形；胞核小而圆，染色浅，多位于细胞中央；胞质内充满粗大的嗜碱性颗粒，内含有组胺、肝素、嗜酸性粒细胞趋化因子等。肥大细胞的主要功能是参与过敏反应。

(5)脂肪细胞：常沿血管单个或成群存在。细胞体积大，呈球形；胞质含有大脂滴并将其余胞质和胞核挤至细胞周边，成为很薄的一层；细胞核也被挤压成扁圆形，居于细胞的一侧。在苏木精 - 伊红染色（又称 HE 染色）下，细胞内的脂滴被溶解，呈空泡状。脂肪细胞可合成和贮存脂肪，参与脂类代谢。

(6)未分化的间充质细胞：多分布在毛细血管周围，是保留在结缔组织中的一种原始、幼稚的细胞，在机体炎症及创伤修复的过程中，可分化为成纤维细胞、脂肪细胞、新生血管壁的平滑肌和内皮细胞等。

2. 细胞间质　较丰富，由纤维和基质构成。

(1)纤维：包埋在基质内，疏松结缔组织中有胶原纤维、弹性纤维和网状纤维（图 3-13）。

1）胶原纤维：数量最多，新鲜时呈白色，有光泽，故又称白纤维，HE 染色呈嗜酸性，着红色。胶原纤维常成束存在，分支并吻合成网，呈波浪状，粗细不等，具有韧性大、抗拉力强的特点。

2）弹性纤维：含量较胶原纤维少，但分布很广。新鲜时呈黄色，又名黄纤维。HE 染色中着色淡红，纤维较细，分支并连接成网。弹性纤维富于弹性，与胶原纤维交织一起，使疏松结缔组织兼有弹性和韧性，有利于所在器官和组织保持形态和位置的相对恒定，又有一定的可变性。

3）网状纤维：较细，分支多，并相互连接成网。HE 染色不着色，镀银染色后呈黑色，故又称嗜银纤维。该纤维主要存在于网状组织。

(2)基质：是由蛋白多糖和纤维黏连蛋白等生物大分子构成的黏稠、无定形的胶状物，分布在细胞和纤维之间，其内含有组织液。

组织液是从毛细血管动脉端渗出的部分血浆成分，经毛细血管静脉端和毛细淋巴管回流入血液或淋巴。组织液不断更新，有利于血液与组织中的细胞进行物质交换，是细胞赖以生存的内环境。当组织液的产生和回流失去平衡时，基质的组织液含量可增多或减少，导致组织水肿或脱水。

临床应用

蜂窝织炎

蜂窝织炎是发生在疏松结缔组织的弥漫性化脓性炎症，主要由溶血性链球菌和金黄色葡萄球菌引起。尤其是溶血性链球菌能分泌链激酶、透明质酸酶和溶血素等，能降解疏松结缔组织中的透明质酸，破坏基质结构，使细菌不易被局限，易于快速扩散（图 3-14）。蜂窝织炎可发生于身体的任何部位，常出现局部水肿性红斑、发热、明显疼痛，也可能伴有寒战、高热及其他较为严重的症状。

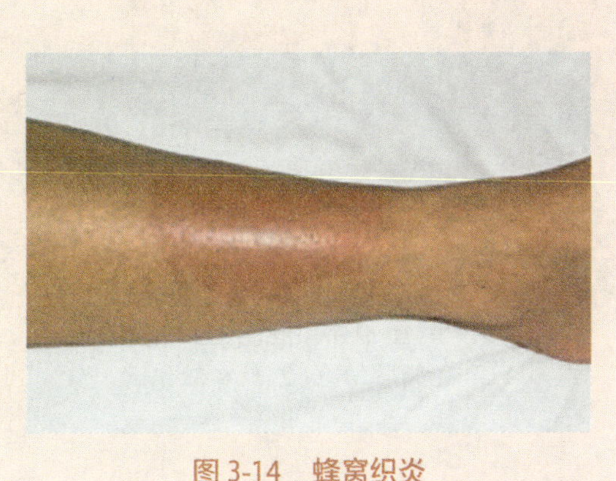

图 3-14　蜂窝织炎

（二）致密结缔组织

致密结缔组织以纤维为主要成分，其间有少量的细胞和基质，以支持和连接为主要功能。根据纤维的性质和排列方式，可分为规则致密结缔组织、不规则致密结缔组织和弹性组织，如肌腱、真皮和黄韧带等（图 3-15）。

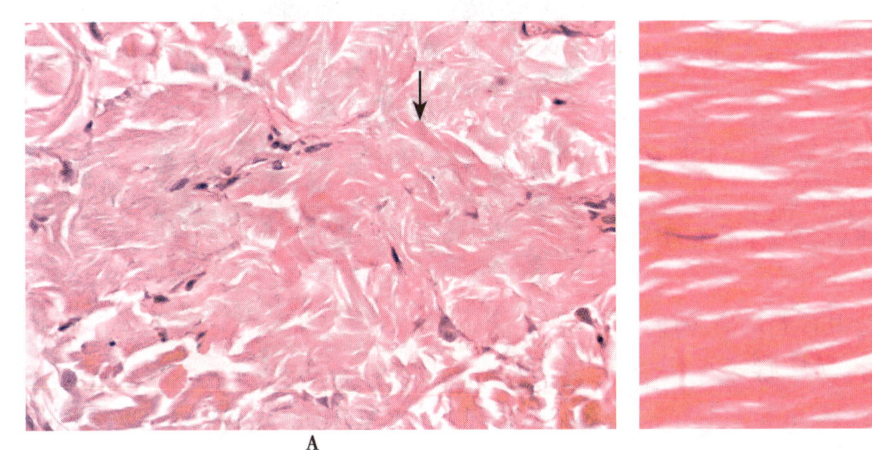

A

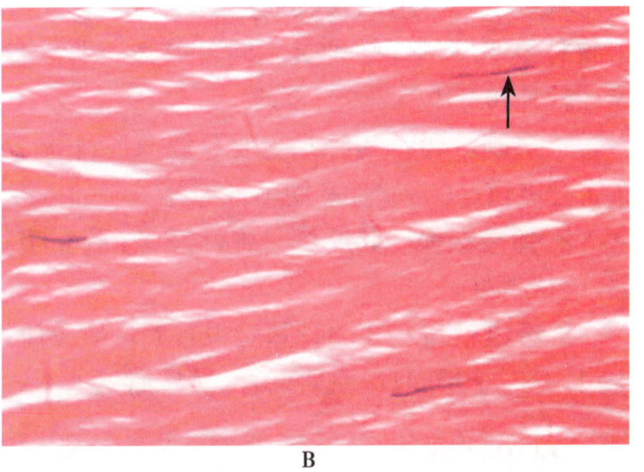

B

图 3-15　致密结缔组织

A. 不规则致密结缔组织（皮肤真皮，↓胶原纤维束）；B. 规则致密结缔组织（肌腱，↑腱细胞）。

（三）脂肪组织

脂肪组织由大量脂肪细胞聚集而成，并被疏松结缔组织分隔成脂肪小叶，具有贮存脂肪、参与能量代谢、维持体温、保护、缓冲和填充等作用（图 3-16）。

（四）网状组织

网状组织由网状细胞、网状纤维和基质构成。网状细胞是有突起的星状细胞，其突起互连成网，胞核较大、呈圆形或卵圆形，着色浅，可产生网状纤维。网状组织主要分布于造血组织、淋巴组织等，构成血细胞发生和淋巴细胞发育所需的微环境（图 3-17）。

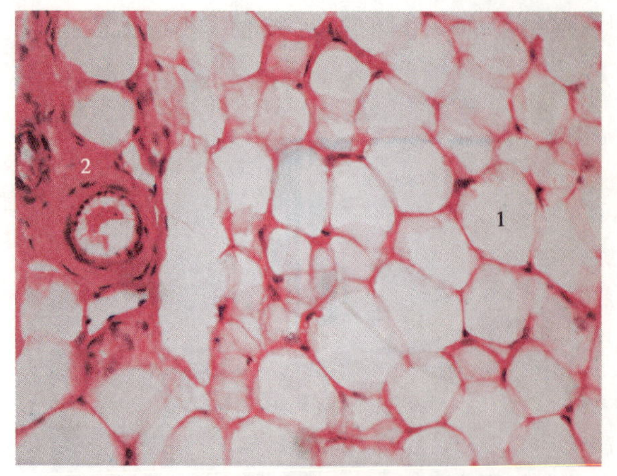

图 3-16　脂肪组织

1. 脂肪细胞；2. 结缔组织。

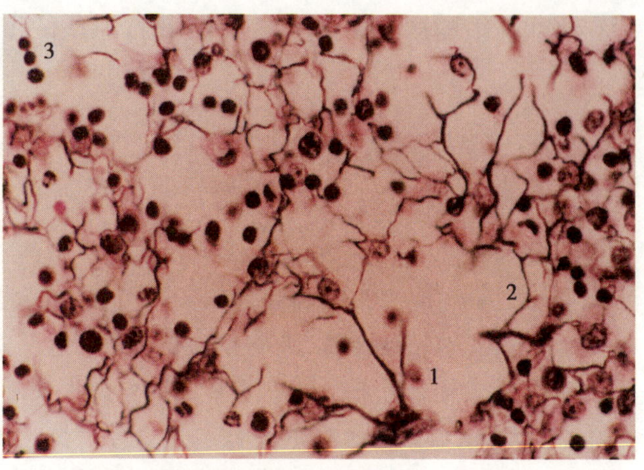

图 3-17　网状组织

1. 网状细胞；2. 网状纤维；3. 淋巴细胞。

二、软骨组织和软骨

（一）软骨组织

软骨组织（cartilage tissue）由软骨细胞、基质和纤维构成，其内无血管、淋巴管，其营养靠软骨膜的血管渗透供给。

（二）软骨

软骨由软骨组织及其周围的软骨膜构成，根据软骨组织中的纤维种类不同可分为透明软骨、弹性软骨和纤维软骨（图 3-18）。

1. 透明软骨　其纤维主要是胶原原纤维，分布于呼吸道、关节软骨和肋软骨等处。

2. 弹性软骨　其纤维是弹性纤维，分布于耳郭、会厌等处。

3. 纤维软骨　其软骨基质中有大量的胶原纤维束，分布于椎间盘、耻骨联合、关节唇等处。

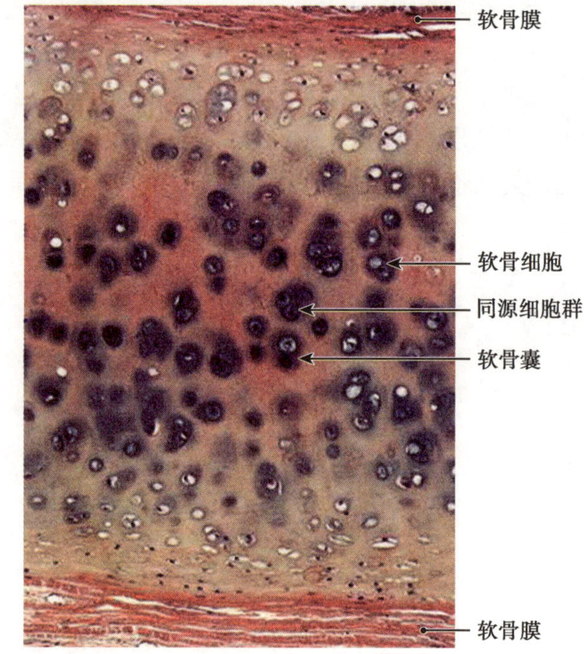

图 3-18　软骨组织

三、骨组织和骨

骨组织（bone tissue）是一种坚硬的结缔组织，由骨细胞和钙化的细胞间质（骨基质）构成。

（一）骨组织的基本结构

1. 细胞　包括骨祖细胞、成骨细胞、破骨细胞和骨细胞。其中骨细胞最多，胞体呈扁椭圆形，突起多而细长，相邻细胞突起通过缝隙连接相连，位于骨质内。其他细胞均位于骨组织的表面。

2. 骨基质　又称骨质，由有机成分和无机成分构成。有机成分是成骨细胞分泌的胶原和基质，约占骨重的 35%，使骨具有韧性；无机成分又称骨盐，主要由钙、磷等组成，约占骨重的 65%，使骨具有坚硬度。

（二）骨质

骨质包括骨密质和骨松质。

1. 骨密质　分布于长骨的骨干和骨骺及其他骨的外表面，由规则排列的骨板及分布于骨板间、骨板内的骨细胞构成（图 3-19）。骨板包括外环骨板（位于骨干外层）、内环骨板（位于骨髓腔面）。

在内、外环骨板间由数个同心圆排列围成的筒状结构即哈弗斯系统（骨单位）构成。哈弗斯系统由哈弗斯管及周围的哈弗斯骨板构成。在哈弗斯系统之间有间骨板。

2. 骨松质 位于骨干的内侧面及骨骺，骨质形成小梁并交织呈海绵状，内含红骨髓（有造血功能）、血管、淋巴管和神经。

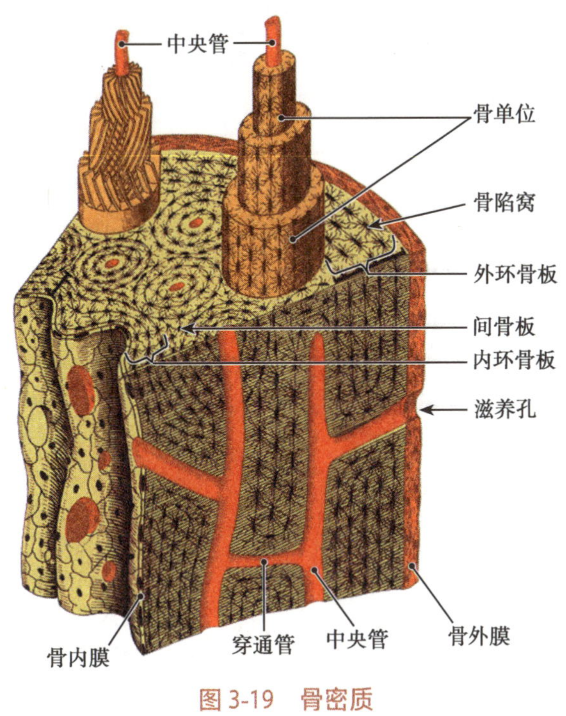

图 3-19 骨密质

临床应用

柯莱斯骨折

柯莱斯骨折（Colles fracture）是指发生于桡骨远端 2~3cm 的骨松质骨折，为人体最常见的骨折之一，好发于中老年人。老年人的柯莱斯骨折通常是在骨质疏松的基础上发生的。因此，除了要早发现、早诊断、早治疗，还要加强对患者的护理，主要包括日常生活的管理、病情监测及注意事项等，使患者更好地配合治疗，提高生活质量和治愈率。在日常护理中注意要积极预防骨质疏松，多吃富含钙和维生素 D 的食物，坚持体育锻炼，多晒太阳，维持正常的钙、磷代谢，促进钙质吸收，提高骨的硬度。

四、血液和血细胞的发生

情境导入

患者，女，5 岁，1 周前感冒后出现发热、咳嗽、呼吸急促、咽喉肿痛，药物治疗效果欠佳，入院就诊。抽血进行血常规检查，胸部 X 线检查可见肺部点片状密度增高影，听诊可闻及细湿啰音，临床诊断为支气管肺炎。

请思考：

血常规检查项目是检测血液的哪些成分？

(一) 血液

血液（blood）又称外周血，是一种液态的结缔组织，由血细胞和血浆组成。健康成人血液总量约有 5L，占体重的 7%。血浆约占血液容积的 55%，主要成分是水，约占 90%，其余为血浆蛋白（包括白蛋白、球蛋白、纤维蛋白原等）、脂蛋白、无机盐及其他可溶性物质。血浆不仅是运载血细胞、营养物质和全身代谢产物的循环液体，而且参与机体的免疫反应、体液和体温的调节、水和电解质的平衡以及渗透压的维持等，具有维护机体内环境稳定的作用。血液从血管流出后，其内溶解状态的纤维蛋白原转变为纤维交织状态的纤维蛋白，参与血液的凝固。血液凝固后所析出的淡黄色透明液体，称血清。因此，血清中不含纤维蛋白原。血细胞约占血液容积的 45%（图 3-20），包括红细胞、白细胞和血小板（表 3-2）。

表 3-2　血细胞分类和参考范围

血细胞分类	参考范围
红细胞	男：(4.5~5.5) × 10^{12}/L 女：(3.5~4.5) × 10^{12}/L
血红蛋白	男：120~160g/L □ 女：110~150g/L □
白细胞	(4~10) × 10^{9}/L
中性粒细胞	50%~70%(0.50~0.70)
嗜酸性粒细胞	0.5%~3%(0.005~0.03)□
嗜碱性粒细胞	0~1%(0~0.01)□
淋巴细胞	20%~30%(0.20~0.30)
单核细胞	3%~8%(0.03~0.08)□
血小板	(100~300) × 10^{9}/L

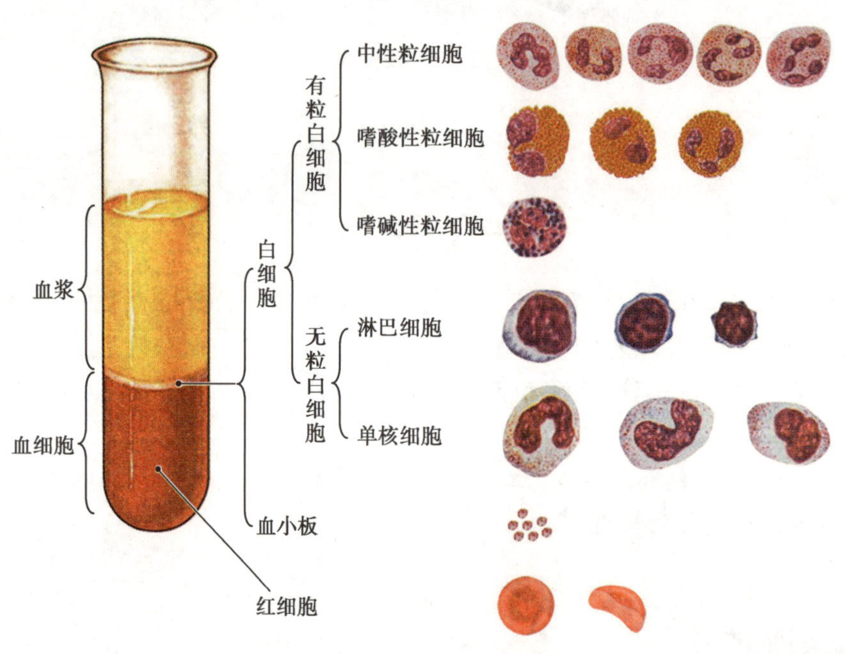

图 3-20　血液组成模式图

1. 红细胞（erythrocyte，red blood cell）　呈双凹圆盘状，直径 7.5~8.5μm，细胞中央薄，周缘较厚，故光镜下观察细胞中央染色较浅，周缘较深。成熟的红细胞无细胞核与细胞器，胞质内充满血红蛋白（hemoglobin，Hb），血红蛋白是含卟啉铁的蛋白质，它易与酸性染料结合，被染成橘红色。血红蛋白有结合并运输氧和二氧化碳的功能，正常成人血液中血红蛋白的含量男性为 120~160g/L，女性为 110~150g/L。

临床应用

贫 血

贫血是指由各种原因导致的外周血红细胞容量低于正常的临床综合征，因红细胞容量测定较复杂，故临床上常以血红蛋白（Hb）浓度检测来代替。通常认为红细胞计数 < 3.0×10^{12}/L，或者成年男性 Hb 浓度 < 120g/L，成年女性（非妊娠）Hb 浓度 < 110g/L，孕妇 Hb 浓度 < 100g/L 即可视为贫血。由于 Hb 减少，血液携氧能力下降，患者会出现头晕、乏力、困倦和面色苍白等症状。贫血不是一种独立疾病，可能是一种基础的或较复杂疾病的重要临床表现，因此，一旦发现贫血必须查明其原因，从而对症治疗。

2. **白细胞**（leukocyte，white blood cell） 是有核的球形细胞，白细胞可变形运动，自由穿过毛细血管壁，具有防御和免疫功能。根据白细胞胞质内有无特殊颗粒，分为有粒白细胞和无粒白细胞 2 大类。有粒白细胞又根据颗粒的嗜色性分为中性粒细胞、嗜酸性粒细胞和嗜碱性粒细胞 3 种；无粒白细胞包括单核细胞和淋巴细胞 2 种（图 3-21）。

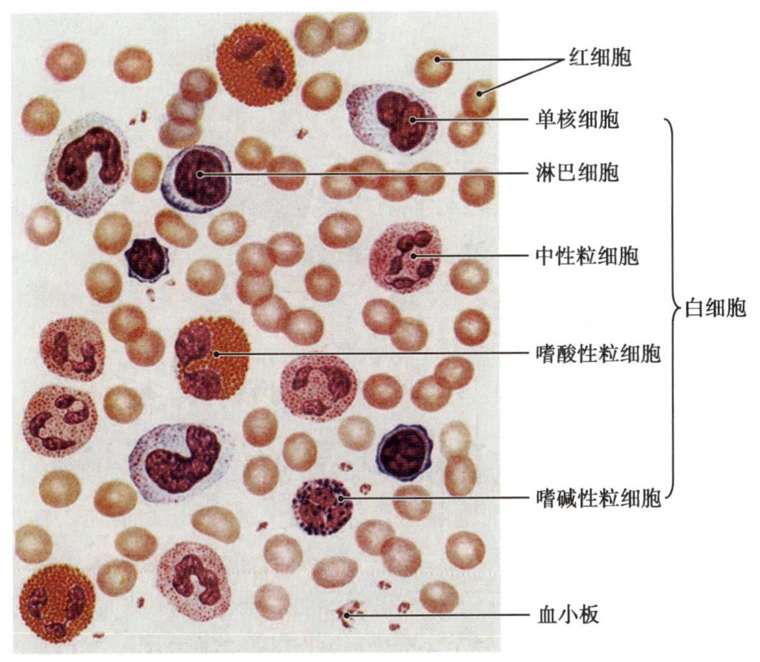

图 3-21 血细胞仿真图

（1）**中性粒细胞**：是白细胞中数量最多的细胞，呈球形，直径 10~12μm，核染色深，呈杆状或分叶状（以 2~3 叶居多），分叶越多，说明细胞越衰老。胞质呈极浅的粉红色，含有大量细小的中性颗粒，分淡紫色的嗜天青颗粒和淡红色的特殊颗粒，其中嗜天青颗粒占 20%，是一种溶酶体，能消化分解吞噬的异物；特殊颗粒占 80%，内含有吞噬素（杀菌）和溶菌酶（溶解细菌细胞壁中的肽聚糖）等。当中性粒细胞吞噬和处理大量细菌后，自身也随之死亡，成为脓细胞。

（2）**嗜酸性粒细胞**：呈球形，直径 10~15μm，核常分 2 叶，胞质内充满粗大、分布均匀、染成橘红色的嗜酸性颗粒，颗粒内含酸性磷酸酶、过氧化物酶和组胺酶等。细胞可变形运动，能吞噬抗原抗体复合物，释放组胺酶，灭活组胺，从而减轻过敏反应；同时，嗜酸性粒细胞的胞体借助抗体与某些寄生虫表面接触，促进颗粒内物质释放，直接杀死虫体或虫卵。因此，当机体有过敏性疾病或寄生虫感染时，该细胞增多。

（3）**嗜碱性粒细胞**：呈球形，直径 10~12μm，核分叶或呈 S 形，染色浅，胞质内含大小不等、分布不均、深浅不同的紫蓝色颗粒。颗粒内含肝素、组胺和过敏性慢反应物质。功能与肥大细胞类似，参与过敏反应。

（4）**淋巴细胞**：呈球形，直径 6~20μm，大小不一。直径 6~8μm 的为小淋巴细胞，直径 9~12μm 的为中淋巴细胞，直径 13~20μm 的为大淋巴细胞。外周血中以小淋巴细胞最多，核为圆形，一侧常有凹陷，染色质致密，着色深，胞质内含有少量嗜天青颗粒。小淋巴细胞胞质很少，大、中淋巴细胞胞质较多，嗜碱性，被染成蔚蓝色。该细胞是机体主要的免疫细胞。

（5）**单核细胞**：是白细胞中体积最大的细胞，呈圆形或卵圆形，直径 14~20μm。核呈肾形、马蹄形或不规则形，染色较浅，核仁明显，胞质呈嗜碱性，内含细小的嗜天青颗粒，颗粒内含有过氧化物酶、酸性磷酸酶和溶菌酶等。细胞具有活跃的变形运动和吞噬能力，出血管进入结缔组织或其他组织后，分化为巨噬细胞等具有吞噬功能的细胞。

3. 血小板（blood platelet） 是骨髓中巨核细胞脱落的胞质碎块，故无细胞核，但有完整的胞膜，呈双凸扁盘状，大小不一，直径 2~4μm，胞质中央有密集的紫色颗粒为颗粒区，周边呈弱碱性为透明区。血小板在止血和凝血过程中起重要作用。

医者仁心

世界献血者日

为了鼓励更多的人无偿献血，宣传和促进全球血液安全规划的实施，世界卫生组织、国际红十字会等将 2004 年 6 月 14 日定为第一个世界献血者日。2005 年，世界献血者日被世界卫生组织成员国认定为国际性纪念日。其宗旨在于感谢那些拯救数百万人生命的无偿献血者，颂扬其无私奉献之举；同时希望全社会对无偿献血的重要性引起广泛的重视，鼓励更多的人尤其是青年成为合格的经常献血者，无偿献血传爱心。

（二）血细胞的发生

血细胞起源于人胚第 3 周初的卵黄囊血岛，血岛中央的细胞分化为造血干细胞。随着胚胎血液循环的建立，第 6 周血岛内的造血干细胞随血液循环迁入肝脏开始造血，第 12 周迁入脾脏造血，胚胎后期骨髓逐渐成为造血的主要器官。血细胞发生是造血干细胞经增殖、分化直至成为各种成熟血细胞的过程（图 3-21）。造血干细胞又称多能干细胞，是生成各种血细胞的原始细胞。造血干细胞在一定的微环境和某些细胞因子的调节下增殖分化为各类血细胞，称造血祖细胞，它也是一种具有增殖能力的细胞，但已失去多向分化能力，只能向 1 个或几个血细胞系定向增殖分化，称定向干细胞。虽然各系细胞发育过程有差异，但基本都经历原始阶段、幼稚阶段和成熟阶段 3 个阶段。

第三节 肌 组 织

情境导入

患者，男，68 岁，患慢性阻塞性肺疾病多年，近日因病毒感染出现呼吸困难加重、颈静脉怒张、下肢水肿等。临床诊断为慢性肺源性心脏病、右心衰竭。

请思考：

1. 病变主要累及该患者何种组织？
2. 这种组织主要的结构特点是什么？

肌组织（muscle tissue）主要由肌细胞构成，肌细胞之间有少量结缔组织以及丰富的血管、淋巴管和神经等。肌细胞的形态呈细长纤维状，故称肌纤维。肌细胞的细胞膜称肌膜，细胞质称肌质或肌浆，肌质中含有许多与细胞长轴平行排列的肌丝，它是肌纤维收缩和舒张的物质基础，肌质内的滑面内质网称肌质网或肌浆网。

根据肌纤维的形态结构、分布及功能特点，将肌组织分为骨骼肌（skeletal muscle）、心肌（cardiac muscle）和平滑肌（smooth muscle）3类，前两者在光镜下可见明暗相间的横纹，属横纹肌。骨骼肌一般附着在骨骼上，受躯体神经支配，属随意肌。心肌和平滑肌受自主神经支配，属不随意肌（图3-22）。

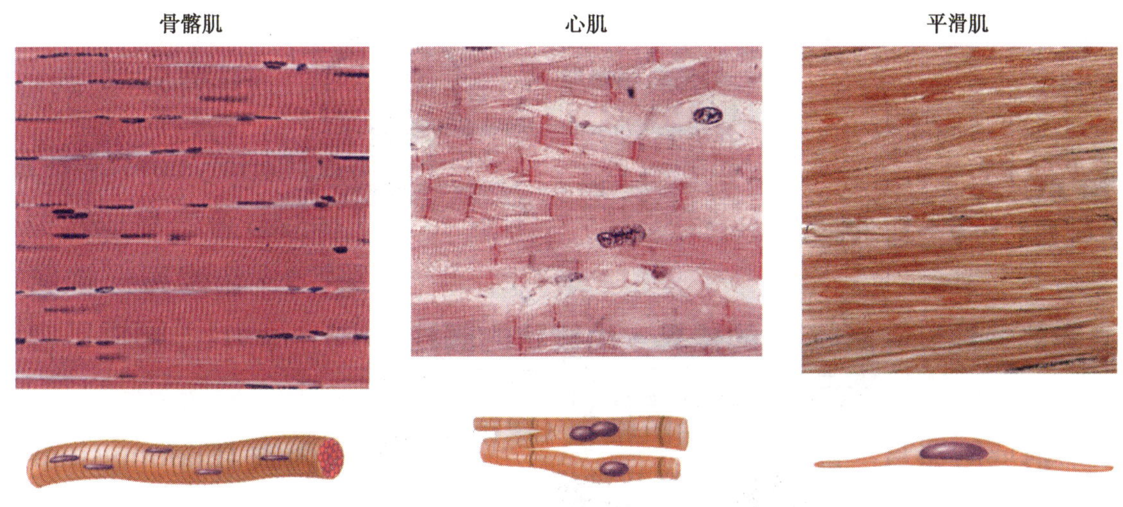

图3-22　光镜下三种肌纤维结构模式图

一、骨骼肌

（一）骨骼肌纤维的光镜结构

骨骼肌纤维呈细长圆柱状，长1~40mm，直径10~100μm。1个肌细胞有几个甚至几百个细胞核，位于细胞膜下，肌质中富有线粒体和糖原，主要是大量的细丝状的肌原纤维，每条肌原纤维周围都富有肌质网。此外，每条肌原纤维都有明暗相间的带，而且每条肌原纤维的明带和暗带都准确地排列在同一平面上，因而构成了骨骼肌纤维明暗相间的横纹（图3-22）。明带也称I带，暗带也称A带。用油镜观察，暗带中央有1条浅色窄带，称H带。H带的中央有1条着色深的线称M线。明带的中央有1条深色的线称Z线。相邻2条Z线之间的肌原纤维称肌节（sarcomere），是骨骼肌纤维结构和功能的基本单位，每个肌节均由“1/2I带+A带+1/2I带”组成，长1.5~3.5μm（图3-23）。

（二）骨骼肌纤维的超微结构

肌原纤维由粗肌丝和细肌丝有规律地排列而成。粗肌丝长约1.5μm，直径15nm，中央固定在M线上，两端游离，构成A带，由肌球蛋白分子组成。肌球蛋白分子形如豆芽，分头和杆2部分，头端朝向Z线，尾端朝向M线。头部突出于粗肌丝表面，构成具有ATP酶活性的横桥，是与细肌丝相结合的部位。细肌丝长约1μm，直径5nm，一端固定在Z线上，另一端深入A带至粗肌丝之间，末端游离，止于H带的外侧。位于A带之间的细肌丝构成I带。细肌丝由肌动蛋白分子、原肌球蛋白分子和肌钙蛋白分子组成。

肌膜向细胞内凹陷形成的小管是横小管，又称T小管，位于A带和I带交界处。神经冲动即沿着肌细胞膜和T小管传导到每条肌原纤维，使之收缩。肌质网为特化的滑面内质网，位于横小管之间和肌原纤维周围，其中纵行包绕肌原纤维的部分称纵小管，纵小管两侧的肌质网膨大呈囊状，称终池。肌质网膜上有钙泵和钙通道，可调节肌质中的[Ca^{2+}]。1条横小管及其两侧相邻的终池组成三联体（图3-24）。

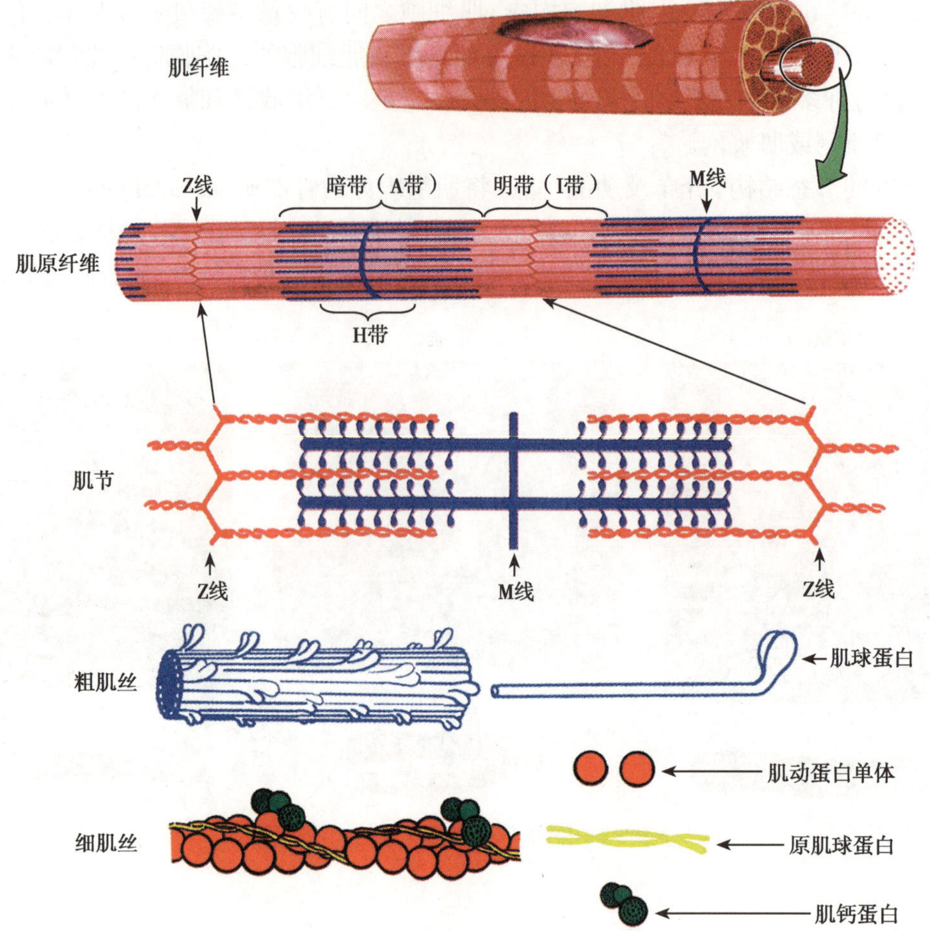

图 3-23　肌原纤维结构模式图

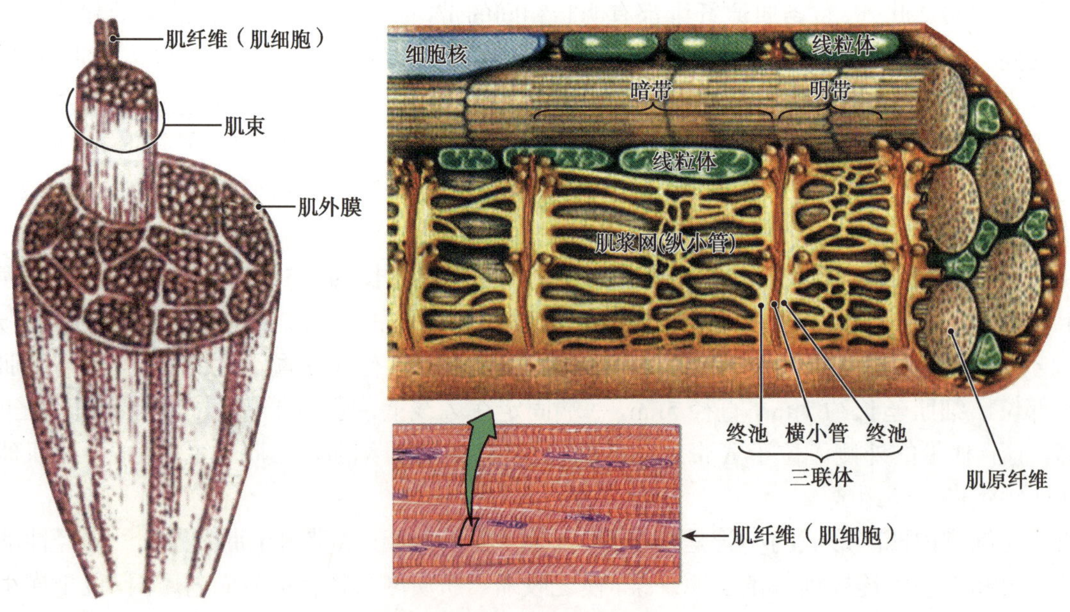

图 3-24　骨骼肌纤维结构模式图

知识拓展

骨骼肌纤维的收缩原理

目前认为，骨骼肌纤维收缩的机制是肌丝滑行原理。细肌丝上球形肌动蛋白分子形成双股螺旋链，每个分子都有与粗肌丝横桥结合的位点。该结合位点在肌纤维处于非收缩状态时被原肌球蛋白掩盖。原肌球蛋白是由2条多肽链相互缠绕形成的双股螺旋状分子，首尾相连，嵌于肌动蛋白双股螺旋链的浅沟内。肌钙蛋白呈球形，附着在原肌球蛋白上，可以与 Ca^{2+} 结合。当肌膜兴奋通过横小管传导至肌质网后，Ca^{2+} 涌入肌质并与细肌丝肌钙蛋白结合，肌钙蛋白、原肌球蛋白发生构型或位置变化，暴露出肌动蛋白与肌球蛋白头部结合位点，粗肌丝与细肌丝迅速结合。粗肌丝的肌球蛋白分子分解ATP释放能量，牵拉细肌丝使其滑向M线，A带长度不变，I带变窄，H带变窄或消失，肌节缩短，肌纤维收缩。收缩结束后，Ca^{2+} 被泵回肌质网，肌纤维松弛。

二、心肌

心肌分布于心壁和出入心的大血管根部。在光镜下，多数心肌纤维有1~2个细胞核，位于细胞中央。细胞质内有肌原纤维、肌质网和线粒体（图3-25）。细胞表面也有明暗相间的横纹，但横纹不如骨骼肌纤维明显。此外，心肌纤维呈不规则的短圆柱形，有分支，互连成网，在连接处着色较深，称闰盘（intercalated disk）（图3-25）。在电镜下，闰盘处的心肌纤维相互嵌合，呈阶梯状，横向部分有中间连接和桥粒，位于Z线水平，使心肌纤维之间连接牢固；纵向部分有缝隙连接，便于心肌纤维之间进行化学信息的交流和电冲动的传导，分别使心房肌和心室肌整体的收缩和舒张同步化。与骨骼肌相比，肌原纤维粗细不等、界线不清；横小管较粗，位于Z线水平；肌质网稀疏，纵小管少，终池少而小，横小管常与一侧的终池形成二联体（图3-25）。

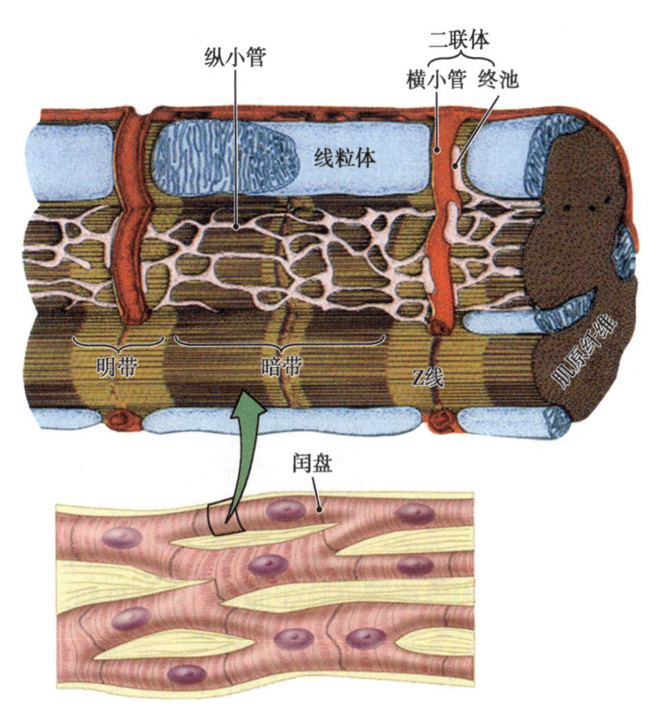

图3-25　心肌纤维结构模式图

三、平滑肌

平滑肌广泛分布于消化管、气管、支气管、血管和淋巴管等中空性器官的管壁内，以及某些器官的被膜内。在光镜下，细胞呈长梭形、无横纹、大小不均，一般长约0.2mm，单核，核呈杆状或椭圆形、居中，胞质呈嗜酸性（图3-22）。在超微结构下，平滑肌纤维也含有粗肌丝和细肌丝，但是无肌原纤维，无横小管，肌质网较少。肌纤维之间有较发达的缝隙连接，可传导化学信息和电冲动，使相邻的肌纤维实现同步收缩。

临床应用

过度运动导致横纹肌溶解

过度运动，尤其是在高温、高湿或高海拔地区进行超负荷运动会导致横纹肌溶解，主要表现为运动后肌肉疼痛、僵硬、延迟性力量丢失和酱油色尿等症状，并出现血清肌酸激酶和肌红蛋白升高，因此要控制运动的强度和时间，避免过度运动。

第四节　神经组织

情境导入

患者，女，75 岁，1 年前出现左手肌张力障碍，静止性震颤，随意运动时减轻或停止，精神紧张时加剧，入睡后消失。半年前患者左手震颤加重，同时出现右手活动笨拙。近 1 个月来患者出现便秘和睡眠障碍并于神经科就诊。经过医生耐心地询问病史和体格检查，初步诊断为帕金森病。

请思考：

1. 病变侵犯了该患者的哪种基本组织？
2. 该组织主要由哪些细胞构成？这些细胞具有怎样的组织结构特点？

神经组织由神经细胞和神经胶质细胞构成，是神经系统中最重要的组成成分。神经细胞也称神经元（neuron），是神经组织的结构和功能单位，具有感受刺激、整合信息和传导神经冲动的功能；神经胶质细胞的数量为神经元的 10~50 倍，对神经元起着支持、保护、营养和绝缘等作用。

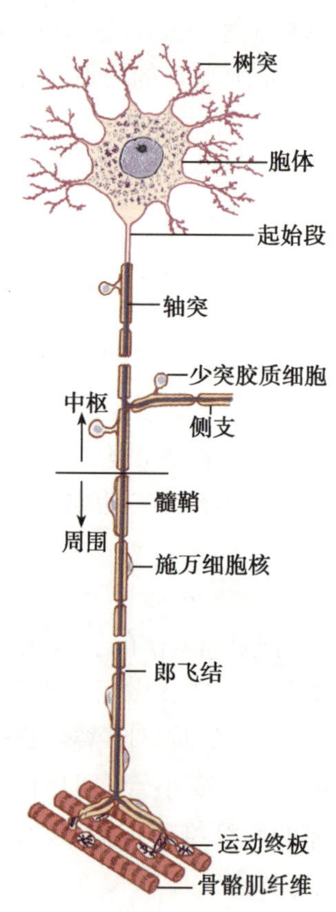

图 3-26　神经元模式图

一、神经元

（一）神经元的结构

神经元的形态不一，由胞体和突起 2 部分构成。胞体包括细胞核、细胞质和细胞膜 3 部分，突起分树突和轴突（图 3-26）。

1. 胞体　是神经元的营养和代谢中心，形态多种多样。细胞核位于胞体中央，大而圆，核仁大而清晰。细胞质除含有一般细胞器外，还有尼氏体和神经原纤维 2 种特征性结构。尼氏体（Nissl body）又称嗜染质，在光镜下呈颗粒状或小块状，在电镜下由发达的粗面内质网和游离核糖体构成，表明神经元具有旺盛的蛋白质合成功能，可合成结构蛋白和神经递质所需的酶等。神经原纤维（neurofibril）在镀银染色切片中被染成棕黑色，呈细丝状，在胞体内相互交织成网，并伸入树突和轴突内（图 3-27）。在电镜下，神经原纤维由神经丝和微管构成，对神经元起支架作用，还参与神经元内物质的运输。细胞膜是可兴奋膜，含有离子通道和膜受体，是神经元接受刺激、处理信息、产生和传导神经冲动的基础。

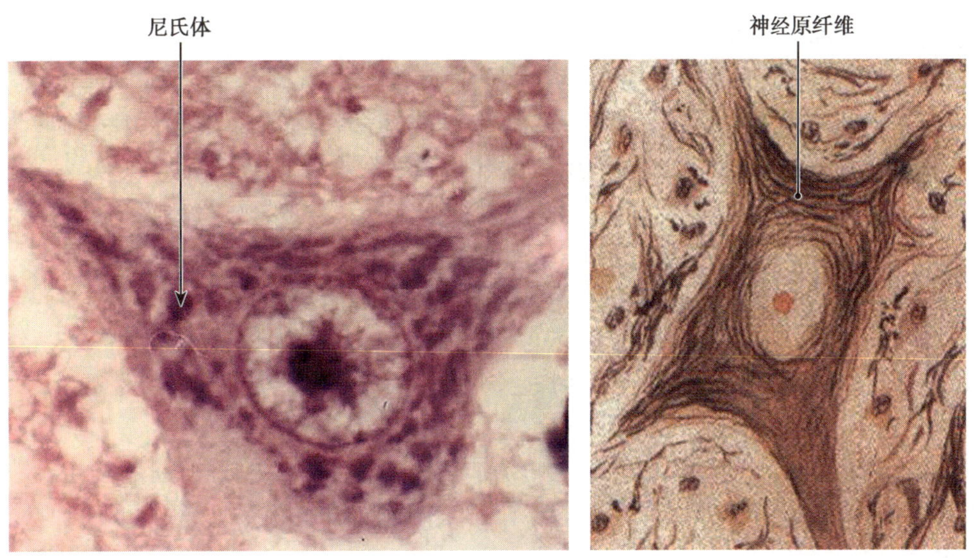

图 3-27　尼氏体、神经原纤维光镜图
左：HE 染色；右：镀银染色。

2. 突起　由神经元的细胞膜和细胞质突出形成，分为树突和轴突。树突短粗呈树枝状，功能主要是接受刺激。轴突只有 1 个，细而长，在起始部位常呈圆锥状，无尼氏体，着色浅淡，称轴丘。轴突内有神经原纤维，主要功能是传导神经冲动。

（二）神经元的分类

神经元的分类方法较多，可以按神经元突起的数量、轴突的长短、神经元的功能、释放的神经递质和神经调质来分类（图 3-28）。

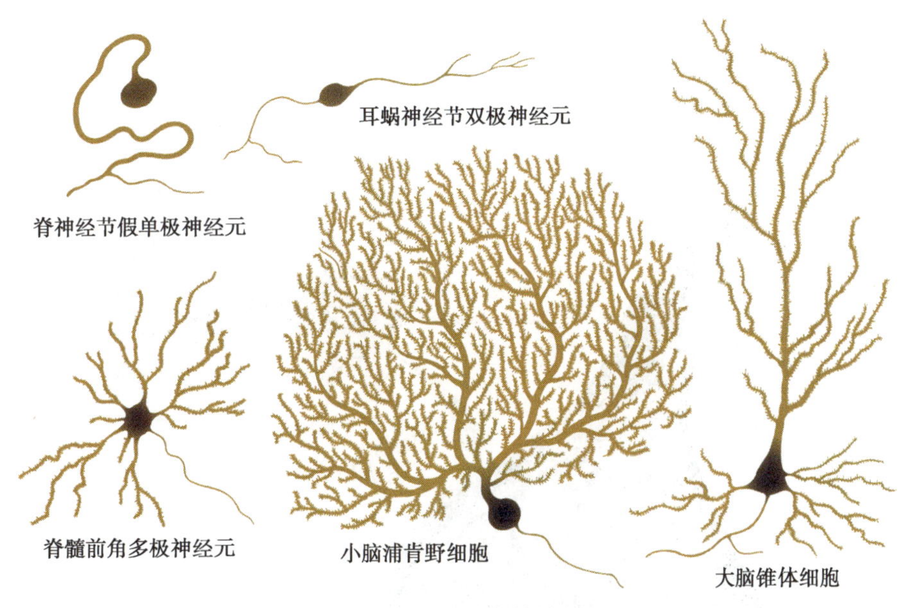

图 3-28　不同种类的神经元

1. 按神经元突起的数量　可分为多极神经元、双极神经元和假单极神经元 3 类（图 3-28）。①多极神经元，一般有多个树突和 1 个轴突，中间神经元和运动神经元多为此类。②双极神经元，有 1 个树突和 1 个轴突，仅少数神经元为此类。③假单极神经元，先自胞体发出 1 个突起，在胞体的不远处即呈 T 形分为 2 支，一支分布到感受器称周围突，另一支进入脑或脊髓称中枢突，感觉神经元多为此类。

2. 按神经元的功能 可分为感觉神经元、运动神经元和中间神经元3类。①感觉神经元，可通过感受器接受内、外环境刺激，又称传入神经元。②运动神经元，作用于效应细胞的神经元，又称传出神经元。③中间神经元，位于前2种神经元之间，起信息加工和神经传导作用，此类神经元的数量较多，占神经元总数的99%以上，在中枢神经系统内构成复杂的神经元网络，是学习、记忆和思维的基础。

二、神经元之间的联系

神经元之间借突触形成联系，突触（synapse）是神经元与神经元之间，或神经元与效应细胞之间传递信息的结构，也是一种特化的细胞连接。

（一）突触的类型

根据突触传递信息的方式，可分为电突触和化学突触。电突触为缝隙连接，以电流为媒介传递信息。化学突触以神经递质作为信息传递的媒介，是一般所说的突触。

（二）化学突触的结构

在镀银染色的切片中，光镜下可见轴突终末呈棕黑色球状或纽扣状。在电镜下突触由突触前成分、突触间隙和突触后成分3部分构成（图3-29）。突触前、后成分彼此相对的细胞膜，分别称为突触前膜和突触后膜。

1. 突触前成分 一般是神经元的轴突终末，呈球状膨大，内含许多突触小泡。突触小泡内含神经递质或神经调质，如乙酰胆碱、去甲肾上腺素和多巴胺等。

2. 突触间隙 为突触前膜与突触后膜之间的间隙，宽15~30nm。

3. 突触后成分 有神经递质和神经调质的特异性受体及离子通道。1个神经元可以通过突触接受来自许多其他神经元传递来的信息，也可以通过突触把信息传递给许多其他神经元或效应细胞。

当神经冲动沿轴膜传至突触前成分时，突触小泡移到突触前膜，与之融合，随后以胞吐形式将神经递质或神经调质释放至突触间隙。神经递质或神经调质与突触后膜中的特异性受体结合，即可将信息传递给突触后神经元或效应细胞（图3-29）。

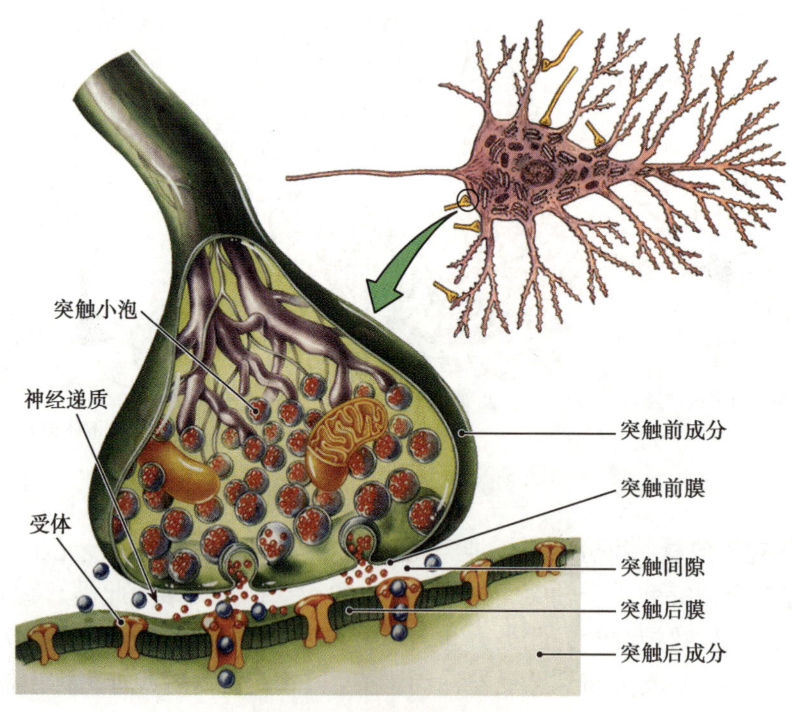

图3-29 化学突触结构模式图

三、神经胶质细胞

神经胶质细胞广泛分布于中枢神经系统和周围神经系统，除突触部位外，位于神经元与神经元之间或是神经元与非神经元之间，数量多，形态多样，也有突起。

（一）神经胶质细胞的结构

神经胶质细胞由胞体和突起构成，但不具有神经元的功能，对神经元起到支持、保护、营养和绝缘等功能。

（二）神经胶质细胞分类

神经胶质细胞包括星形胶质细胞、少突胶质细胞、小胶质细胞、室管膜细胞、施万细胞和卫星细胞。前4种在中枢神经系统内（图3-30），后两种在周围神经系统内（图3-31）。

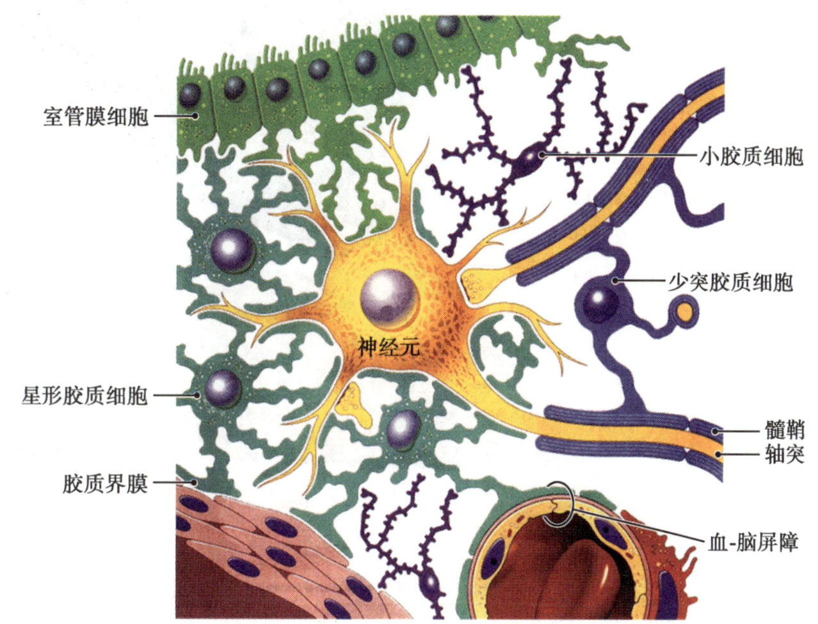

图3-30　中枢神经系统神经胶质细胞模式图

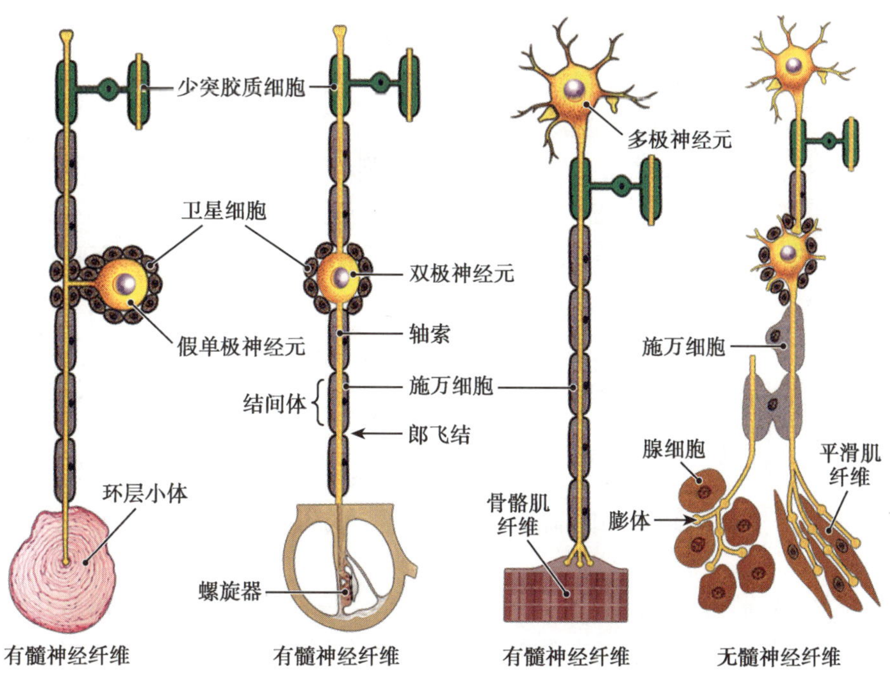

图3-31　周围神经系统神经胶质细胞模式图

四、神经纤维和神经

（一）神经纤维

神经纤维（nerve fiber）是由神经元的长轴突及包绕它的神经胶质细胞构成的（图 3-32）。神经元的长轴突也称轴索。根据神经胶质细胞是否形成髓鞘，可将神经纤维分为有髓神经纤维和无髓神经纤维。中枢神经系统的有髓神经纤维由少突胶质细胞形成髓鞘，周围神经系统的有髓神经纤维由施万细胞形成髓鞘。髓鞘具有绝缘作用，使有髓神经纤维呈跳跃式传导，故传导速度快。无髓神经纤维的神经冲动只能沿轴膜连续传导，故传导速度慢。

（二）神经

周围神经系统的神经纤维集合形成神经纤维束，若干条神经纤维束又聚集构成神经。包裹在神经表面的结缔组织称神经外膜。神经外膜的结缔组织延伸到神经纤维束间，神经纤维束表面有几层扁平的上皮样细胞，形成神经束膜。在神经纤维束内，每条神经纤维表面的薄层结缔组织称神经内膜。

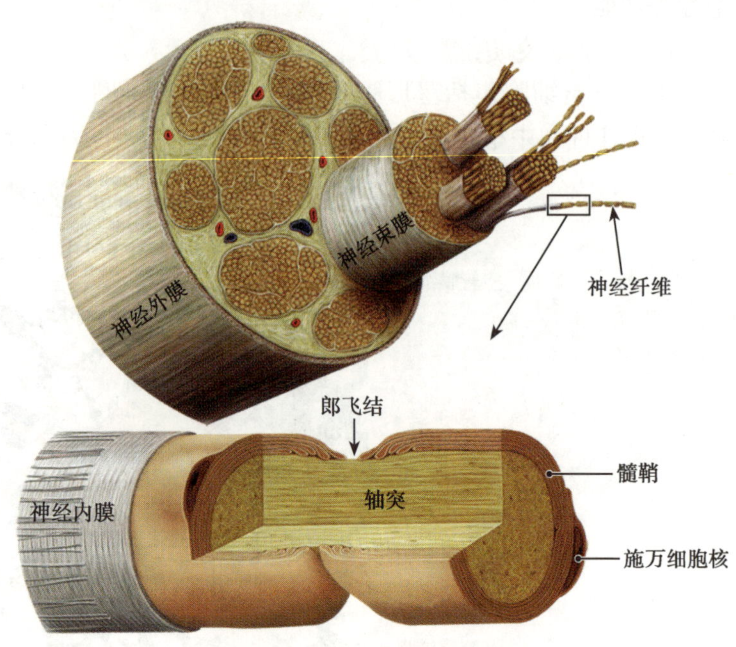

图 3-32　神经纤维模式图

五、神经末梢

神经末梢（nerve ending）是周围神经系统神经纤维的终末部分，遍布全身。按功能可将其分为感觉神经末梢和运动神经末梢。

（一）感觉神经末梢

感觉神经末梢是感觉神经元周围突的末端，通过参与构成感受器，将接受的内、外环境刺激转化为神经冲动传向中枢，产生感觉。有的神经纤维末端裸露于组织中，称游离神经末梢；有的神经纤维末端被周围结缔组织包裹，称有被囊神经末梢。

1. 游离神经末梢　由神经纤维的终末失去施万细胞包裹后反复分支而成，裸露的细支广泛分布于表皮、黏膜、角膜和毛囊的上皮细胞之间以及真皮等处，参与产生冷、热、轻触和疼痛等感觉。

2. 有被囊神经末梢　该神经纤维末端外面有结缔组织被囊包裹，常见的有触觉小体、环层小体和肌梭 3 种（图 3-33）。

（1）**触觉小体**：分布于皮肤的真皮乳头处，手指掌侧最多，数量随年龄递减。触觉小体呈卵圆形，长轴与皮肤表面垂直。其内有许多沿短轴横行排列的扁平细胞，神经末梢失去髓鞘分成细支盘绕其间，主要功能是参与产生触觉。

（2）**环层小体**：分布于结缔组织，见于皮下组织、肠系膜、韧带和关节囊等处。环层小体呈圆形或椭圆形，被囊内有许多同心圆排列的扁平细胞，神经末梢失去髓鞘进入其中，主要功能是参与产生压觉和振动觉。

（3）**肌梭**：分布于骨骼肌内，呈梭形。肌梭内有若干沿长轴纵行排列的骨骼肌纤维，称梭内肌纤维。神经末梢失去髓鞘，呈多支盘绕或直接附着于梭内肌纤维表面。肌梭产生对骨骼肌伸缩状态的感知，属于本体感受器，在骨骼肌活动的调节中发挥重要作用。

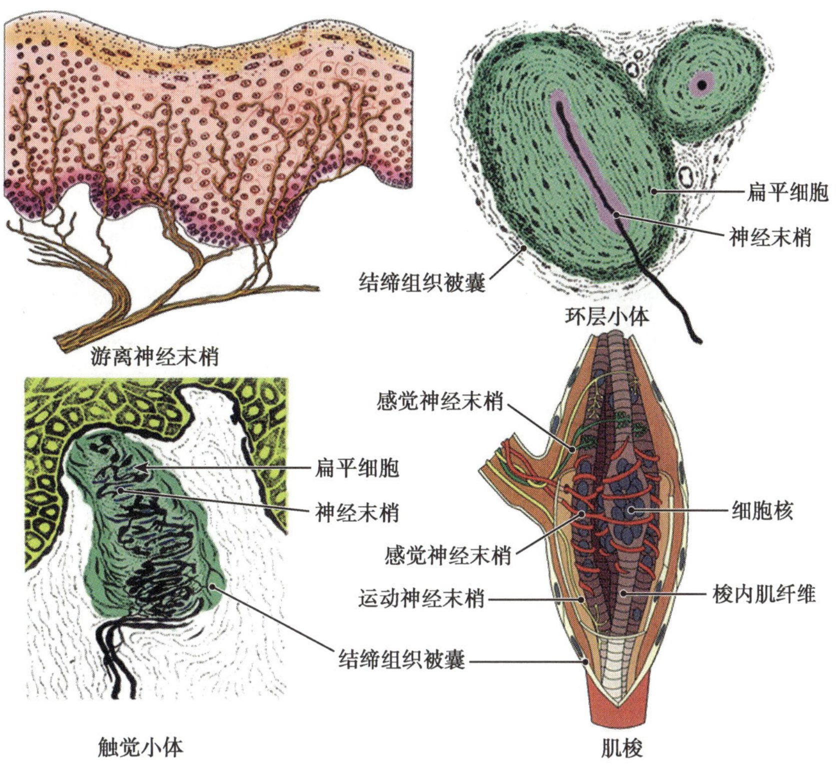

图 3-33　感觉神经末梢模式图

（二）运动神经末梢

运动神经末梢是运动神经元的长轴突的终末部分，通过参与构成效应器，支配或调节肌纤维的收缩和腺细胞的分泌，分为躯体运动神经末梢和内脏运动神经末梢。

1. 躯体运动神经末梢　分布于骨骼肌，经反复分支后形成葡萄状终末，与骨骼肌纤维建立突触联系，此突触呈椭圆形板状隆起，称运动终板或神经 - 肌接头，支配骨骼肌运动（图 3-34）。

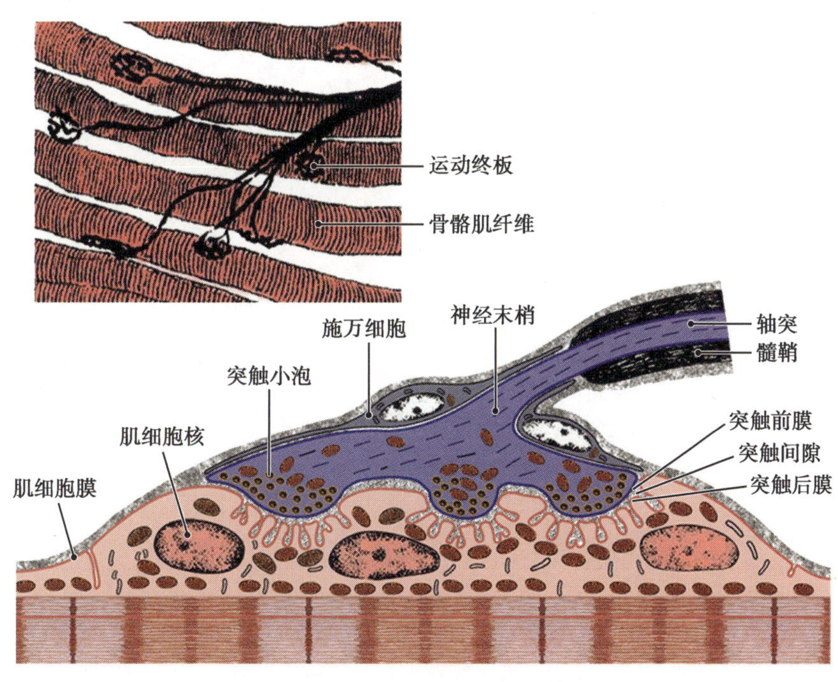

图 3-34　运动终板模式图

2. 内脏运动神经末梢 分布于心肌、平滑肌和腺细胞，神经纤维分支常形成串珠样的膨体，与肌纤维和腺细胞建立突触联系，支配心脏跳动、平滑肌蠕动和腺体分泌。

知识拓展

帕金森病

帕金森病（Parkinson disease，PD）是一种常见的神经系统变性疾病，多见于老年人，其发病多与遗传、环境、衰老和氧化应激等多种因素有关，临床表现主要包括静止性震颤、运动迟缓、肌强直和姿势步态障碍等，同时伴有便秘、抑郁和睡眠障碍等非运动症状。帕金森病的诊断主要依靠病史、临床症状及体格检查等。目前还没有有效的治疗方法能够治愈此病，但是积极有效的治疗能够显著提高患者的生活质量，延长患者的预期寿命。

（丁祥云　谢立平）

思考题

1. 简述皮肤表面上皮的结构特点和功能。
2. 请简述骨骼肌、心肌和平滑肌在光镜下的结构特点。
3. 请简述神经元的结构及功能。
4. 请简述化学突触的结构。
5. 列表对比白细胞的分类、光镜结构及功能。

思考题解析

练习题

第四章 | 运动系统

教学课件

思维导图

学习目标

1. 掌握全身主要体表标志。
2. 熟悉全身各部位骨的名称、位置和形态；重要关节的组成及结构特点；临床相关肌肉的位置和功能。
3. 了解腹股沟管、腹股沟韧带、腹股沟三角、腹直肌鞘的位置和结构。
4. 学会运用所学体表标志在身体上找到相应结构，并能在临床操作中应用。
5. 具有对运动系统相关疾病进行健康宣教的意识，培养敬畏生命的情怀和探究生命科学的浓厚兴趣。

运动系统由骨、骨连结和骨骼肌构成，占成人体重的60%左右。全身骨借骨连结形成骨骼，构成人体坚硬的支架，具有赋予人体基本形态、支持体重、保护内脏作用。骨骼肌附着于骨，在神经系统的支配下，以关节为支点有序地收缩和舒张，带动关节产生运动。在运动过程中，骨起着杠杆作用，关节为运动的枢纽，骨骼肌则是运动的动力器官。

在体表能看到或摸到的骨骼和骨骼肌的隆起或凹陷，称为体表标志。临床上常利用体表标志作为确定内脏器官的位置、判断血管和神经走向以及穿刺定位的依据。

第一节 骨与骨连结

情境导入

患者，男，56岁，发热至医院就诊，查体血常规显示异常白细胞升高。随后患者到血液科进一步进行骨髓穿刺术，结果显示为巨噬细胞增生性病变。

请思考：

1. 骨的构造有哪些？
2. 骨髓有哪2种？
3. 骨髓穿刺的主要部位在哪里？

骨与骨连结相关视频

骨与骨连结相关3D视频

一、概述

（一）骨

骨(bone)是以骨组织为主体构成的坚硬器官。骨具有一定的形态，外有骨膜包被，内有骨髓。成人骨206块（图4-1），按其所在部位分为颅骨、躯干骨及四肢骨3部分。

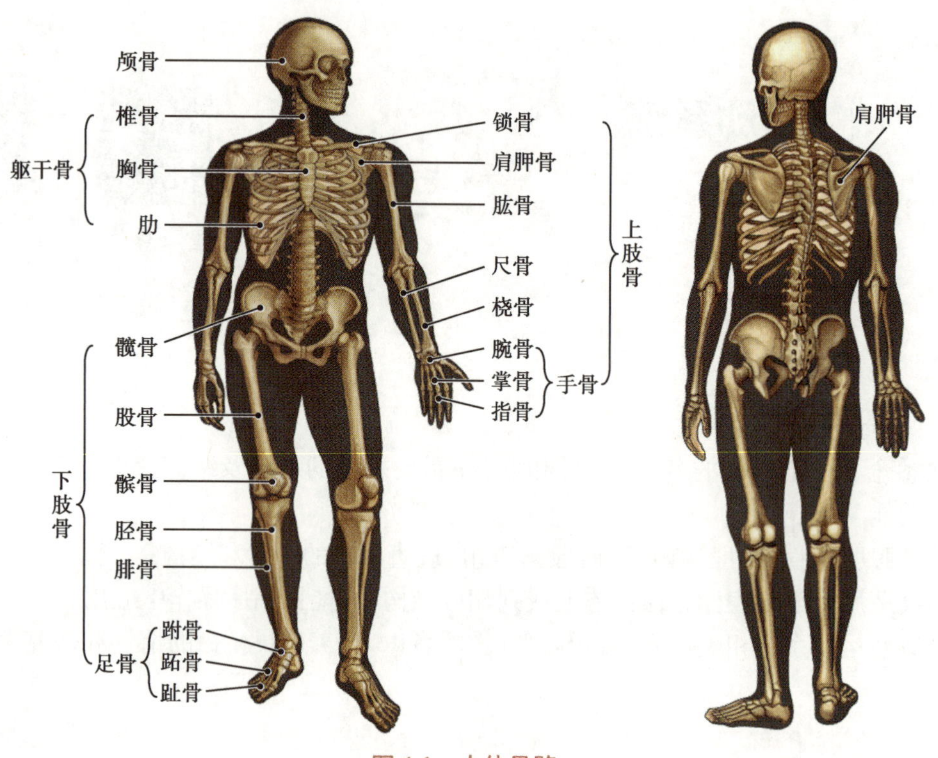

图 4-1　人体骨骼

1. 骨的形态　按形态可将骨分为长骨、短骨、扁骨和不规则骨 4 种类型。

（1）**长骨**：形状呈中空长管状，可分一体两端。两端膨大称骺，表面有光滑的关节面，有关节软骨与相邻骨的关节面形成关节；体称骨干，内有空腔称髓腔，容纳骨髓。长骨多分布于四肢，如肱骨和股骨等。

（2）**短骨**：形状近立方体，较短小，有多个关节面，位于连结牢固运动较复杂的部位。短骨多成群分布于手和足的近端，如腕骨和跗骨。

（3）**扁骨**：形状呈板状，主要参与颅腔、胸腔和盆腔壁的组成，保护腔内脏器，如颅盖骨、肋骨和胸骨等。

（4）**不规则骨**：形状不规则，多分布于躯干和颅底，如椎骨、蝶骨等。一些不规则骨内有含气的空腔，称含气骨，如额骨、上颌骨等。位于肌腱内的扁圆形小骨称籽骨，起减少摩擦和改变肌肉牵拉方向的作用。

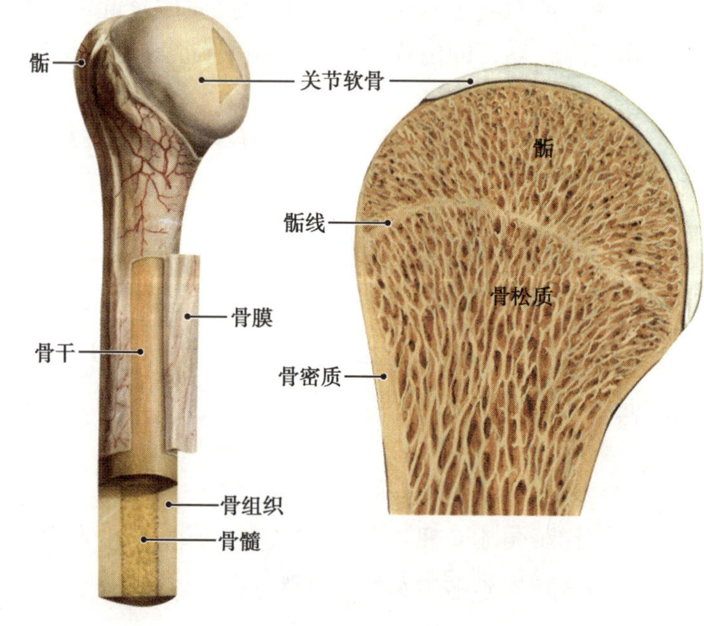

图 4-2　长骨仿真图

2. 骨的构造　骨的构造包括骨质、骨膜和骨髓（图 4-2）。

（1）**骨质**：即骨基质，按结构可分为骨密质和骨松质。骨密质致密而坚硬，抗压性强，位于骨干和骨的表面。骨松质由大量相互交织排列的骨小梁组成，结构松弛，呈海绵状，分布于长骨骺、短骨和扁骨的内部。

（2）**骨膜**：由结缔组织组成，除关节面外，覆盖于骨的内表面和外表面。骨外表面的膜称骨外膜，厚而致密。衬在骨髓腔内面和骨松质间隙内的骨膜称骨内膜，较薄。新鲜骨膜呈粉红色，含丰富的神经及血管，对骨的营养、生长和损伤后的修复有重要的作用。

（3）**骨髓**：填充在骨髓腔和骨松质间隙内，分为红骨髓和黄骨髓2种。红骨髓呈深红色，含大量不同发育阶段的血细胞，有造血功能和免疫功能。胎儿和婴儿的骨髓均为红骨髓，5岁以后，长骨骨髓腔内的红骨髓逐渐被脂肪组织所代替，呈黄色，称黄骨髓，丧失造血功能，但保持造血潜力。当人体重度贫血或慢性失血过多时，黄骨髓可以转化为红骨髓并恢复造血功能。髂骨、胸骨、椎骨及肋骨的骨松质内终身都是红骨髓。

临床应用

骨髓穿刺术

骨髓穿刺术是用骨髓穿刺针穿入骨松质内采集骨髓液的一种常用诊断技术，从而了解骨髓的造血功能或获得造血干细胞。临床上骨髓穿刺术常用于血细胞形态学的检查，也可用于造血干细胞的培养、细胞遗传学分析及病原微生物学检查等，以协助临床诊断、观察疗效和判断预后等，在血液科的应用范围极广。临床上常在髂前上棘、髂后上棘或胸骨柄等处行骨髓穿刺术，抽取骨髓。

3. 骨的化学成分和物理性质　骨由有机质和无机质组成。有机质主要是骨胶原纤维和黏多糖蛋白等，它使骨具有韧性和弹性；无机质主要是碳酸钙和磷酸钙，赋予骨硬度和脆性。成年人骨的有机质和无机质比例约为3:7，具有较大的硬度和一定的弹性；幼儿骨的有机质偏多，伤后易变形；老年人骨的无机质偏多，伤后易骨折。随着年龄的增加，骨内钙、磷的沉积量减少，表现为骨质疏松，同样易发生骨折。

（二）骨连结

骨与骨之间借致密结缔组织、软骨或骨相连，形成骨连结。按骨连结的不同方式，可分为直接连结和间接连结两大类。

1. 直接连结　骨与骨之间借纤维结缔组织或软骨直接连结，其间几乎没有腔隙，较牢固，不活动或少许活动，如颅的矢状缝和冠状缝、椎体之间的椎间盘等（图4-3）。

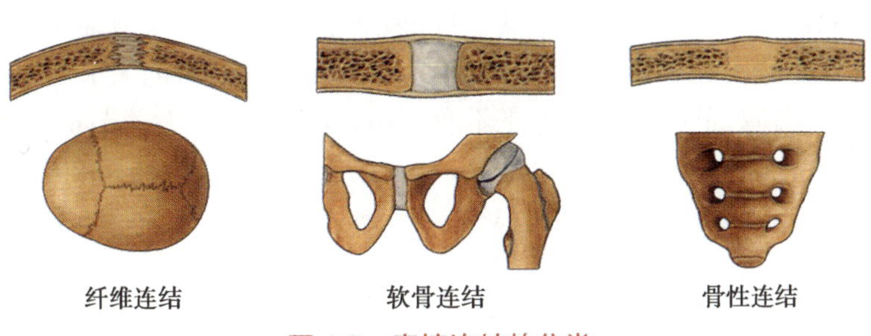

图4-3　直接连结的分类

2. 间接连结　又称关节或滑膜关节。关节的相对骨面分离，其周围借结缔组织相连结，之间的腔隙含有滑液，因而通常具有较大的活动性，是人体骨连结的主要形式。

（1）**关节的基本构造**：包括关节面、关节囊和关节腔（图4-4）。

1）关节面：是参与组成关节的各相关骨的接触面。每个关节至少包括2个关节面，凸者称关节头，凹者称关节窝。关节面上被覆关节软骨，光滑而有弹性，在运动时可以减少摩擦，缓冲震荡和冲击。

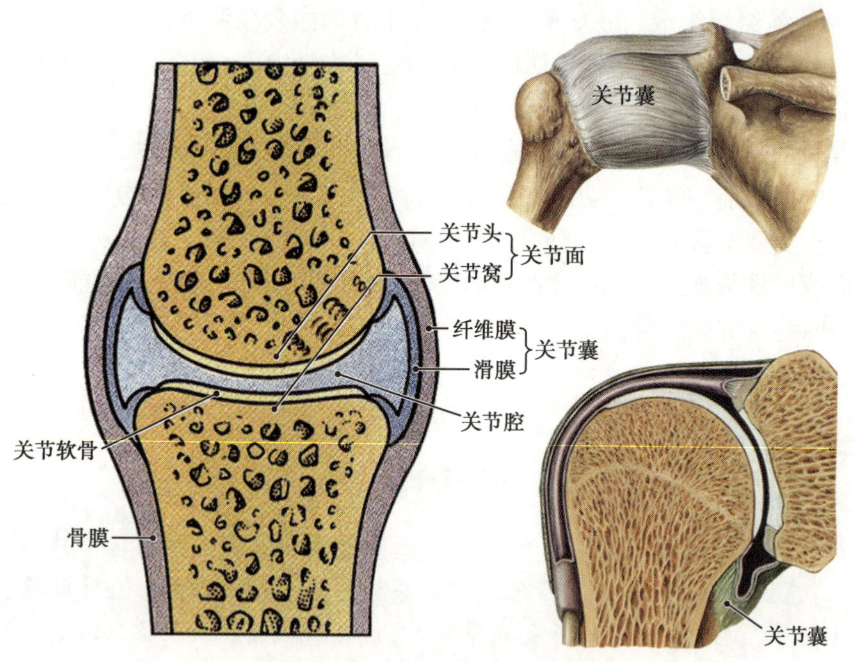

图 4-4 滑膜关节的构造

2）关节囊：由结缔组织膜构成，附于关节周围，包围关节，封闭关节腔，可分内、外 2 层。外层为纤维膜，厚而坚韧，由致密结缔组织构成，主要起连结作用；内层为滑膜，由薄而柔润的疏松结缔组织膜构成，能分泌少量滑液，具有营养和润滑关节的作用。

3）关节腔：为关节囊滑膜层和关节软骨共同围成的密闭腔隙，腔内呈负压，内含少量滑液，对维持关节的稳定性有一定作用。

（2）关节的辅助结构：关节的辅助结构包括韧带、关节盘和关节唇等。

1）韧带：是连于相邻两骨之间的致密结缔组织束，可加强关节的稳定性，限制关节过度运动。位于关节囊外的称囊外韧带，如膝关节的腓侧副韧带。位于关节囊内的称囊内韧带，如膝关节内的交叉韧带。

2）关节盘和关节唇：是关节内 2 种不同形态的纤维软骨。

关节盘位于两骨的关节面之间，其周缘附着于关节囊，将关节腔分成两部分。关节盘多呈圆盘状，中部稍薄，周缘略厚。膝关节的关节盘呈半月形，又称半月板。关节盘可调整关节面使其更为适配，减少外力对关节的冲击和震荡。此外，分隔而成的 2 个腔可增加关节运动的形式和范围。

关节唇是附着于关节窝周缘的纤维软骨环，可加深关节窝，增大关节面，如髋臼唇等，增加了关节的稳固性。

除以上辅助结构外，还有滑膜襞和滑膜囊等。这些辅助结构对增加关节的灵活性和稳固性都有重要作用。

（3）关节的运动：关节的运动形式基本上是沿 3 个相互垂直的轴所作的运动（图 4-5）。

1）屈和伸：是关节沿冠状轴运动。运动时，两骨之间的角度变小称为屈；反之，角度增大称为伸。

2）收和展：是关节沿矢状轴运动。运动时，骨向正中矢状面靠拢称为收；反之，远离正中矢状面称为展。

3）旋转：是关节沿垂直轴运动。例如肱骨围绕骨中心轴向前内侧旋转，称旋内，而向后外侧旋转，称旋外；在前臂桡骨对尺骨的旋转运动，则是围绕桡骨头中心到尺骨茎突基底部的轴线旋转，将手背转向前方的运动称旋前，将手掌恢复到向前而手背转向后方的运动称旋后。

4）环转：运动骨的上端在原位转动，下端则作圆周运动，运动时全骨描绘出一圆锥形的轨迹。

能沿两轴以上运动的关节均可作环转运动，如肩关节、髋关节和桡腕关节等，环转运动实际上是屈、展、伸、收的依次连续运动。

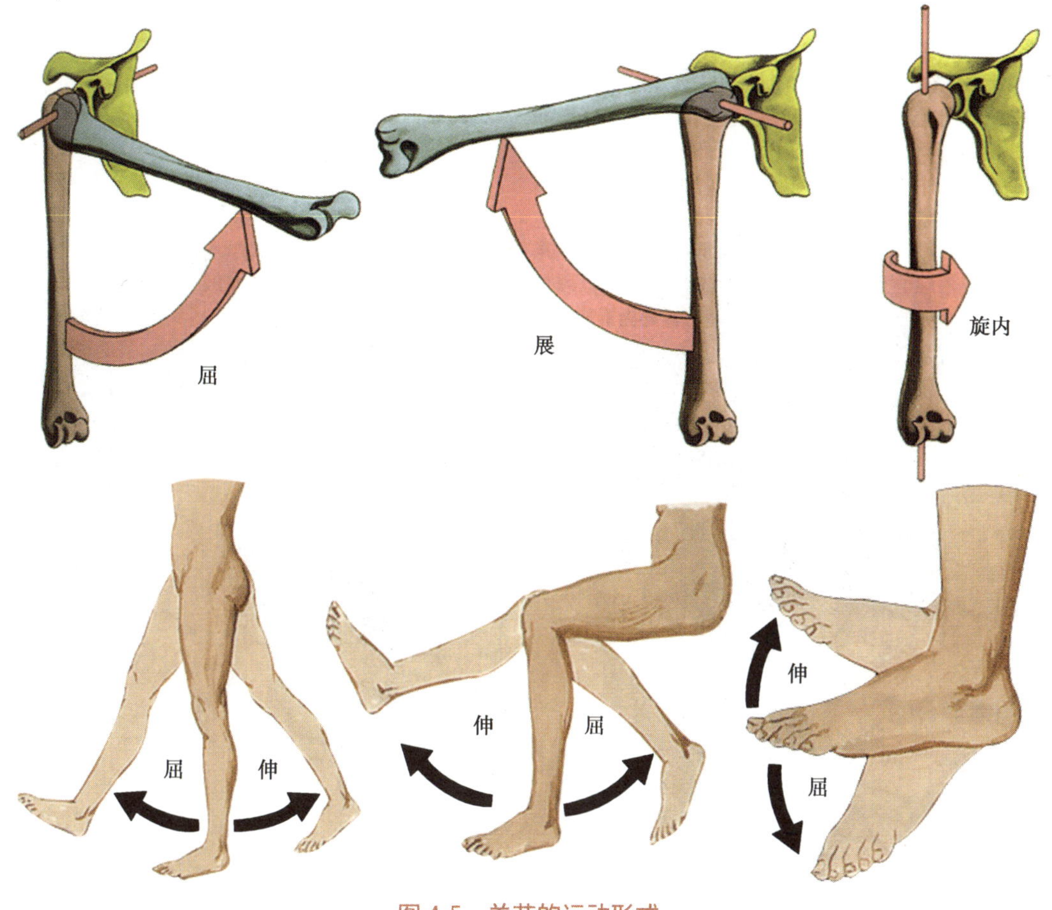

图 4-5　关节的运动形式

> **医者仁心**
>
> **关爱老年人，预防骨质疏松**
>
> 随着人口老龄化的加剧，关注老年人的健康问题变得越来越重要。骨质疏松是老年人常见的健康问题之一，关爱老年人的健康，应有效预防骨质疏松。预防骨质疏松的方法有：①均衡饮食，摄入足够的营养物质，如乳制品、深海鱼类、豆类和蔬菜等，促进钙吸收。②适当的体力活动，有氧运动、力量训练和平衡锻炼都可以提高骨密度、增强肌肉力量和平衡能力。③充足的阳光暴露，可帮助身体合成足够的维生素 D。④避免过量饮酒和吸烟等不良习惯对骨骼健康的影响。⑤定期体检和进行骨密度检查，加强卫生宣教。

二、颅骨及其连结

颅骨（cranial bones）位于脊柱上方，由 23 块颅骨组成（不包括 3 对听小骨），分为脑颅和面颅 2 部分（图 4-6）。脑颅位于颅的后上部，有 8 块，包括成对的顶骨、颞骨和不成对的额骨、枕骨、蝶骨、筛骨，它们共同围成颅腔，容纳并保护脑。面颅位于颅的前下部，有 15 块，包括成对的上颌骨、鼻骨、泪骨、颧骨、下鼻甲、腭骨和不成对的舌骨、下颌骨、犁骨。面颅骨构成眶腔、鼻腔和口腔的骨性支架，形成颜面的基本轮廓。

（一）下颌骨和舌骨

1. 下颌骨 呈马蹄形，是最大的面颅骨，分为一体两支。下颌体的下缘圆钝，为下颌底，上缘构成牙槽弓。下颌支为下颌体后方上耸的方形骨板，末端有 2 个突起，前方称冠突，后方称髁突。髁突上端的膨大为下颌头，头下方较细处为下颌颈。下颌支后缘与下颌底相交处，称下颌角（图 4-6）。

2. 舌骨 呈马蹄铁形，开口向后，位于舌和喉之间，向后外延伸的长突为大角，向上的短突为小角。

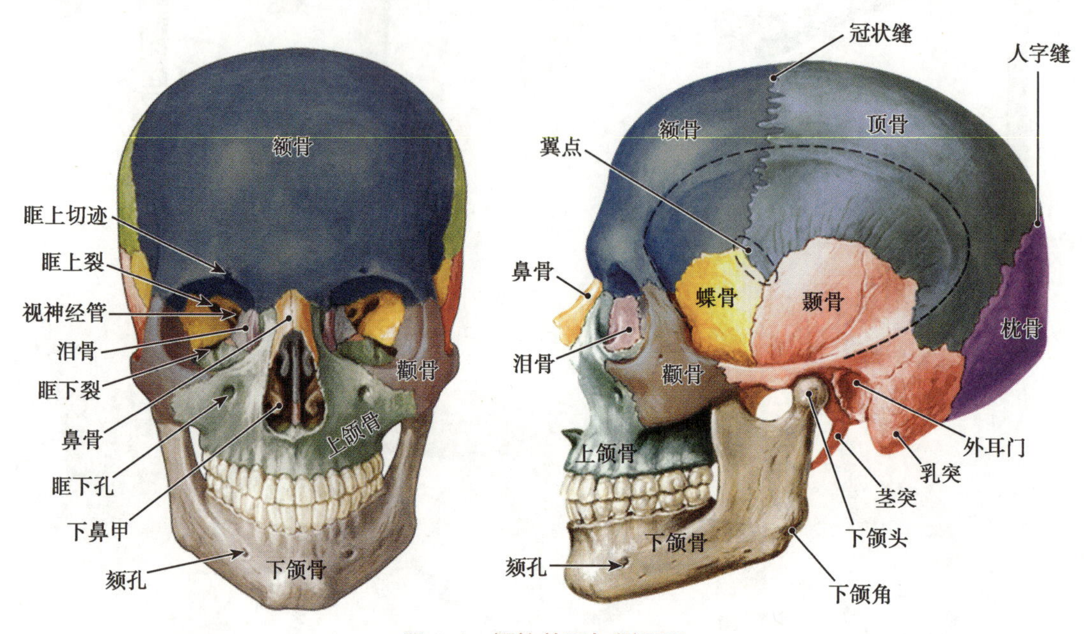

图 4-6 颅的前面与侧面观

（二）颅的整体观

1. 颅的顶面观 额骨、顶骨和枕骨构成颅腔的顶，称颅顶或颅盖。颅顶有 3 条缝，其中额骨与两顶骨之间的缝称冠状缝；左、右顶骨之间的缝称矢状缝；两顶骨与枕骨之间的缝称人字缝。

2. 颅的后面观 可见人字缝，枕骨中央突出的部分为枕外隆凸，隆凸向两侧的弓形骨嵴称上项线。

3. 颅底内面观 颅底内面凹凸不平，自前向后有 3 个呈阶梯状的陷窝，分别称颅前窝、颅中窝和颅后窝。各窝中有诸多孔和裂，大都与颅底外面相通（图 4-7）。

（1）**颅前窝**：位置最高，中央有一向上的突起称鸡冠，其两侧的水平骨板称筛板，筛板上有筛孔通鼻腔。

（2）**颅中窝**：中央是蝶骨体，上面有垂体窝，窝前外侧有视神经管通入眶腔。在视神经管的外侧，有眶上裂通眶。垂体窝后方的骨隆起称鞍背，垂体窝和鞍背统称蝶鞍，蝶鞍两侧由前内向后外，依次有圆孔、卵圆孔和棘孔，脑膜中动脉自棘孔内穿行。

（3）**颅后窝**：位置最深，由枕骨及颞骨组成，中央是枕骨大孔，孔前外缘有舌下神经管内口，孔后上方有十字形隆起称枕内隆凸，由此向两侧续于横窦沟，横窦沟转向前下延续为乙状窦沟，末端终于颈静脉孔。颞骨岩部后面中央稍内侧是内耳门，向外通入内耳道。

4. 颅底外面观 颅底外面凹凸不平（图 4-7）。前方中部是上牙槽弓及骨腭。骨腭后上有鼻后孔。鼻后孔后方中央可见枕骨大孔，枕骨大孔两侧有椭圆形关节面称枕髁，髁前外侧稍上有舌下神经管外口。枕髁外侧有一不规则的孔，称颈静脉孔，其前方有圆形的颈动脉管外口。颈静脉孔的后外侧，有细长的茎突，茎突根部后方有茎乳孔。颧弓根部后方有下颌窝，与下颌头相关节。窝前缘的隆起称关节结节。

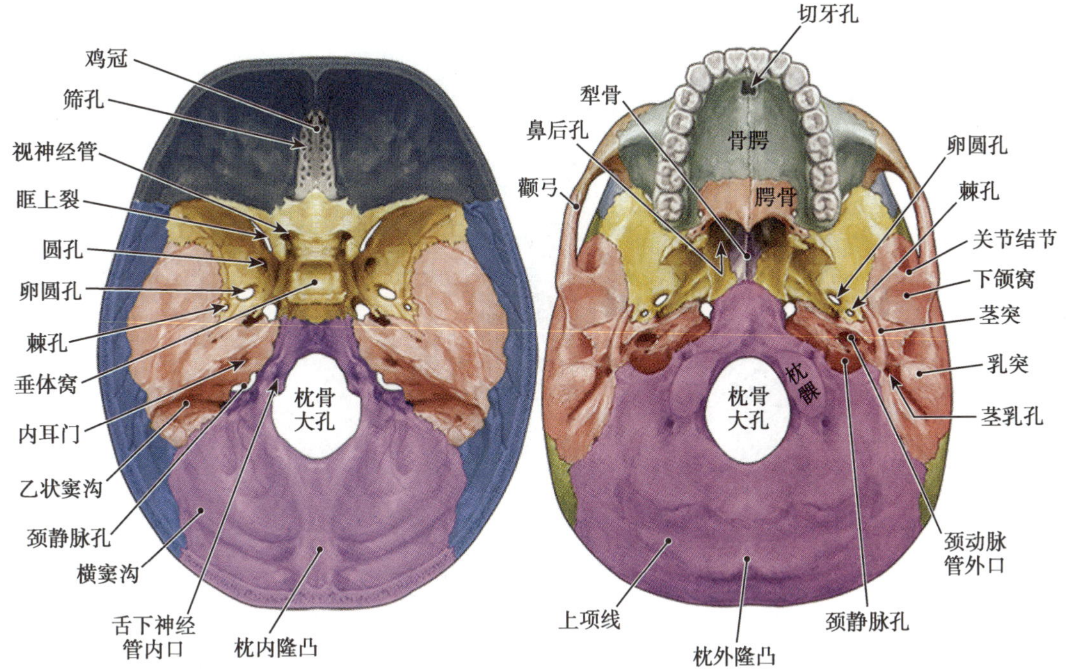

图 4-7 颅底内、外观

5. 颅的侧面观（图 4-6） 中部有外耳门，其后方为乳突，前方为颧弓，乳突和颧弓可在体表触及。借颧弓将颅侧面分为上方的颞窝和下方的颞下窝。颞窝前下部较薄，内侧壁由额骨、顶骨、颞骨、蝶骨构成，4 骨汇合处呈 H 形的骨缝称翼点，其内面有脑膜中动脉前支通过，此处骨板薄弱，骨折时易伤及此动脉，形成硬膜外血肿，可危及生命。

6. 颅的前面观 主要组成眶、骨性鼻腔和骨性口腔（图 4-6）。

（1）**眶**：为 1 对四棱锥形空腔，容纳眼球及眼球附属结构，分 1 尖、1 底和 4 壁。

眶底：即眶口，略呈四边形，向前下外倾斜，眶上缘中、内 1/3 交界处有眶上孔或眶上切迹，眶下缘中份下方有眶下孔。

眶尖：朝向后内，尖端有一圆形孔，即视神经管口，视神经由此进入颅中窝。

上壁：与颅前窝相邻，前外侧份有一深窝，称泪腺窝，容纳泪腺；内侧壁：最薄，前下份有一椭圆形窝，容纳泪囊，称泪囊窝，此窝向下经鼻泪管通鼻腔；下壁：此壁与外侧壁交界处后份有眶下裂，向后通入颞下窝，裂中部有向前行的眶下沟，该沟向前导入眶下管，管开口于眶下孔；外侧壁：与上壁交界处的后份有眶上裂，向后通入颅中窝。

（2）**骨性鼻腔**：位于面颅中央，由筛骨垂直板和犁骨构成骨性鼻中隔（图 4-8）。

鼻腔顶主要由筛板构成，外侧壁自上而下可见 3 个向下卷曲的骨片，称上鼻甲、中鼻甲和下鼻甲，每个鼻甲下方为相应的鼻道，分别为上鼻道、中鼻道和下鼻道。上鼻甲后上方与蝶骨体之间的间隙，称蝶筛隐窝。鼻腔前方的开口称梨状孔，后方的开口称鼻后孔，通咽腔。

（3）**鼻旁窦**：是位于鼻腔周围与鼻腔相通的含气骨性空腔，具有发音共鸣和减轻颅骨重量的作用，共 4 对。

1）额窦：居眉弓深面，左右各一，窦口向后下，开口于中鼻道前部。

2）筛窦：呈蜂窝状，分前、中、后 3 群，前群和中群开口于中鼻道，后群开口于上鼻道。

3）蝶窦：位于蝶骨体内，向前开口于蝶筛隐窝。

4）上颌窦：最大，在上颌骨体内，开口于中鼻道。窦口高于窦底，故窦内积液直立位不易引流。

（4）**骨性口腔**：由上颌骨、腭骨及下颌骨围成，向后通咽。

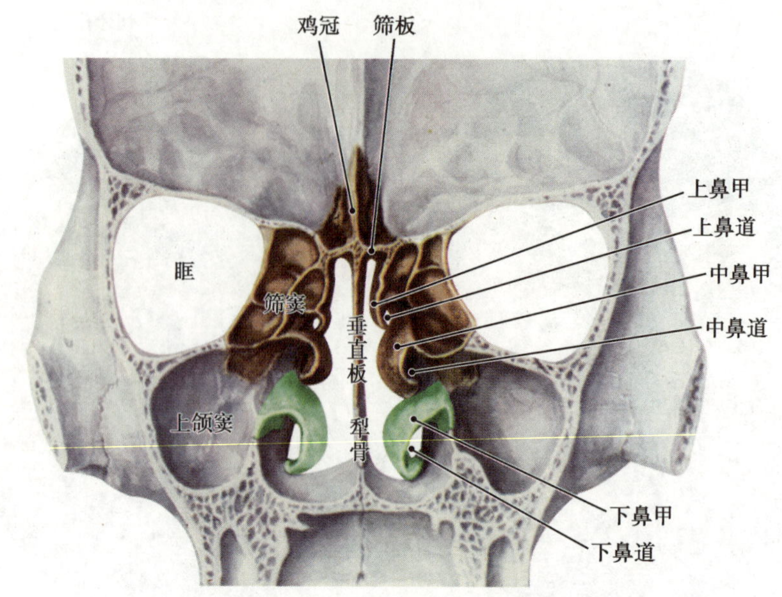

图 4-8　颅的冠状切面

(三) 新生儿颅的特征

由于胎儿时期脑及感觉器官发育早，而咀嚼和呼吸器官尚不发达，故新生儿口鼻较小，脑颅与面颅之比为 7:1（成人为 3:1）。新生儿颅骨尚未完全骨化，颅盖各骨之间仍保留一定面积的结缔组织膜，称颅囟（图 4-9）。其中，位于冠状缝与矢状缝之间的前囟最大，在出生后 1~2 岁时闭合；位于矢状缝与人字缝之间的后囟，在出生后不久即闭合。

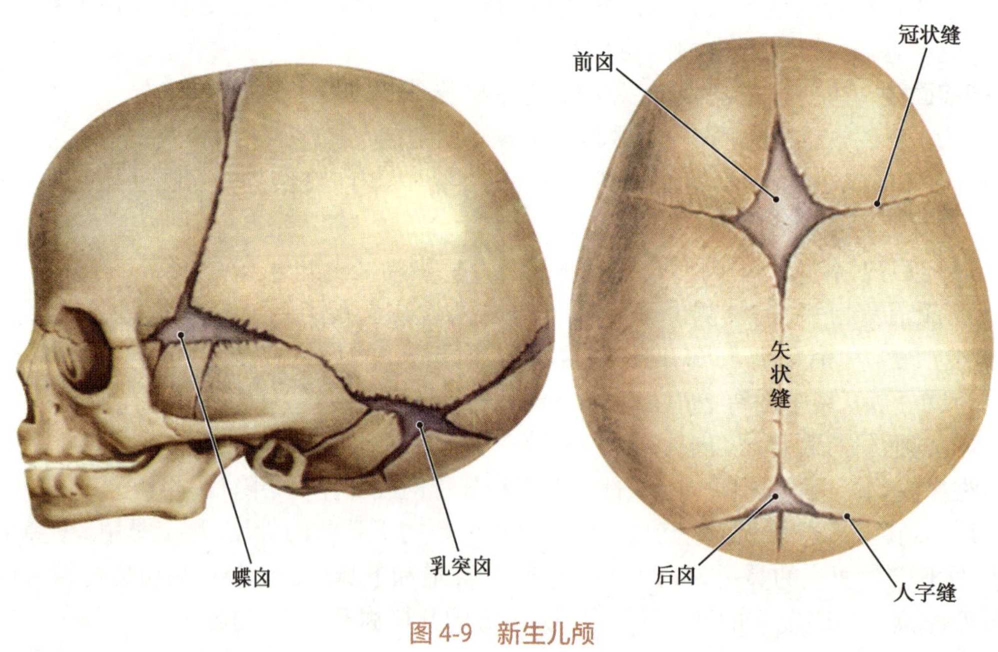

图 4-9　新生儿颅

(四) 颅骨的连结

各颅骨之间借缝、软骨和骨相连结，彼此之间结合较为牢固，不能运动。只有颞下颌关节为滑膜关节。

颞下颌关节，又称下颌关节（图 4-10），由下颌骨的下颌头、颞骨的下颌窝和关节结节构成。颞下颌关节属于联动关节，两侧关节必须同时运动。下颌骨可作上提、下降、前进、后退和侧方运动。关节囊的前份较薄弱，如果张口过大且关节囊过分松弛时，下颌关节易向前脱位。

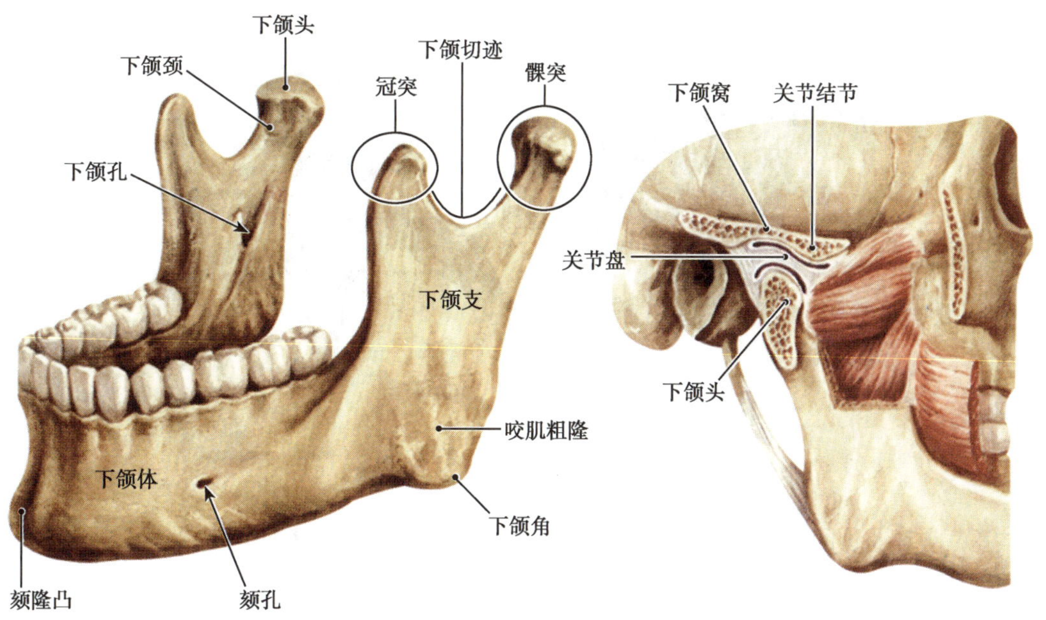

图 4-10 颞下颌关节

临床应用

颞下颌关节脱位

颞下颌关节脱位是指髁突滑出关节窝以外，超越了关节运动的正常限度，以致不能自行复位。如打哈欠、唱歌、咬大块食物、呕吐等时，翼外肌收缩把髁突过度地向前拉过关节结节，使髁突脱位于关节结节前上方，而不能自行复位。或在使用开口器、全麻经口腔插管使用直接喉镜时，滥用暴力等均可使关节急性脱位。老年人、慢性长期消耗性疾病、肌张力失常及韧带松弛，也会发生顽固性、复发性脱位。反复脱位会给患者带来更大的痛苦，应予以重视。

三、躯干骨及其连结

情境导入

患者，男，65 岁，1 小时前乘公交车起身下车时，因车辆急刹车导致右前胸剧烈地撞在座位的硬质靠背上，随即出现胸痛、极度呼吸困难、心悸，被急诊抬送入院。初步诊断为右侧第 5 和第 6 肋的肋骨骨折。

请思考：

1. 胸廓由哪些骨构成？
2. 肋共有多少对？

躯干骨由椎骨、胸骨和肋组成，共 51 块。

（一）椎骨

椎骨（vertebrae）幼年时有 32 或 33 块，包括颈椎 7 块，胸椎 12 块，腰椎 5 块，骶椎 5 块，尾椎 3~4 块。成年后 5 块骶椎融合成 1 块骶骨，3~4 块尾椎合成 1 块尾骨。

1. 椎骨的一般形态 椎骨由前方的椎体和后方的椎弓组成（图 4-11）。

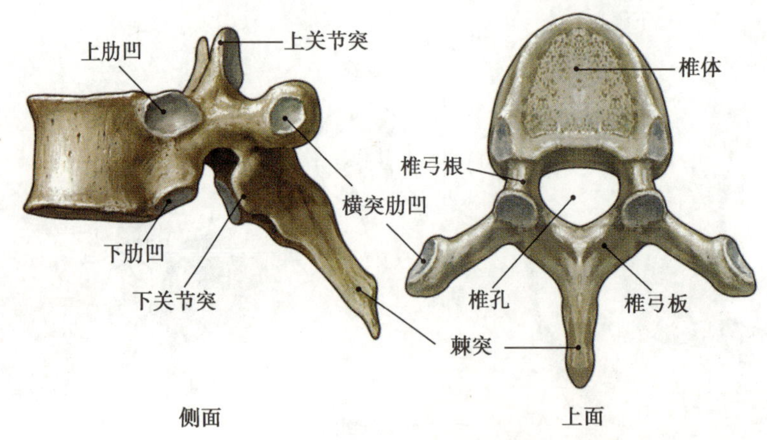

图 4-11　椎骨的一般形态（胸椎）

椎体呈短圆柱状，是椎骨承重的主要部分，内部充满骨松质，表面的骨密质较薄，易发生压缩性骨折。椎体后面与椎弓共同围成椎孔，所有椎骨的椎孔连成椎管，管内容纳脊髓。

椎弓呈半环形，其与椎体的连接处较细称椎弓根，椎弓根上、下缘的凹陷分别称椎上切迹、椎下切迹，相邻的椎骨上、下切迹共同围成椎间孔，孔内有脊神经和血管通过。椎弓的后部较宽阔称椎弓板。椎弓发出 7 个突起：棘突 1 个，由椎弓后面正中伸向后方或后下方，尖端可在体表扪到；横突 1 对，从椎弓根与椎弓板移行处伸向两侧；关节突 2 对，在椎弓根与椎弓板结合处分别向上、下方突起，即 1 对上关节突和 1 对下关节突。

2. 各部椎骨的形态特征

（1）**颈椎**：椎体较小，横突根部有横突孔，孔内有椎动脉和椎静脉通过（图 4-12）。第 6 颈椎横突末端前方的结节特别隆起，称颈动脉结节，前方有颈总动脉经过。当头部出血时，可用手指将颈总动脉压于此结节，进行暂时止血。第 2~6 颈椎棘突短小，末端有分叉。

第 1 颈椎：又称寰椎，呈环形，无椎体、棘突和关节突，由前弓、后弓和 2 个侧块组成。

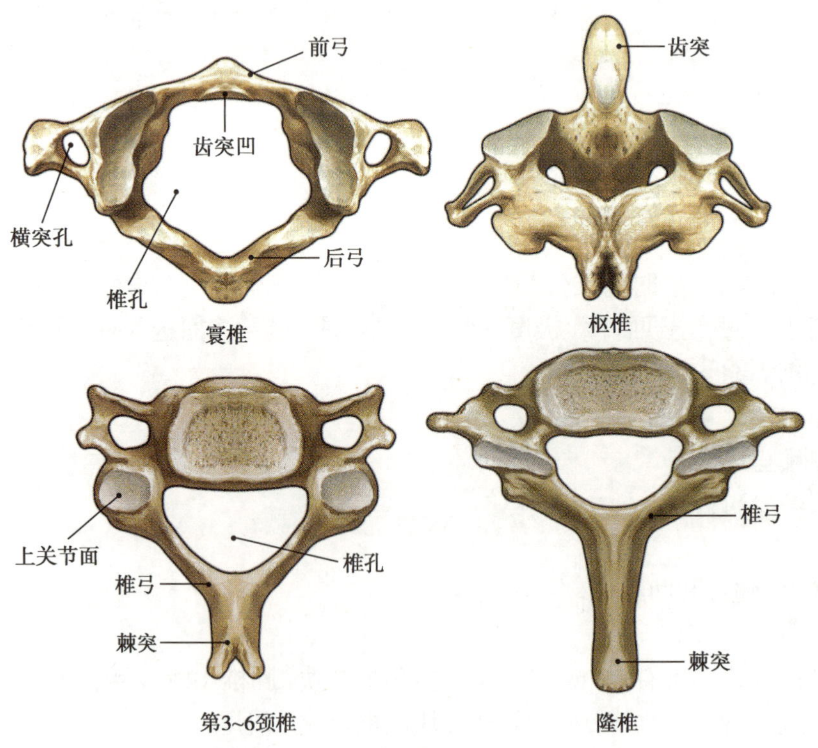

图 4-12　颈椎上面观

第 2 颈椎：又称枢椎，椎体向上伸出一齿突。

第 7 颈椎：又称隆椎，棘突长，末端不分叉，低头时易在体表触及，常作为计数椎骨的标志。

（2）**胸椎**：椎体似心形，自上向下逐渐增大。在椎体后部两侧的上、下缘和横突末端均有小的关节面，分别称上肋凹、下肋凹和横突肋凹。棘突细长且伸向后下方，呈叠瓦状排列（图 4-11）。

（3）**腰椎**：椎体粗壮，椎弓发达。棘突宽而短，呈长板状，水平伸向后方。棘突间隙较宽，临床上可在第 3、第 4 或第 4、第 5 腰椎间隙行腰椎穿刺术（图 4-13）。

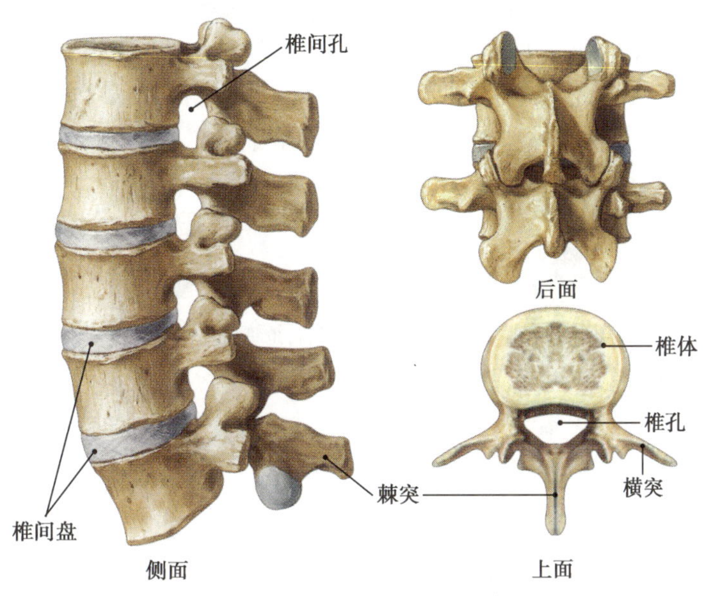

图 4-13　腰椎

（4）**骶骨**：由 5 块骶椎融合而成，呈倒三角形（图 4-14）。底朝上，借椎间盘接第 5 腰椎；尖向下，接尾骨。上缘中份向前隆凸称岬。骶骨前后面各有 4 对孔，分别称骶前孔和骶后孔，有脊神经通过。背面粗糙，棘突融合形成骶正中嵴，骶正中嵴下方有不规则的裂孔称骶管裂孔，裂孔两侧有向下突出的骶角，骶管麻醉时常以骶角作为标志。骶骨外侧部上份有耳状面。

（5）**尾骨**：由 3~4 块退化的尾椎融合而成，呈倒三角形，较小。上接骶骨，下端游离为尾骨尖。跌倒易导致尾骨骨折（图 4-14）。

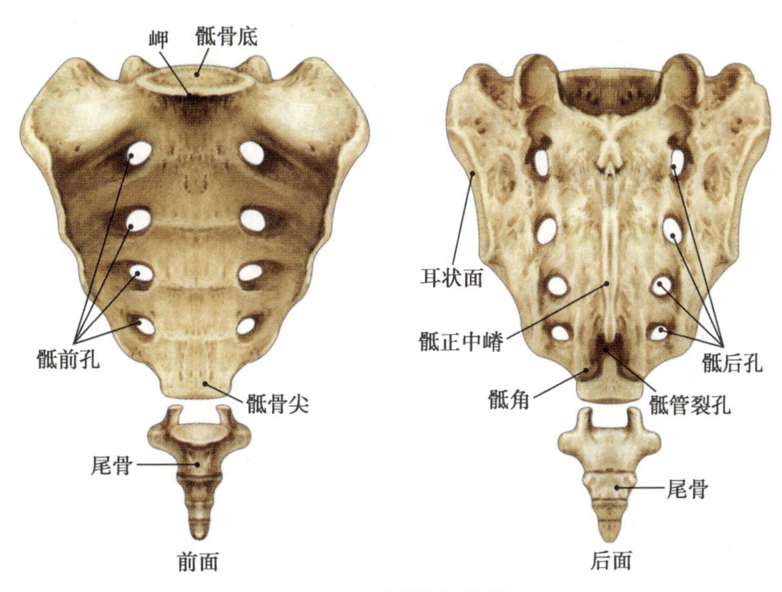

图 4-14　骶骨和尾骨

（二）胸骨

胸骨（costal bone）（图 4-15）位于胸前壁正中，自上而下分胸骨柄、胸骨体和剑突 3 部分。胸骨柄上缘正中凹陷称颈静脉切迹。胸骨柄和胸骨体连接处微向前突，称胸骨角，可在体表扪及，两侧平对第 2 肋软骨，是计数肋的重要标志。胸骨角向后平对第 4 胸椎体下缘。胸骨体外侧缘有第 2~7 肋切迹。剑突为薄而狭长骨片，末端游离。

（三）肋

肋有 12 对，呈细长的弓形，由后部的肋骨和前部的肋软骨构成（图 4-16）。第 1~7 对肋前端借肋软骨直接与胸骨相连，称真肋。第 8~10 对肋不直接与胸骨相连，称假肋，其前端借肋软骨与上位肋软骨连结形成肋弓，是触摸肝、脾的骨性标志。第 11~12 对肋前端游离于腹壁肌层中，称浮肋。

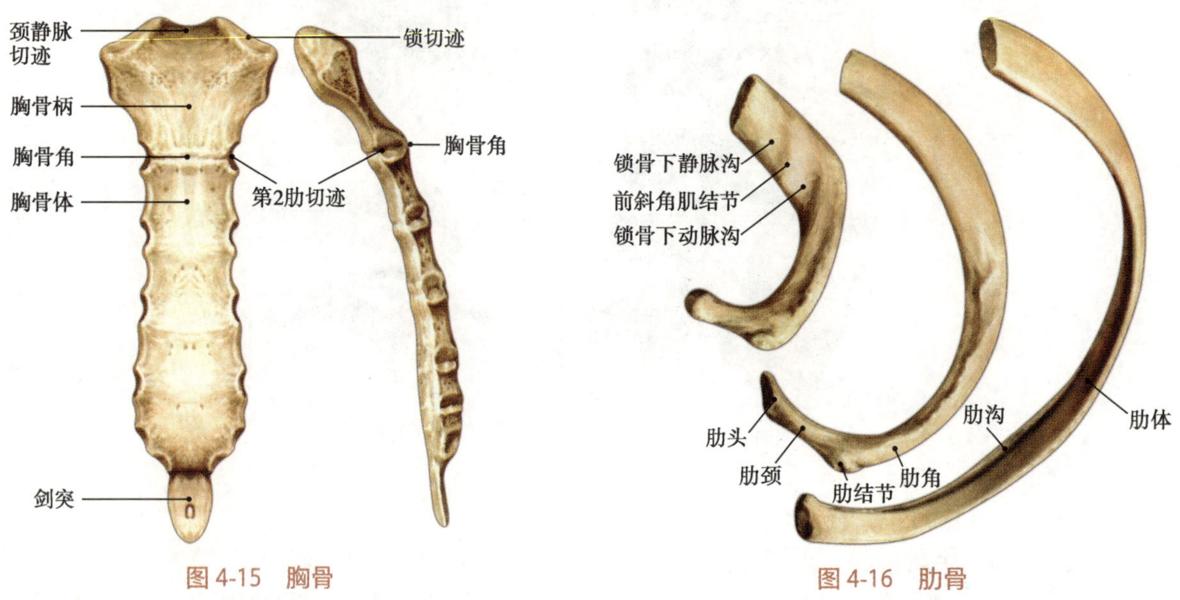

图 4-15　胸骨　　图 4-16　肋骨

1. 肋骨　为扁骨，肋骨后端膨大，称肋头。肋头外侧稍细，称肋颈。颈外侧的粗糙突起，称肋结节。肋体内面下缘有肋沟，内有肋间神经和血管走行。体的后份急转弯称肋角。

2. 肋软骨　位于各肋骨的前端，由透明软骨构成，终身不骨化。

（四）躯干骨的连结

躯干骨的连结包括脊柱和胸廓 2 部分。

1. 脊柱　脊柱由 24 块椎骨、1 块骶骨和 1 块尾骨借骨连结形成，构成人体的中轴。

（1）椎体间的连结：椎体之间借椎间盘及韧带相连（图 4-17）。

1）椎间盘（intervertebral disc）：是连结相邻 2 个椎体的纤维软骨板（第 1 及第 2 颈椎之间除外）。成人有 23 个椎间盘，由中央部的髓核和周围部的纤维环构成。髓核是柔软而富有弹性的胶状物质；纤维环由多层纤维软骨环按同心圆排列组成，坚韧而有弹性。椎间盘既能牢固连结椎体，承受压力，又有缓冲震荡、保护脑的作用，同时还有利于脊柱的运动。当脊柱剧烈、过度运动或劳损时，可引起纤维环破裂，髓核突向椎间孔或椎管，临床上称椎间盘脱出症，以腰椎间盘脱出较为常见。

2）前纵韧带：是椎体前面延伸的一束坚固的纤维束，有防止脊柱过度后伸和椎间盘向前突出的作用。

3）后纵韧带：位于椎管内椎体的后面，有限制脊柱过度前屈的作用。

（2）椎弓间的连结：包括椎弓板、棘突、横突间的韧带连结和上、下关节突间的滑膜关节。

1）黄韧带：为连结相邻两椎弓板间的韧带。黄韧带协助围成椎管，有限制脊柱过度前屈的作用。

2）棘间韧带：为连结相邻棘突间的薄层纤维，向前与黄韧带、向后与棘上韧带相移行。

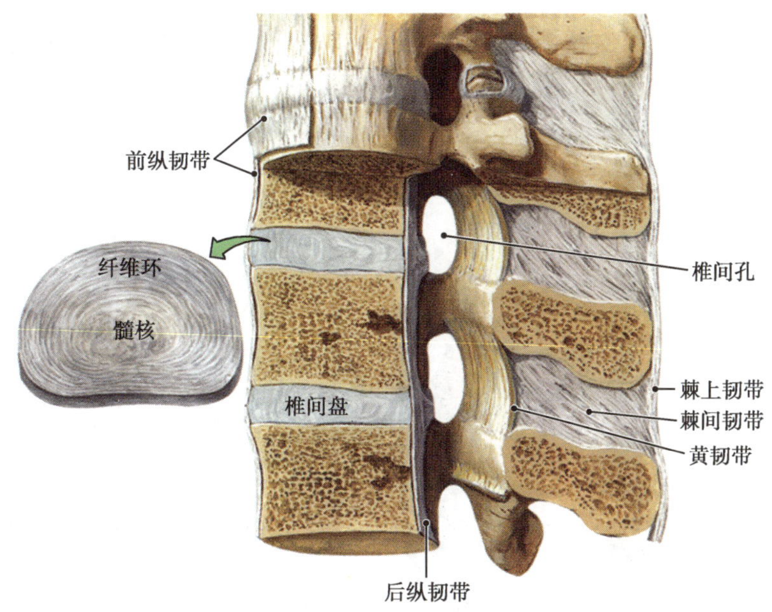

图 4-17　椎骨间的连接

3）棘上韧带和项韧带：棘上韧带是连结胸椎、腰椎、骶椎各棘突尖之间的纵行韧带，前方与棘间韧带相融合，有限制脊柱前屈的作用。在颈部，从颈椎棘突尖向后扩展成三角形板状的弹性膜层，称为项韧带，向下达第 7 颈椎棘突续于棘上韧带。

4）关节突关节：由相邻两椎体的上、下关节突构成，只能作轻微滑动。

（3）寰椎与枕骨、枢椎的关节：寰椎与枕髁构成寰枕关节，寰椎与枢椎构成寰枢关节。

（4）脊柱的整体观及其运动

1）脊柱的整体观（图 4-18）

前面观：从前面观察脊柱，椎体宽度自上而下逐渐加宽，到第 2 骶椎为最宽。骶骨耳状面以下，椎体体积逐渐缩小。

后面观：从后面观察脊柱，可见所有椎骨棘突连贯形成纵嵴，位于背部正中线上。颈椎棘突短而分叉，近水平位。胸椎棘突细长，伸向后下方，相邻棘突呈叠瓦状排列。腰椎棘突呈板状，水平伸向后方，棘突间隙较大。

侧面观：从侧面观察脊柱，可见成人脊柱有颈曲、胸曲、腰曲和骶曲 4 个生理性弯曲。其中，颈曲和腰曲凸向前，胸曲和骶曲凸向后。这些弯曲增大了脊柱的弹性，对维持人体的重心稳定、缓冲震荡和维持身体平衡有重要意义（图 4-18）。

2）脊柱的运动：可作前屈、后伸、侧屈、旋转和环转运动。由于颈、腰段运动灵活，故损伤也较多见。

2. 胸廓　胸廓由 12 块胸椎、12 对肋、1 块胸骨和它们之间的连结共同构成（图 4-19）。上窄下宽，前后稍扁，主要关节有肋椎关节和胸肋关节，胸廓具有支持、保护胸、腹腔脏器和参与呼吸运动等功能。

（1）肋椎关节：肋骨与脊柱的连结包括肋头和椎体肋凹的连结，即肋头关节；肋骨结节和横突肋凹的连结，即肋横突关节。这 2 个关节在功能上是联合关节，运动时肋骨沿肋头至肋结节的轴线旋转，使肋上升或下降，以增加或缩小胸廓的前后径和横径，从而改变胸腔的容积以助于呼吸。

（2）胸肋关节：由第 2~7 肋软骨与胸骨相应的肋切迹构成。第 1 肋与胸骨柄之间的连结是一种特殊的不动关节，第 8~10 肋软骨的前端依次与上位肋软骨形成软骨间连结，在两侧各形成 1 个肋弓。第 11 和第 12 肋的前端游离于腹壁肌肉之中。

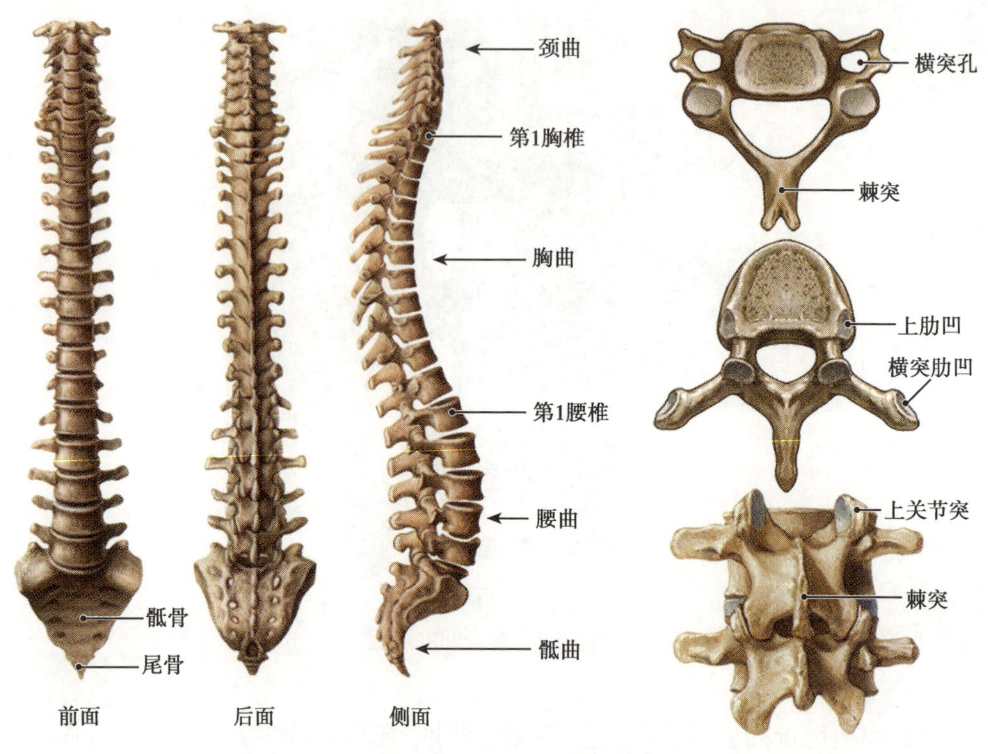

图 4-18　脊柱的整体观

（3）**胸廓的整体观及其运动**：成人胸廓近似圆锥形。有上、下 2 口，上口较小，由第 1 胸椎、第 1 肋和胸骨柄上缘围成；下口宽而不规整，由第 12 胸椎、第 12 肋、第 11 肋前端、肋弓和剑突围成，膈肌封闭胸腔底。两侧肋弓在中线构成向下开放的胸骨下角。相邻两肋之间的间隙称肋间隙。

胸廓除保护、支持功能外，主要参与呼吸运动。吸气时，在肌的作用下，肋的前部抬高，伴以胸骨上升，从而加大了胸廓的前后径。肋上提时，肋体向外扩展，加大胸廓横径，使胸腔容积增大。呼气时，在重力和肌肉的作用下，胸廓作相反的运动，使胸腔容积减小。胸腔容积的改变促成了肺呼吸。

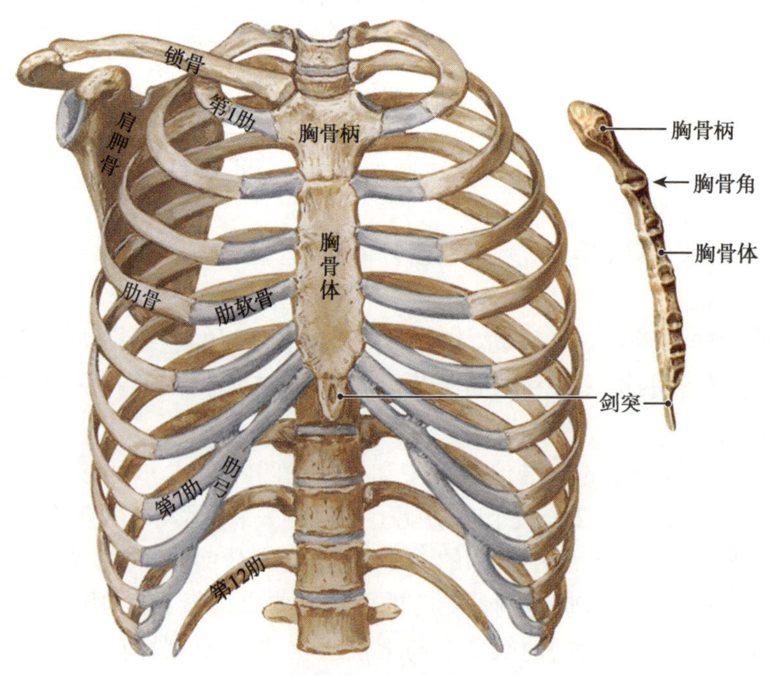

图 4-19　胸廓

临床应用

胸廓形态与异常

新生儿胸廓的横径与前后径大致相等，呈桶状；出生后 2 年内，胸廓逐渐呈椭圆形；成年人胸廓呈扁圆锥形；老年人因骨骼弹性减退、运动能力减弱，胸廓呈扁而长的形态；胸肌和肺发育好的人，胸廓宽阔；身体瘦弱和肺发育不好的人，胸廓扁平狭长。

临床上常见的胸廓异常有桶状胸、扁平胸、鸡胸等。佝偻病患儿胸廓前后径大，胸骨向前突出，形成所谓的“鸡胸”；肺气肿患者胸廓各径都增大，形成所谓的“桶状胸”。由于不同病因引起的胸廓异常，患者会伴有其他症状，如呼吸系统疾病引起的胸廓异常可出现咳嗽、咳痰、喘息、胸闷和下肢水肿等症状。

四、四肢骨及其连结

四肢骨包括上肢骨和下肢骨。上、下肢骨分别由与躯干相连接的肢带骨和游离的自由肢骨组成。由于人体直立，上肢骨纤细轻巧，是灵活运动的劳动器官；下肢骨粗大坚固，起支持和运动的作用。

（一）四肢骨

1. 上肢骨 上肢骨包括上肢带骨和自由上肢骨，共 64 块。

（1）**上肢带骨**：见图 4-20。

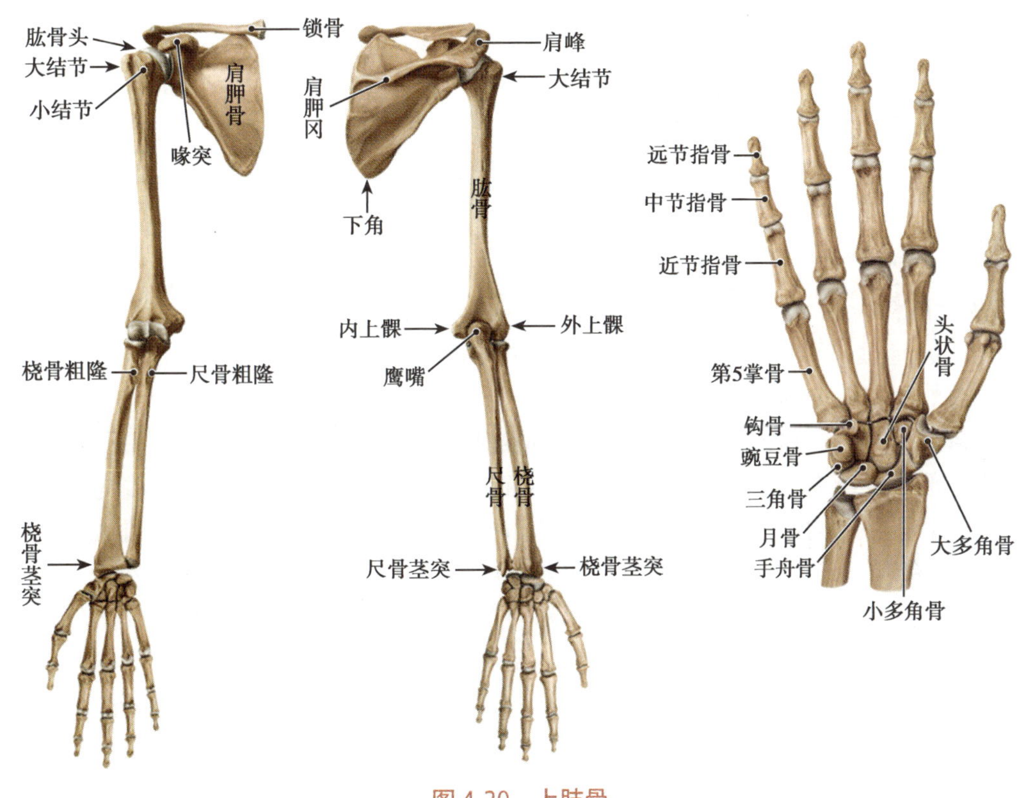

图 4-20 上肢骨

1）锁骨：位于胸廓前上方，呈“~”形。全长可在体表扪及。内侧端粗大，为胸骨端。外侧端扁平，为肩峰端。内侧 2/3 凸向前，外侧 1/3 凸向后。在中、外 1/3 交界处易发生骨折（图 4-21）。

2）肩胛骨：为扁骨，呈三角形，位于胸廓后外面上部，介于第 2 肋到第 7 肋之间，分 2 面、3 缘和 3 个角（图 4-22）。前面与胸廓相对，为一大浅窝，称肩胛下窝。背侧面的横嵴称肩胛冈。肩胛冈上、下方的浅窝分别称冈上窝和冈下窝。肩胛冈向外侧延伸的扁平突起，称肩峰，是肩部最高点。上缘短薄，外侧份有向前的指状突起称喙突。上角平对第2肋，下角平对第7肋或第7肋间隙，为计数肋的标志。外侧角最肥厚，朝外侧方的梨形浅窝，称关节盂，关节盂上、下方各有一粗糙隆起，分别称盂上结节和盂下结节。肩胛冈、肩峰、肩胛骨下角、内侧缘及喙突均可在体表扪及。

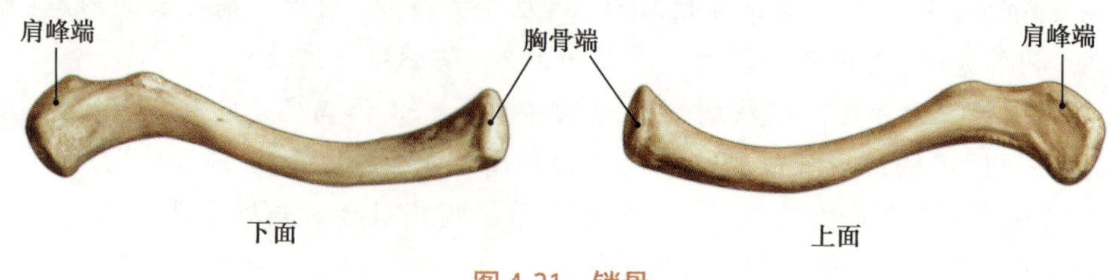

图4-21 锁骨

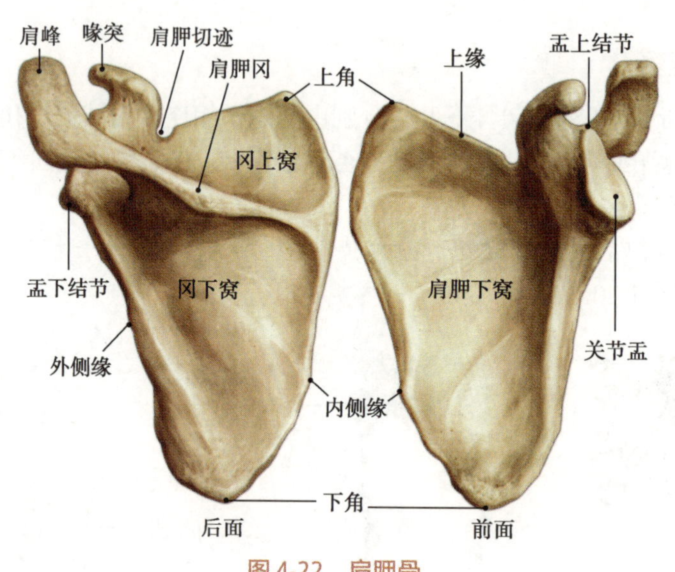

图4-22 肩胛骨

(2)自由上肢骨

1）肱骨：位于上肢臂部，上端有朝向内后上方呈半球形的肱骨头。头周围的环状浅沟，称解剖颈。肱骨头的外侧和前方的隆起分别称大结节和小结节，大、小结节向下分别延伸为大结节嵴和小结节嵴。两结节间的纵沟称结节间沟。上端与体交界处稍细称外科颈，易发生骨折（图4-23）。

肱骨体中部外侧面有粗糙的三角肌粗隆，后面中部有一自内上斜向外下的浅沟，称桡神经沟，桡神经和肱深动脉沿此沟经过，肱骨中部骨折可伤及桡神经。下端较扁，外侧部前面有半球状的肱骨小头，内侧部有滑车状的肱骨滑车。滑车前上方可见冠突窝，滑车后上方为鹰嘴窝。肱骨小头外侧和肱骨滑车内侧各有一突起，分别称外上髁和内上髁。内上髁后方的浅沟称尺神经沟，尺神经由此经过。肱骨大结节和内、外上髁均可在体表扪及。

2）桡骨：位于前臂外侧，上端的矮圆柱状结构称桡骨头，头下方略细，称桡骨颈。颈的内下侧突起称桡骨粗隆。下端外侧向下突起称桡骨茎突。下端内面有关节面，称尺切迹。体表可扪及桡骨茎突和桡骨头（图4-24）。

3）尺骨：位于前臂内侧，上端粗大，前面有一半圆形深凹，称滑车切迹，其后上方的突起为鹰嘴，前下方的突起为冠突。冠突外侧面有桡切迹，与桡骨头相关节；冠突下方的粗糙隆起，称尺骨粗隆。尺骨下端为尺骨头，头后内侧向下的锥状突起，称尺骨茎突。鹰嘴、尺骨后缘、尺骨头和尺骨茎突均可在体表扪及。

4）手骨：包括腕骨、掌骨和指骨。

腕骨：为短骨，共 8 块，排成近、远 2 列。近侧列由桡侧向尺侧分别为手舟骨、月骨、三角骨和豌豆骨；远侧列为大多角骨、小多角骨、头状骨和钩骨。

掌骨：为长骨，共 5 块。由桡侧向尺侧，依次为第 1~5 掌骨。

指骨：为长骨，共 14 块。拇指有 2 节，分别为近节和远节指骨；其余各指为 3 节，分别为近节指骨、中节指骨和远节指骨。

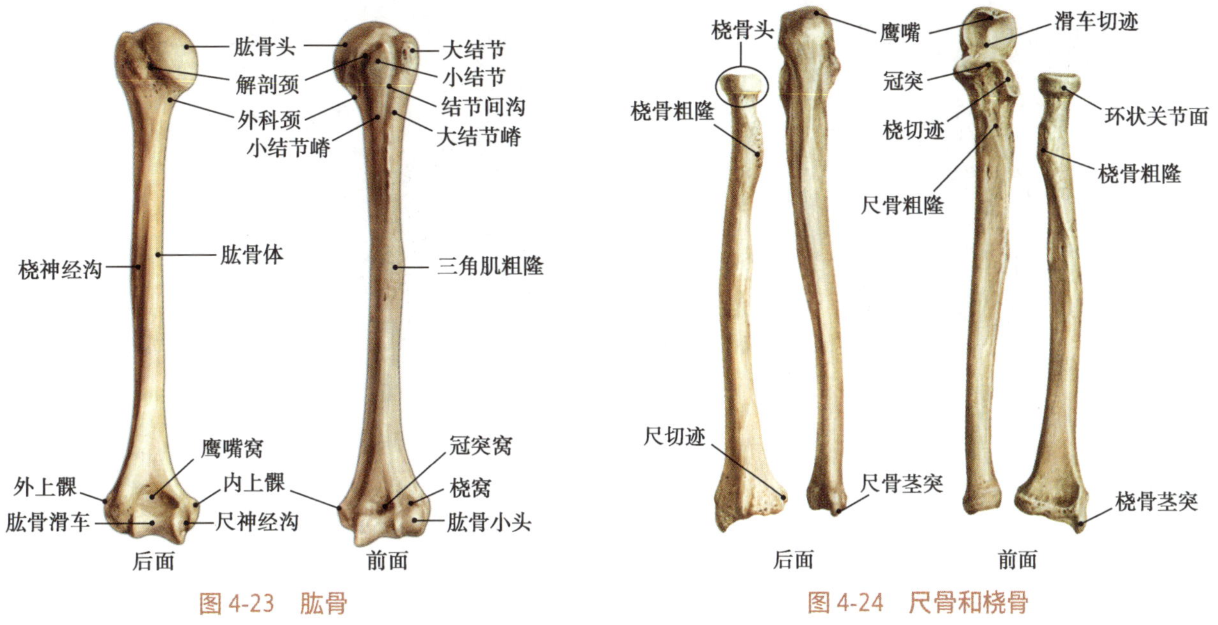

图 4-23　肱骨　　图 4-24　尺骨和桡骨

2. 下肢骨

(1) **下肢带骨**（图 4-25）：主要是髋骨。

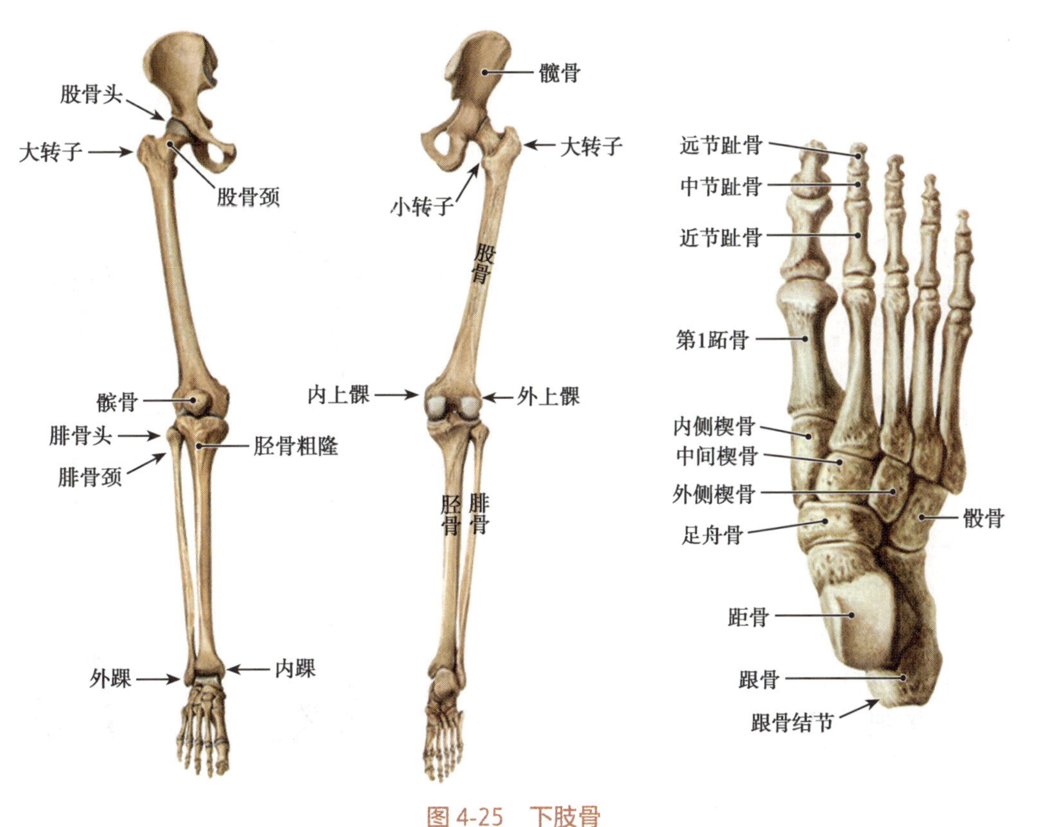

图 4-25　下肢骨

髋骨为不规则骨（图 4-26）。上部扁阔，中部窄厚，有朝向下外的深窝，称髋臼；下部有一大孔，称闭孔。髋骨由髂骨、耻骨和坐骨组成，3 块骨汇合于髋臼，16 岁左右完全融合。

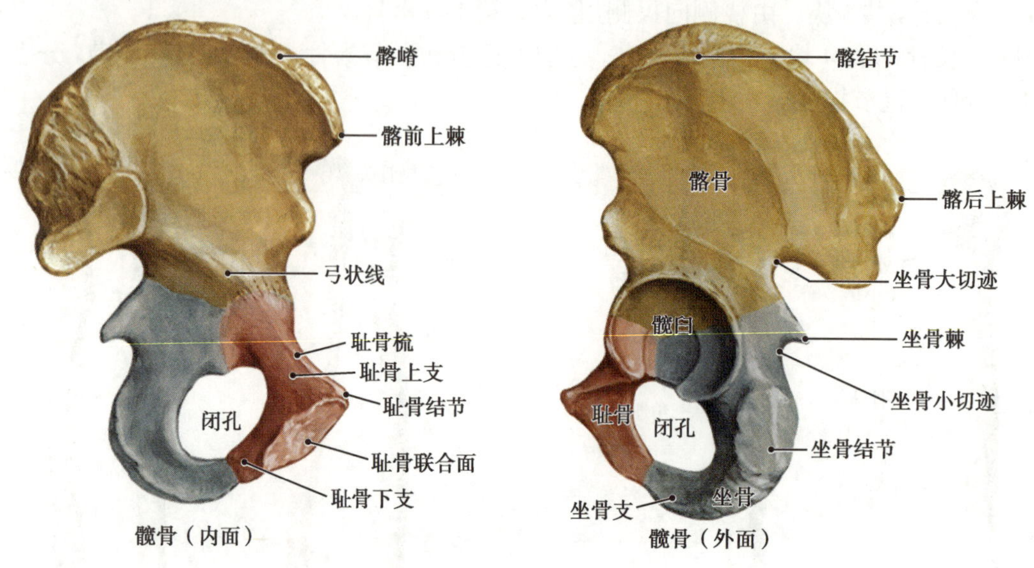

图 4-26　髋骨（外面、内面）

1）髂骨：构成髋骨的上部，分为肥厚的髂骨体和扁阔的髂骨翼。髂骨体构成髋臼的上 2/5，髂骨翼上缘肥厚，形成弓形的髂嵴。两侧髂嵴最高点的连线平第 4 腰椎棘突，是计数椎骨的标志。髂嵴前端为髂前上棘，后端为髂后上棘。髂前上棘后方 5~7cm 处有向外的突起称髂结节。在髂前、后上棘的下方各有一薄锐突起，分别称髂前下棘和髂后下棘。髂骨翼内面的浅窝称髂窝。髂窝下界有一圆钝骨嵴，称弓状线。髂骨翼后下方有粗糙的耳状面。

2）坐骨：构成髋骨下部，分坐骨体和坐骨支。坐骨体组成髋臼的后下 2/5，后缘有突起的坐骨棘，坐骨棘上、下方的凹陷分别称坐骨大切迹和坐骨小切迹。坐骨体下后部向前上内延伸为较细的坐骨支，其末端与耻骨下支结合。坐骨体与坐骨支移行处后部的粗糙隆起，为坐骨结节，是坐位时坐骨最低部，可在体表扪及。

3）耻骨：构成髋骨前下部，分体、上支和下支。耻骨体组成髋臼前下 1/5，与髂骨体的结合处骨面粗糙隆起，称髂耻隆起，由此向前内伸出耻骨上支，其末端急转向下，成为耻骨下支。耻骨上支上面的锐嵴称耻骨梳，向后移行于弓状线，向前终于耻骨结节。耻骨结节到中线的粗钝上缘为耻骨嵴，可在体表扪及。耻骨上、下支相互移行处内侧的椭圆形粗糙面，称耻骨联合面。

（2）自由下肢骨

1）股骨：是人体最长的长骨，约为身高的 1/4（图 4-27）。上端有朝向内上的股骨头，与髋臼相关节。头中央的小凹陷称股骨头凹，为股骨头韧带的附着处。头下外侧的狭细部称股骨颈。颈与体连接处上外侧的方形隆起称大转子；内下方的隆起称小转子，有肌肉附着。大、小转子之间，前面有转子间线，后面有转子间嵴。大转子是重要的体表标志，可在体表扪及。

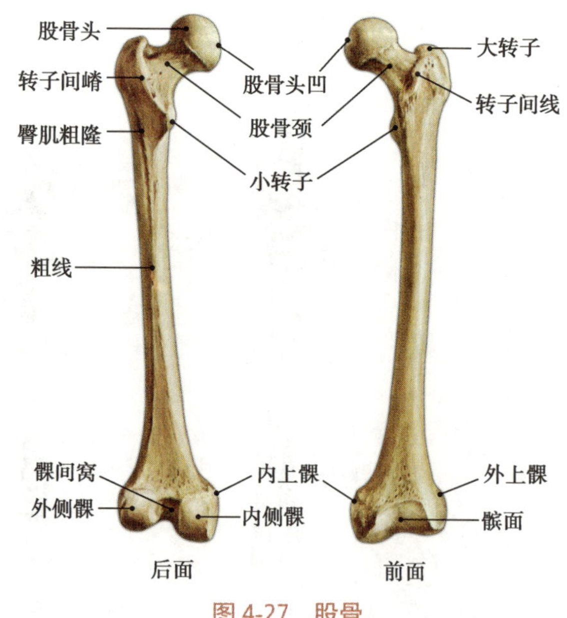

图 4-27　股骨

股骨体后面有纵行骨嵴，为粗线。此线上端分叉，向上外延续于粗糙的臀肌粗隆。下端有2个突向下后方的膨大，为内侧髁和外侧髁。内、外侧髁的前面、下面和后面都是光滑的关节面。两髁前方的关节面彼此相连形成髌面，与髌骨相接。两髁后份之间的深窝称髁间窝。两髁侧面最突起处，分别为内上髁和外上髁。内上髁和外上髁均为重要的体表标志，可在体表扪及。

2）髌骨：是人体最大的籽骨（图4-28），位于股骨下端前面、股四头肌腱内。髌骨具有保护膝关节，避免股四头肌腱对股骨髁软骨面的摩擦，增加膝关节稳定性的功能。髌骨可在体表扪及。

3）胫骨：居小腿内侧，为小腿的主要承重骨（图4-29）。上端膨大，向两侧突出，形成内侧髁和外侧髁。两个关节面之间的粗糙小隆起，称髁间隆起。上端前面的隆起称胫骨粗隆。胫骨下端稍膨大，其内下方的突起称内踝。内踝可在体表扪及（图4-25）。

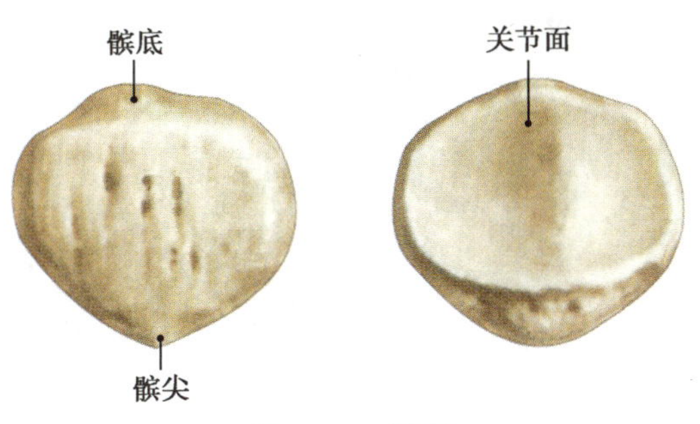

图4-28　髌骨

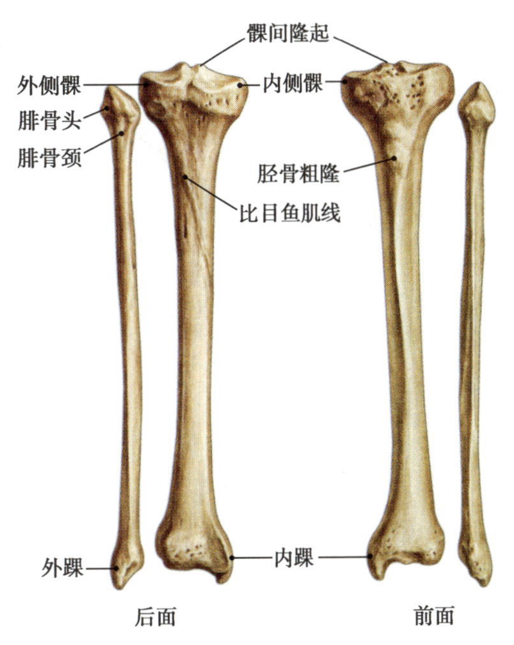

图4-29　胫骨和腓骨

4）腓骨：细长，位于胫骨外后方（图4-29）。上端稍膨大称腓骨头。腓骨头下方缩窄称腓骨颈。下端膨大形成外踝。腓骨头和外踝都可在体表扪及。

5）足骨：包括跗骨、跖骨和趾骨（图4-25）。

跗骨：为短骨，共7块，分前、中、后3列。后列包括上方的距骨和下方的跟骨；中列为位于距骨前方的足舟骨；前列为内侧楔骨、中间楔骨、外侧楔骨及跟骨前方的骰骨。

跖骨：为长骨，共5块，由内侧向外侧分别为第1~5跖骨。

趾骨：为长骨，共14块。踇趾为2节，其余各趾为3节。其形态和命名与指骨相同。

临床应用

骨　折

骨折即骨的完整性或连续性中断，以疼痛、肿胀、青紫、功能障碍、畸形及骨擦音等为主要表现的疾病。大多数骨折由创伤引起，称为创伤性骨折；其他的可由骨骼疾病如骨髓炎、骨肿瘤等所致，受轻微外力即发生骨折，称为病理性骨折。

（二）四肢骨的连结

四肢骨的连结包括上肢骨的连结和下肢骨的连结。上肢关节以运动的灵活性为主，下肢关节以运动的稳定性为主。

1. 上肢骨的连结　上肢骨的连结包括上肢带骨连结和自由上肢骨连结。

（1）上肢带骨连结

1）胸锁关节：是上肢骨与躯干骨间连结的唯一关节（图4-30），由锁骨的胸骨端与胸骨的锁切迹及第1肋软骨的上面构成。关节囊坚韧，关节腔内有关节盘。胸锁关节能使锁骨外侧端小幅度地作向上、向下、向前、向后和旋转、环转运动。

2）肩锁关节：由锁骨的肩峰端与肩峰的关节面构成，活动度小。

（2）自由上肢骨连结

1）肩关节：由肱骨头与肩胛骨关节盂构成（图4-31）。虽然关节盂的周缘有盂唇来加深，仍仅能容纳关节头的1/4~1/3。肩关节囊薄而松弛，囊内有肱二头肌长头腱穿过，囊的前壁和后壁有数条肌腱的纤维加入，以增加关节的稳固性。肩关节囊的下壁最为薄弱，故肩关节脱位时，肱骨头易向前下方滑出。

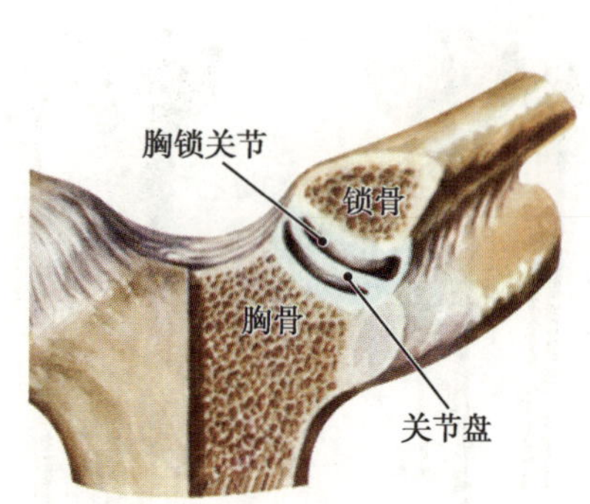

图4-30 胸锁关节

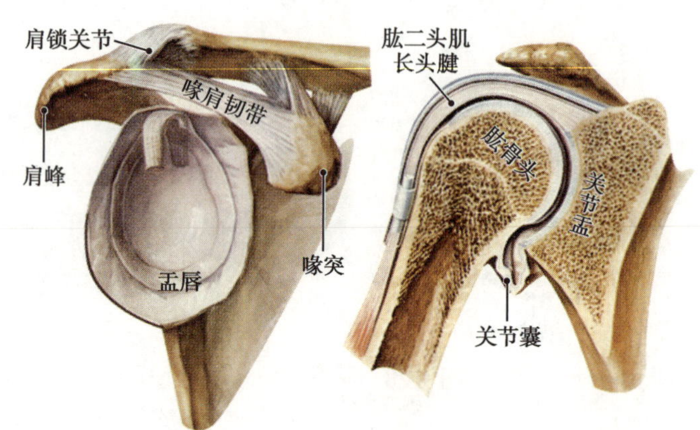

图4-31 肩关节

临床应用

肩关节脱位

肩关节脱位在青年、运动员中最常见，是肱骨头与肩胛骨的关节盂发生脱位。正常情况下肱骨头在关节盂内，当外伤造成肱骨头脱出关节盂即为肩关节脱位，最常见的是肩关节前脱位。致伤原因有跌倒、肩部的直接击打、手臂强力被迫外旋等。肩关节脱位主要的临床表现是方肩畸形和杜加斯（Dugas）征阳性。

肩关节为全身最灵活的关节，可作屈、伸、收、展、旋内、旋外及环转运动。

2）肘关节：是由肱骨下端与尺、桡骨上端构成的复合关节，包括3个关节。①肱尺关节，由肱骨滑车和滑车切迹构成。②肱桡关节，由肱骨小头和桡骨头的关节凹构成。③桡尺近侧关节，由桡骨环状关节面和尺骨桡切迹构成（图4-32）。

上述3个关节包在同一关节囊内，肘关节囊前、后壁薄而松弛，桡侧和尺侧分别有桡侧副韧带和尺侧副韧带加强。肘关节可作屈、伸和旋前、旋后运动。

肱骨内、外上髁和尺骨鹰嘴都易在体表扪及。当肘关节伸直时，此3点位于1条直线上，当肘关节屈至90°时，此3点的连线构成尖端朝下的等腰三角形。当肘关节发生脱位时，鹰嘴移位，此3点的位置关系发生改变；而当肱骨髁上骨折时，此3点的位置关系不变。

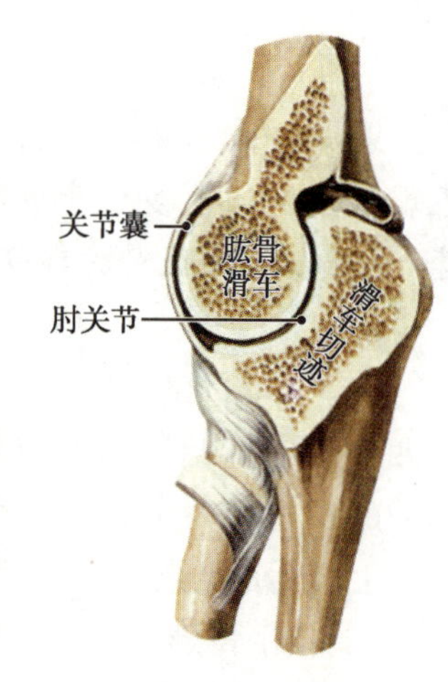

图4-32 肘关节

临床应用

桡骨小头半脱位

桡骨小头半脱位是婴幼儿常见的肘部损伤之一，发病年龄为1~5岁，以2~3岁发病率最高，在日常生活中，成人牵拉小儿手上下台阶时最易发生。5岁以下小儿桡骨头未发育好，桡骨颈部的环状韧带只是一片薄弱的纤维膜，一旦前臂被牵拉或提拉，桡骨头即向远端滑移，恢复原位时环状韧带的上半部来不及退缩，卡压在肱桡关节内，形成桡骨小头半脱位。临床表现为患儿哭闹，常有被牵拉史，诉肘部疼痛，不肯用该手取物和活动肘部。

3）桡尺骨的连结：桡、尺骨借桡尺近侧关节、桡尺远侧关节和前臂骨间膜相连。桡尺近侧和远侧关节是联动关节，前臂可作旋转运动，当桡骨转至尺骨前方并与之相交叉时，手背向前，称为旋前；与此相反的运动，即桡骨转回到尺骨外侧，称为旋后。

4）手关节：包括桡腕关节、腕骨间关节、腕掌关节、掌骨间关节、掌指关节和指骨间关节（图4-33）。

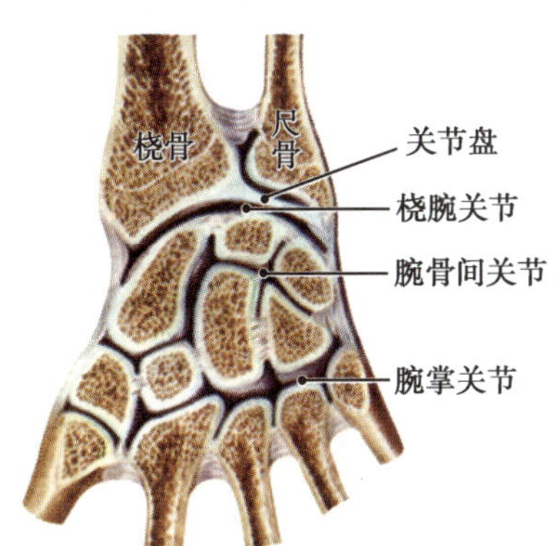

图4-33　手关节

2. 下肢骨的连结　下肢骨的连结包括下肢带骨连结和自由下肢骨连结。

（1）下肢带骨连结

髋骨的连结：左右髋骨在后方借骶髂关节及韧带与骶骨相连，前方借耻骨联合相连。

1）耻骨联合：由两侧耻骨联合面借纤维软骨构成的耻骨间盘连结构成。耻骨间盘中往往出现一个矢状位的裂隙，孕妇和经产妇尤为显著。耻骨联合的活动甚微，但在分娩过程中，耻骨间盘中的裂隙增宽，以增大骨盆的径线。

2）骨盆：由左右髋骨和骶、尾骨以及其间的骨连结构成（图4-34）。骨盆可由骶骨岬向两侧经弓状线、耻骨梳、耻骨结节至耻骨联合上缘构成的环形界线，分为上方的大骨盆（又称假骨盆）和下

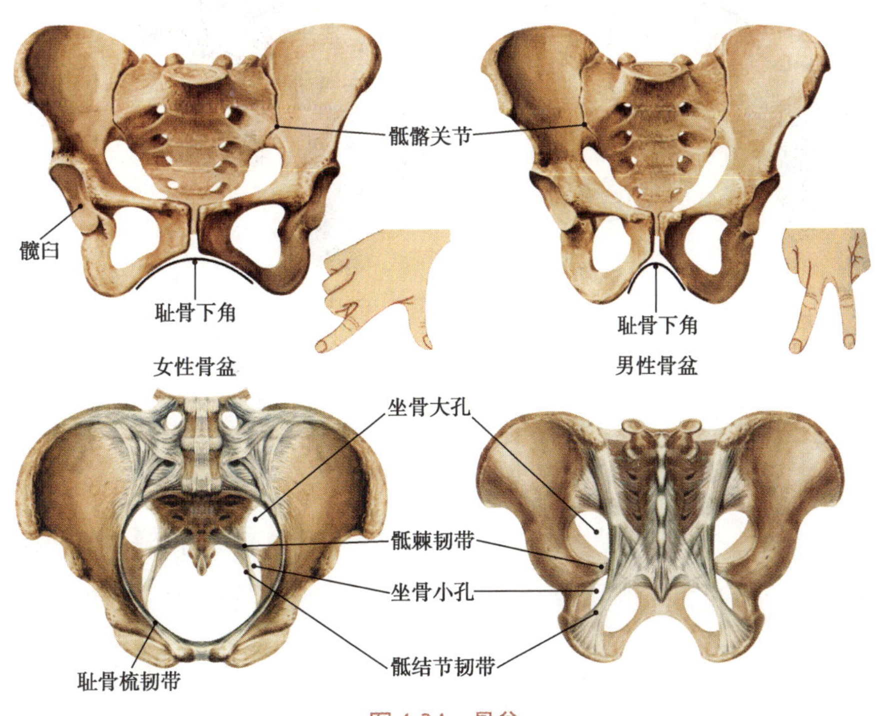

图4-34　骨盆

方的小骨盆（又称真骨盆）。大骨盆由界线上方的髂骨翼和骶骨构成；小骨盆是大骨盆向下延伸的骨性狭窄部，可分为骨盆上口、骨盆下口和骨盆腔。骨盆上口由界线围成，呈圆形或卵圆形；骨盆下口由尾骨尖、骶结节韧带、坐骨结节、坐骨支、耻骨下支和耻骨联合下缘围成，呈菱形。两侧坐骨支与耻骨下支连成耻骨弓，它们之间的夹角称为耻骨下角。骨盆上、下口之间的腔称为骨盆腔。骨盆腔也称为固有盆腔，该腔内有直肠、膀胱和部分生殖器官。骨盆腔是一前壁短，侧壁和后壁较长的弯曲通道，其中轴为骨盆轴，分娩时，胎儿循此轴娩出。女性骨盆由于妊娠和分娩的原因，骨盆形态与男性有所不同（表 4-1）。

表 4-1　男、女性骨盆的差异

比较项目	男性	女性
骨盆形状	长而窄	短而宽
骨盆上口	心形	圆形
骨盆下口	较小	较大
骨盆腔	漏斗形	圆桶形
耻骨下角	70°~75°	90°~100°

（2）自由下肢骨连结

1）髋关节：由髋臼与股骨头构成（图 4-35）。髋臼的周缘附有髋臼唇，以增加髋臼的深度。髋关节的关节囊坚韧致密，向上附着于髋臼周缘，向下附着于股骨颈，前面达转子间线，后面包裹股骨颈的内侧 2/3。因此股骨颈骨折有囊内、囊外之分。关节囊周围有多条韧带加强，其中髂股韧带最为强健。

髋关节可作屈、伸、展、收、旋内、旋外以及环转运动。

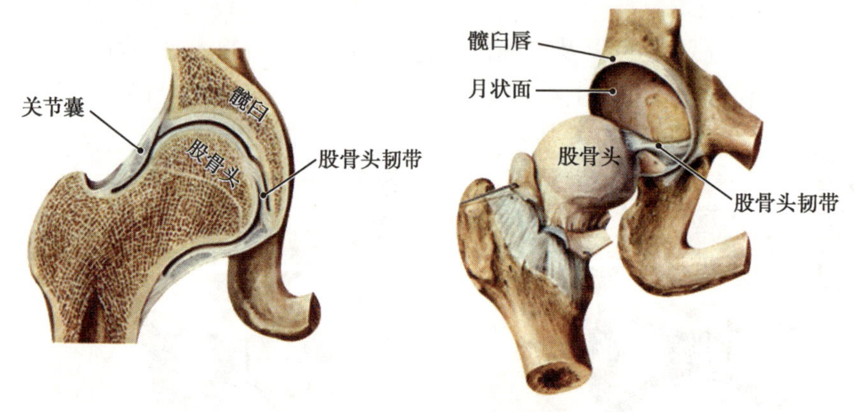

图 4-35　髋关节

临床应用

股骨颈骨折

股骨颈囊内骨折，造成股骨头营养血管支的损伤，导致股骨头的供血不足，发生股骨头坏死或骨折不愈合。而股骨颈囊外骨折，对骨折部血液供应的干扰较小，所以骨折容易愈合。

2）膝关节：由股骨下端、胫骨上端和髌骨构成（图 4-36），是人体最大最复杂的关节。髌骨与股骨的髌面相接，股骨的内、外侧髁分别与胫骨的内、外侧髁相对。膝关节的前方有扁平而强韧的髌韧带，其为股四头肌腱的中央部纤维索，自髌骨向下止于胫骨粗隆。两侧有腓侧副韧带和胫侧副韧带加强。

关节囊内有膝交叉韧带和半月板。半月板是垫在股骨内、外侧髁与胫骨内、外侧髁关节面之间的 2 块半月形纤维软骨板，分别称为内、外侧半月板。内侧半月板较大，呈 C 形，外侧半月板较小，近似 O 形。半月板上面凹陷，下面平坦，使关节面更为适应，也能缓冲压力，吸收震荡，起弹性垫的作用。半月板还增大了关节窝的深度，又能连同股骨髁一起对胫骨作旋转运动。

临床应用

半月板损伤

由于半月板随膝关节运动而移动，当膝关节在急骤强力动作时，常造成半月板损伤。例如，当急剧伸小腿并作强力旋转（如踢足球）时，半月板尚未来得及前滑，被膝关节上、下关节面挤住，即可发生半月板挤伤或破裂。由于内侧半月板与关节囊及胫侧副韧带紧密相连，因而内侧半月板损伤的机会较多。

3）胫腓骨的连结：胫、腓两骨之间的连结紧密，上端构成微动的胫腓关节，两骨干之间有坚韧的小腿骨间膜相连，下端构成坚强的韧带连结。小腿两骨间的活动度甚小。

4）足关节：包括距小腿（踝）关节、跗骨间关节、跗跖关节、跖骨间关节、跖趾关节和趾骨间关节。

距小腿关节亦称踝关节（图 4-37），能作背屈（伸）和跖屈（屈）运动。跗骨间关节可作内翻和外翻运动。足的内侧缘提起，足底转向内侧称为内翻；足的外侧缘提起，足底转向外侧称为外翻。

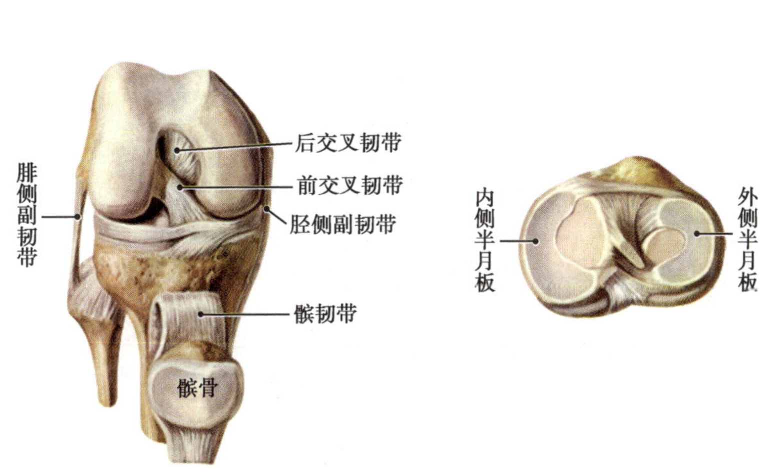

图 4-36　膝关节

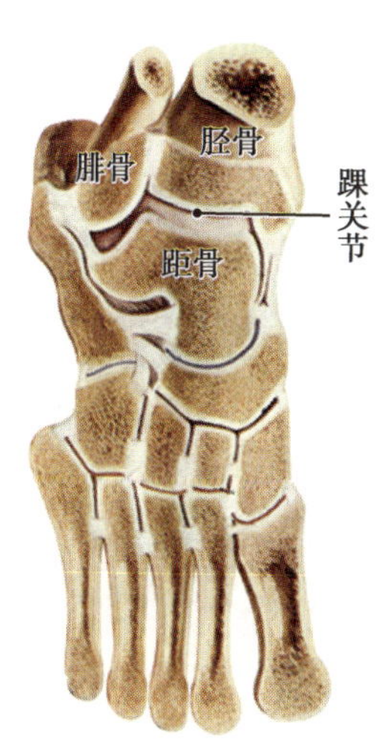

图 4-37　踝关节

临床应用

踝关节扭伤

距骨滑车前宽后窄，当背屈时，较宽的滑车前部嵌入关节窝内，踝关节较稳定。当跖屈时，由于较窄的滑车后部进入关节窝内，足能作轻微的侧方运动，关节不够稳定，故踝关节扭伤多发生在跖屈（如下山、下坡、下楼梯）的情况。

5）足弓：跗骨和跖骨借其连结形成凸向上的弓状结构，称为足弓（图 4-38）。足弓增加了足的弹性，保证直立时足底着地支撑的稳固性，在行走和跳跃时发挥弹性和缓冲震荡的作用。足弓还可保护足底的血管、神经免受压迫，减少地面对身体的冲击，以保护人体器官，特别是大脑免受震荡。足弓塌陷可形成扁平足。

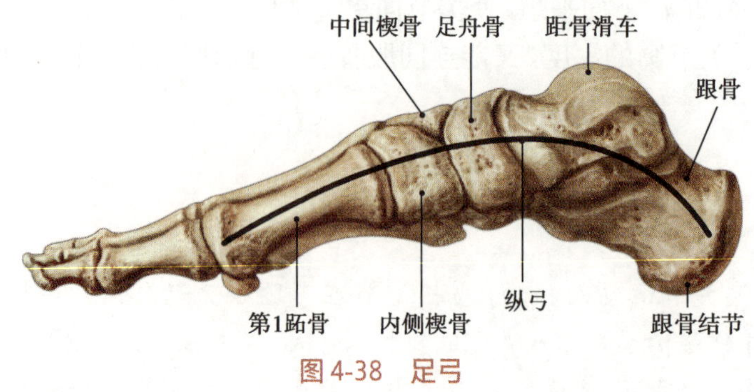

图 4-38　足弓

第二节　骨骼肌

人体有骨骼肌 600 余块，约占体重的 40%，每一块肌都有一定的形态、结构和功能，有丰富的血管，受一定的神经支配，并执行一定的功能。骨骼肌因受意志支配，又称随意肌。全身骨骼肌包括头颈肌、躯干肌和四肢肌，四肢肌包括上肢肌和下肢肌（图 4-39）。

骨骼肌相关视频

骨骼肌相关 3D 视频

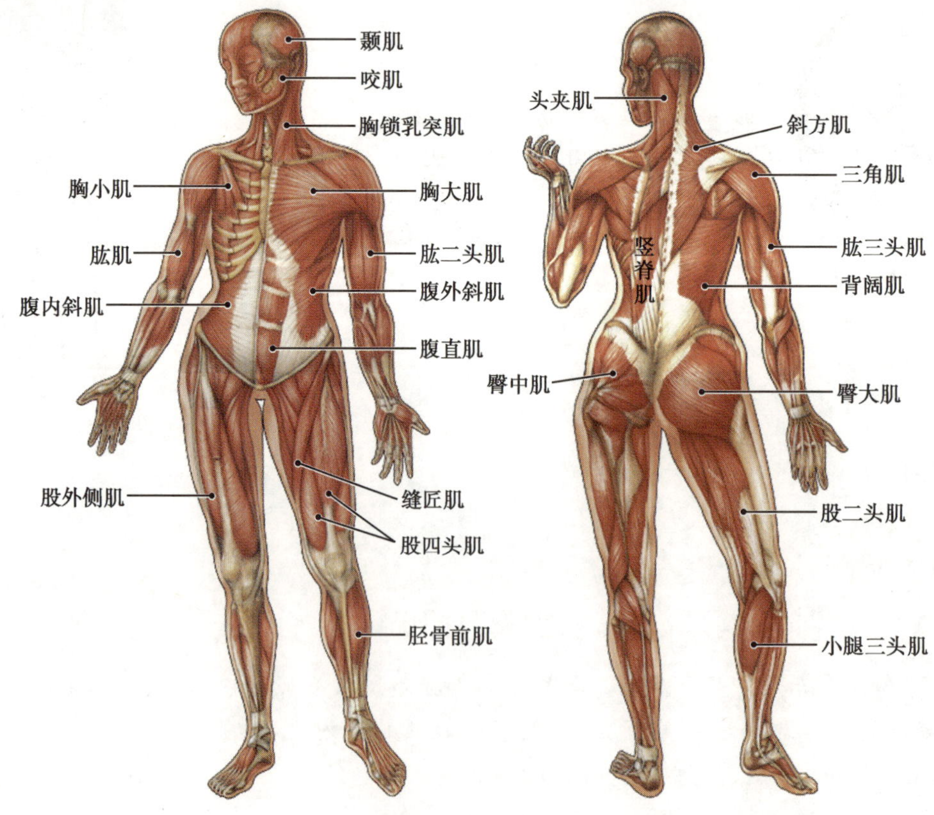

图 4-39　全身骨骼肌

一、概述

（一）肌的形态和构造

肌的外形多种多样，一般可分为4种（图4-40）。

1. 长肌 呈梭形或带状，多分布于四肢，收缩时可显著缩短而产生大幅度的运动。

2. 短肌 较短小，多分布于躯干深层，有明显的节段性，收缩时运动幅度较小。

3. 扁肌 呈薄片状，多分布于躯干浅部，除运动功能外，还有保护和支持内脏的作用。

4. 轮匝肌 呈环形，多位于孔裂周围，收缩时可关闭孔裂。

骨骼肌由肌腹和肌腱构成。肌腹多位于肌的中部，主要由肌纤维构成，色红且柔软，具有收缩和舒张的功能。肌腱位于肌的两端，由胶原纤维束构成，色白且强韧，无收缩功能。长肌的腱多呈条索状；扁肌的腱多较宽阔，呈膜状，又称腱膜。

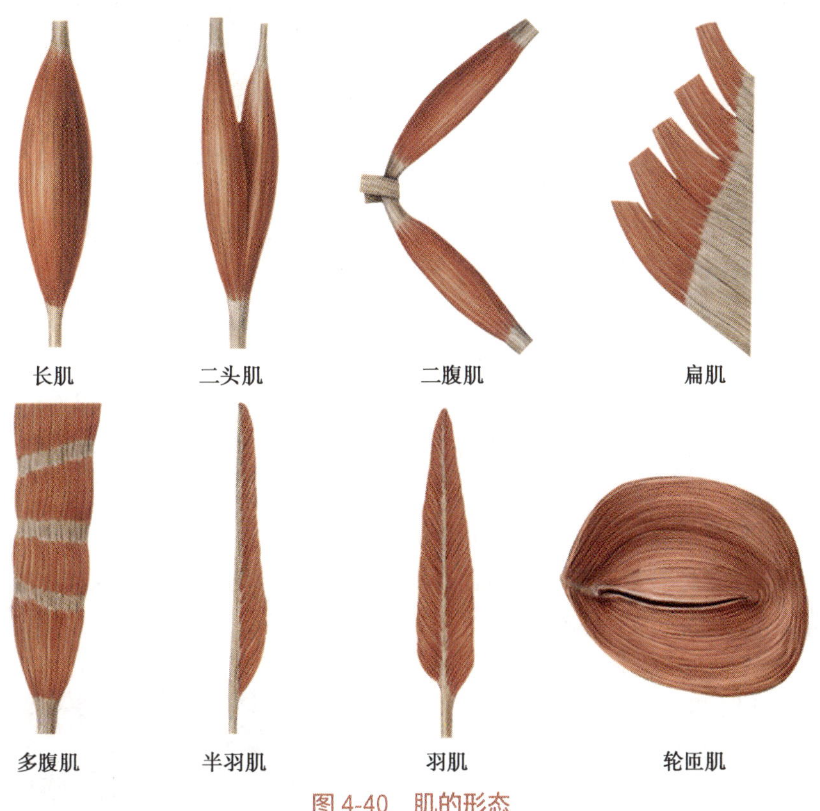

图4-40 肌的形态

（二）肌的起止、配布与作用

肌通常借两端的腱附着于两块或两块以上的骨，中间跨过一个或多个关节。肌收缩时牵引两骨使彼此相对位置发生改变而产生运动。此时，两骨中总有一块骨的位置相对固定，另一骨的位置相对移动。肌在固定骨上的附着点，称起点或定点；肌在移动骨上的附着点，称止点或动点（图4-41）。一般将接近身体正中面或肢体近侧端的肌附着点规定为起点，反之为止点。肌的定点和动点在一定条件下可以互换。

肌大多配布在关节周围，其规律是在一个运动轴的两侧各有一肌群，作用相反，互称拮抗肌；而在运动轴同一侧作用相同或相近的肌，称协同肌。

（三）肌的辅助装置

在肌的周围有辅助装置协助肌的运动，并具有保持肌的位置、减少运动时的摩擦等功能，主要有筋膜、滑膜囊和腱鞘。

1. **筋膜**　遍布全身，分浅筋膜和深筋膜2种（图4-42）。

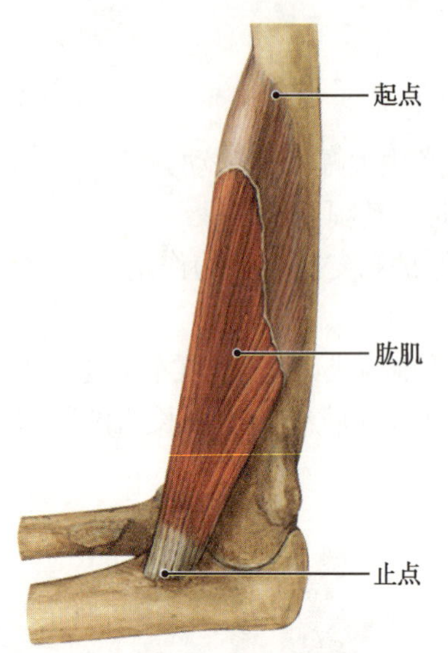

图4-41　肌的起止点

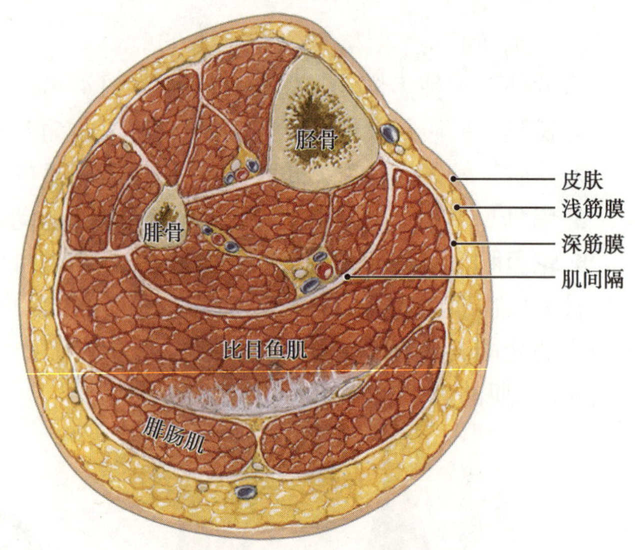

图4-42　小腿中部水平切面（示筋膜）

（1）**浅筋膜**：是皮肤深面的疏松结缔组织，也称皮下组织，内含脂肪组织、浅血管、淋巴管及神经等。脂肪的多少因人而异，并与性别、部位、营养状况等有关。浅筋膜有维持体温和保护深部结构的作用。

（2）**深筋膜**：位于浅筋膜深面，遍布全身且相互连续，又称固有筋膜，由致密结缔组织构成。深筋膜通常包被每块肌或肌群，形成肌筋膜鞘或肌间隔；包被血管、神经等形成血管神经鞘；在腕、踝部增厚形成支持带，以约束和支持其深面的肌腱。

2. **滑膜囊**　为封闭的结缔组织扁囊，壁薄，内含滑液，多位于肌或腱与骨面相接触的部位，起减少摩擦的作用。滑膜囊炎症可影响肢体局部的运动功能。

3. **腱鞘**　为套在手、足等处长肌腱外面的结缔组织鞘管，分内、外2层。外层为纤维层，内层为滑膜层。滑膜层为双层圆筒形的鞘，内层包在腱的表面，称脏层；外层紧贴于纤维层的内面，称壁层。脏、壁2层相互移行，形成滑膜腔，含有少量滑液。腱鞘有约束肌腱和减少其与骨面摩擦的作用。

二、头肌

头肌可分为面肌（表情肌）和咀嚼肌2部分。

（一）面肌

面肌位置表浅，为薄层的皮肌，大多起自颅骨，止于面部皮肤（图4-43）。面肌主要分布在颅顶（如枕额肌）、睑裂（如眼轮匝肌）和口裂（如口轮匝肌、颊肌等）周围，呈环形或辐射状排列。作用是开大或闭合相应孔裂，并牵动面部皮肤形成皮纹，从而产生喜、怒、哀、乐等各种表情。

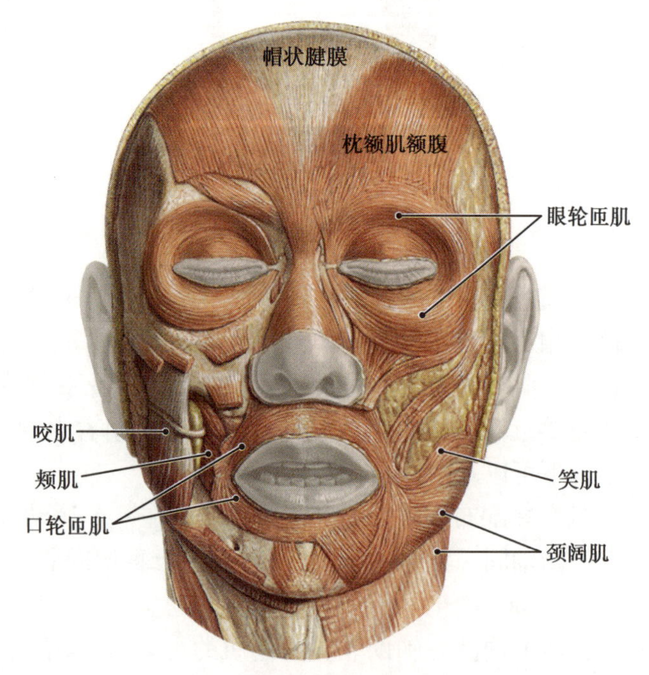

图4-43　面肌

（二）咀嚼肌

咀嚼肌配布于颞下颌关节周围，参与咀嚼运动（图 4-44）。

1. 咬肌 呈长方形，起自颧弓，止于下颌角外侧面。其作用是上提下颌骨。

2. 颞肌 呈扇形，起自颞窝，经颧弓深面止于下颌骨冠突。其作用是上提下颌骨。

3. 翼外肌 位于颞下窝，起自蝶骨大翼和翼突，止于下颌颈。双侧收缩时，可牵拉下颌骨向前，协助张口；单侧收缩可使下颌骨向对侧运动。

4. 翼内肌 位于下颌支内侧面，起自蝶骨翼突，止于下颌角内侧面。双侧收缩可上提下颌骨，单侧收缩则使下颌骨向对侧运动。

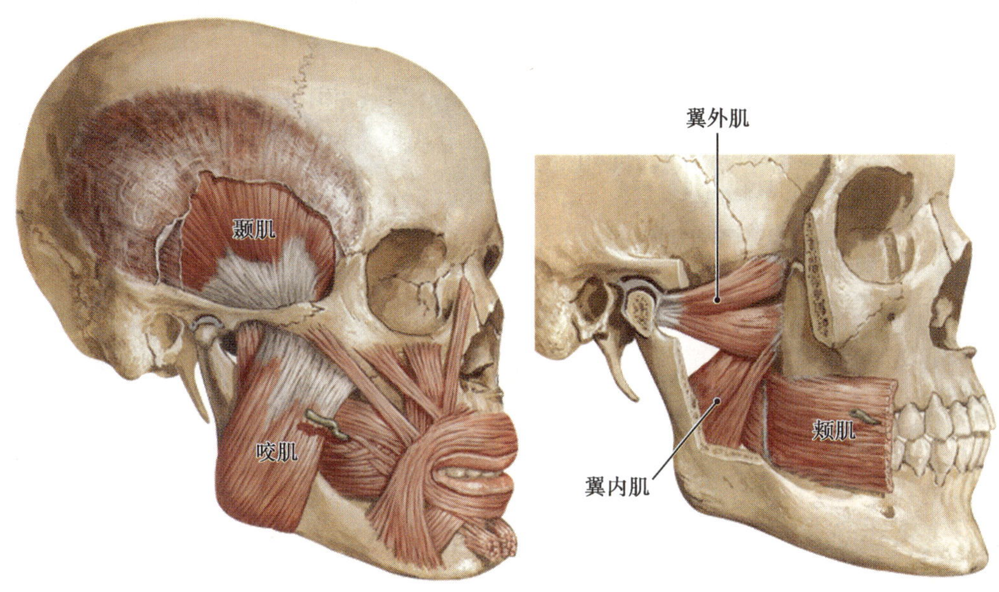

图 4-44 咀嚼肌

三、颈肌

颈肌按位置分为颈浅肌和颈外侧肌、颈前肌与颈深肌 3 群（图 4-45）。

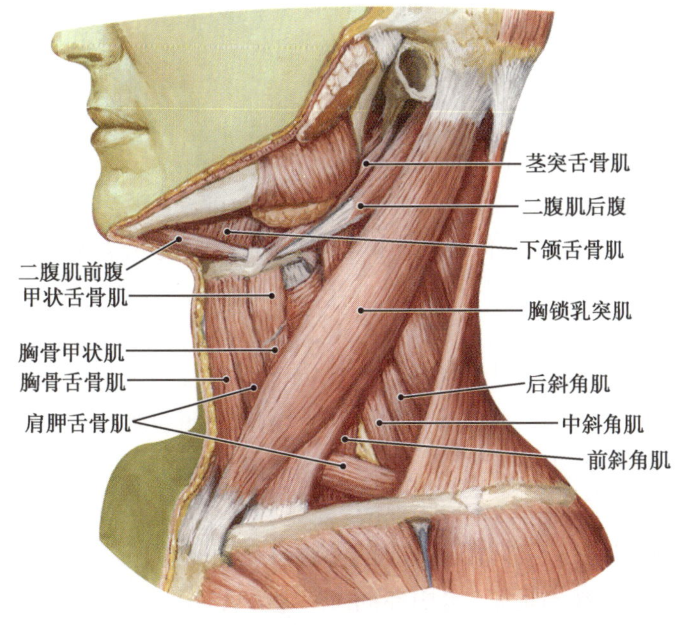

图 4-45 颈肌

（一）颈浅肌和颈外侧肌群

1. 颈阔肌 位于颈部浅筋膜中，薄而宽阔，起自胸大肌和三角肌表面的筋膜，向上止于口角等处。其作用是紧张颈部皮肤和降口角。

2. 胸锁乳突肌 斜位于颈部两侧，大部分被颈阔肌覆盖，以两头分别起自胸骨柄前面和锁骨的胸骨端，斜向后上方，止于颞骨乳突。单侧收缩使头颈向同侧屈，面部转向对侧；两侧同时收缩可使头后仰。

（二）颈前肌群

1. 舌骨上肌群 位于舌骨与下颌骨和颅骨之间，参与组成口底。每侧 4 块，包括二腹肌、茎突舌骨肌、下颌舌骨肌和颏舌骨肌。其主要作用是上提舌骨，协助吞咽；当舌骨固定时，可下降下颌骨，协助张口。

2. 舌骨下肌群 位于舌骨与胸骨和肩胛骨之间，喉、气管和甲状腺的前方。每侧 4 块，包括浅层的胸骨舌骨肌和肩胛舌骨肌、深层的胸骨甲状肌和甲状舌骨肌。其作用是下降舌骨和喉，参与吞咽运动。

（三）颈深肌群

颈深肌位于脊柱颈部的前方和两侧，分内、外侧 2 群。内侧群主要有头长肌和颈长肌，作用是屈头、颈。外侧群由前向后依次有前、中、后斜角肌，均起自颈椎横突，其中前、中斜角肌止于第 1 肋，后斜角肌止于第 2 肋。当胸廓固定时，双侧斜角肌收缩可使颈前屈；一侧收缩可使颈向同侧屈；颈椎固定时，斜角肌收缩可上提肋，助深吸气。

前、中斜角肌与第 1 肋围成的三角形间隙，称斜角肌间隙，有锁骨下动脉和臂丛通过。

四、躯干肌

情境导入

患者，男，53 岁，3 年前左下腹出现坠胀感，运动及站立后症状加重。3 个月后患者左下腹出现包块并逐渐增大，站立时加重，平卧时减轻，可用手还纳。最近患者左下腹包块增大并进入左侧阴囊，难以还纳。

请思考：

1. 该病发生的解剖学基础是什么？
2. 如何鉴别腹股沟斜疝和直疝？

躯干肌按位置可分为背肌、胸肌、膈和腹肌等。

（一）背肌

背肌位于躯干后面，分浅、深 2 群。浅群多为宽大的扁肌，主要有斜方肌、背阔肌、肩胛提肌和菱形肌；深群为长肌和短肌，主要有竖脊肌（图 4-46）。

1. 浅群

（1）**斜方肌**：位于项、背部浅层，为三角形扁肌，两侧合并呈斜方形。其起自上项线、枕外隆凸、项韧带、第 7 颈椎及全部胸椎棘突，止于锁骨外侧 1/3、肩峰和肩胛冈。作用是使肩胛骨向脊柱靠拢；上、下部肌束可分别上提和下降肩胛骨；肩胛骨固定时，双侧收缩可仰头。

（2）**背阔肌**：位于背下部和胸的后外侧，为全身最大的扁肌，呈三角形。其起自下 6 个胸椎及全部腰椎棘突、骶正中嵴和髂嵴后部，肌束向外上方集中，止于肱骨小结节嵴。作用是使肩关节内收、后伸和旋内；当上肢上举被固定时，可引体向上。

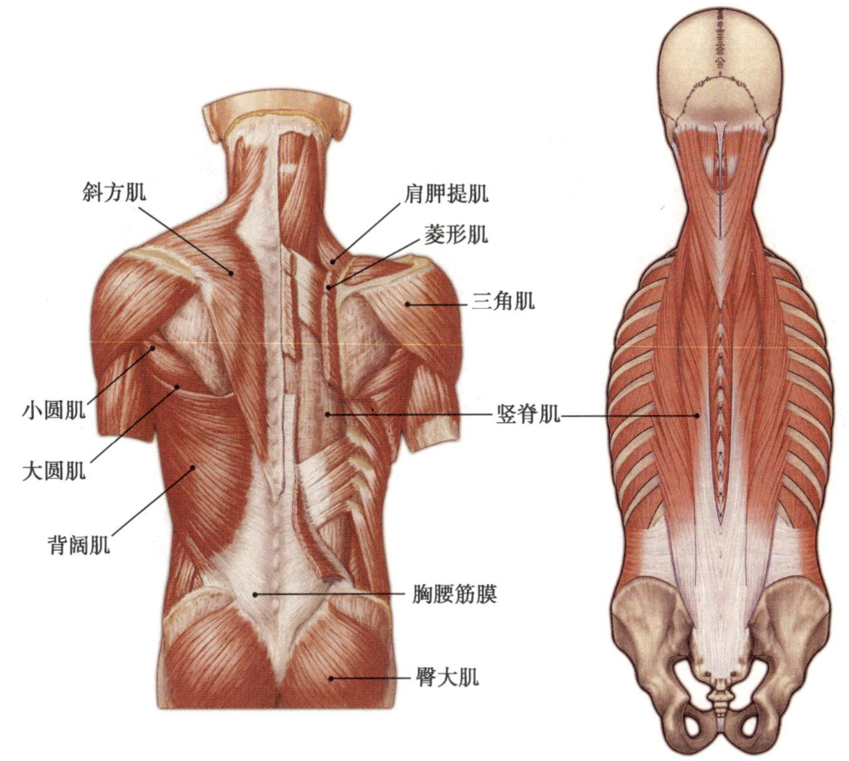

图 4-46　背肌

(3) **菱形肌**：位于斜方肌深面，为菱形扁肌。其起自第 6、第 7 颈椎及上 4 个胸椎横突，止于肩胛骨内侧缘。作用是牵拉肩胛骨向内上，以靠近脊柱。

(4) **肩胛提肌**：位于斜方肌深面，呈带状。其起自上 4 个颈椎棘突，止于肩胛骨上角。作用是上提肩胛骨；如肩胛骨固定，可使颈向同侧屈。

2. 深群　竖脊肌又称骶棘肌，为背肌中最长、最大的肌，纵列于棘突两侧的沟内。其起自骶骨背面与髂嵴后部，向上沿途止于各椎骨棘突、横突和肋骨，最后止于颞骨乳突。作用是使脊柱后伸和仰头，单侧收缩使脊柱侧屈。

（二）胸肌

胸肌可分为胸上肢肌和胸固有肌（图 4-47）。

1. 胸上肢肌　胸上肢肌均起自胸廓外面，止于上肢带骨或肱骨，包括胸大肌、胸小肌和前锯肌。

(1) **胸大肌**：位于胸廓前上部，呈宽而厚的扇形。其起自锁骨内侧半、胸骨和第 1~6 肋软骨等处，向外以扁腱止于肱骨大结节嵴。作用是使肩关节内收、旋内和前屈；上肢上举固定时，可上提躯干；可提肋助吸气。

(2) **胸小肌**：位于胸大肌深面，起自第 3~5 肋，止于肩胛骨喙突。作用是拉肩胛骨向前下方；肩胛骨固定时，可提肋助吸气。

(3) **前锯肌**：位于胸廓侧壁，以 8~9 个肌齿起自上位 8~9 个肋的外面，止于肩胛骨内侧缘和下角。作用是牵拉肩胛骨向前紧贴胸廓背面；下部肌束可使肩胛骨下角向外，助臂上举；当肩胛骨固定时，可提肋助深吸气。

2. 胸固有肌　胸固有肌参与构成胸壁，包括肋间外肌、肋间内肌和肋间最内肌。

(1) **肋间外肌**：起自上位肋的下缘，肌束斜向前下，止于下位肋的上缘。作用是提肋助吸气。

(2) **肋间内肌和肋间最内肌**：均起自下位肋的上缘，肌束斜向内上，止于上位肋的下缘。作用是降肋助呼气。

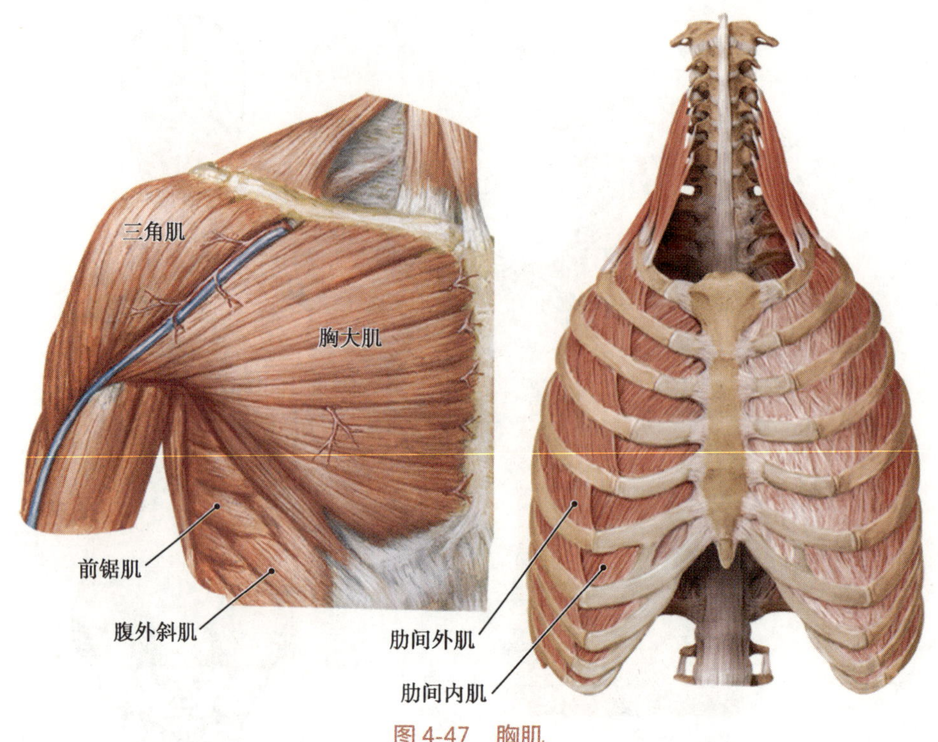

图 4-47　胸肌

(三) 膈

膈(diaphragm)为一向上膨隆、呈穹窿状的宽阔扁肌,位于胸、腹腔之间,构成胸腔的底和腹腔的顶(图 4-48)。其周边为肌性部,起自胸廓下口的周缘和腰椎前面,按附着位置分为胸骨部、肋部和腰部,各部肌束向中央集中移行为腱性部,称中心腱。

膈有 3 个裂孔:①主动脉裂孔:位于第 12 胸椎前方,有降主动脉和胸导管通过。②食管裂孔:位于主动脉裂孔的左前上方,约平第 10 胸椎,有食管和迷走神经前、后干通过。③腔静脉孔:位于食管裂孔右前上方的中心腱上,约平第 8 胸椎,有下腔静脉通过。

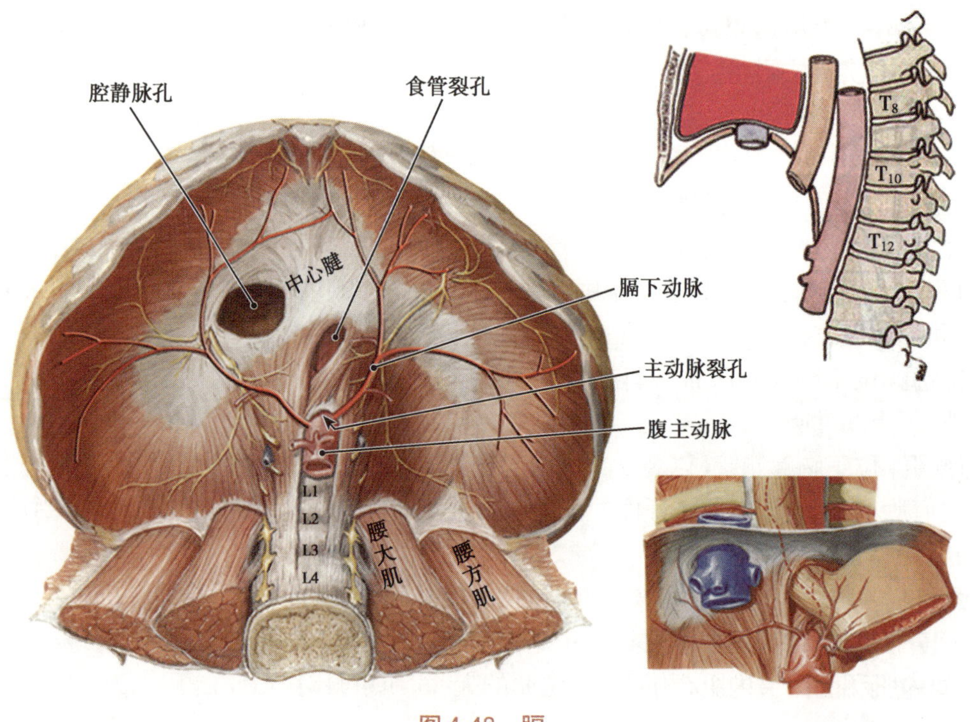

图 4-48　膈

膈为主要的呼吸肌。收缩时，膈顶下降，胸腔容积扩大，助吸气；舒张时，膈顶上升复位，胸腔容积减小，助呼气。膈与腹肌联合收缩，能增加腹内压，可协助排便、呕吐、咳嗽、喷嚏和分娩等活动。

（四）腹肌

腹肌介于胸廓下部与骨盆之间，分为前外侧群和后群。

1. 前外侧群 前外侧群构成腹腔的前外侧壁，包括位于中线两侧的腹直肌和前外侧的 3 层扁肌（图 4-49，图 4-50）。

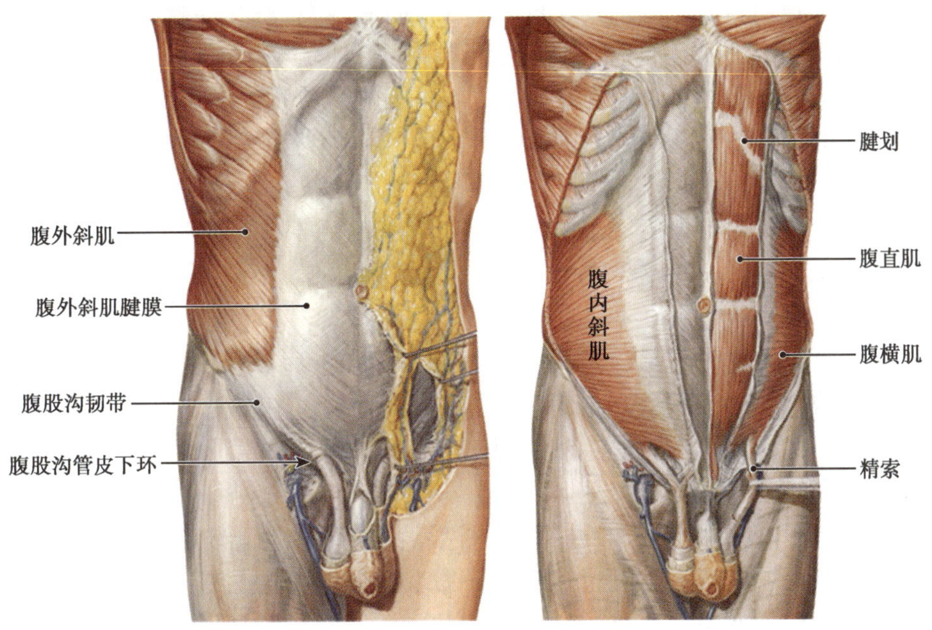

图 4-49 腹肌外侧群（前面观）

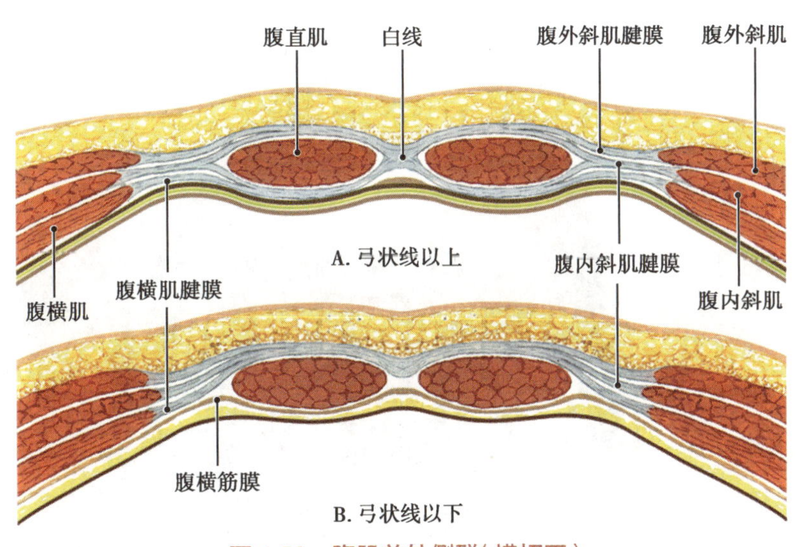

图 4-50 腹肌前外侧群（横切面）

（1）腹直肌：位于腹前壁正中线两侧的腹直肌鞘内，为上宽下窄的带状多腹肌。其起自耻骨联合与耻骨嵴，向上止于胸骨剑突及第 5~7 肋软骨前面，全长被 3~4 条横行的腱划分成多个肌腹。腱划由结缔组织构成，与腹直肌鞘前层紧密结合。

（2）腹外斜肌：位于最浅层，为宽阔扁肌。其以 8 个肌齿起自下位 8 个肋的外面，肌束斜向前内下方，小部分止于髂嵴，大部分至腹直肌外侧缘移行为腹外斜肌腱膜，并向内包绕腹直肌构成腹直肌鞘的前层，终于白线。腱膜的下缘卷曲增厚，连于髂前上棘和耻骨结节间，形成腹股沟韧带。在耻骨结节外上方，腱膜上有一个三角形裂隙，称腹股沟管皮下环（浅环），男性有精索通过，女性有子宫圆韧带通过。

（3）**腹内斜肌**：位于腹外斜肌深面。其起自胸腰筋膜、髂嵴和腹股沟韧带外侧半，肌束呈扇形展开，至腹直肌外侧缘移行为腹内斜肌腱膜，分前、后2层包绕腹直肌，参与形成腹直肌鞘，终于白线。该肌下部肌束呈弓状跨过精索后延续为腱膜，与深层的腹横肌腱膜共同构成腹股沟镰（联合腱），止于耻骨梳。

（4）**腹横肌**：位于腹内斜肌深面。其起自下位6个肋的内面、胸腰筋膜、髂嵴和腹股沟韧带外侧1/3，肌束横行向内，至腹直肌外侧缘移行为腹横肌腱膜，参与构成腹直肌鞘的后层，终于白线。该肌除其腱膜下缘参与构成腹股沟镰外，还与腹内斜肌共同发出少量肌束包绕精索和睾丸，形成提睾肌。

前外侧群肌除构成腹壁、保护和支持腹腔器官外，还可使躯干作前屈、侧屈和旋转等运动。

2. 后群 后群有腰大肌和腰方肌。腰大肌将在下肢肌中叙述。

腰方肌位于腹后壁、腰椎两侧，呈长方形。其起自髂嵴后部，止于第12肋和第1~4腰椎横突。其作用是下降和固定第12肋，并使脊柱腰部侧屈。

3. 腹壁的肌间结构

（1）**腹直肌鞘**：由腹外侧壁的3层阔肌的腱膜构成。分前、后2层，前层由腹外斜肌腱膜和腹内斜肌腱膜的前层构成；后层由腹内斜肌腱膜后层和腹横肌腱膜构成。在脐下4~5cm处以下，鞘的后层全部转至腹直肌的前面，后层缺如，这样腹直肌鞘后层下缘游离，称为弓状线或半环线，此线以下腹直肌后面直接与腹横筋膜相贴。

（2）**腹股沟管**：是腹前外侧壁下部的一条斜行裂隙，位于腹股沟韧带内侧半的上方，腹股沟管长4~5cm。其有2口：内口称腹股沟管深环，位于腹股沟韧带中点上方约1.5cm处；外口即腹股沟管浅环。腹股沟管内男性有精索通过，女性有子宫圆韧带通过。腹股沟管是腹壁下部的一个薄弱区，若腹腔内容物经腹股沟管深环、腹股沟管、腹股沟管浅环突出称腹股沟斜疝（图4-51）。

（3）**白线**：由两侧腹直肌鞘的纤维在正中线上交织而成，自胸骨剑突向下达耻骨联合。白线上宽下窄，结构坚韧，血管稀少。在白线近中点处即脐的周围，有疏松的瘢痕组织区，称脐环，是腹壁的一个薄弱点。

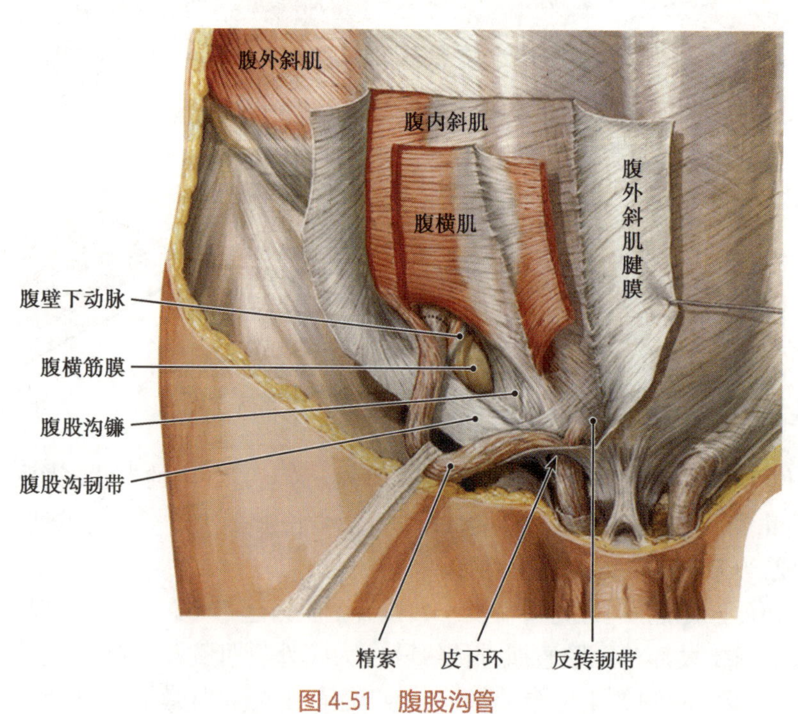

图4-51 腹股沟管

（4）**腹股沟三角**：是腹壁下动脉、腹直肌外侧缘和腹股沟韧带内侧半围成的三角形区域，腹壁下动脉是腹股沟深环与此三角的分界标志。腹股沟三角为腹股沟区的薄弱部位，若腹腔内容物经此三角突出称腹股沟直疝；腹壁下动脉是手术中鉴别斜疝与直疝的标志。

临床应用

腹股沟疝

腹股沟疝是指腹腔内脏器通过腹股沟区的薄弱点、孔隙或缺损向体表突出所形成的疝，多发于男性。根据疝环与腹壁下动脉的关系，腹股沟疝分为腹股沟斜疝和腹股沟直疝2种。腹股沟斜疝从位于腹壁下动脉外侧的腹股沟管深环突出，向内下，经腹股沟管，再穿出腹股沟管浅环，可进入阴囊中，约占腹股沟疝的95%；腹股沟直疝从腹壁下动脉内侧的腹股沟三角区直接由后向前突出，不进入阴囊，仅占约5%。

五、上肢肌

情境导入

患者，女，33岁，因"停经35天左右，阴道出血1天"入院，验血β-HCG 2 100IU/L，孕酮23.25ng/ml。遵医嘱予黄体酮20mg肌内注射。评估观察要点：卧床休息，减少各种不必要的刺激，提供生活护理；观察有无腹痛、阴道流血等情况。

请思考：

1. 临床上常用于注射的肌肉有哪些？
2. 请描述注射肌肉的位置及注射点的定位方法。

上肢肌按部位可分为上肢带肌、臂肌、前臂肌和手肌。

（一）上肢带肌

肩肌配布于肩关节周围，均起自上肢带骨，越过肩关节，止于肱骨上端，有稳定和运动肩关节的作用，共6块（图4-52）。

1. 三角肌 位于肩部外侧，呈三角形。其起自锁骨外侧段、肩峰和肩胛冈，肌束从前、后、外侧3面包围肩关节，向下止于肱骨三角肌粗隆。主要作用是外展肩关节；前部肌束可使肩关节屈并旋内，后部肌束则使肩关节伸并旋外。该肌为临床肌内注射的常用部位之一。

2. 肩胛下肌 起自肩胛下窝，止于肱骨小结节。作用是使肩关节内收和旋内。

3. 冈上肌 起自冈上窝，止于肱骨大结节上部。作用是使肩关节外展。

4. 冈下肌 起自冈下窝，止于肱骨大结节中部。作用是使肩关节旋外。

5. 小圆肌 起自肩胛骨外侧缘上2/3，止于肱骨大结节下部。作用是使肩关节旋外。

6. 大圆肌 起自肩胛骨下角，止于肱骨小结节嵴。作用是使肩关节内收、后伸、旋内。

肩胛下肌、冈上肌、冈下肌和小圆肌的肌腱构成腱板，围绕肩关节的前、上、后方并与肩关节囊纤维交织愈着，这些肌收缩时，可使肱骨头与关节盂相接触，有维持肩关节稳定的作用，这些腱合称为"肌腱袖"。当肩关节损伤时，常有肌腱袖的撕裂。

（二）臂肌

臂肌位于肱骨周围，分前、后2群，前群主要为屈肌，后群为伸肌（图4-52）。

1. 前群 位于肱骨前方。

（1）**肱二头肌**：以长、短 2 头分别起自肩胛骨的盂上结节和喙突，向下止于桡骨粗隆。作用是屈肘关节，并使前臂旋后，亦可协助屈肩关节。

（2）**喙肱肌**：起自喙突，止于肱骨中部内侧。作用是使肩关节屈并内收。

（3）**肱肌**：起自肱骨体下半的前面，止于尺骨粗隆。作用是屈肘关节。

2. 后群　肱三头肌有 3 个头，长头起自肩胛骨的盂下结节，内、外侧头分别起自肱骨后面桡神经沟的内下方和外上方，止于尺骨鹰嘴（图 4-52）。作用是伸肘关节，长头可伸肩关节并内收。

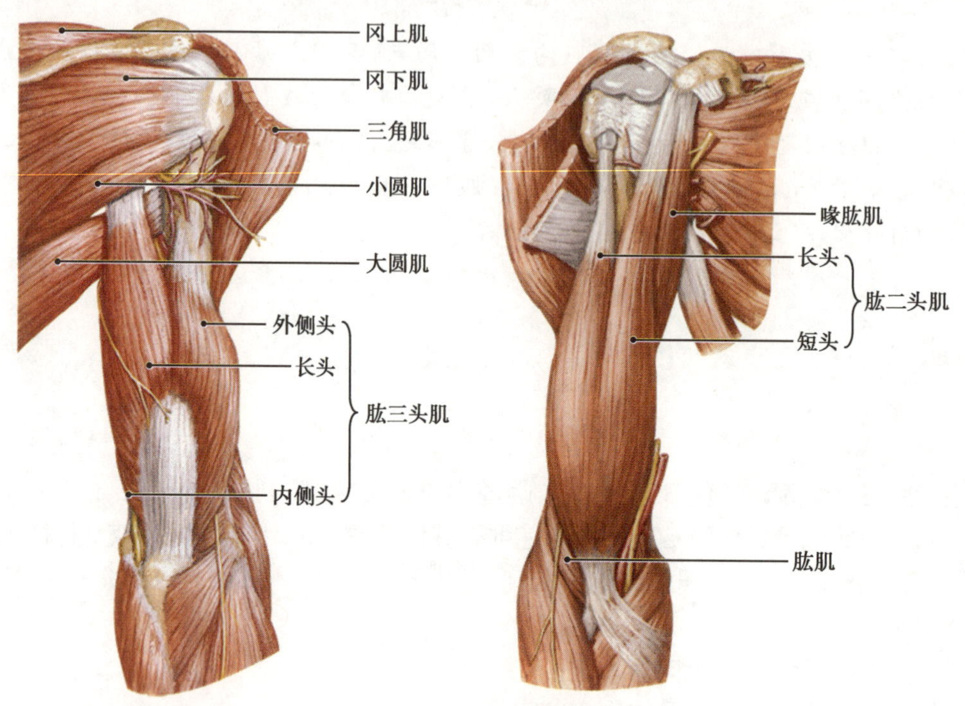

图 4-52　肩肌和臂肌

（三）前臂肌

前臂肌位于尺、桡骨周围，分前群和后群（图 4-53）。

1. 前群　位于前臂前面和内侧，共 9 块肌，由浅至深分为 3 层。

（1）**浅层**：有 5 块肌。由桡侧向尺侧依次为肱桡肌、旋前圆肌、桡侧腕屈肌、掌长肌和尺侧腕屈肌。除肱桡肌起于肱骨外上髁上方外，其余均起于肱骨内上髁，多以长腱下行，依次分别止于桡骨茎突、桡骨中部外侧面、掌骨、掌腱膜（手掌深筋膜）和腕骨。肱桡肌可屈肘；掌长肌能屈腕；另 3 块肌的作用与名称相同。

（2）**中层**：只有 1 块肌，即指浅屈肌。其起于肱骨内上髁及尺、桡骨前面，肌腹向下移行为 4 条肌腱，经腕管（由腕骨沟及架于其上的韧带构成）至手掌，分别止于第 2~5 指中节指骨体的两侧。作用为屈肘、屈腕、屈第 2~5 指掌指关节及近侧指骨间关节。

（3）**深层**：有 3 块肌。位于尺侧半的是深屈肌，位于桡侧半的是拇长屈肌，两肌均起于前臂骨前面和骨间膜，通过腕管，后者止于拇指远节指骨，作用为屈拇指；前者向下分为 4 个腱，分别止于第 2~5 指远节指骨，作用为屈第 2~5 指，并兼有屈腕和屈掌指关节的作用。在上述两肌的深面，还有 1 块薄而方形的旋前方肌，位于尺、桡骨远段前面，起于尺骨，止于桡骨，可使前臂旋前。

2. 后群　后群位于前臂后面，共 10 块肌，也分为浅、深 2 层。

（1）**浅层**：有 5 块肌。由桡侧向尺侧依次为桡侧腕长伸肌、桡侧腕短伸肌、指伸肌、小指伸肌和尺侧腕伸肌。5 块肌共同起自肱骨外上髁，其中桡侧腕长伸肌、桡侧腕短伸肌、尺侧腕伸肌分别止于第 2、第 3、第 5 掌骨底背面；指伸肌止于第 2~5 指中、远节指骨背面；小指伸肌止于小指指背腱膜。作用是伸肘、伸腕和伸第 2~5 指。

（2）**深层**：有 5 块肌。由近侧向远侧依次为旋后肌、拇长展肌、拇短伸肌、拇长伸肌和示指伸肌。除旋后肌起自肱骨外上髁止于桡骨前面外，其余 4 块肌均起自尺、桡骨后面，分别止于拇指和示指。旋后肌使前臂旋后，其余各肌的作用同其名。

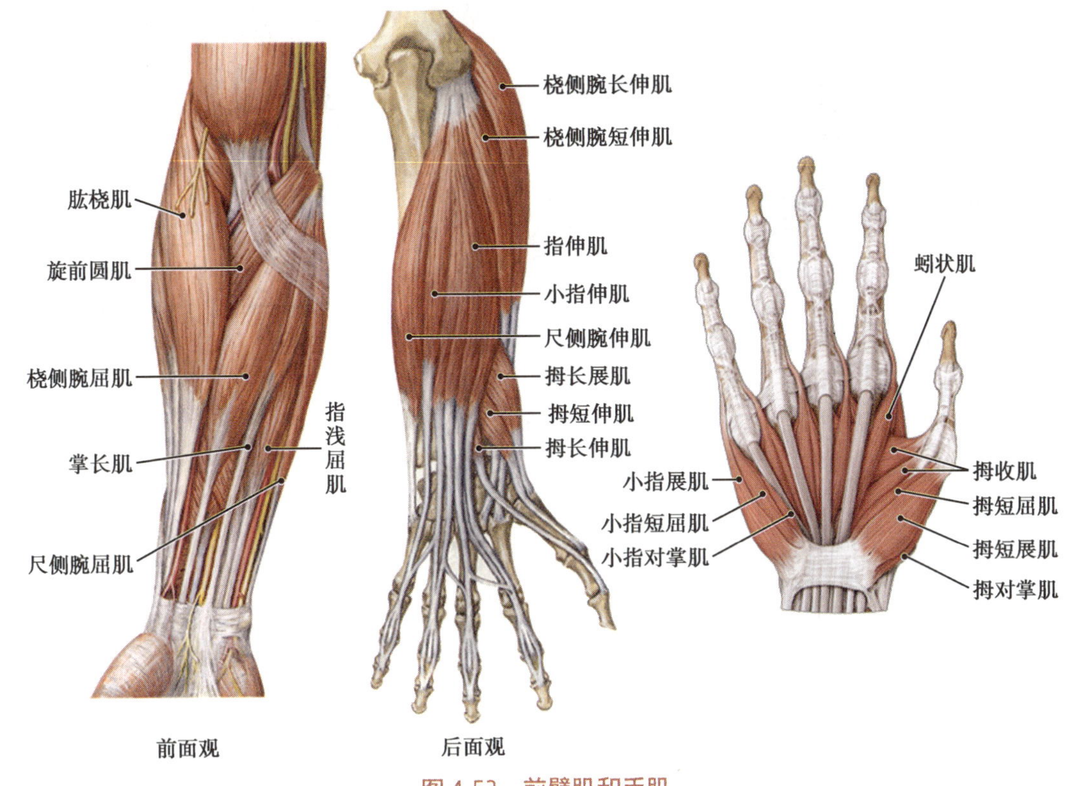

图 4-53　前臂肌和手肌

（四）手肌

手肌是一些短小的肌，集中配布于手的掌面，主要运动手指，分为外侧群、内侧群和中间群（图 4-53）。

1. 外侧群　在拇指侧形成一个隆起，称为鱼际，共 4 块肌。浅层外侧为拇短展肌，内侧为拇短屈肌；深层外侧为拇对掌肌，内侧为拇收肌。各肌的作用与其名称一致。

2. 内侧群　在小指侧也形成一个隆起，称为小鱼际，为 3 块小肌，浅层内侧为小指展肌，外侧为小指短屈肌；深层为小指对掌肌。各肌的作用与其名称一致。

3. 中间群　位于手掌中间部分，共 11 块小肌。蚓状肌 4 块，可屈第 2~5 掌指关节、伸指间关节；骨间掌侧肌 3 块，可使第 2、第 4、第 5 指内收（向中指靠拢）；骨间背侧肌 4 块，可使第 2、第 4 指外展（远离中指）。

六、下肢肌

下肢肌按部位分为髋肌、大腿肌、小腿肌和足肌。下肢肌比上肢肌粗壮强大，这与维持直立姿势、支持体重和行走有关。

（一）髋肌

髋肌配布于髋关节周围，按位置和作用分为前、后 2 群。

1. 前群　包括髂腰肌和阔筋膜张肌（图 4-54）。

（1）**髂腰肌**：由髂肌和腰大肌组成，前者起自髂窝，后者起自腰椎体侧面和横突，向下经腹股沟韧带深面止于股骨小转子。作用是屈髋关节并旋外；当下肢固定时，可使躯干和骨盆前屈。

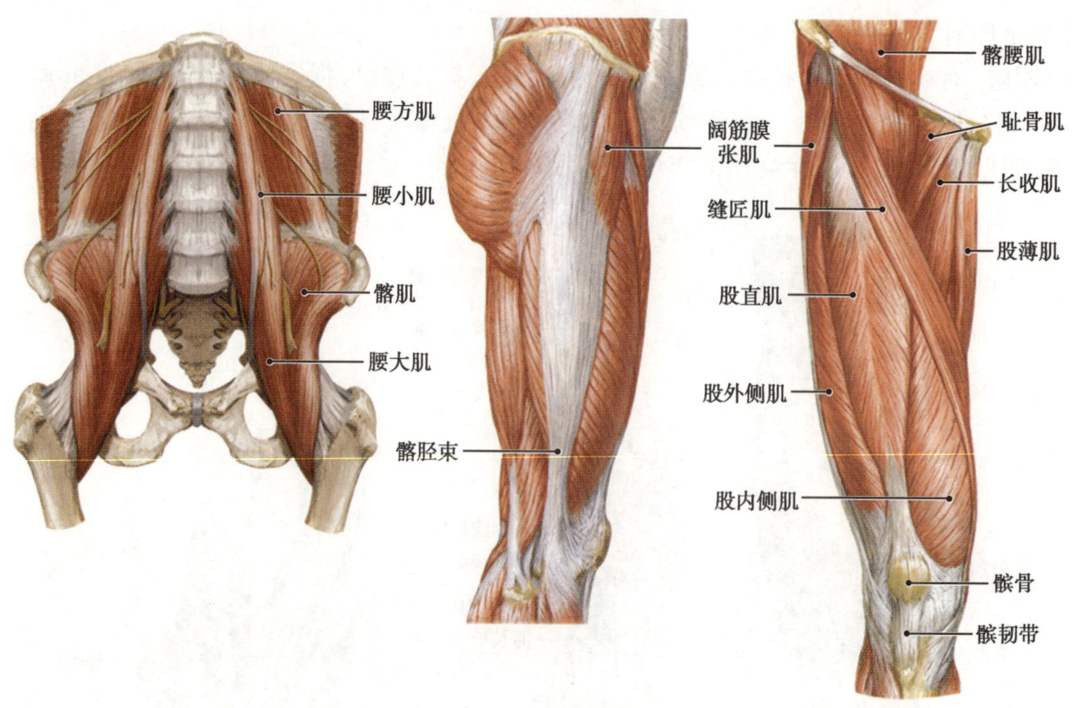

图 4-54　髋肌和大腿肌(前群、内侧群)

(2)**阔筋膜张肌**:起自髂前上棘,向下移行为髂胫束,止于股骨外上髁。作用是屈髋关节并紧张阔筋膜。

2. 后群　主要位于臀部,又称臀肌(图 4-55)。

(1)**臀大肌**:位于臀部浅层,与皮下组织共同形成特有的臀部隆起。起自骶骨背面和髂骨翼外面,止于股骨臀肌粗隆和髂胫束。作用是伸髋关节并旋外。此肌外上部为肌内注射的常用部位之一。

(2)**臀中肌和臀小肌**:均起自髂骨翼外面,止于股骨大转子。作用是外展髋关节。

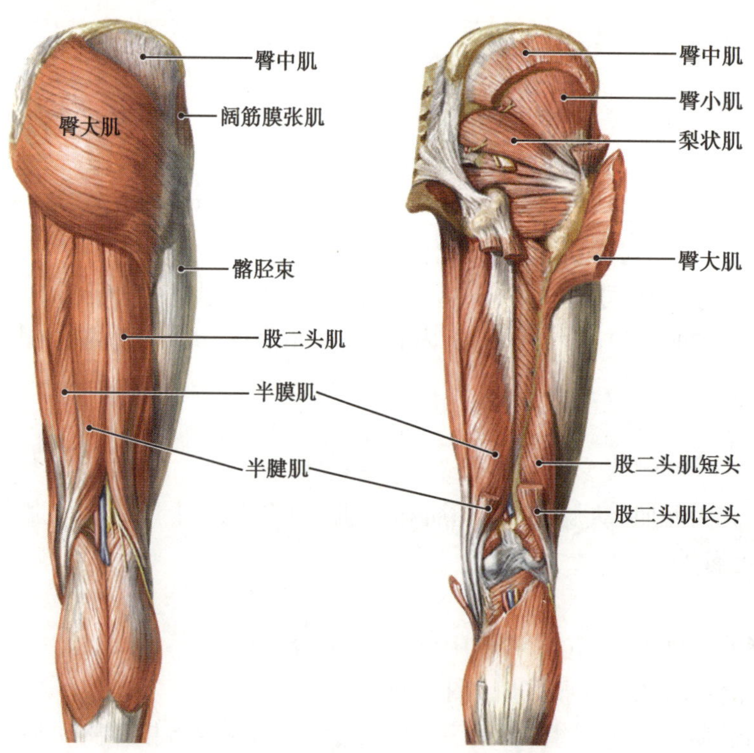

图 4-55　臀肌(后群)和大腿肌(后群)

(3) **梨状肌**：起自骶骨前面，向外穿坐骨大孔止于股骨大转子。作用是使髋关节旋外。此肌将坐骨大孔分隔成梨状肌上孔和梨状肌下孔，孔内有血管和神经通过。

临床应用

臀大肌注射术

臀大肌注射术是临床上常用的注射技术（图 4-56）。臀大肌注射区的定位方法有 2 种。①十字法：从臀裂顶点向左或向右画一水平线，然后从髂嵴最高点上作一垂直平分线，在外上方 1/4 处为注射点。②连线法：从髂前上棘至骶尾连结处画一条连线，将此线分为 3 等份，其外上 1/3 为注射区。注射针穿经皮肤、浅筋膜、臀肌筋膜至臀大肌。

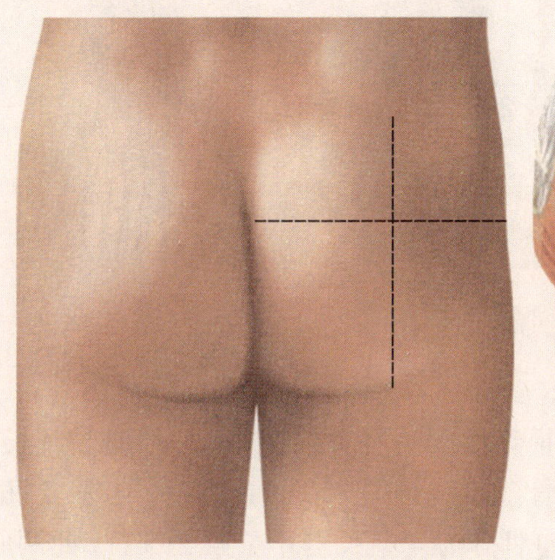

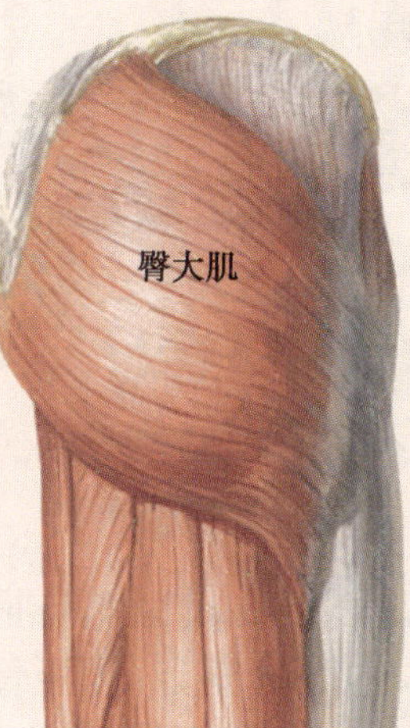

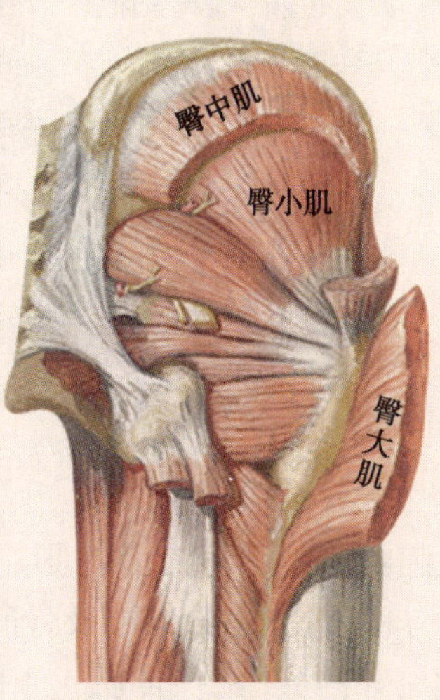

图 4-56　臀大肌注射

（二）大腿肌

大腿肌位于股骨周围，分为前群、后群和内侧群（图 4-54）。

1. 前群　位于大腿前面。

(1) **缝匠肌**：是全身最长的肌，呈扁带状，起自髂前上棘，斜向内下方，止于胫骨上端内侧面。作用是屈髋关节和膝关节。

(2) **股四头肌**：为全身最强大的骨骼肌，以 4 个头起始，分别称股直肌、股内侧肌、股外侧肌和股中间肌。除股直肌起自髂前下棘外，其余 3 头分别起自股骨粗线和前面，向下移行为股四头肌腱，包绕髌骨后延续为髌韧带，止于胫骨粗隆。主要作用是伸膝关节，股直肌还可屈髋关节。

2. 内侧群　位于大腿内侧，也称内收肌群，共 5 块肌。股薄肌位于最内侧，其余 4 块肌分 3 层排列。浅层的外侧为耻骨肌、内侧为长收肌；中层为短收肌；深层为大收肌。各肌均起自耻骨支和坐骨支，除股薄肌止于胫骨上端内侧面外，其余各肌均止于股骨粗线。主要作用是内收髋关节，并略旋外。

3. 后群　后群位于大腿后面，包括 3 块肌（图 4-55）。

(1) **股二头肌**：长头起自坐骨结节、短头起自股骨粗线，止于腓骨头。

(2) **半腱肌和半膜肌**：均起自坐骨结节，向下分别止于胫骨上端内侧面和胫骨内侧髁后面。作用是伸髋关节、屈膝关节；半屈膝时，可分别使小腿旋外和旋内。

（三）小腿肌

小腿肌位于胫、腓骨周围，分为前群、后群和外侧群（图 4-57）。

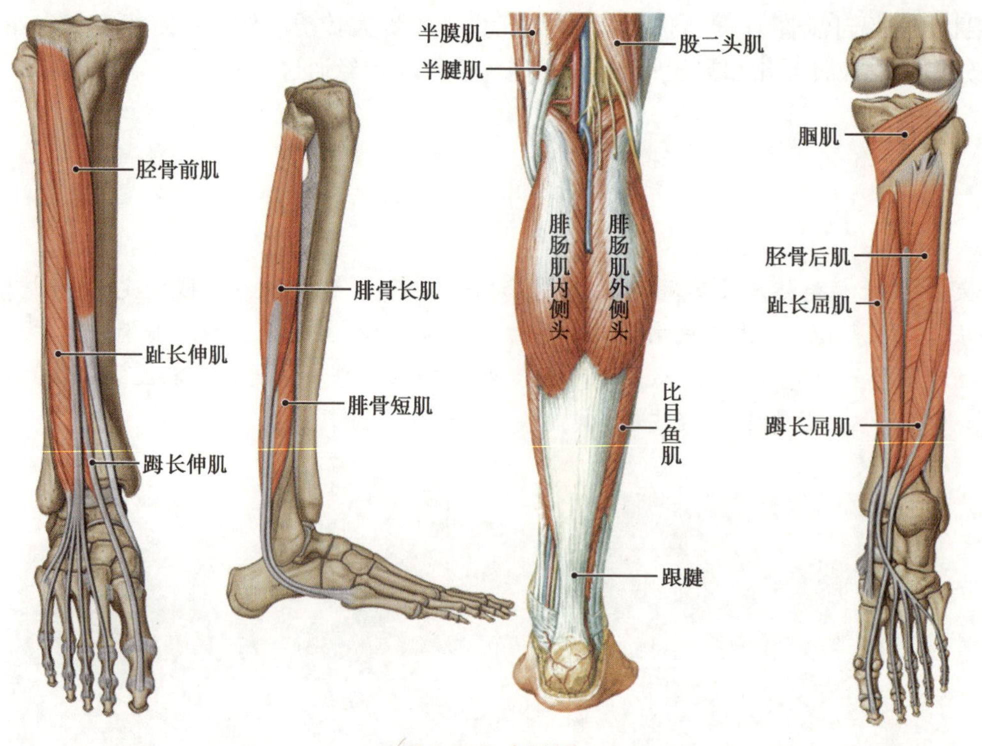

图 4-57　小腿肌

1. 前群　位于小腿前外侧，共 3 块肌，由胫侧向腓侧依次为胫骨前肌、姆长伸肌和趾长伸肌。3 块肌均起于胫、腓骨上端及骨间膜，下行至足背，胫骨前肌绕足内侧止于内侧楔骨和第 1 跖骨底，使足背屈和内翻；姆长伸肌止于姆趾远节趾骨，趾长伸肌分为 4 条长腱止于第 2~5 趾，此两肌的作用与其名称相同，并可使足背屈。

2. 外侧群　位于腓骨外侧。有浅层的腓骨长肌和深层的腓骨短肌。两肌均起自腓骨外侧面，向下移行为长腱，经外踝后方至足底，腓骨长肌腱斜向前内，止于内侧楔骨和第 1 跖骨底，腓骨短肌止于第 5 跖骨粗隆。两者均使足跖屈和外翻。

3. 后群　位于小腿后方，分为浅、深 2 层。

（1）**浅层**：为小腿三头肌，由表浅的腓肠肌及其深面的比目鱼肌组成。腓肠肌有内、外侧两头，分别起于股骨内、外侧髁；比目鱼肌起于胫、腓骨上端的后面，3 头汇合，肌腹向下移行为 1 条粗大的跟腱，止于跟骨结节。作用为屈踝关节（跖屈），并可屈膝关节。小腿三头肌对于稳定踝关节、防止身体前倾、维持直立姿势具有重要作用。

（2）**深层**：主要有 3 块肌，自胫侧向腓侧依次为趾长屈肌、胫骨后肌和姆长屈肌。上述 3 肌都起于胫、腓骨后面及骨间膜，向下移行为肌腱，经内踝后方转至足底，胫骨后肌止于足舟骨，可使足跖屈和内翻；姆长屈肌和趾长屈肌分别止于第 1~5 远节趾骨底，此两肌的作用是屈趾，并可使足跖屈。

（四）足肌

足肌可分为足背肌和足底肌（图 4-58）。足背肌较弱小，有姆短伸肌和趾短伸肌 2 块，起于足背止于各趾，可协助伸趾。足底肌的配布与手肌相似，也分

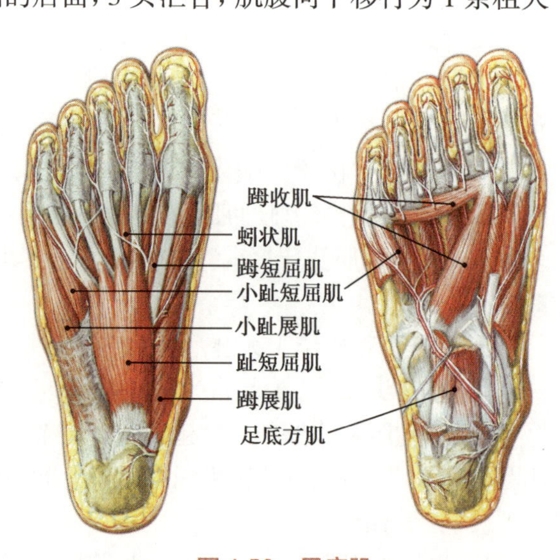

图 4-58　足底肌

为内侧群、中间群和外侧群，但没有与对掌肌相对应的肌，而在中间群中又多了趾短屈肌和足底方肌两块肌。足底肌的主要作用是协助屈趾和维持足弓。

七、上、下肢的局部结构

（一）腋窝

腋窝是位于臂上部内侧和胸外侧壁之间的锥体形腔隙，分为顶、底及前、后、内侧、外侧 4 个壁。前壁为胸大肌、胸小肌；后壁为肩胛下肌、大圆肌、背阔肌和肩胛骨；内侧壁为上部胸壁和前锯肌；外侧壁为喙肱肌、肱二头肌短头和肱骨。顶即上口，是由锁骨、肩胛骨上缘和第 1 肋围成的三角形间隙，由颈部走向上肢的腋动、静脉和臂丛等即经此口进入腋窝。底由腋筋膜、浅筋膜和皮肤构成。窝内有大量的脂肪及淋巴结、淋巴管等。

（二）肘窝

肘窝位于肘关节前面，为三角形凹窝。外侧界为肱桡肌；内侧界为旋前圆肌；上界为肱骨内、外上髁之间的连线。窝内主要结构自外侧向内侧有肱二头肌腱、肱动脉及其分支和正中神经。

（三）腕管

腕管位于腕掌侧，由屈肌支持带（腕前深筋膜增厚形成）和腕骨沟共同围成。管内有指浅屈肌腱、指深屈肌腱、拇长屈肌腱和正中神经通过。

（四）股三角

股三角位于股前内侧上部。上界为腹股沟韧带；外侧界为缝匠肌；内侧界为长收肌内侧缘。股三角内有股神经、股动脉、股静脉和淋巴结等。

（五）腘窝

腘窝在膝关节的后方，呈菱形。窝的上外侧界为股二头肌；上内侧界为半腱肌和半膜肌；下外侧界和下内侧界分别为腓肠肌的外侧头和内侧头；底为膝关节囊。窝内有腘动静脉、胫神经、腓总神经、脂肪和淋巴结等。

（张晓丽　邓仁川　任 迪）

思考题

1. 常用的肌内注射部位有哪些？
2. 为什么幼儿摔伤后骨易变形，老年人摔伤后易骨折？

第五章 | 消化系统

教学课件

思维导图

学习目标

1. 掌握消化系统的组成；上、下消化道的概念；咽峡的构成；牙的种类和排列；食管 3 处狭窄及其临床意义；胃的形态、位置、分部；小肠的分部；肝、胆囊的形态、位置；阑尾根部的体表投影；输胆管道的组成，胆汁的产生部位及排出途径。
2. 熟悉口腔的境界和分部；牙的分类；咽的分部；胰的位置、形态分部；腹膜形成的结构。
3. 了解胸部标志线和腹部分区；腹膜与脏器的关系。
4. 学会运用消化系统知识解释分析相关消化系统疾病的临床表现，培养临床思维能力。
5. 养成良好的饮食、卫生习惯，确立积极、健康的生活态度，能对消化系统相关疾病进行简单的健康宣教。

第一节 概 述

情境导入

患者，男，70 岁，误服了大量安眠药，被送至医院急诊时已神志模糊，经插管洗胃等抢救措施后苏醒。

请思考：

插管时需经过消化管哪些器官才能到达胃？操作时需注意消化管的哪些结构？

消化系统（alimentary system）由消化管和消化腺 2 部分组成（图 5-1），主要功能是消化食物、吸收营养和排出食物残渣。咽和口腔还参与呼吸和语言的活动。消化管是 1 条粗细不均的管道，包括口腔、咽、食管、胃、小肠（十二指肠、空肠、回肠）和大肠（盲肠、阑尾、结肠、直肠、肛管）。临床上通常把口腔到十二指肠的部分称上消化道，把空肠及以下的部分称下消化道。消化腺有大、小消化腺 2 种，大消化腺包括大唾液腺、肝和胰，小消化腺是消化管壁内的许多小腺体。

通常将消化、呼吸、泌尿和生殖 4 个系统所属的器官合称内脏。内脏器官绝大部分位于胸腔、腹腔和盆腔内，并借孔道直接或间接与外界相通。内脏各器官在胸、腹腔内均有较恒定的位置，为便于描述各器官的位置和体表投影，通常在胸、腹部表面做若干标志线和分区以便描述（图 5-2）。

消化系统相关视频

消化系统相关3D 视频

消化系统相关动画

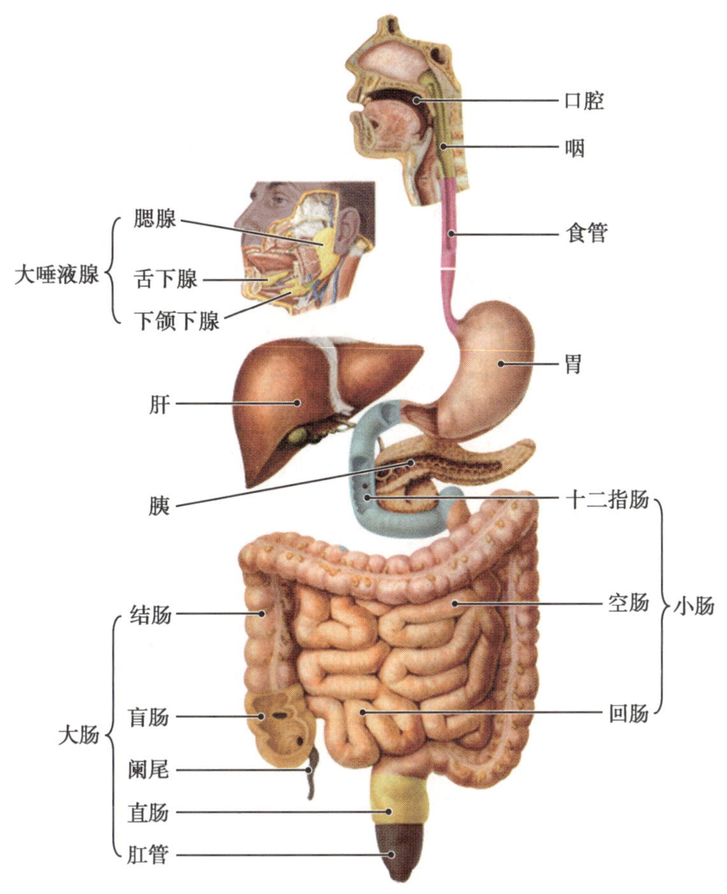

图 5-1　消化系统模式图

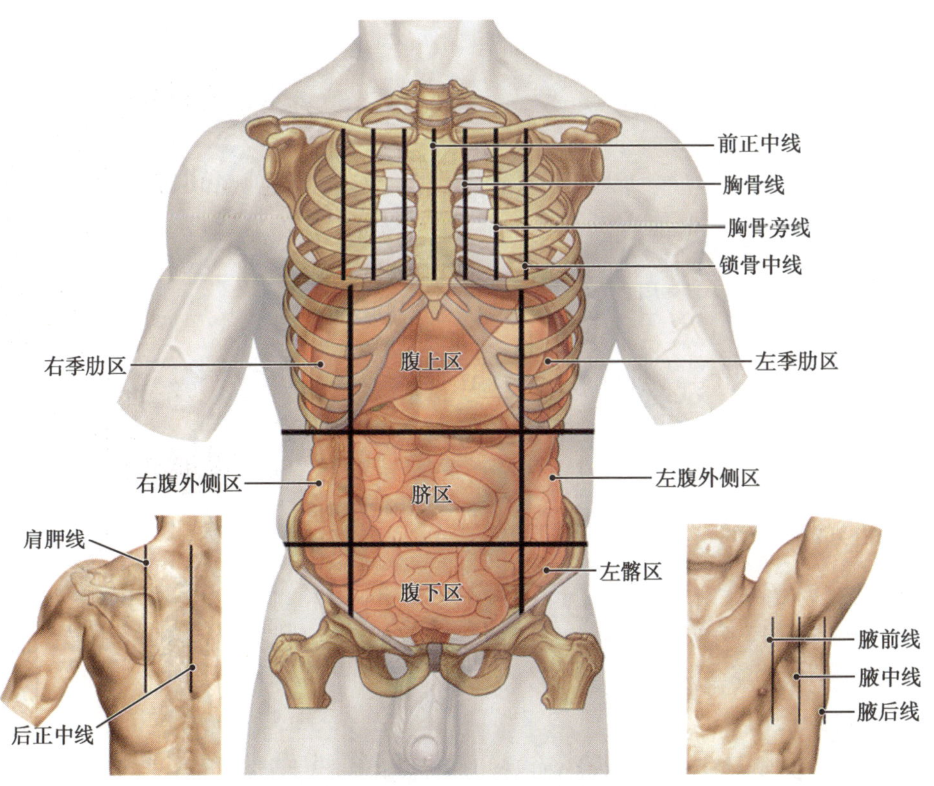

图 5-2　胸部标志线及腹部分区（九分法）

一、胸部标志线

1. **前正中线** 沿身体前面正中所做的垂直线。
2. **胸骨线** 沿胸骨外侧缘所做的垂直线。
3. **锁骨中线** 通过锁骨中点所做的垂直线。
4. **胸骨旁线** 通过胸骨线与锁骨中线之间中点所做的垂直线。
5. **腋前线** 通过腋前襞所做的垂直线。
6. **腋后线** 通过腋后襞所做的垂直线。
7. **腋中线** 通过腋前、后线之间中点所做的垂直线。
8. **肩胛线** 通过肩胛骨下角所做的垂直线。
9. **后正中线** 沿身体后面正中（沿各椎骨棘突）所做的垂直线。

二、腹部的分区

为了便于描述腹腔脏器的位置，通常用2条横线和2条纵线将腹部分成9个区（九分法）。2条水平线是两侧肋弓最低点的连线和两侧髂结节的连线；2条垂直线是通过两侧腹股沟韧带中点所做的垂直线。9个区：上腹部分为中间的腹上区和两侧的左、右季肋区；中腹部分为中间的脐区和两侧的左、右腹外侧区；下腹部分为中间的腹下区和两侧的左、右髂区。

临床上，也常通过脐做一水平线和一垂直线，将腹部分为右上腹、左上腹、右下腹、左下腹4个区（四分法）。

第二节 消 化 管

一、消化管的微细结构

消化管除口腔与咽外，其管壁结构一般均可分为4层，由内到外为黏膜、黏膜下层、肌层和外膜（图5-3）。

（一）黏膜

黏膜位于管壁的最内层，是进行消化吸收活动的重要部位。黏膜可分为上皮、固有层和黏膜肌层。

1. **上皮** 上皮衬在消化管腔的内表面。口腔、咽、食管及肛管的上皮为复层扁平上皮，能耐受食物和残渣的摩擦；胃肠道的上皮均为单层柱状上皮，以消化、吸收功能为主。

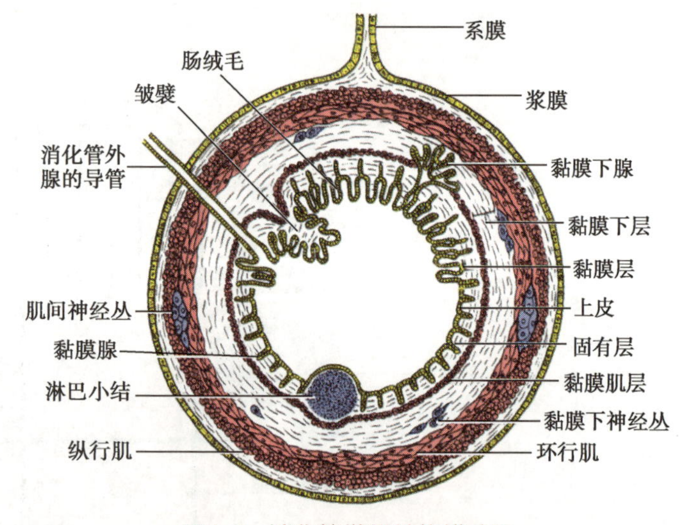

图5-3 消化管微细结构模式图

2. **固有层** 由疏松结缔组织构成，内有小腺体、血管、神经、淋巴管和淋巴组织。

3. **黏膜肌层** 由薄层平滑肌构成。黏膜肌层收缩时，使黏膜产生微弱的运动，有助于血液运行、腺体分泌物的排出和营养物质的吸收。

（二）黏膜下层

黏膜下层由疏松结缔组织构成，含小血管、淋巴管和黏膜下神经丛。黏膜下层结构疏松，有利于黏膜和肌层的活动。

黏膜和黏膜下层共同突入管腔内，形成环行或纵行的皱襞，扩大了黏膜的表面积。

（三）肌层

除口腔、咽、食管上段和肛门的肌层为骨骼肌外，其余部分均为平滑肌。肌层一般分内环行、外纵行 2 层，2 层间有肌间神经丛。肌层的收缩与舒张，使消化管产生多种形式的运动，将消化管中的内容物向下推进，并与消化液充分混合，促进消化和吸收。

（四）外膜

咽、食管、直肠下段的外膜由薄层结缔组织构成，称纤维膜。胃、小肠和部分大肠的外膜由薄层结缔组织和间皮共同构成，称浆膜。浆膜表面光滑，可减少器官运动时相互之间的摩擦。

二、口腔

口腔（oral cavity）是消化管的起始部，向前经口裂通外界，向后经咽峡与咽交通。口腔前壁为上、下唇，两侧为颊，上壁为腭，下壁为口腔底。口腔内有牙、舌等器官（图 5-4）。口腔以上、下牙弓（包括牙槽突和牙列）为界分为口腔前庭和固有口腔 2 部分。当上、下牙列咬合时，口腔前庭可经第 3 磨牙后方的间隙与固有口腔相通。当临床患者牙关紧闭时，可通过此间隙将导管送入固有口腔及咽腔，注入营养物质或急救药物。

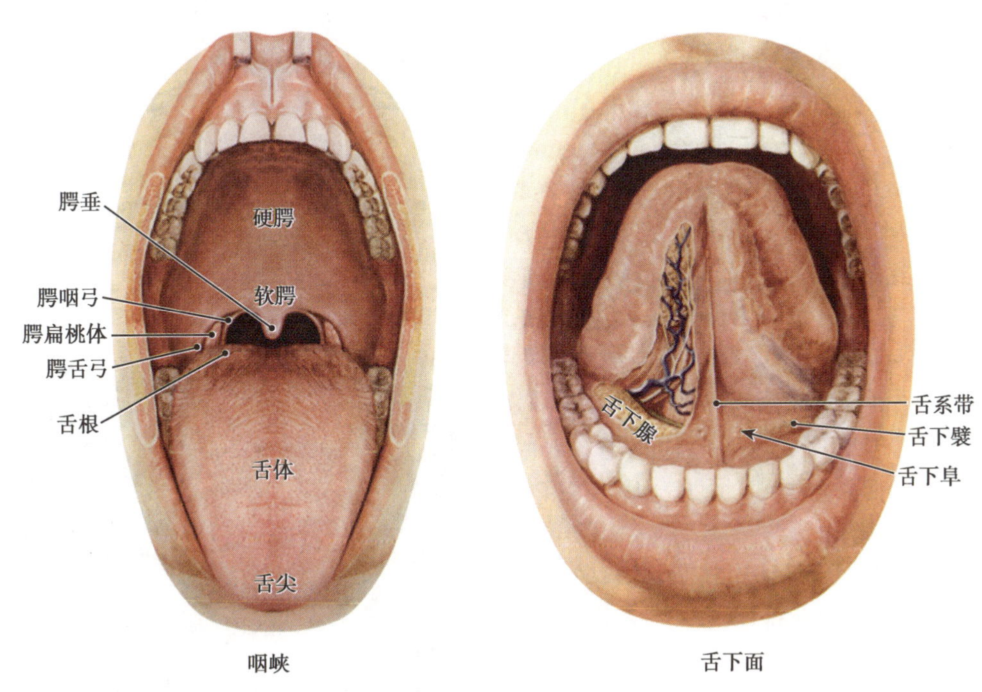

图 5-4　口腔及咽喉

（一）口唇和颊

口唇和颊均由皮肤、皮下组织、肌及黏膜组成。上、下唇间的裂隙称口裂，其两侧的结合处称口角。上唇两侧以弧形的鼻唇沟与颊部分界，在上唇外面正中线处有一纵行浅沟称人中，是人类特有的结构，昏迷患者急救时常在此处进行指压或针刺。在上颌第 2 磨牙牙冠相对的颊黏膜上有腮腺管乳头，是腮腺管的开口（图 5-5）。

（二）腭

腭（图 5-4）构成口腔的上壁，分隔鼻腔和口腔，腭分前 2/3 的硬腭及后 1/3 的软腭。硬腭以骨腭为基础，表面覆以黏膜，黏膜与骨紧密结合。软腭是硬腭向后延伸的柔软部分，由骨骼肌和黏膜构成。软腭后缘中央有一向下突起，称腭垂。自腭垂向两侧各形成 2 条弓形皱襞，前方 1 对向下延续于舌根，称腭舌弓，后方1对向下延至咽侧壁，称腭咽弓。腭垂、两侧腭舌弓及舌根共同围成咽峡，是口腔通咽的门户。

（三）牙

牙（teeth）镶嵌于上、下颌骨的牙槽内，是人体最坚硬的器官，具有咀嚼食物和辅助发音等作用。

1. 牙的形态 牙分为牙冠、牙颈和牙根3部分。暴露在口腔内的称牙冠，嵌于牙槽内的称牙根，介于牙冠与牙根交界部分称牙颈。每个牙根有牙根尖孔通过牙根管与牙冠内较大的牙冠腔相通。牙根管与牙冠腔合称牙腔或髓腔（图5-6）。

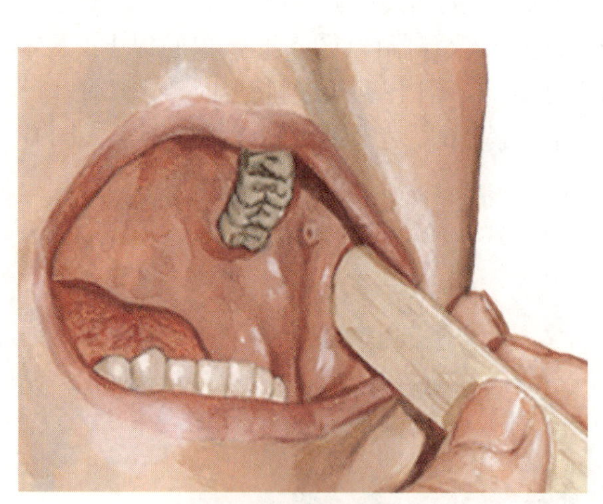

图5-5 腮腺管的开口

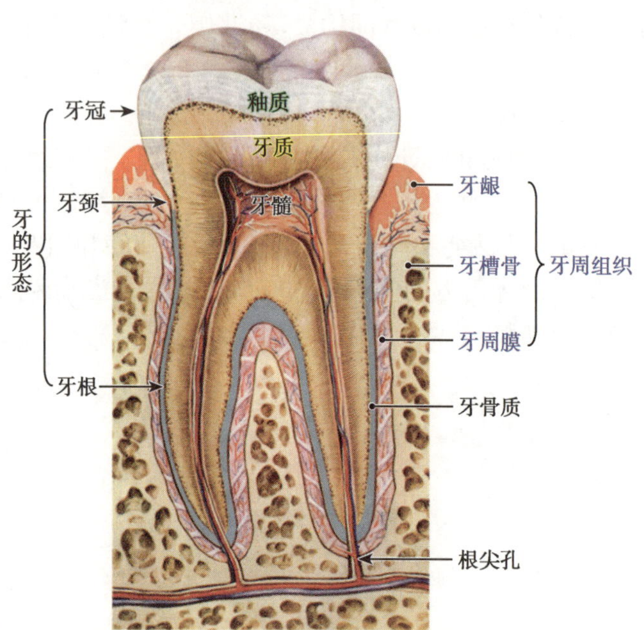

图5-6 牙的形态及构造

2. 牙的分类与萌出 根据牙的形态和功能，可分为切牙、尖牙、前磨牙和磨牙。

人的一生中先后有2套牙萌出。第1套牙称乳牙（图5-7），一般在出生后6~7个月开始萌出，3岁左右出全，共20个。第2套牙称恒牙（图5-8），在6~7岁时乳牙开始脱落，恒牙中的第1磨牙首先长出，至13~14岁逐步出全并替换全部乳牙。而第3磨牙萌出最迟，称迟牙或智齿，到成年后才长出，有的甚至终身不出，因此恒牙数为28~32个均属正常。

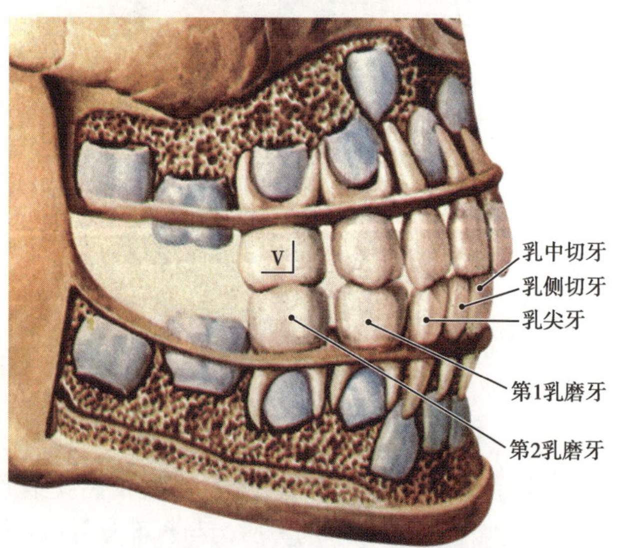

图5-7 乳牙的名称和符号

3. 牙的排列 乳牙上、下颌左右各5个，共20个。恒牙上、下颌左右各8个，共32个。临床上为了记录牙的位置，常以人的方位为准，以“+”记号划分四区表示左、右侧及上、下颌的牙位，并以罗马数字Ⅰ~Ⅴ表示乳牙（图5-7），用阿拉伯数字1~8表示恒牙（图5-8）。例如，|Ⅴ代表左上颌第二乳磨牙，|3代表左上颌尖牙。

4. 牙组织 牙由牙质、釉质、牙骨质和牙髓组成。牙质构成牙的大部分。在牙冠部的牙质表面覆有坚硬洁白的釉质，为人体内最坚硬的组织。在牙颈和牙根部的牙质外面包有牙骨质。牙腔内有牙髓，由神经、血管和结缔组织共同构成。牙髓发炎时常可引起剧烈疼痛。

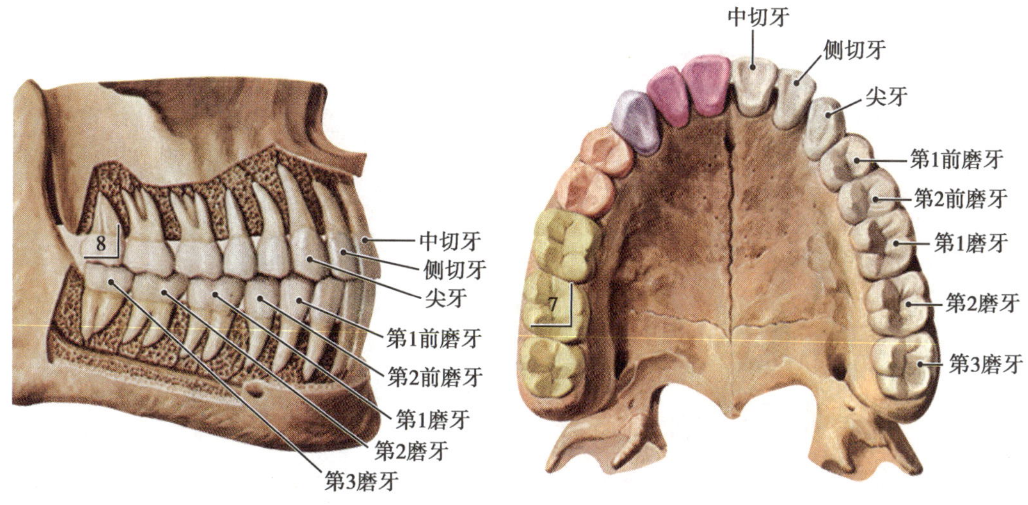

图 5-8　恒牙的名称和符号

5. 牙周组织　包括牙周膜、牙槽骨和牙龈 3 部分，对牙起保护、固定和支持的作用。牙周膜是介于牙根和牙槽骨之间的致密结缔组织，可固定牙根并缓冲咀嚼时的压力。牙龈是口腔黏膜的一部分，血管丰富，包被牙颈，与牙槽骨的骨膜紧密相连。

（四）舌

舌（tongue）位于口腔底，以骨骼肌为基础，表面覆以黏膜，具有协助咀嚼、感受味觉、搅拌食物和辅助发音的功能。

1. 舌的形态　舌有上、下 2 面。上面称舌背，其后部可见"∧"形的界沟，将舌分为前 2/3 的舌体和后 1/3 的舌根。舌体的前端称舌尖（图 5-9）。

2. 舌的黏膜　呈淡红色，覆于舌的表面。在舌背黏膜上有许多小突起，称舌乳头，按形态可分为 4 种（图 5-9）。①丝状乳头：数量最多，如丝绒状，具有一般感觉功能。②菌状乳头：形体较大，呈鲜红色。③轮廓乳头：最大，排列于界沟前方，有 7~11 个。④叶状乳头：排列于舌的边缘。除丝状乳头外，其他舌乳头均含有味觉感受器，称味蕾，能感受甜、酸、苦、咸等刺激。在舌背根部的黏膜内，有许多由淋巴组织集聚而成的突起，称舌扁桃体。

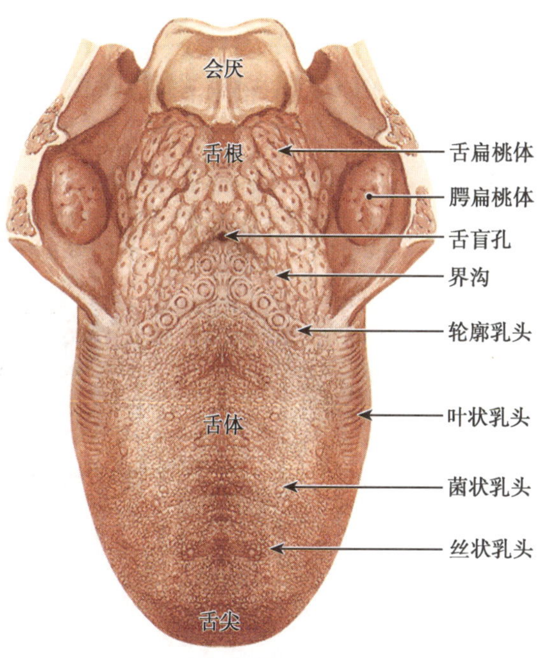

图 5-9　舌（背面）

舌下面的黏膜，在舌的中线处有连于口腔底的黏膜皱襞，称舌系带。在舌系带根部的两侧有 1 对小圆形隆起，称舌下阜，是下颌下腺管和舌下腺大管的开口处。由舌下阜向后外侧延续成舌下襞，舌下腺小管开口于舌下襞。

3. 舌肌　可分为舌内肌和舌外肌，均为骨骼肌。舌内肌的起止均在舌内，其肌纤维分纵行、横行和垂直 3 种，收缩时，分别可使舌缩短、变窄或变薄。舌外肌起自舌外止于舌内，收缩时可改变舌的位置，其中颏舌肌两侧收缩拉舌向前下方（伸舌）；一侧收缩时使舌尖伸向对侧。如一侧颏舌肌瘫痪，伸舌时舌尖歪向瘫痪侧（图 5-10）。

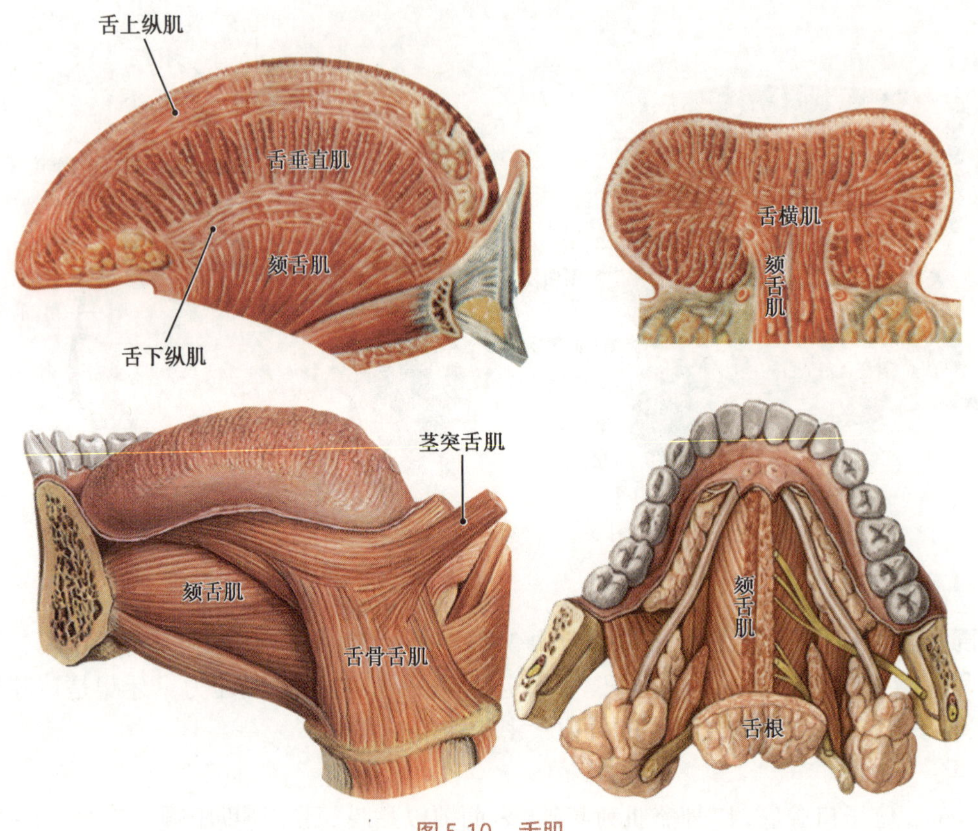

图 5-10　舌肌

三、咽

咽（pharynx）是一个前后略扁的漏斗形肌性管道，位于第 1~6 颈椎的前方，上起颅底，下行至第 6 颈椎下缘移行于食管。咽的后壁及侧壁完整，其前壁不完整，分别与鼻腔、口腔和喉腔相通。咽是消化道与呼吸道的共同通道，以软腭与会厌上缘为界，分为鼻咽、口咽和喉咽（图 5-11）。

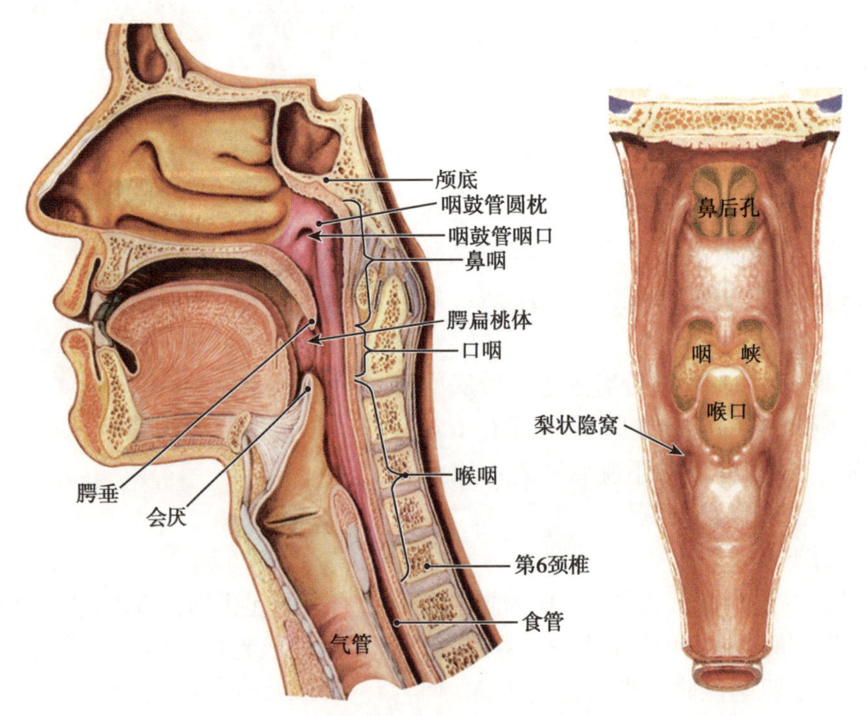

图 5-11　咽腔正中矢状切面和咽的后面观

（一）鼻咽

鼻咽位于鼻腔的后方，介于颅底与软腭之间，向前经鼻后孔与鼻腔相通。顶壁后部黏膜下有丰富的淋巴组织，称咽扁桃体，在婴幼儿较发达，6~7 岁后开始萎缩，至 10 岁后差不多完全退化。

在鼻咽的两侧壁相当于下鼻甲后方 1.5cm 处各有 1 个咽鼓管咽口，借咽鼓管通中耳鼓室。咽鼓管咽口的后上方有一凹陷，称咽隐窝，是鼻咽癌的好发部位。

（二）口咽

口咽位于口腔的后方，介于软腭与会厌上缘之间，向上通鼻咽，向下通喉咽，向前经咽峡通口腔。口咽的前壁主要为舌根后部，在口咽的外侧壁有腭扁桃体，位于腭舌弓和腭咽弓之间的隐窝内（图 5-11）。咽扁桃体、腭扁桃体和舌扁桃体等共同围成咽淋巴环，是呼吸道和消化道上端的防御结构。

（三）喉咽

喉咽位于喉的后方，上起会厌上缘，下至第 6 颈椎体下缘平面移行于食管。向前经喉口通喉腔。在喉口两侧各有 1 个深凹，称梨状隐窝，为食物常滞留处。

四、食管

（一）食管的位置和分部

食管（esophagus）（图 5-12）为前后扁窄的肌性管道，上端于第 6 颈椎体下缘平面续于咽，下行穿过膈的食管裂孔，下端约在第 11 胸椎左侧与胃连接，全长约 25cm。

食管按其行程可分为 3 部分。颈部较短，长约 5cm，为胸骨颈静脉切迹平面以上的部分；胸部较长，长 18~20cm，为颈静脉切迹至食管裂孔的部分；腹部最短，长 1~2cm，为食管裂孔至胃贲门的部分。

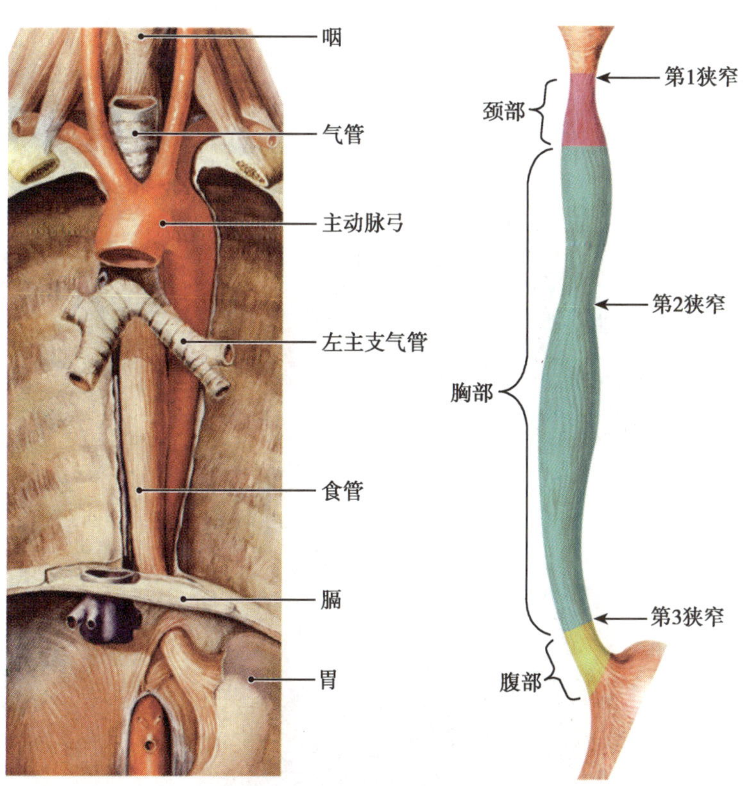

图 5-12　食管前面观及三处狭窄

（二）食管的狭窄

食管有 3 处生理性狭窄（图 5-12）：第 1 狭窄在食管的起始处，距切牙约 15cm。第 2 狭窄在食管与左主支气管交叉处，距切牙约 25cm。第 3 狭窄为食管穿过膈的食管裂孔处，距切牙约 40cm。3 个狭窄处常为异物滞留部位，是炎症和肿瘤的好发部位。临床进行食管插管时，嘱咐受检者做吞咽动作，注意食管的 3 处狭窄，以免伤及食管。

（三）食管的微细结构

食管腔面有纵行皱襞，食物通过时皱襞消失。

1. 黏膜上皮 为复层扁平上皮，耐摩擦，具有保护作用。食管下端的复层扁平上皮与胃贲门部的单层柱状上皮相接，是食管癌的易发部位。固有层为结缔组织，并形成乳头突向上皮。黏膜肌层由纵行的平滑肌束组成。

2. 黏膜下层 含有食管腺，食管腺分泌的黏液经导管排入食管腔，润滑食管的内面。食管腺周围常有密集的淋巴细胞及浆细胞，甚至淋巴小结。

3. 肌层 分内环行与外纵行两层。食管上 1/3 段为骨骼肌，中 1/3 段由平滑肌和骨骼肌混合构成，下 1/3 段为平滑肌。

4. 外膜 为纤维膜。

五、胃

胃（stomach）是消化管中最膨大的部分，上接食管，下续十二指肠。胃有容纳食物、分泌胃液和初步消化食物的功能。成人胃的容量约为 1 500ml，新生儿的胃容量约为 30ml。

（一）胃的形态和分部

胃有两口、两壁、两缘和四部（图 5-13）。

1. 两口 入口为食管与胃相续处，称贲门；出口为胃与十二指肠相续处，称幽门。

2. 两壁 胃前壁朝向前上方；胃后壁朝向后下方。

3. 两缘 上缘短而凹陷，朝向右上方，称胃小弯，其最低点称角切迹；下缘长而凸，朝向左下方，称胃大弯。

4. 四部 自贲门向左上方膨起的部分称胃底；胃的中间扩大部分称胃体；贲门附近的部分称

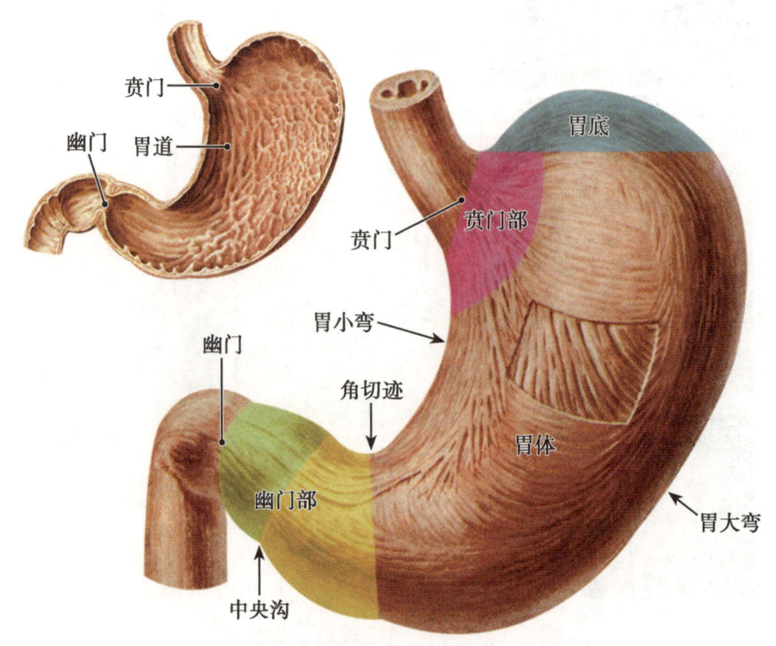

图 5-13 胃的形态与分部

贲门部；近幽门的部分称幽门部。幽门部紧接幽门而呈管状的部分称幽门管；幽门管左侧稍膨大的部分称幽门窦。幽门窦近胃小弯处是胃溃疡和肿瘤的好发部位。

（二）胃的位置

胃常因体型、体位和充盈程度不同，其位置会有较大变化。胃在中等充盈状态下，大部分位于左季肋区，小部分位于腹上区。贲门位于第 11 胸椎体左侧，幽门在第 1 腰椎体右侧。

（三）胃的微细结构

1. 黏膜 胃空虚时，黏膜形成许多纵行皱襞，充盈时皱襞减少、变低。幽门处的黏膜突入管腔形成环形皱襞，称幽门瓣。幽门瓣有控制胃内容物进入小肠和防止小肠内容物逆流入胃的作用。胃黏膜表面有许多小窝，称胃小凹，是胃腺的开口处（图 5-14，图 5-15，图 5-16）。

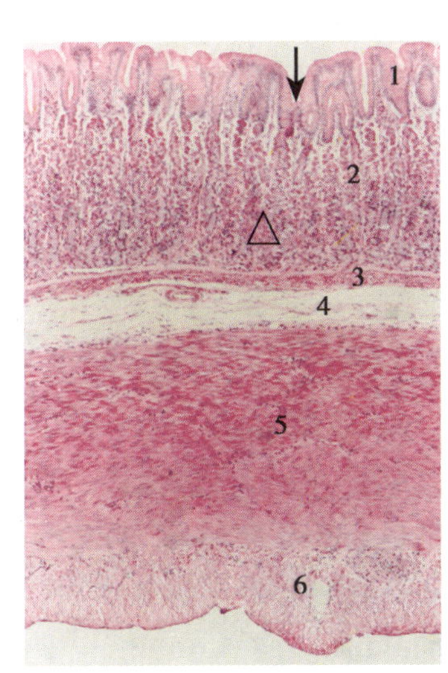

图 5-14 胃底部

1. 上皮；2. 固有层；3. 黏膜肌层；4. 黏膜下层；5. 肌层；6. 浆膜；↓胃小凹；△胃底腺。

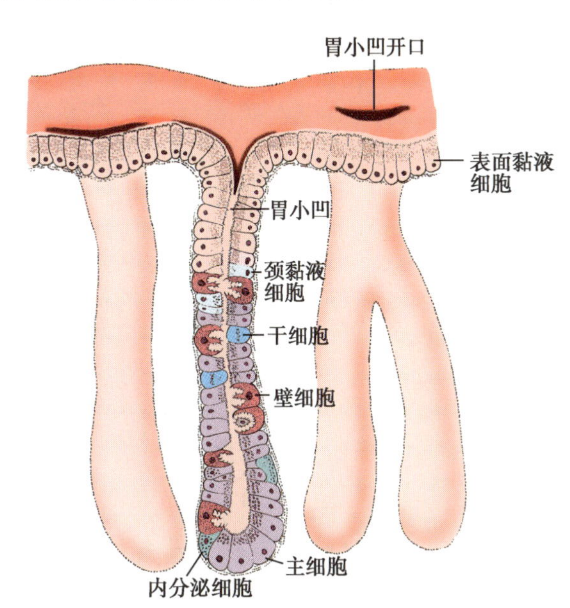

图 5-15 胃底腺模式图

(1) 上皮：为单层柱状上皮，能分泌黏液，保护胃黏膜。

(2) 固有层：由疏松结缔组织构成，内有许多管状的胃腺，分为贲门腺、幽门腺和胃底腺。胃底腺位于胃底和胃体部，主要由 3 种细胞组成。

1）主细胞：又称胃酶细胞，数量最多，主要分布于腺底部。细胞呈柱状，核圆形，位于基底部。主细胞分泌胃蛋白酶原，胃蛋白酶原经盐酸激活转变成有活性的胃蛋白酶，参与蛋白质的分解（图 5-15，图 5-16）。

2）壁细胞：又称盐酸细胞，数量较少。细胞较大，多呈圆锥形。细胞质呈均匀而明显的嗜酸性，核圆而深染，居中，可有双核。壁细胞能分泌盐酸及内因子。盐酸有激活胃蛋白酶原和杀菌等作用。内因子有助于肠上皮对维生素 B_{12} 的吸收。患萎缩性胃炎等疾病时，由于内因子缺乏，维生素 B_{12} 吸收障碍，可出现恶性贫血（图 5-15，图 5-16）。

3）颈黏液细胞：数量少，位于胃底腺颈部，常呈楔形夹在其他细胞之间，核扁平，位于细胞基底部，核上方胞质内充满黏原颗粒。

2. 黏膜下层 由疏松结缔组织构成，含有丰富的血管、淋巴管和神经丛。

3. 肌层 较厚，由内斜行、中环行、外纵行 3 层平滑肌构成。环行肌在幽门处增厚形成幽门括约肌，它能调节胃内容物进入小肠的速度，也可防止小肠内容物逆流至胃。

4. 外膜 为浆膜。

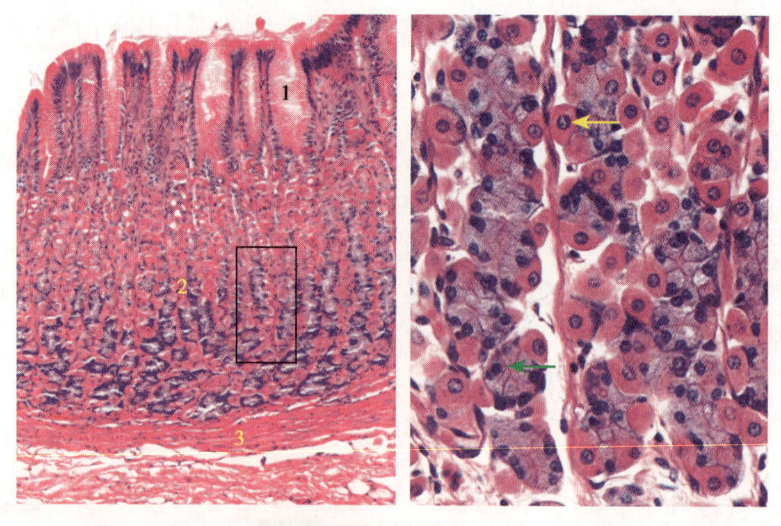

图 5-16 胃壁的微细结构

1. 胃小凹；2. 胃底腺；3. 黏膜肌层；↑（黄）壁细胞；↑（绿）主细胞。

临床应用

胃插管术

视患者情况选经口腔或鼻腔插入胃管，在经鼻腔插入时，其方向应先稍向上，而后平行向后下，使胃管经鼻腔下壁靠内侧滑行。注意鼻中隔前下部的出血区，避免损伤黏膜。同时注意插管侧鼻孔有无狭窄、息肉。当胃管进入鼻道 6~7cm 时，即可向后下推进，避免刺激咽后壁的感受器而引起恶心。插管长度相当于患者体表自鼻尖（口唇）经耳垂到剑突的长度（图 5-17）。成人一般插入胃管 45~50cm，婴幼儿为 14~18cm。

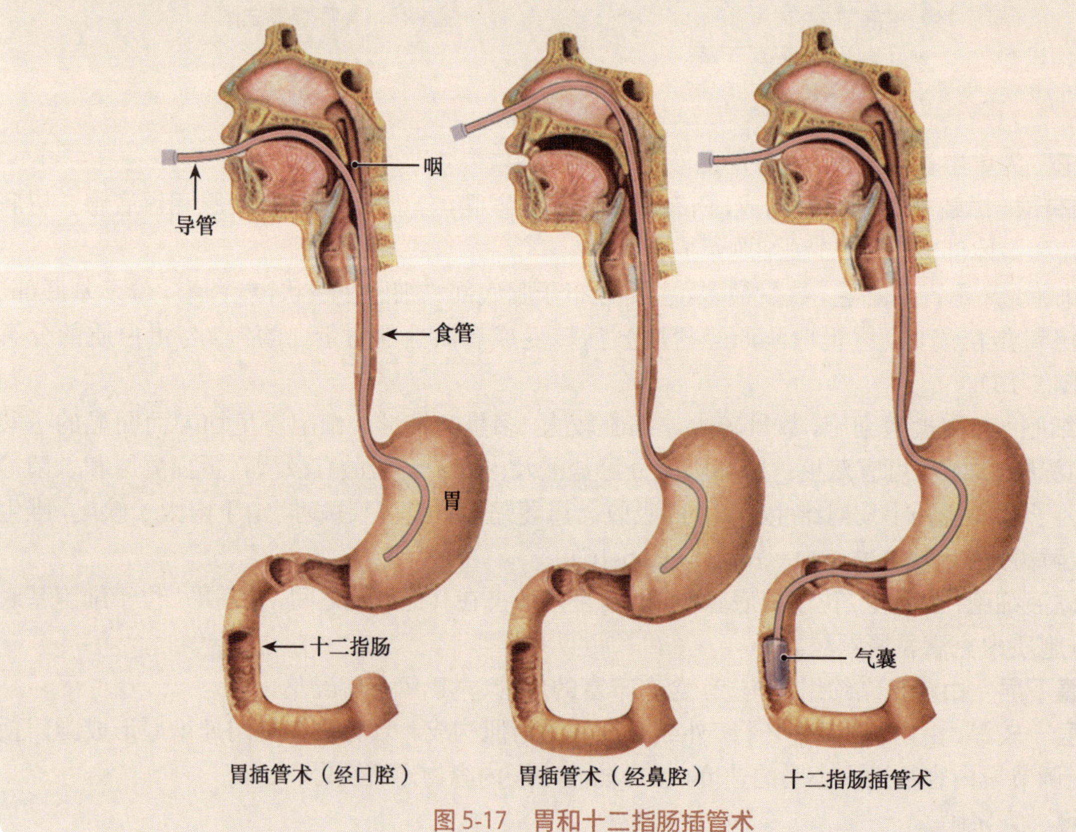

图 5-17 胃和十二指肠插管术

六、小肠

小肠（small intestine）是消化管中最长、最弯曲的一段，全长为 5~7m，上端连于胃幽门，下端续于盲肠，可分为十二指肠、空肠和回肠 3 部分，是消化食物和吸收营养的重要场所。

（一）十二指肠

十二指肠（duodenum）介于胃与空肠之间，成人长约 25cm，呈 C 形包绕胰头，可分为上部、降部、水平部和升部（图 5-18）。

1. 上部 起自胃的幽门，行向右后方，至肝门下方急转向下移行为降部，转折处为十二指肠上曲。上部起始段约 2.5cm 的一段肠管，壁较薄，黏膜面较光滑且无环形皱襞，称十二指肠球，是十二指肠溃疡好发部位。

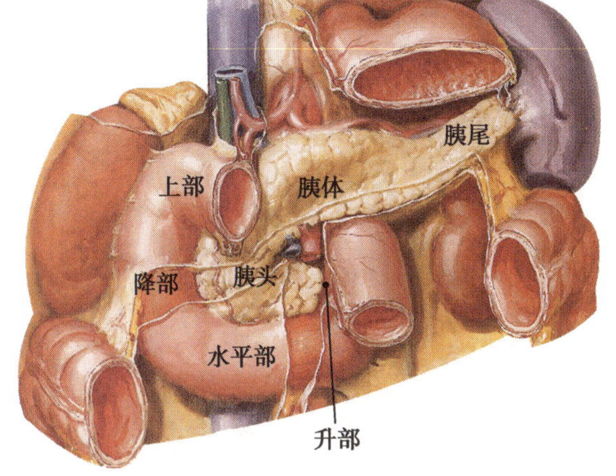

图 5-18 十二指肠与胰

2. 降部 起自十二指肠上曲，沿右肾内侧缘下降，至第 3 腰椎水平弯向左侧续水平部，转折处称十二指肠下曲。降部内面黏膜环状皱襞发达，在其后内侧襞上有一纵行皱襞，纵襞下端有一突起，称十二指肠大乳头，是胆总管和胰管的共同开口处。

3. 水平部 又称下部，自十二指肠下曲起始，向左横行达第 3 腰椎左侧续于升部。肠系膜上动脉与肠系膜上静脉紧贴此部前面下行。

4. 升部 最短，自第 3 腰椎左侧斜向左上方，达第 2 腰椎左侧急转向前下方，形成十二指肠空肠曲，移行于空肠。十二指肠空肠曲被十二指肠悬肌连于膈右脚。十二指肠悬肌和包绕其表面的腹膜皱襞共同构成十二指肠悬韧带，是确定空肠起始的重要标志。

（二）空肠和回肠

空肠（jejunum）与回肠（ileum）在腹腔内迂回盘曲形成肠袢。空肠位于腹腔左上部，占空、回肠全长的 2/5；管径粗，管壁厚，血管多，颜色较红；腔内环形皱襞高而密，黏膜内有散在的孤立淋巴滤泡。回肠位于腹腔右下部，占空、回肠全长的 3/5；管径细，管壁薄，血管少，颜色较淡；环形皱襞低而疏，内有集合淋巴滤泡，是肠伤寒病易侵犯的部位，易形成溃疡，甚至引起出血或穿孔（图 5-18，图 5-19）。

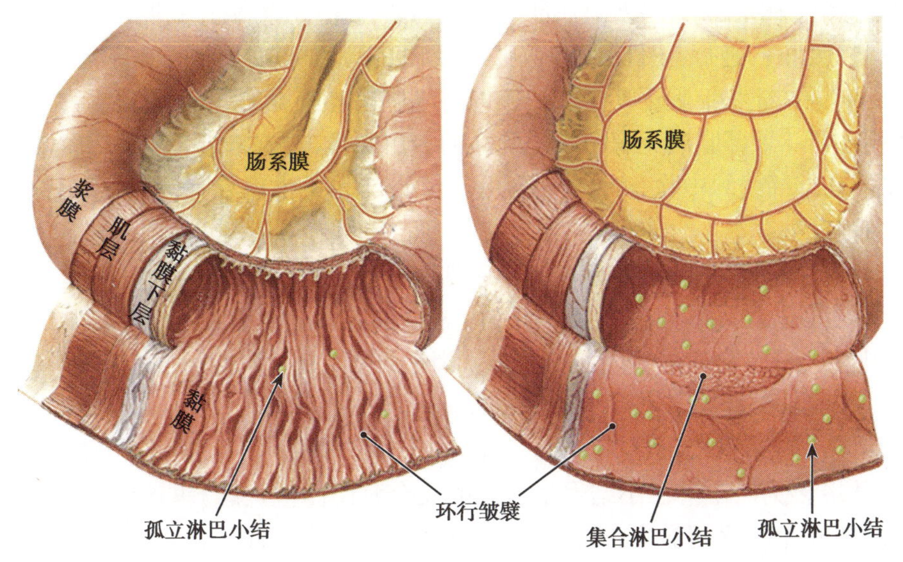

图 5-19 空肠与回肠的比较

（三）小肠的微细结构

小肠壁有 4 层结构，黏膜和黏膜下层向肠腔突出，形成许多皱襞。黏膜上皮和固有层向肠腔内突出形成小肠绒毛。黏膜的柱状上皮细胞游离面有微细突起，称微绒毛。环形皱襞、肠绒毛和微绒毛使小肠的吸收面积增加了约 600 倍（图 5-20，图 5-21）。

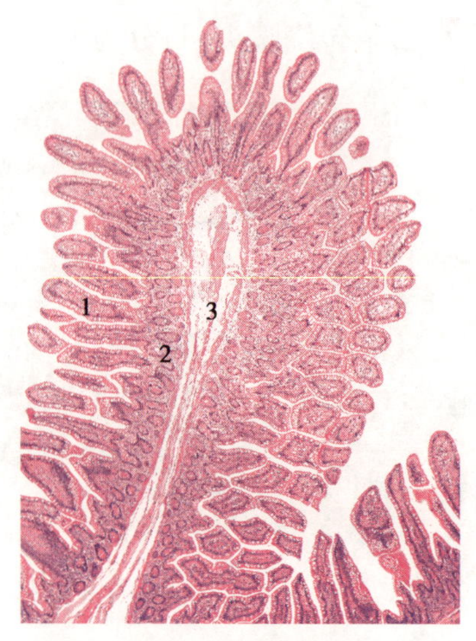

图 5-20　小肠皱襞

1. 上皮；2. 固有层；3. 中央乳糜管。

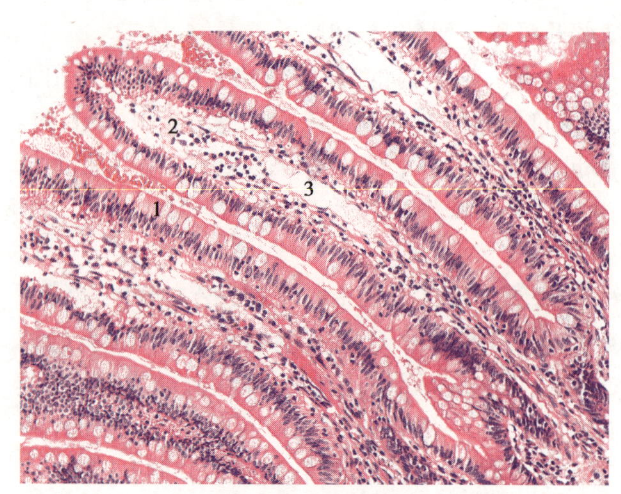

图 5-21　小肠绒毛

1. 上皮；2. 固有层；3. 中央乳糜管。

1. 黏膜　小肠的结构特点是腔面有环行皱襞。在距幽门 4~5cm 处开始出现，在十二指肠末段和空肠头段极发达，由空肠向下逐渐减少、变矮，至回肠中段以下基本消失。黏膜表面还有许多细小的肠绒毛，是由上皮和固有层向肠腔突起而成，长 0.5~1.5mm，形状不一，以十二指肠和空肠头段最发达。环行皱襞和肠绒毛使小肠内表面积扩大 20~30 倍。肠绒毛根部的上皮和下方固有层中的小肠腺上皮相连续。小肠腺呈单管状，直接开口于肠腔。

（1）上皮：为单层柱状上皮。肠绒毛的上皮由吸收细胞、杯状细胞和少量内分泌细胞组成；小肠腺除上述细胞外，还有帕内特细胞和干细胞。肠绒毛中的细胞最多，呈高柱状，核椭圆形，位于基部。细胞游离面在光镜下可见纹状缘，电镜观察表明它是由密集而规则的微绒毛构成，可使细胞游离面面积扩大约 30 倍。相邻细胞顶部有完善的紧密连接，可阻止肠腔内物质由细胞间隙进入组织，保证选择性吸收的进行。杯状细胞散在于吸收细胞之间，分泌黏液，有润滑和保护作用。从十二指肠至回肠末端，杯状细胞逐渐增多。帕内特细胞是小肠腺的特征性细胞，常三五成群位于腺底部。细胞呈锥体形，顶部胞质充满粗大嗜酸性的分泌颗粒，颗粒含有溶菌酶和防御素。

（2）固有层：在结缔组织中除有大量小肠腺外，还有丰富的淋巴细胞、浆细胞、巨噬细胞、嗜酸性粒细胞和肥大细胞。

肠绒毛中轴的固有层内有 1~2 条纵行的毛细淋巴管，称中央乳糜管，其管腔较大，通透性大，吸收细胞释出的乳糜微粒入中央乳糜管。周围有丰富的有孔毛细血管，肠上皮吸收的氨基酸、单糖等水溶性物质主要经此入血。绒毛内还有少量平滑肌纤维，其收缩使肠绒毛变短，有利于物质吸收及淋巴和血液运行（图 5-21）。

固有层中除有大量分散的淋巴细胞外，尚有淋巴小结。在十二指肠和空肠多为孤立淋巴小结，在回肠（尤其下段）多为若干淋巴小结聚集形成的集合淋巴滤泡，集合淋巴滤泡可穿过黏膜肌抵达黏膜下层。肠伤寒的病变多侵犯集合淋巴滤泡，可并发肠穿孔或肠出血。

（3）黏膜肌层：由内环行和外纵行两薄层平滑肌组成。

2. 黏膜下层 致密的结缔组织中有较多血管和淋巴管。十二指肠的黏膜下层内有大量十二指肠腺，为复管泡状的黏液腺，其导管穿过黏膜肌层开口于小肠腺底部。此腺分泌黏稠的碱性黏液，保护十二指肠免受胃酸侵蚀，并产生表皮生长因子释入肠腔，促进小肠上皮细胞增殖。

3. 肌层 由内环行和外纵行 2 层平滑肌组成。

4. 外膜 除部分十二指肠壁为纤维膜外，其余均为浆膜。

临床应用

消化性溃疡

由于溃疡的形成与胃酸和胃蛋白酶的消化作用有关，故称消化性溃疡。其包括胃溃疡和十二指肠溃疡。消化性溃疡与幽门螺杆菌（Hp）感染、胃酸分泌过多、胃黏膜保护作用减弱等因素有关。上腹部疼痛为主要症状，胃溃疡疼痛典型节律为进食—疼痛—缓解；十二指肠溃疡疼痛典型节律为疼痛—进食—缓解。

七、大肠

情境导入

患者，女，37 岁，1 天前上腹部出现疼痛，继而疼痛向右下腹转移并固定，麦氏点有压痛，入院诊断为急性阑尾炎，拟行阑尾切除术。

请思考：

行阑尾切除术时，如何寻找阑尾？什么是麦氏点？

大肠（large intestine）为消化管的下段，全长约 1.5m，分为盲肠、阑尾、结肠、直肠和肛管 5 段。大肠的功能是吸收水分，分泌黏液，使食物残渣形成粪便并排出体外（图 5-22）。

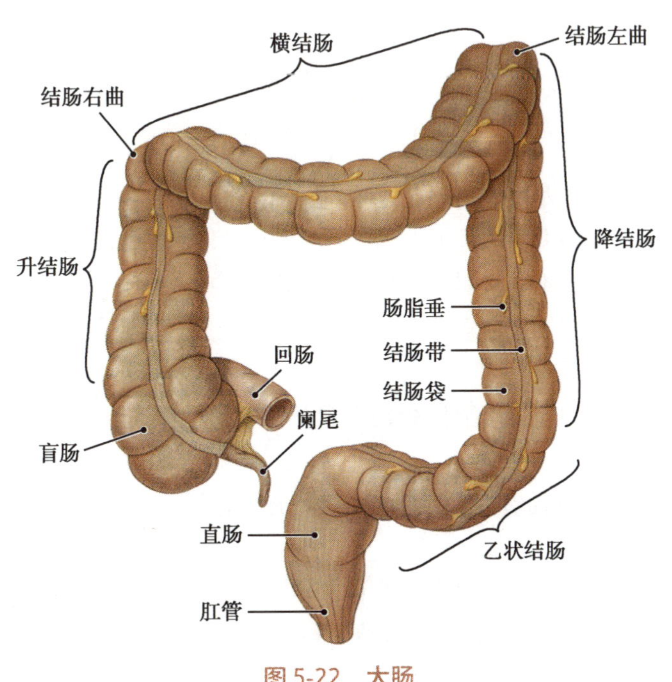

图 5-22 大肠

大肠口径较粗，除直肠、肛管与阑尾外，结肠和盲肠具有 3 种特征性结构，即结肠带、结肠袋和肠脂垂（图 5-22，图 5-23）。结肠带有 3 条，由肠壁的纵行肌增厚而成，沿肠的纵轴排列，3 条结肠带均汇集于阑尾根部。结肠袋的形成是由于结肠带较肠管短，使肠管形成许多囊状的突出。肠脂垂为沿结肠带两侧分布的许多脂肪突起。这 3 个形态特点可作为区别大肠和小肠的标志。在结肠内面，相当于结肠袋之间横沟处环行肌增厚，在肠黏膜表面形成结肠半月襞。

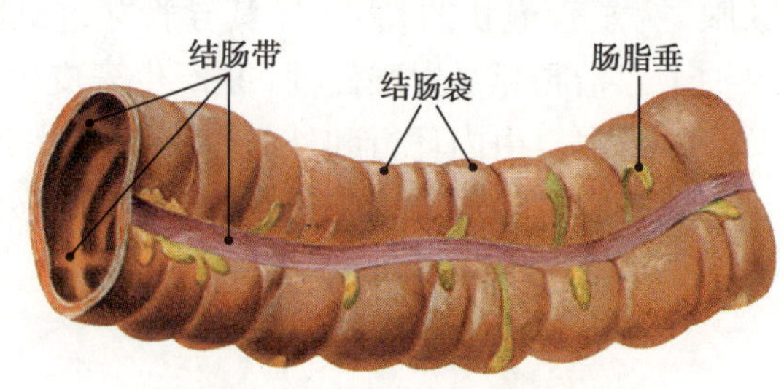

图 5-23　结肠的特征性结构

（一）盲肠

盲肠（cecum）位于右髂窝内，是大肠的起始部，下端呈盲囊状，左接回肠，长 6~8cm，向上与升结肠相续。回肠末端开口于盲肠，开口处有上、下两片唇样黏膜皱襞，称回盲瓣。此瓣既可控制小肠内容物进入盲肠的速度，使食物在小肠内充分消化吸收，又可防止大肠内容物逆流到回肠。在回盲瓣下方约 2cm 处，有阑尾的开口（图 5-24）。

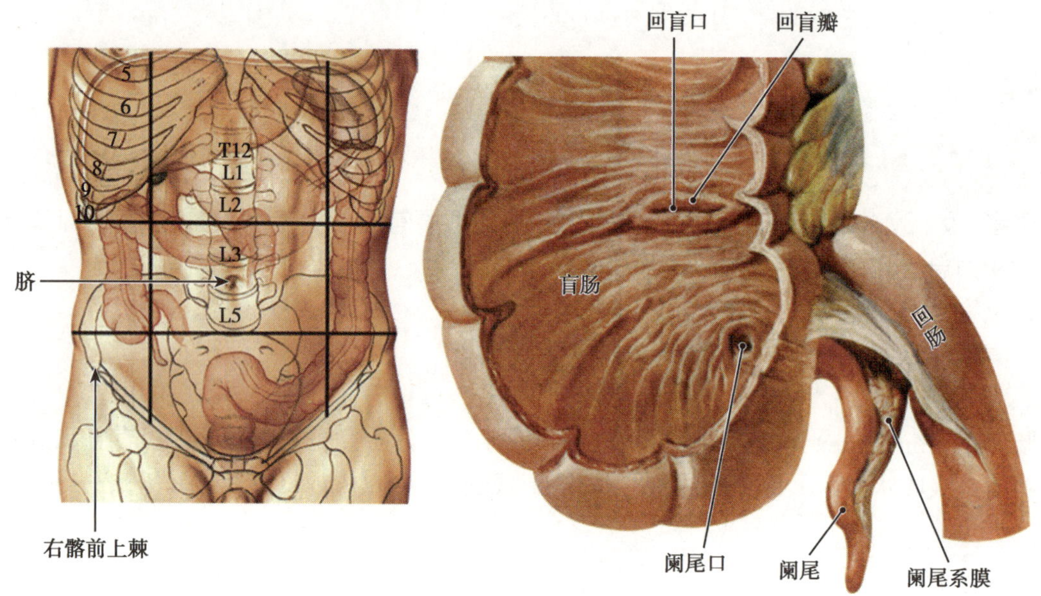

图 5-24　盲肠和阑尾

（二）阑尾

阑尾（vermiform appendix）为一蚓状突起，根部连于盲肠的后内侧壁，远端游离，一般长 6~8cm（图 5-24）。3 条结肠带汇集于阑尾根部，临床做阑尾手术时，可沿结肠带向下寻找阑尾。

阑尾根部的体表投影，通常位于脐与右髂前上棘连线的外、中 1/3 交点处，称麦氏点（McBurney point）。急性阑尾炎时该处可有压痛及反跳痛，具有一定的诊断价值。

（三）结肠

结肠（colon）包绕在小肠周围，始于盲肠，终于直肠。分为升结肠、横结肠、降结肠和乙状结肠 4 部分（图 5-22）。

1. 升结肠　在右髂窝起于盲肠，沿右侧腹后壁上升，至肝右叶下方，转向左形成结肠右曲或称肝曲，随后移行于横结肠。

2. 横结肠　起自结肠右曲，向左横行至脾下方转折向下形成结肠左曲或称脾曲，续于降结肠。横结肠由横结肠系膜连于腹后壁，活动度大，常形成一个下垂的弓形弯曲。

3. 降结肠　起自结肠左曲，沿左侧腹后壁向下，至左髂嵴处移行为乙状结肠。

4. 乙状结肠 呈乙字形弯曲，于左髂嵴处上接降结肠，沿左髂窝转入盆腔内，至第3骶椎平面续于直肠。乙状结肠借乙状结肠系膜连于骨盆侧壁，系膜较长，易造成乙状结肠扭转。

结肠黏膜表面光滑，无肠绒毛，但有半月形的皱襞。上皮为单层柱状上皮，内有较多的杯形细胞。固有层内有丰富的肠腺，腺上皮内有大量杯形细胞。固有层内还有较多的弥散淋巴组织和孤立淋巴小结。

（四）直肠

直肠（rectum）长10~14cm，位于小骨盆腔的后部，骶骨的前方。其上端在第3骶椎前方续于乙状结肠，沿骶骨和尾骨前面下行穿过盆膈，移行为肛管。直肠并非笔直，在矢状面上有两个弯曲，即骶曲和会阴曲。骶曲由于直肠在骶、尾骨前面下降，形成凸向后的弯曲；会阴曲是直肠绕过尾骨尖形成凸向前的弯曲。临床上进行直肠镜或乙状结肠镜检查时，必须注意这些弯曲，以免损伤肠壁。直肠下段肠腔膨大，称直肠壶腹。直肠内面常有3个半月形皱襞，称直肠横襞（图5-25），由黏膜和环行肌构成。其中最大而且恒定的1个横襞在壶腹上份，位于直肠右前壁，距肛门约7cm，可作为直肠镜检查的定位标志。男女直肠的毗邻不同，男性直肠的前方有膀胱、前列腺、精囊；女性直肠的前方有子宫及阴道。临床指诊时，经肛门在男性可触查前列腺，女性可触及子宫和阴道。

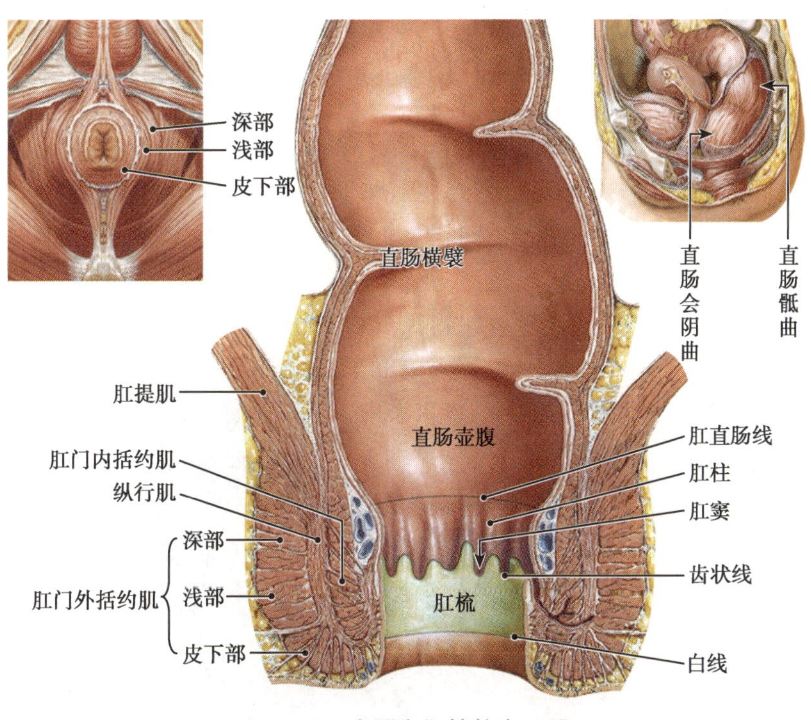

图5-25 直肠和肛管的内面观

（五）肛管

肛管（anal canal）（图5-25）是盆膈以下的消化管，长约4cm，上续直肠，末端开口于肛门。肛管内面有6~10条纵行的黏膜皱襞，称肛柱。肛柱下端之间有半月形的黏膜皱襞相连，称肛瓣。肛瓣与相邻肛柱下端共同围成的小隐窝，称肛窦，如发生感染可引起肛窦炎。

肛瓣与肛柱下端共同连成锯齿状的环形线，称齿状线，此线以上为黏膜，以下为皮肤。在齿状线的下方，肛管内面由于肛门内括约肌紧缩，形成略微凸起的环形带，称肛梳。在肛门上方1~1.5cm处，活体上可见皮肤上有浅蓝色的环形线，称白线，此处恰为肛门内、外括约肌的分界处。在肛管的黏膜下和皮下有丰富的静脉丛，在病理情况下可发生曲张，称痔。发生在齿状线以上的称内痔，发生在齿状线以下的称外痔。

肛管周围有肛门内、外括约肌环绕。肛门内括约肌属平滑肌，是肠壁环行肌增厚而成，有协助排便的作用。肛门外括约肌为横纹肌，围绕在肛门内括约肌周围，可分为皮下部、浅部和深部3部分。其中浅部与深部可随意括约肛门控制排便，手术时应注意，以免损伤肛门外括约肌造成大便失禁。

临床应用

急性阑尾炎

阑尾管腔阻塞是急性阑尾炎最常见的病因，大多数患者具有典型的转移性右下腹疼痛。右下腹固定的压痛是最常见的重要体征，压痛部位常在麦氏点。大多数急性阑尾炎在确诊后应及早施行手术切除，非手术治疗仅适用于早期单纯性阑尾炎或有手术禁忌证者。阑尾周围脓肿先使用抗菌药控制症状，一般3个月后再行手术切除。手术后嘱咐患者早期活动防止发生肠粘连，术后最常见的并发症是切口感染。

临床应用

灌　肠

灌肠是将一定量的液体由肛门经直肠灌入结肠，以帮助患者清洁肠道、排便、排气或由肠道供给药物，达到确定诊断和治疗目的的方法。根据灌肠的目的可分为不保留灌肠和保留灌肠（图5-26）。

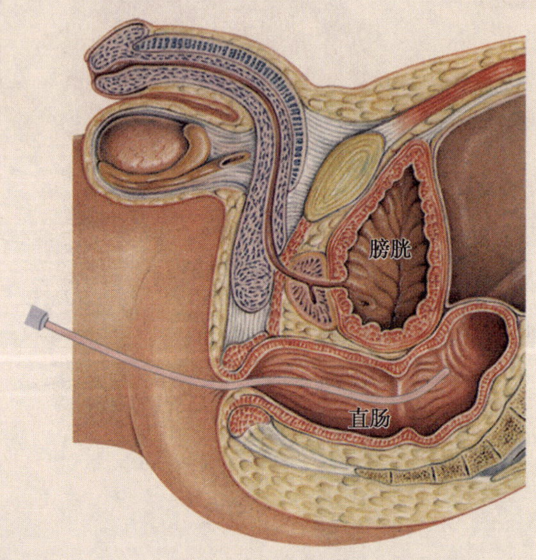

图5-26　灌肠

第三节　消 化 腺

一、口腔腺

口腔腺又称唾液腺，可分泌唾液，唾液有清洁口腔和帮助消化食物的功能。唾液腺可分大、小2种：大唾液腺有腮腺、下颌下腺和舌下腺3对；小唾液腺数目多，如唇腺、颊腺、腭腺等（图5-27）。

（一）腮腺

腮腺是最大的1对口腔腺，呈不规则的三角形，位于耳郭的前下方，上达颧弓，下至下颌角附近。腮腺管自腮腺前缘穿出，在颧弓下方1横指处，横过咬肌表面，穿颊肌，开口于平对上颌第2磨牙牙冠所对颊黏膜处（图5-5，图5-27）。

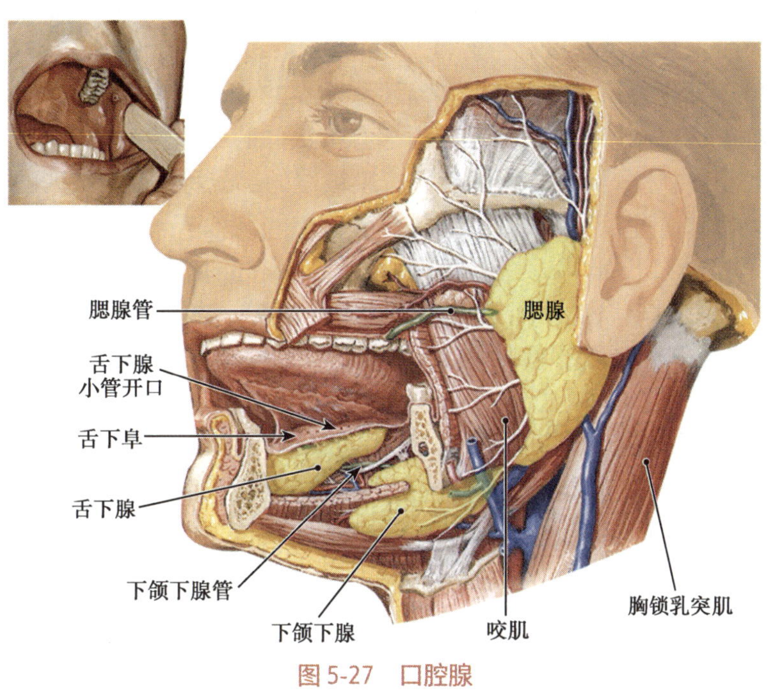

图5-27 口腔腺

（二）下颌下腺

下颌下腺位于下颌骨体内面的下颌下腺凹处，呈卵圆形，其导管沿腺内侧前行，开口于舌下阜。

（三）舌下腺

舌下腺为最小的1对，位于口腔底舌下襞深面。腺管分大、小2种，舌下腺小管约10条，开口于舌下襞；舌下腺大管1条，与下颌下腺管共同开口于舌下阜。

二、肝

情境导入

患者，女，75岁，15年前因黄疸、肝区疼痛以急性肝炎住过院，近2个月腹胀明显，入院检查发现大量腹水，诊断为肝硬化。

请思考：

结合肝的解剖特点，分析产生以上临床表现的原因。

肝（liver）是人体最大的腺体，血管极为丰富，呈红褐色，质软而脆。肝接受双重的血液供应，即除接受肝动脉外，还接受肝门静脉的注入。肝的功能极为复杂和重要，具有分泌胆汁、参与代谢、贮存糖原、解毒和吞噬防御等功能。我国成人肝重男性平均为1 300g，女性平均为1 200g，占体重的1/50~1/40。

（一）肝的位置

肝大部分位于右季肋区及腹上区，小部分位于左季肋区。肝的大部分被胸廓所掩盖，仅在腹上区左、右肋弓之间，直接与腹前壁接触。肝的上界与膈穹窿一致，在右侧锁骨中线处平第5肋或第

5肋间；在正中线处平胸骨体下端；在左锁骨中线附近平第5肋间。当右季肋区或腹上区遭受暴力打击或肋骨骨折时，可导致肝破裂。肝下界即肝前缘，在右锁骨中线的右侧与右肋弓一致，但在腹上区左、右肋弓间，肝前缘居剑突下约3cm。因此，正常成人在右肋弓下缘不能触到肝，但在左右肋弓之间、剑突下方约3cm可触及。3岁以下的健康幼儿，由于腹腔的容积较小，而肝体积相对较大，肝下缘常低于右肋弓下1.5~2.0cm；7岁以上的儿童，在右肋弓下不能触及肝。

（二）肝的形态

肝呈不规则楔形，可分为膈面、脏面和前、后缘（图5-28）。

膈面隆凸，也称上面，贴于膈的下面。膈面上有矢状位的镰状韧带附着，借此将肝分为大而厚的肝右叶和小而薄的肝左叶。膈面的后部没有腹膜被覆的部分称裸区，裸区的左侧有一较宽的沟称腔静脉沟，有下腔静脉通过。

脏面朝向下后方，也称下面，与腹腔器官邻接，凹凸不平。脏面有一近似H形的沟，左纵沟的前部有肝圆韧带，是胎儿时期脐静脉闭锁后的遗迹。肝圆韧带离开此沟后即被包于镰状韧带的游离缘中，与脐相连；左纵沟的后部有静脉韧带，是胎儿时期静脉导管的遗迹。右纵沟的前部为一凹窝，称胆囊窝，容纳胆囊；右纵沟的后部为腔静脉沟，有下腔静脉经过。横沟又称肝门，是肝固有动脉、肝门静脉、肝管以及神经和淋巴管出入之处。肝的脏面借H形沟分为4叶，右纵沟右侧为右叶；左纵沟左侧为左叶；左、右纵沟之间在横沟前方为方叶，横沟后方为尾状叶。

肝前缘锐利，是肝的膈面与脏面的分界线；后缘钝圆，朝向脊柱。

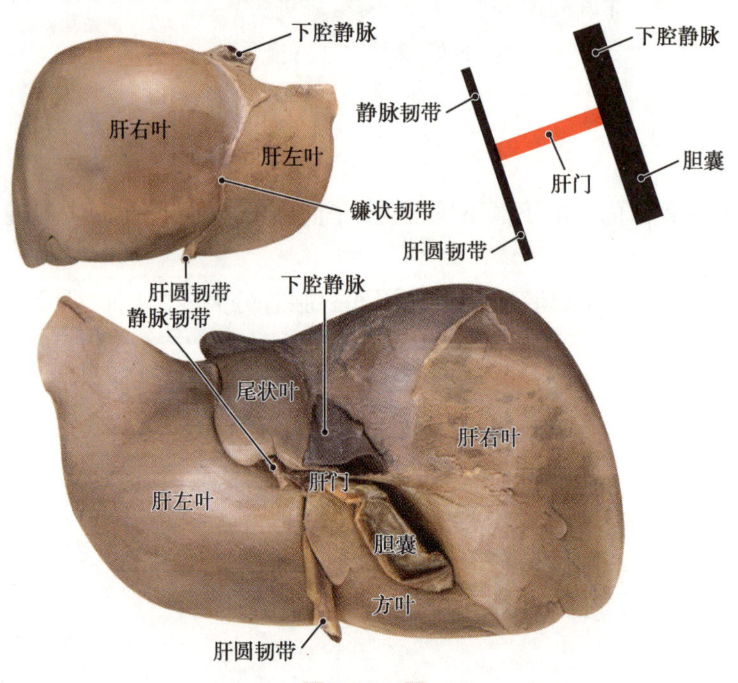

图5-28　肝

（三）肝的微细结构

肝表面覆以致密结缔组织被膜，除在肝下面各沟窝处以及右叶上面后部为纤维膜外，其余均为浆膜。肝门部的结缔组织随肝门静脉、肝动脉、肝静脉和肝管的分支伸入肝实质，将实质分成许多肝小叶。肝小叶之间各种管道密集的部位称门管区（图5-29）。

1. 肝小叶　是肝的基本结构单位，呈多角棱柱体，主要由肝细胞构成，成人肝有50万~100万个肝小叶。人的相邻肝小叶常连成一片，分界不清，有的动物（如猪）的肝小叶周围因结缔组织较多而分界明显。肝小叶中央有1条沿其长轴走行的中央静脉。

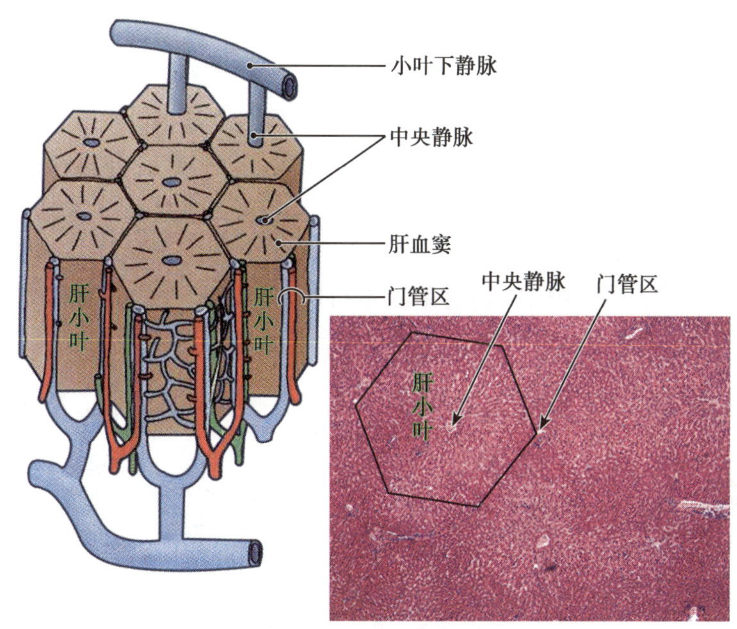

图 5-29　肝小叶与门管区

肝细胞单层排列成凹凸不平的板状结构，称肝板。相邻肝板吻合连接，形成迷路样结构，其断面呈索状，称肝索。肝板之间为肝血窦，肝血窦经肝板上的孔互相通连。肝细胞相邻面的质膜局部凹陷，形成微细的胆小管。这样，肝板、肝血窦和胆小管在肝小叶内形成各自独立而又密切相关的复杂网络。肝索和肝血窦以中央静脉为中心向周围呈放射状排列（图 5-30，图 5-31）。

（1）**肝细胞**：占肝内细胞总数的 80%。肝细胞呈多边形。每个肝细胞有 3 种类型的功能面，即血窦面、胆小管面与肝细胞连接面。血窦面和胆小管面有许多微绒毛，借以扩大肝细胞的表面积。相邻肝细胞之间的连接面有紧密连接、桥粒和缝隙连接等结构。

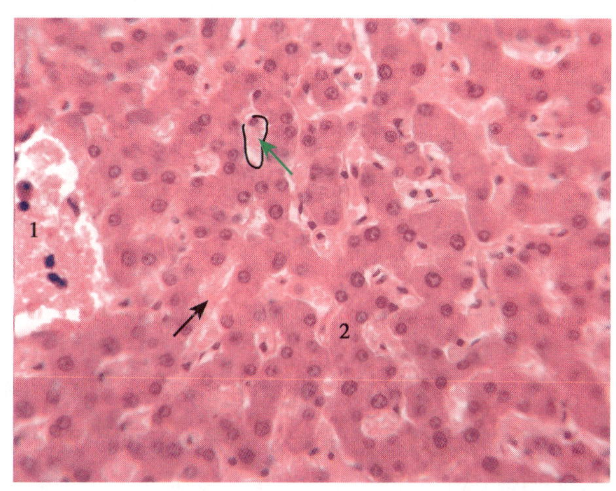

图 5-30　肝的微细结构（高倍）

1. 中央静脉；2. 肝细胞索；↑（黑色）肝血窦；↑（绿色）肝巨噬细胞。

电镜下，肝细胞核大而圆，居中，常染色质丰富，有 1 个至数个核仁。胞质内各种细胞器丰富，富含线粒体、溶酶体和过氧化物酶体。肝细胞中的糖原是血糖的贮备形式，受胰岛素和胰高血糖素的调节，进食后增多，饥饿时减少。

肝细胞主要有合成、分泌胆汁的功能，且再生能力极强。肝细胞分泌的胆汁，有助于脂肪的消化和吸收。肝合成多种蛋白质及多肽类物质，直接分泌入血；肝还参与糖、脂类、激素和药物等的代谢。

（2）**肝血窦**：位于肝板之间，形状不规则，血液自肝小叶的周边经血窦汇入中央静脉（图 5-31）。

（3）**窦周隙**：为肝血窦内皮与肝板之间的狭小间隙（图 5-31）。由于肝血窦内皮通透性大，故窦周隙充满血浆，肝细胞血窦面的微绒毛直接浸泡在血浆内，可以和血浆进行充分而高效的物质交换。

（4）**胆小管**：是相邻肝细胞的质膜局部凹陷而成的微细管道，在肝板内连接成网，其管径粗细较均匀。肝细胞的胆小管面形成许多微绒毛，突入管腔。靠近胆小管的相邻肝细胞膜形成由紧密连接、桥粒等组成的连接复合体，可封闭胆小管周围的细胞间隙，防止胆汁外溢至细胞间隙或窦周隙。

当肝细胞发生变性、坏死，或胆道堵塞、内压增大时，胆小管正常结构被破坏，胆汁溢入窦周隙，继而进入血液，出现黄疸（图 5-31）。

2. 门管区 相邻肝小叶之间呈三角形或椭圆形的结缔组织小区，称门管区，每个肝小叶周围有3~4 个门管区。门管区内可见 3 种伴行的管道，即小叶间动脉、小叶间静脉和小叶间胆管（图 5-31）。

小叶间动脉是肝动脉的分支，管腔小，管壁相对较厚；小叶间静脉是门静脉的分支，管腔较大而不规则，管壁薄；小叶间胆管管壁为单层立方上皮，它们向肝门方向汇集，最后形成肝左、右管出肝。在非门管区的小叶间结缔组织中，还有单独走行的小叶下静脉，由中央静脉汇集形成，它们在肝门部汇集为肝静脉。

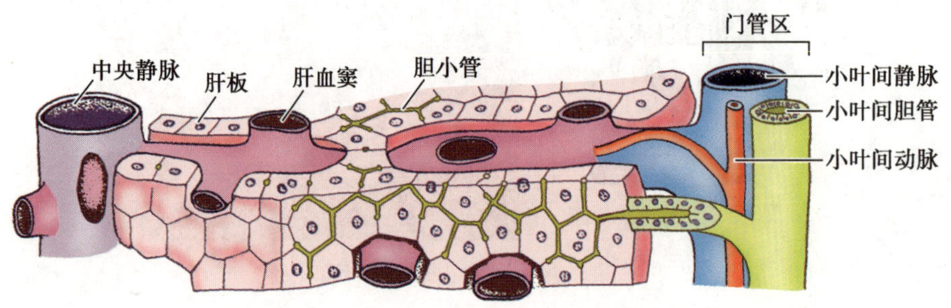

图 5-31 肝板、肝血窦与胆小管关系模式图

知识拓展

肝硬化

肝硬化是临床常见的慢性进行性肝病，是由一种或多种病因长期或反复作用形成的弥漫性肝损害，在我国以病毒性肝炎为主要病因。广泛的肝细胞变性、坏死、结缔组织增生及纤维化，致使肝血液循环障碍和肝细胞功能丧失。晚期常有严重的并发症如消化道出血和肝性脑病等。

（四）肝外胆道

情境导入

患者，女，49 岁，患胆石症多年，3 天前因腹痛、寒战、高热和黄疸发作，经门诊用抗生素输液治疗无效后住院。在护理中发现患者神志不清，血压 80/50mmHg，考虑急性梗阻性化脓性胆管炎。

请思考：

胆汁的产生和排出途径。

肝外胆道包括肝左管、肝右管、肝总管、胆囊管、胆囊与胆总管等。

1. 肝总管 长约 3cm，由肝左管和肝右管汇合而成，肝总管下端与胆囊管汇合成胆总管。

2. 胆囊 位于肝的胆囊窝内，近似梨形，为贮存和浓缩胆汁的器官。容量为 40~60ml，胆囊上面借结缔组织与肝相连。胆囊分为底、体、颈、管 4 部分，前端钝圆称胆囊底，中间称胆囊体，后端变细的是胆囊颈，移行于胆囊管。胆囊管长 3~4cm，直径约 0.3cm。胆囊内面衬有黏膜，其中胆囊底和体的黏膜呈蜂窝状。而胆囊颈和胆囊管的黏膜形成螺旋襞，可控制胆汁的进出，胆囊结石易嵌顿于此处（图 5-32）。

胆囊底露出于肝下缘，并与腹前壁相贴。胆囊底的体表投影点在右锁骨中线与右肋弓相交处。当胆囊发生病变时，此处有明显压痛。

3. 胆总管 由肝总管与胆囊管汇合而成，长 4~8cm，直径 0.3~0.6cm。胆总管在肝十二指肠韧带内下降，经十二指肠上部的后方，至胰头与十二指肠降部之间与胰管汇合，汇合处形成略膨大的肝胰壶腹，斜穿十二指肠降部的后内侧壁，开口于十二指肠大乳头。肝胰壶腹周围有增厚的环行平滑肌称肝胰壶腹括约肌。

在未进食时肝胰壶腹括约肌保持收缩状态，而胆囊舒张，肝细胞分泌的胆汁经肝左管、肝右管、肝总管、胆囊管进入胆囊贮存和浓缩。在进食后，尤其吃高脂肪食物后，由于食物和消化液的刺激，反射性地引起胆囊收缩，肝胰壶腹括约肌舒张，胆囊内的胆汁经胆囊管、胆总管排入十二指肠，参与消化食物。胆道可因结石、蛔虫或肿瘤等造成阻塞，使胆汁排出受阻，并发胆囊炎或阻塞性黄疸等。

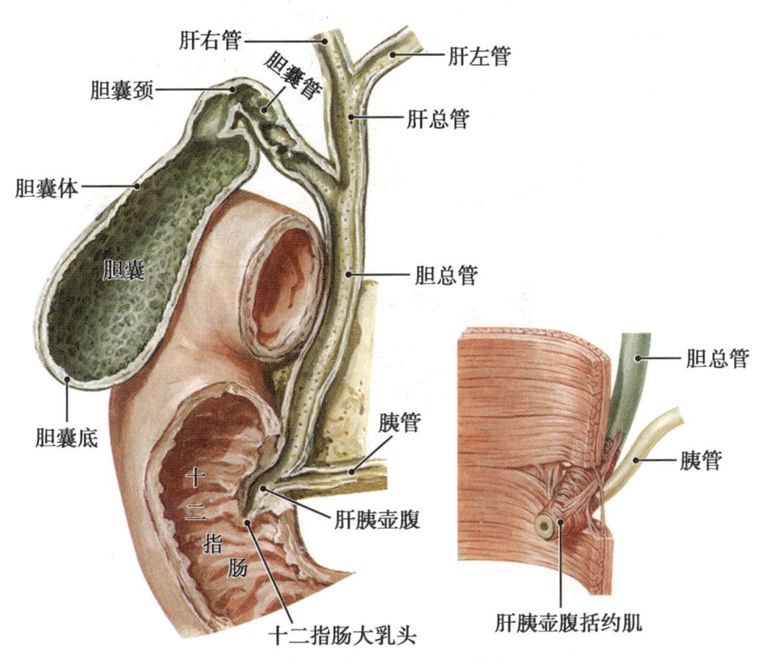

图 5-32 肝外胆道系统

知识拓展

急性梗阻性化脓性胆管炎

急性梗阻性化脓性胆管炎是在胆道梗阻的基础上并发的急性化脓性感染，造成梗阻的原因主要是胆管结石。临床表现主要是在夏科三联征（腹痛、寒战高热、黄疸）的基础上出现休克和精神症状，具备这五联征（雷诺五联征）即可诊断。

三、胰

（一）胰的形态和位置

胰（pancreas）是人体第 2 大消化腺，兼有内、外分泌部。内分泌部即胰岛，主要分泌胰岛素，参与调节糖代谢；外分泌部分泌胰液，在消化过程中起重要作用。

胰呈长条形，质软，色灰红，全长 14~20cm，重量为 80~115g，位置较深，在第 1~2 腰椎水平横贴于腹后壁，分头、体、尾 3 部分，各部间无明显界线。胰头较膨大，被十二指肠包绕。胰头后面与胆总管、肝门静脉相邻，因此胰头癌可因肿块压迫胆总管而出现阻塞性黄疸；因肿块压迫肝门静脉，影响其血液回流，可出现腹水，脾大等症状。胰体位于胰头和胰尾之间，占胰的大部分。胰体前面隔网膜囊与胃相邻，故胃后壁的溃疡穿孔或癌肿常与胰粘连。胰尾为伸向左上方较细的部分，紧贴脾门。胰管位于胰的实质内，贯穿胰的全长，它与胆总管汇合成肝胰壶腹，开口于十二指肠大乳头（图 5-33）。

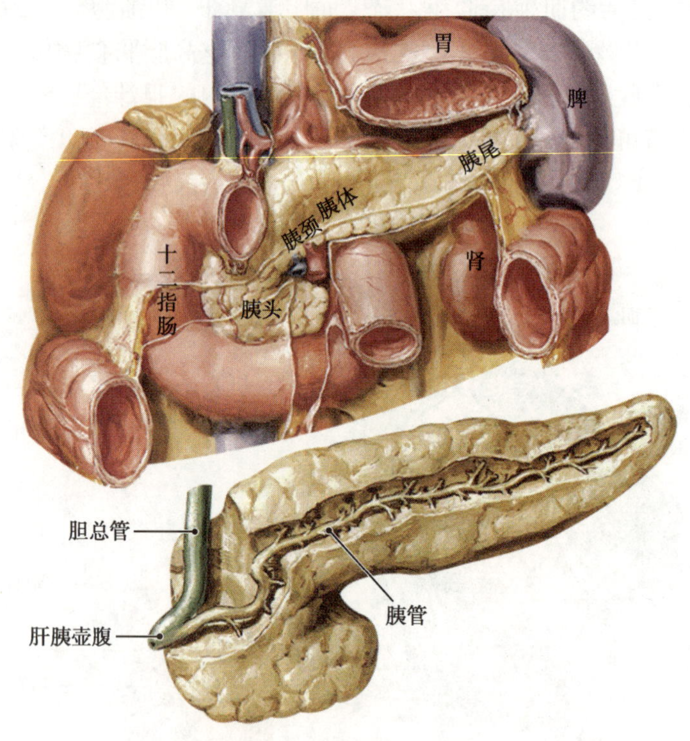

图 5-33　胰及其毗邻关系

（二）胰的微细结构

胰腺表面覆以薄层结缔组织被膜，结缔组织伸入腺内将实质分隔为许多小叶。胰腺实质由外分泌部和内分泌部组成。

1. 外分泌部　外分泌部为复管泡状腺，由腺泡和导管组成。

（1）**腺泡**：每个腺泡由 40~50 个腺泡细胞组成，它们都具有典型的浆液性细胞的形态特点。腺泡细胞分泌多种消化酶，分别消化食物中相应的营养物质。

（2）**导管**：与腺泡相连的细长导管称闰管，闰管汇合成小叶内导管。后者在小叶间结缔组织内汇合成小叶间导管，后者再汇合成 1 条胰管，贯穿胰腺全长，在胰头部与胆总管汇合，开口于十二指肠大乳头。

2. 内分泌部　由胰岛构成，胰岛是由内分泌细胞组成的球形细胞团，分布于腺泡之间。成人胰腺约有 100 万个胰岛，分布在胰尾部较多。胰岛大小不等，胰岛细胞呈团索状分布，细胞间有丰富的有孔毛细血管。胰岛主要有 A 细胞、B 细胞、D 细胞和 PP 细胞 4 种细胞（图 5-34）。

（1）**A 细胞**：约占胰岛细胞总数的 20%，细胞体积较大，多分布在胰岛周边部。A 细胞分泌胰高血糖素，可使血糖升高。

（2）**B 细胞**：约占胰岛细胞总数的 70%，多分布于胰岛的中央部。B 细胞分泌胰岛素，可使血糖浓度降低。胰岛素和胰高血糖素的拮抗作用能保持血糖水平处于动态平衡。若 B 细胞退化，胰岛素分泌不足，可致血糖升高，并从尿中排出，即为糖尿病。

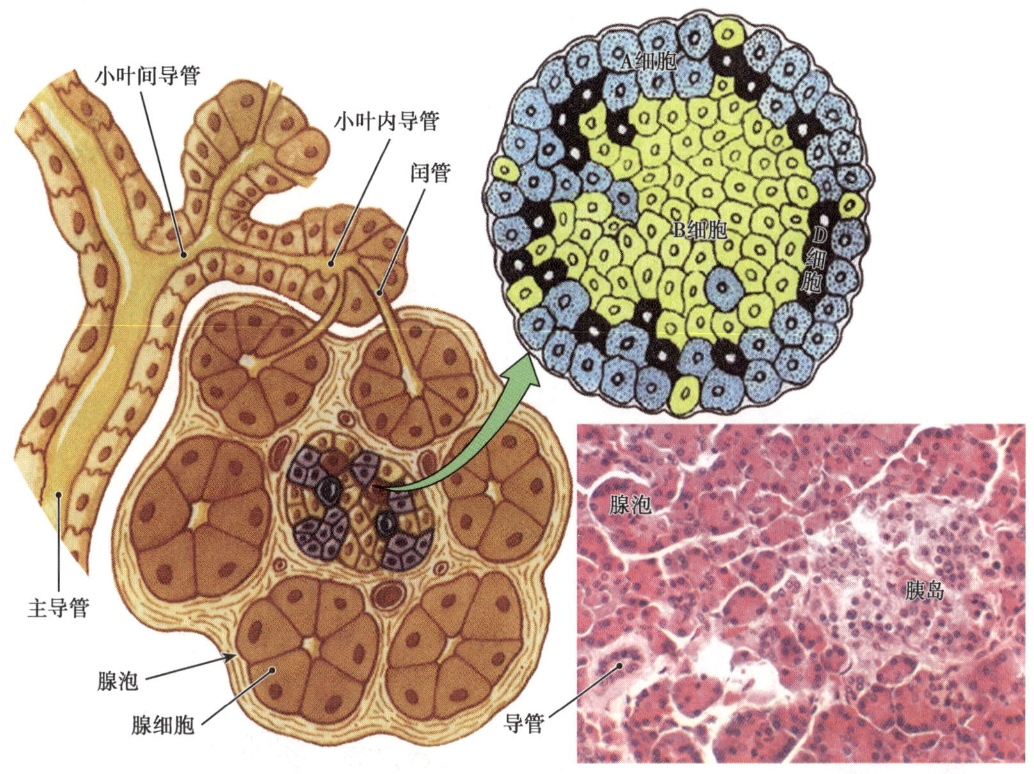

图 5-34　胰的微细结构

(3)**D 细胞**：约占胰岛细胞总数的 5%，散在于 A 细胞、B 细胞之间。D 细胞分泌生长抑素，其作用是抑制和调节 A 细胞、B 细胞或 PP 细胞的分泌活动。

(4)**PP 细胞**：数量很少，主要存在于胰岛的周边部。PP 细胞分泌胰多肽，它有抑制胃肠运动和胰液分泌以及减弱胆囊收缩等作用。

知识拓展

糖 尿 病

糖尿病是由不同原因引起胰岛素分泌绝对或相对不足，以及靶细胞对胰岛素敏感性降低致使体内糖、蛋白质和脂肪代谢异常，以慢性高血糖为突出表现，典型症状为多尿、多饮、多食和体重下降，即“三多一少”。

第四节　腹　膜

一、腹膜和腹膜腔

腹膜是衬贴腹、盆壁内面和覆盖腹、盆腔脏器表面的一层浆膜。其中衬于腹、盆壁内表面的部分称壁腹膜或腹膜壁层；被覆于腹、盆脏器表面的部分称脏腹膜或腹膜脏层。壁腹膜和脏腹膜相互移行，共同围成 1 个不规则的潜在性的腔隙，称腹膜腔（图 5-35）。男性腹膜腔为 1 个封闭的腔隙；女性借生殖管道与外界相通，因此，女性腹膜腔感染概率高于男性。

腹膜腔和腹腔在解剖学上是两个不同而又相关的概念。腹腔是指膈以下、盆膈以上，腹前壁和腹后壁之间的腔；而腹膜腔则指脏腹膜和壁腹膜之间的潜在性腔隙，内仅含少量浆液。实际上，腹膜腔是位于腹腔内，而腹、盆腔脏器均位于腹腔之内、腹膜腔之外。

腹膜具有分泌、吸收、支持固定、修复和防御等功能。腹膜可分泌浆液，润滑脏器，减少脏器活动时相互摩擦。腹膜有广阔的表面积，具有很强的吸收能力，一般认为腹膜腔上部腹膜不仅表面积大，又邻接膈，膈运动的影响可促进其吸收。

因为上腹部的腹膜吸收能力比下腹部强，所以腹膜炎患者或腹腔手术患者多采用半坐卧位（图 5-36），以减少对有害物质的吸收。腹膜可通过其形成物，如系膜、韧带等结构，对腹、盆腔脏器起支持固定作用。此外，腹膜还有包裹作用，可防止炎症的蔓延。

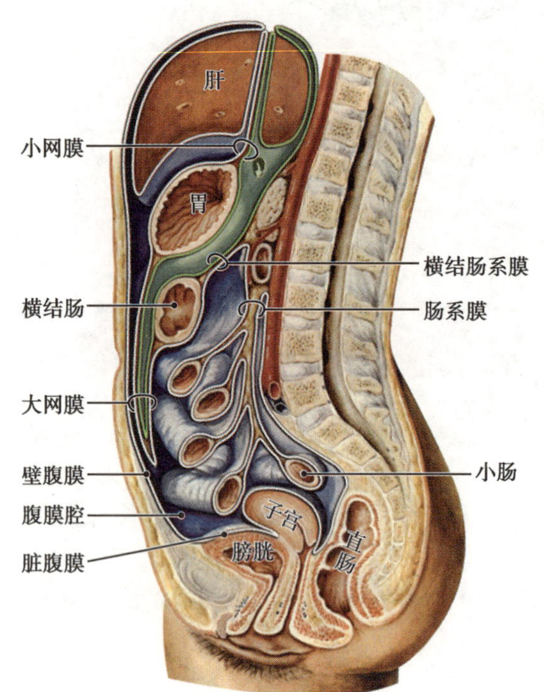

图 5-35　腹膜与腹膜腔

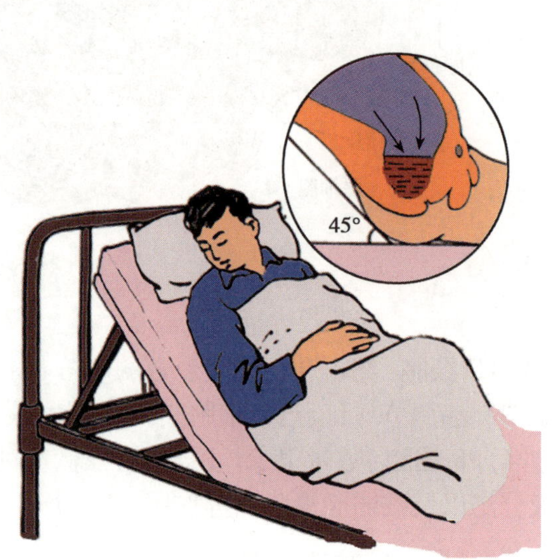

图 5-36　半坐卧位

二、腹膜与脏器的关系

根据腹、盆腔脏器被腹膜覆盖的程度不同，可将腹、盆腔脏器归为 3 类（图 5-37）。

（一）腹膜内位器官

脏器表面均被腹膜包被称腹膜内位器官，这类器官活动性较大，如胃、十二指肠上部、空肠、回肠、盲肠、阑尾、横结肠、乙状结肠、卵巢、输卵管和脾等。

（二）腹膜间位器官

脏器表面大部分被腹膜包被称腹膜间位器官，如肝、胆囊、升结肠、降结肠、直肠上段、充盈的膀胱和子宫等。

（三）腹膜外位器官

脏器只有一面被腹膜覆盖称腹膜外位器官，包括十二指肠降部、水平部和升部，直肠中下段，胰，肾，肾上腺，输尿管和空虚的膀胱等。这些脏器位于腹膜后间隙内，又称腹膜后位器官。

熟悉脏器与腹膜的被覆关系，有重要的临床意义，如腹膜内位器官的手术必须通过腹膜腔，而对于肾、输尿管等腹膜外位器官则不必打开腹膜腔便可进行手术，从而避免腹膜腔的感染和术后脏器间的粘连。

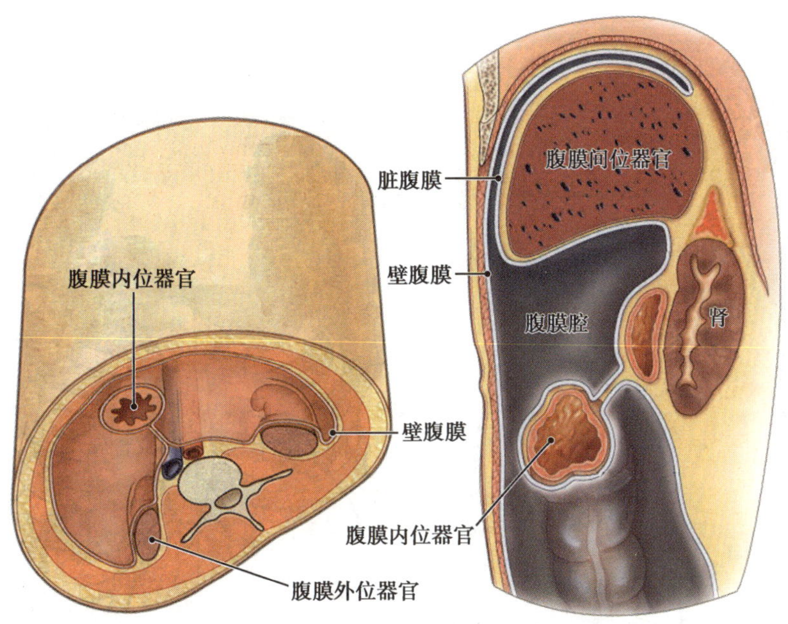

图 5-37　腹膜与脏器的关系示意图

三、腹膜形成的主要结构

腹膜在脏器与脏器之间以及脏器与腹、盆壁之间相互移行中，形成了网膜、系膜、韧带和陷凹等结构。这些腹膜形成物大多是双层腹膜结构，内含有血管、神经、淋巴结和淋巴管等。

（一）网膜

网膜由双层腹膜构成，薄而透明，两层腹膜间夹有血管、神经、淋巴管和结缔组织等，包括小网膜、大网膜及网膜囊。

1. 小网膜　是由肝门向下移行于胃小弯和十二指肠上部的双层腹膜结构。其左侧部从肝门连于胃小弯的部分称肝胃韧带，其内含有胃的血管、淋巴结和神经等。右侧从肝门连于十二指肠上部的部分称肝十二指肠韧带，其内有进出肝门的 3 个重要结构通过：胆总管位于右前方，肝固有动脉位于左前方，两者之后为肝门静脉。小网膜的右缘游离，其后方为网膜孔，经此孔可进入网膜囊（图 5-38）。

2. 大网膜　是胃大弯连至横结肠的腹膜结构（图 5-38）。它形似围裙，悬覆于横结肠和空、回肠的前方。

大网膜前后共 4 层：前两层是胃的前、后壁脏腹膜自胃大弯和十二指肠起始部下垂而成。大网膜的前 2 层下行至脐平面稍下方，自后反折向上形成大网膜的后两层，至横结肠移行为横结肠的脏腹膜和横结肠系膜。在成人大网膜的 4 层多已愈合在一起，连于胃大弯与横结肠之间的大网膜前两层形成胃结肠韧带。大网膜呈网状，富含血管、脂肪和大量的巨噬细胞，具有防御等功能。成人大网膜较长，可包裹腹膜腔内所有的炎性病灶，使炎症局限，故手术时可据此来探查病变部位。小儿大网膜较短，一般在脐平面以上，因此下腹部炎性病灶如阑尾炎穿孔，不易被大网膜包裹，炎症易扩散，甚至可引起弥漫性腹膜炎。

3. 网膜囊　是位于小网膜和胃后方的扁窄间隙，又称小腹膜腔（图 5-38）。网膜囊以外的腹膜腔也可称大腹膜腔。网膜囊的右侧有一孔称网膜孔，网膜孔是网膜囊与大腹膜腔的唯一通道，成人网膜孔可容 1~2 指。

（二）系膜

系膜是指把肠管固定于腹后壁的双层腹膜结构，两层之间有血管、神经、淋巴管、淋巴结和脂肪等，主要有肠系膜、阑尾系膜、横结肠系膜、乙状结肠系膜等（图 5-39）。

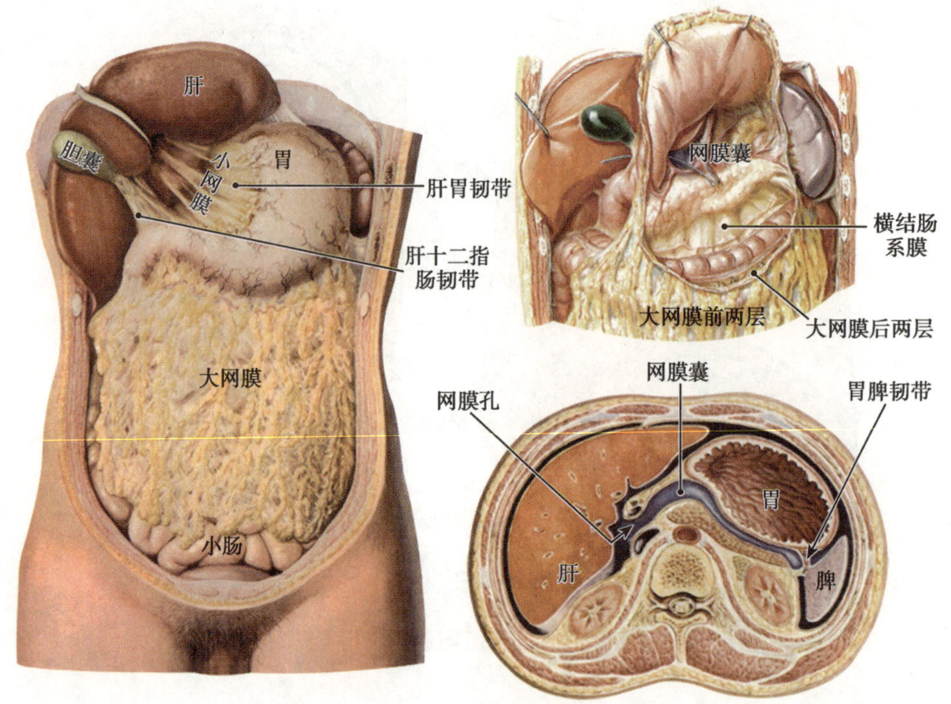

图 5-38　网膜及网膜囊

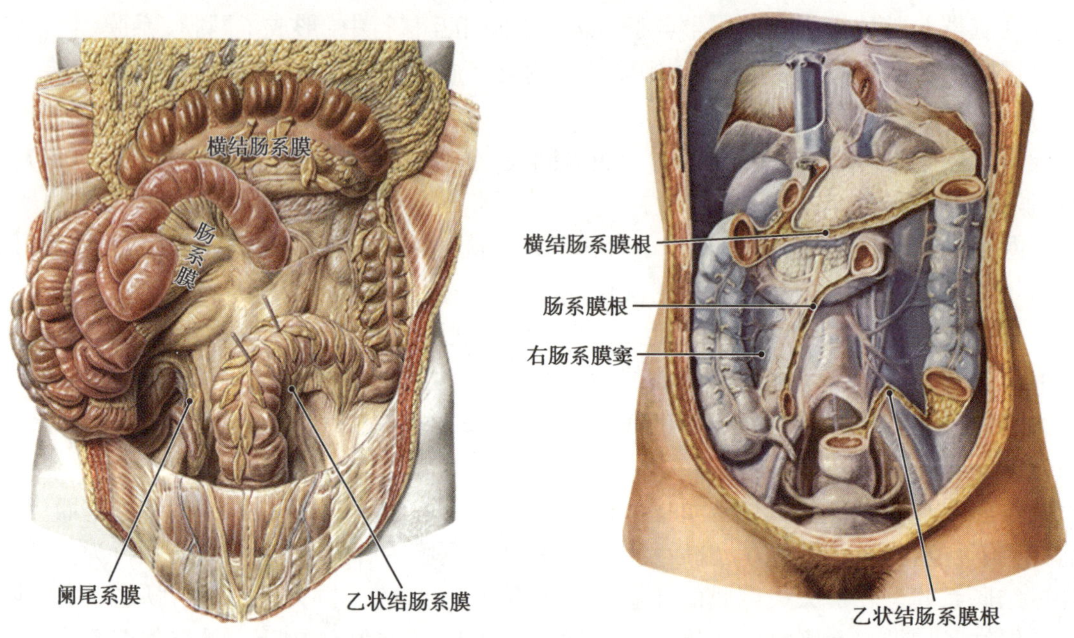

图 5-39　系膜

1. **肠系膜**　是将空、回肠固定于腹后壁的双层腹膜结构，附着于腹后壁的部分称肠系膜根，它自第 2 腰椎左侧起斜向右下，直至右骶髂关节前方。肠系膜的全貌呈扇形，较长，容易发生系膜扭转，造成绞窄性肠梗阻。

2. **阑尾系膜**　呈三角形，将阑尾连于肠系膜下方。阑尾的血管走行于系膜的游离缘，故阑尾切除时，应从系膜游离缘进行血管结扎。

3. **横结肠系膜**　是将横结肠连于腹后壁的双层腹膜结构。

4. **乙状结肠系膜**　是将乙状结肠连于盆壁的双层腹膜结构，位于腹腔的左下部。此系膜较长，乙状结肠有较大活动度，故易发生乙状结肠扭转，导致肠梗阻，尤以儿童多见。

（三）韧带

韧带是连于腹、盆壁与脏器之间或连接相邻脏器之间的腹膜结构，对脏器有固定作用，主要有镰状韧带、冠状韧带、胃脾韧带和脾肾韧带等。

1. 镰状韧带　是位于腹壁上部与肝上面之间呈矢状位的双层腹膜结构，其游离缘内含肝圆韧带。

2. 冠状韧带　为连于肝的上面与膈之间呈冠状位的腹膜结构，由前、后两层组成。在肝右叶后上方2层分开，形成没有腹膜包被的肝裸区。

3. 胃脾韧带　是连于脾门到胃底和胃大弯上份之间的双层腹膜结构。

4. 脾肾韧带　为自脾门连至左肾前面的双层腹膜结构。

（四）陷凹

陷凹主要位于盆腔内，男性在直肠与膀胱之间有直肠膀胱陷凹。女性在膀胱与子宫之间有膀胱子宫陷凹（图5-40）；直肠与子宫之间有直肠子宫陷凹，其位置较深，与阴道后穹间仅隔一薄层的阴道后壁和腹膜脏层。站立或半卧位时，男性直肠膀胱陷凹和女性直肠子宫陷凹是腹膜腔最低部位，故积液常积存在这些陷凹内。临床上常经直肠前壁或阴道后穹触诊、穿刺或切开，以诊断或治疗盆腔内的一些疾患。

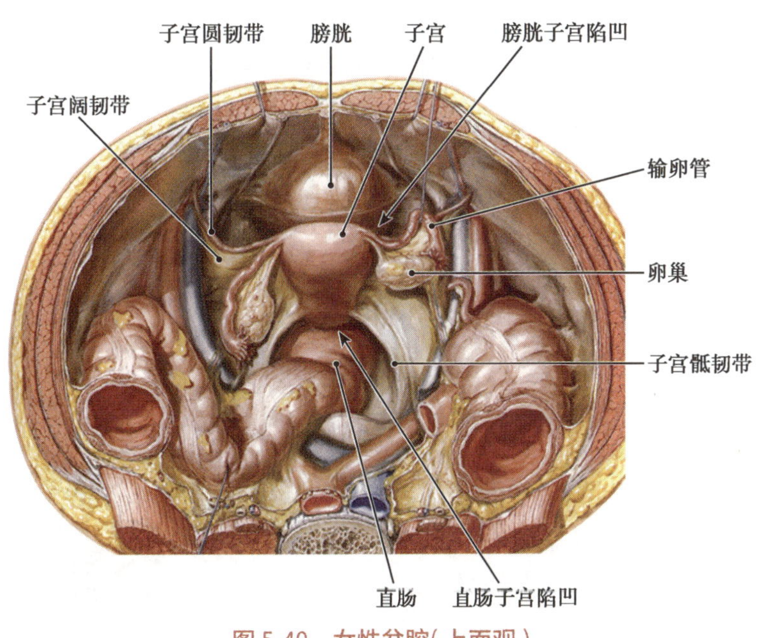

图5-40　女性盆腔（上面观）

（段　玲）

思考题

1. 简述胆汁的产生和排出途径。

2. 经口腔插入纤维胆道镜到十二指肠降部，会依次经过哪些器官和哪几处狭窄？

第六章 | 呼吸系统

教学课件

思维导图

学习目标

1. 掌握呼吸系统的组成；上、下呼吸道的概念；喉腔的分部；左、右主支气管的形态特点；肺的微细结构。

2. 熟悉鼻旁窦的开口；肺的位置和形态；胸膜和胸膜腔的概念。

3. 了解纵隔的概念、分区和内容；胸膜和肺的体表投影。

4. 学会运用解剖学来分析排痰、吸氧、气管切开术等操作过程及注意事项。

5. 具备处理呼吸系统常见疾病的护理能力，养成良好的生活习惯，做好宣教工作。

情境导入

患者，男，3 岁，咳嗽、发热 2 天，体温 37.8℃，呼吸困难，口唇发绀，听诊右下肺部有细湿啰音，诊断为小叶性肺炎。首优护理诊断是气体交换受损。

请思考：

小叶性肺炎的发病部位。

呼吸系统（respiratory system）由呼吸道和肺组成。呼吸道是传送气体的通道，包括鼻、咽、喉、气管和左、右主支气管等，临床上常将鼻、咽、喉称为上呼吸道，气管及以下各级支气管为下呼吸道。肺是进行气体交换的器官（图 6-1）。

呼吸系统的主要功能是进行气体交换，即从外界吸入氧气，同时呼出体内代谢过程中产生的二氧化碳。此外，鼻是嗅觉器官，喉还有发音功能。

呼吸系统相关视频

呼吸系统相关3D 视频

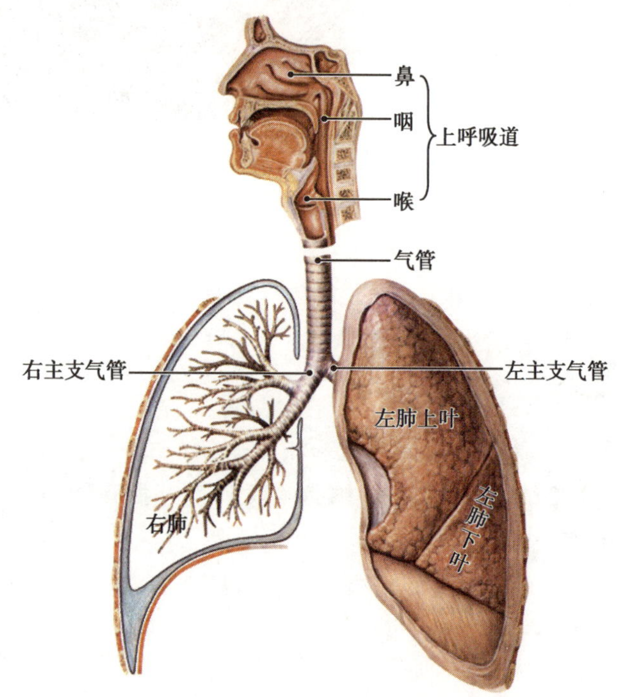

图 6-1 呼吸系统模式图

第一节 呼 吸 道

一、鼻

鼻(nose)是呼吸道的起始部，也是嗅觉器官，可分为外鼻、鼻腔和鼻旁窦3部分。

(一) 外鼻

外鼻由骨和软骨作支架，外覆皮肤。上端狭窄位于两眶之间，称鼻根，鼻根向下延伸为鼻背，下端向前方突出称鼻尖，鼻尖两侧略呈弧形膨大部分称鼻翼。呼吸困难时，患者可出现明显的鼻翼扇动。外鼻下方的1对开口称鼻孔(图6-2)。

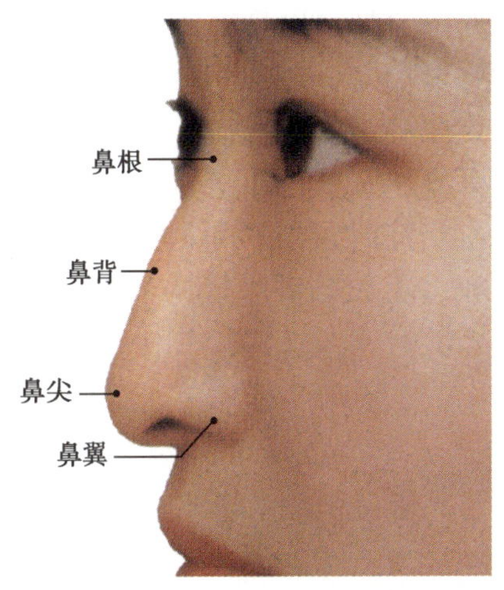

图6-2 外鼻

(二) 鼻腔

鼻腔由骨和软骨作支架，内面衬以黏膜和皮肤，上窄下宽(图6-3)。鼻腔被鼻中隔分为左、右2腔，每侧鼻腔向前经鼻孔通外界，向后经鼻后孔通鼻咽。鼻中隔以骨和软骨作支架，表面覆以黏膜，常偏向一侧，可呈S形偏曲。鼻中隔前下份黏膜内有丰富的血管吻合丛，是鼻出血好发部位，称易出血区(Little区)。

每侧鼻腔以鼻阈为界分为前下部的鼻前庭和后上部的固有鼻腔。

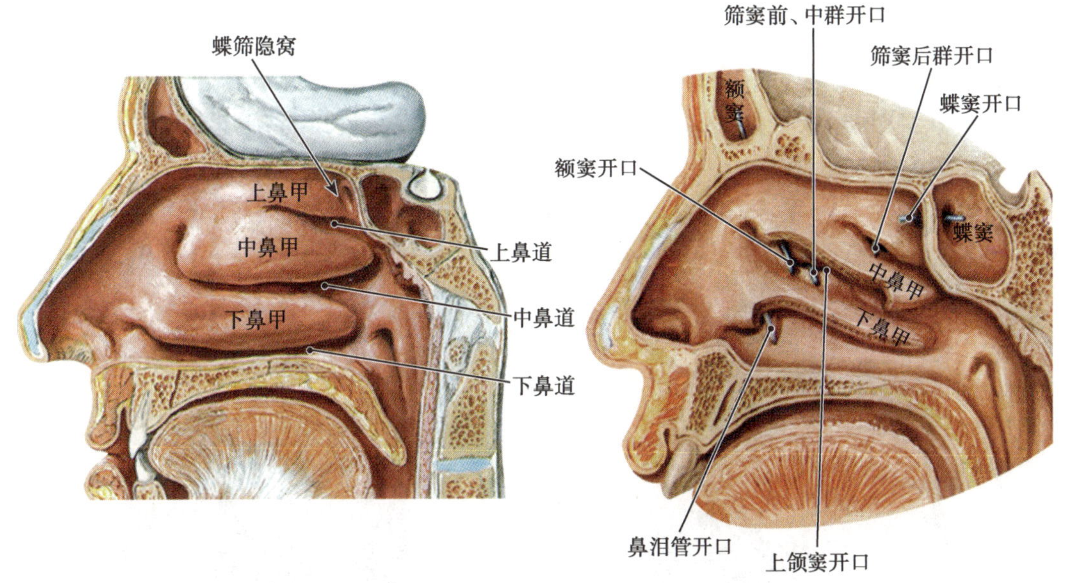

图6-3 鼻腔外侧壁及鼻旁窦开口

1. **鼻前庭** 位于鼻腔的前下部，由鼻翼围成，内面衬以皮肤，长有粗硬的鼻毛，有过滤灰尘和净化空气的作用。后方弧形隆起为鼻阈，是与固有鼻腔的分界处。

2. **固有鼻腔** 位于后上部，由骨性鼻腔内衬黏膜构成。外侧壁自上而下有突向鼻腔的上、中、下3个鼻甲，各鼻甲下方的狭窄间隙为上、中、下3个鼻道。上鼻甲后上方与鼻腔顶壁间有一凹陷称蝶筛隐窝。蝶筛隐窝和上、中鼻道内有鼻旁窦的开口，下鼻道前端有鼻泪管的开口。

固有鼻腔的黏膜按其生理功能的不同，分为嗅区和呼吸区2部分。

(1) **嗅区**：位于上鼻甲内侧面、与其相对的鼻中隔表面及两者上方鼻腔顶部的黏膜，内含嗅细胞，能感受气味的刺激，有嗅觉功能。

(2) **呼吸区**：嗅区以外的鼻腔黏膜，活体呈粉红色，内含丰富的毛细血管和黏液腺，能温暖、湿润、净化吸入的空气。

（三）鼻旁窦

鼻旁窦共 4 对，分为上颌窦、额窦、筛窦和蝶窦，位于同名的颅骨内，由骨性鼻旁窦内衬黏膜构成，其黏膜与固有鼻腔的黏膜相延续，因此鼻腔的炎症常可蔓延至鼻旁窦。额窦、上颌窦和筛窦前群、中群开口于中鼻道；筛窦后群开口于上鼻道；蝶窦开口于蝶筛隐窝。上颌窦是鼻旁窦中最大的 1 对，窦的开口位置高于窦底，有炎症时，脓液不易流出，上颌窦的慢性炎症较多见。鼻旁窦能调节吸入空气的温度和湿度并对发音起共鸣作用（图 6-3，图 6-4）。

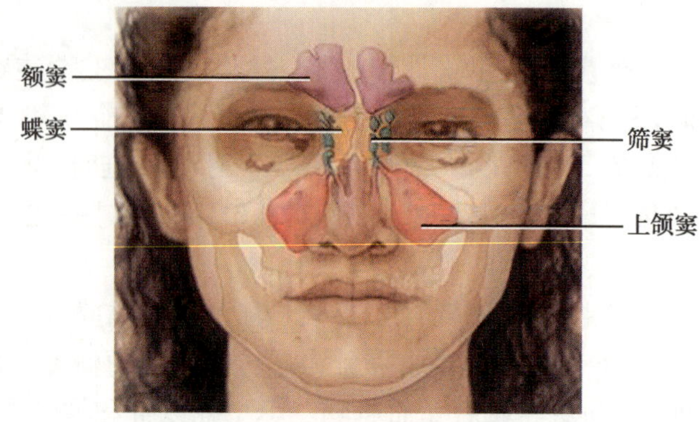

图 6-4　鼻旁窦体表投影

二、咽

参见消化系统。

三、喉

喉（larynx）既是气体的通道，又是发音器官。

（一）喉的位置

喉位于颈前部正中，喉咽部的前方，上借喉口通咽，下续气管，相当于第 3~6 颈椎的高度，可随吞咽或发音而上、下移动。喉的前方被皮肤、筋膜和舌骨下肌群覆盖，两侧与颈部大血管、神经和甲状腺相邻。喉的位置存在差异，女性的喉位置略高于男性，小儿的喉位置比成人更高。

（二）喉的结构

喉以软骨为支架，借关节、韧带和纤维膜相连接，周围附有喉肌，内面衬以黏膜（图 6-5，图 6-6）。

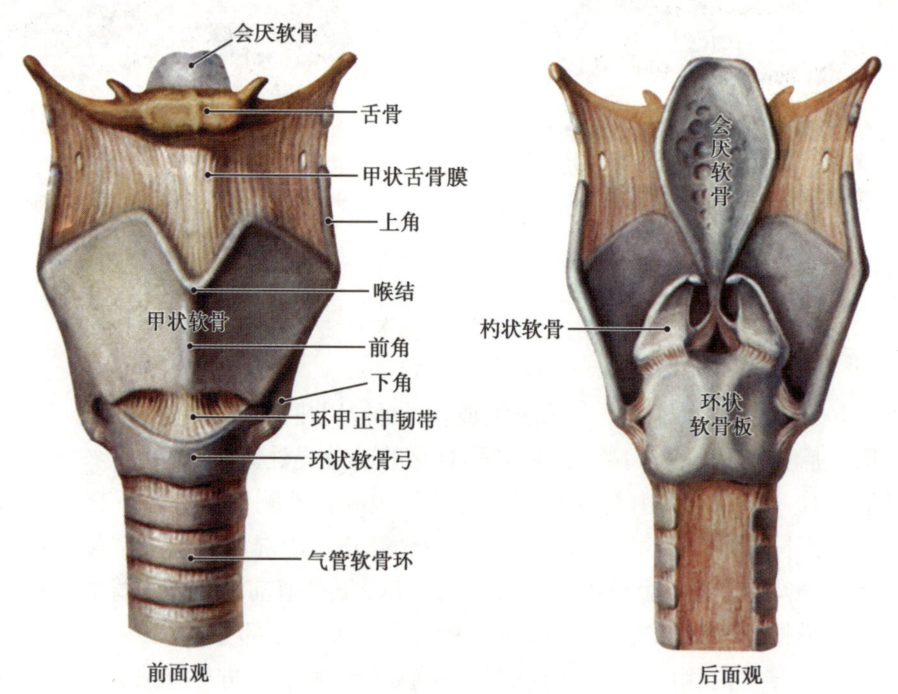

图 6-5　喉软骨及其连结

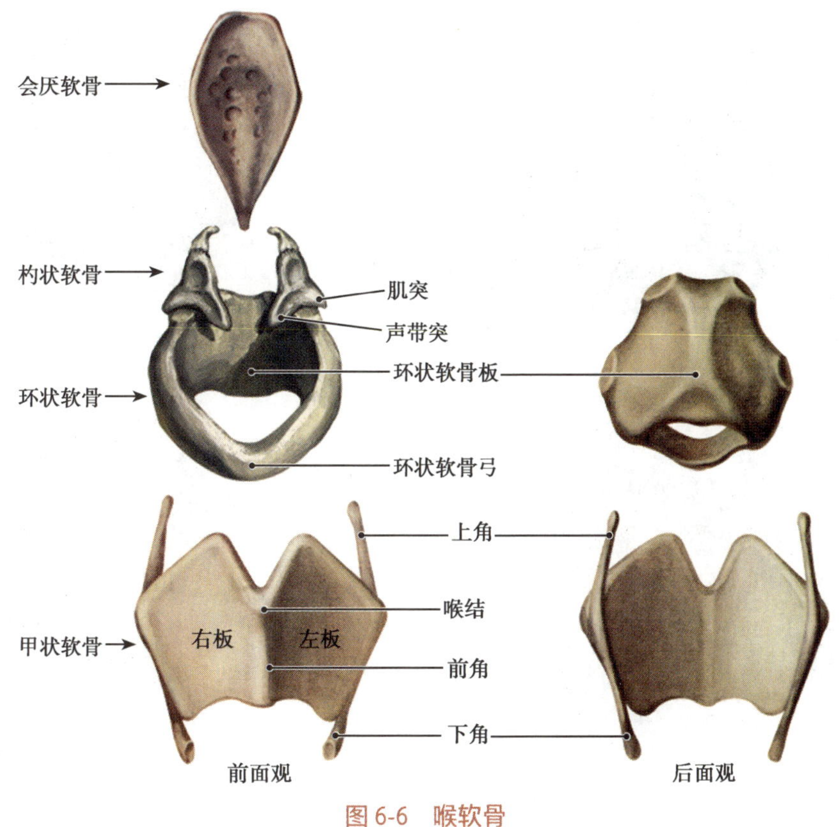

图 6-6　喉软骨

1. 喉软骨及其连结　喉软骨主要包括不成对的甲状软骨、环状软骨、会厌软骨和成对的杓状软骨，借软骨间连接构成喉的支架。

(1) **甲状软骨**：是最大的喉软骨，位于舌骨的下方，构成喉的前外侧壁。甲状软骨由左、右两块方形软骨板构成，两板前缘愈合，向前突出称前角，前角上端向前的突起称喉结，成年男性尤为明显，是颈部重要的体表标志。甲状软骨上缘借甲状舌骨膜与舌骨相连，甲状软骨下缘两侧与环状软骨构成环甲关节。

(2) **环状软骨**：位于甲状软骨下方，形似指环，平对第 6 颈椎，也是颈部重要的体表标志。环状软骨前窄后宽，是呼吸道唯一完整的软骨环，可维持呼吸道通畅，损伤后易引起喉阻塞。临床上患者发生急性喉阻塞时，可行环甲膜穿刺。

(3) **会厌软骨**：位于甲状软骨后上方，形似树叶。下端狭细附于甲状软骨前角的后面；上端宽阔而游离，外覆黏膜构成会厌，吞咽时，会厌可盖住喉口，以防止食物误入喉腔。

(4) **杓状软骨**：位于环状软骨板上缘的上方，左右各一，呈三棱锥体形，其尖向上，底朝下，与环状软骨构成环杓关节。基底部有 2 个突起，外侧突起有喉肌附着；前方突起与甲状软骨前角之间有 1 条声韧带相连。

2. 喉肌　为附于喉软骨的细小骨骼肌，分 2 组：一组作用于环甲关节，主要为环甲肌，使声带紧张或松弛，与音调的调节有关；另一组作用于环杓关节，主要为环杓后肌，可使声门裂开大或缩小，与音量的调节有关（图 6-7）。

3. 喉腔及喉黏膜　喉腔是以喉软骨为支架，内衬黏膜构成，向上借喉口通咽，向下通气管。在喉腔中部的两侧壁上，有上、下 2 对呈矢状位的黏膜皱襞：上方的 1 对称前庭襞，两侧前庭襞之间的裂隙称前庭裂，活体呈粉红色；下方的 1 对称声襞，活体颜色较白，两侧声襞之间的裂隙称声门裂。声门裂是喉腔最狭窄的部位。声带由声襞及其覆盖的声韧带和声带肌共同构成，声带是发音的重要结构。

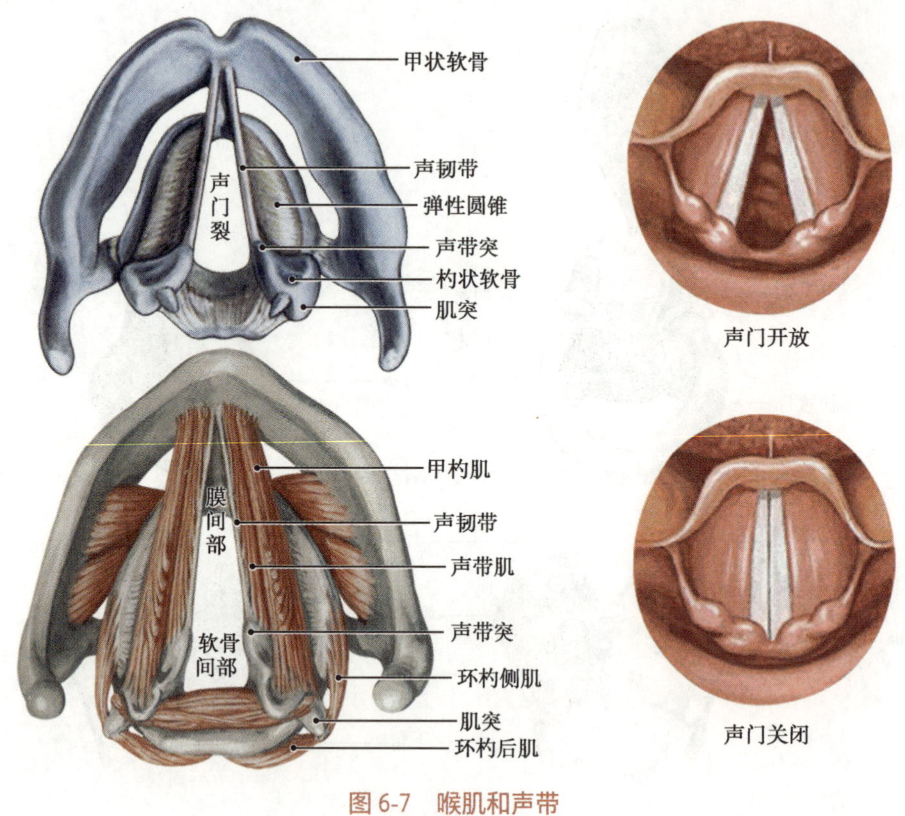

图 6-7　喉肌和声带

喉腔借前庭襞、声襞分为 3 部分（图 6-8）：喉前庭、喉中间腔和声门下腔。声门下腔的黏膜下组织比较疏松，有炎症时易引起水肿。幼儿因喉腔较狭小，水肿时易引起阻塞，造成呼吸困难（图 6-8）。

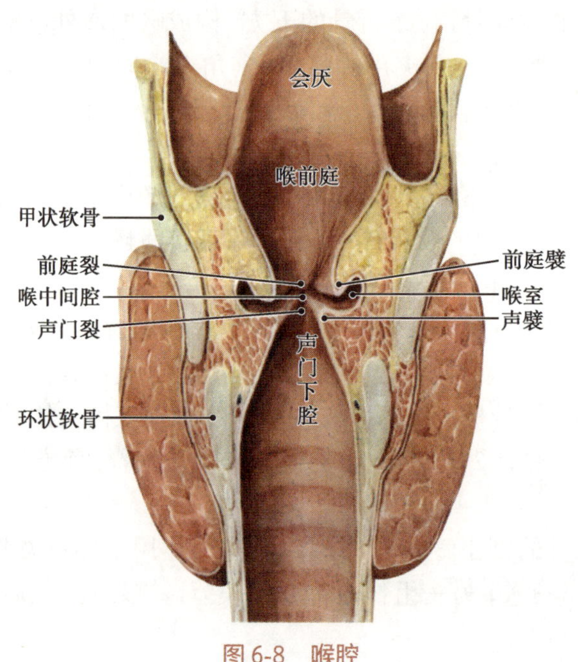

图 6-8　喉腔

四、气管和主支气管

气管和主支气管是连接于喉与肺之间的通气管道，以 C 形透明软骨为支架，相邻软骨间借韧带相连。缺口向后，由结缔组织和平滑肌构成的膜壁封闭。

（一）气管和主支气管的形态和位置

气管（trachea）是后壁略平的圆形管道，成人长 11~13cm，通常由 14~17 个气管软骨连接而成。上端平第 6 颈椎下缘接环状软骨，沿食管前面降入胸腔，在胸骨角平面分为左、右主支气管，其分叉处称气管杈，在气管杈内面有一向上凸的半月形纵嵴，称气管隆嵴，是支气管镜检查的重要标志（图 6-9）。

气管的颈部位置表浅，在颈部正中可以摸到。临床上作气管切开术，常在第 3~4 或第 4~5 气管软骨处进行（图 6-10）。左主支气管较细长，走行方向接近水平位；右主支气管略粗短，走行方向较垂直，加之气管隆嵴略偏左侧，因此，误入气管的异物，常易坠入右主支气管内。

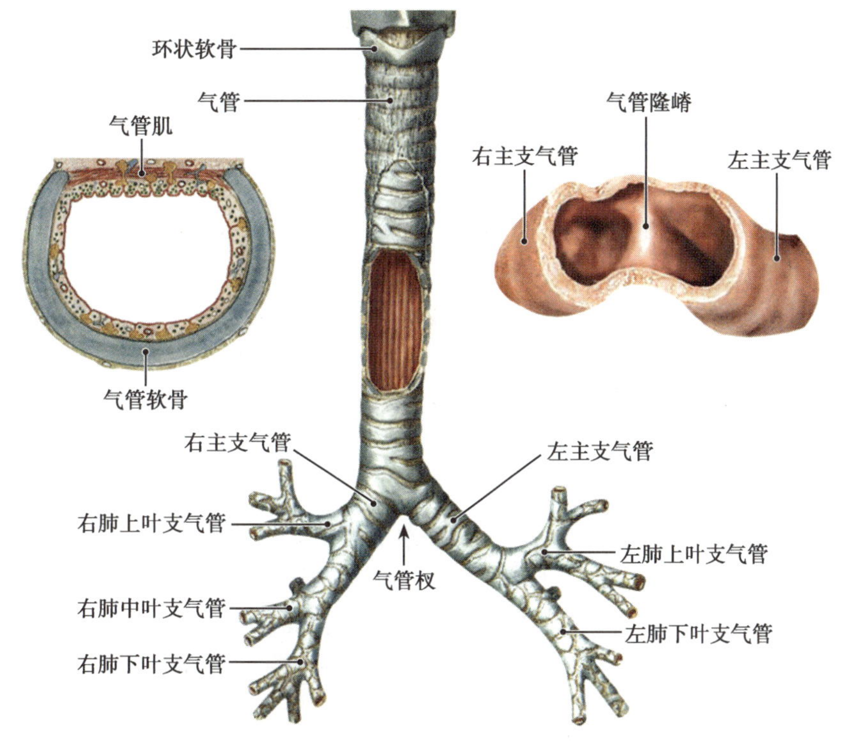

图 6-9　气管与支气管

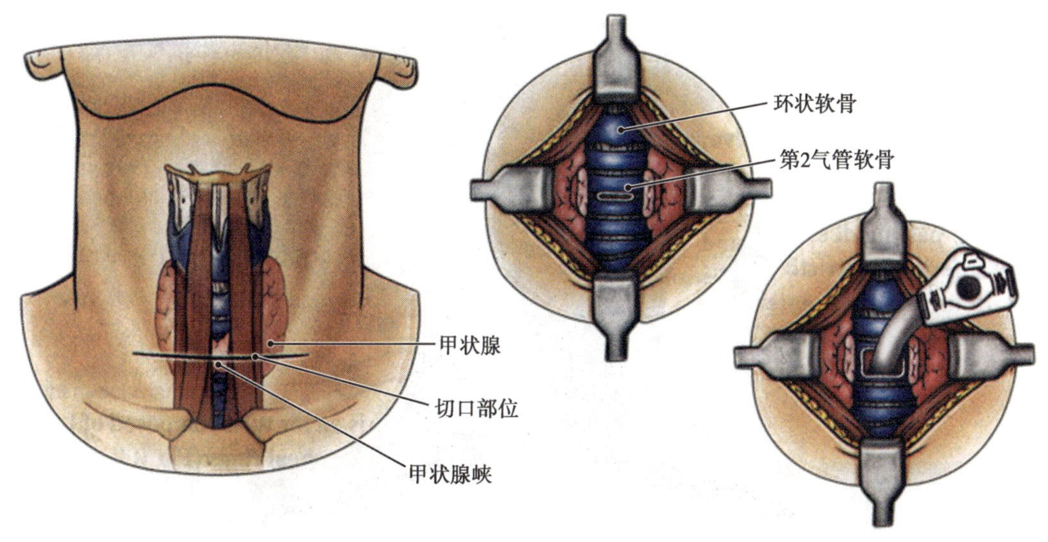

图 6-10　气管切开术

（二）气管和主支气管的微细结构

气管和主支气管管壁由内向外依次为黏膜、黏膜下层和外膜（图 6-11）。

1. 黏膜　由上皮和固有层构成。

（1）上皮：为假复层纤毛柱状上皮，上皮细胞包括纤毛细胞和杯状细胞等。杯状细胞分泌的黏液覆盖在黏膜表面，与黏膜下层腺体的分泌物共同构成黏液屏障，可黏附吸入的尘埃和微生物。纤毛细胞数量最多，呈柱状，游离面有密集的纤毛，由于纤毛向咽部不断地摆动，可将黏液及其黏附物排出体外。

（2）固有层：由结缔组织构成，含有较多弹性纤维、血管和散在淋巴组织。

2. 黏膜下层　为疏松结缔组织，含有气管腺、小血管、淋巴管和神经。

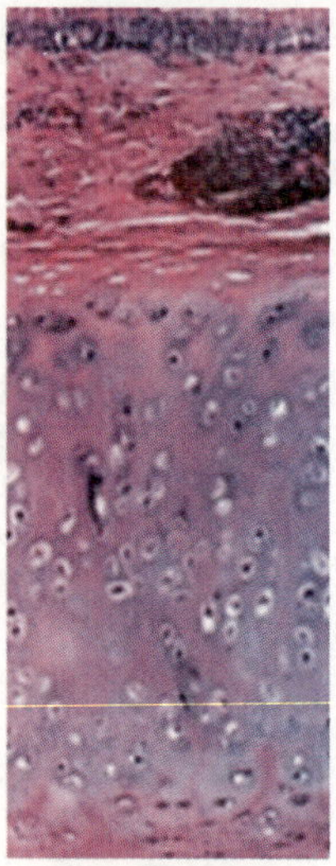

黏膜
黏膜下层
外膜

图 6-11　气管的微细结构

3. 外膜　较厚，由 C 形透明软骨环借韧带相连接。后方缺口处由结缔组织和平滑肌束封闭。

第二节　肺

一、肺的位置和形态

肺（lung）位于胸腔内，膈的上方，纵隔两侧，左右各一。肺的质地柔软，似海绵状而富有弹性。幼儿的肺呈淡红色，成人的肺由于吸入空气中的灰尘逐渐沉积，从而形成暗红色或蓝黑色。

肺的形态呈半圆锥形（图 6-12），左肺稍狭长，右肺略宽短。肺的上端钝圆，经胸廓上口突入颈根部，称肺尖。肺的下面凹陷称肺底，与膈相贴，故又称膈面。肺的外侧面与肋和肋间肌相邻，故又称肋面。肺的内侧面朝向纵隔，又称纵隔面，其近中央处有一凹陷为肺门（图 6-13），是主支气

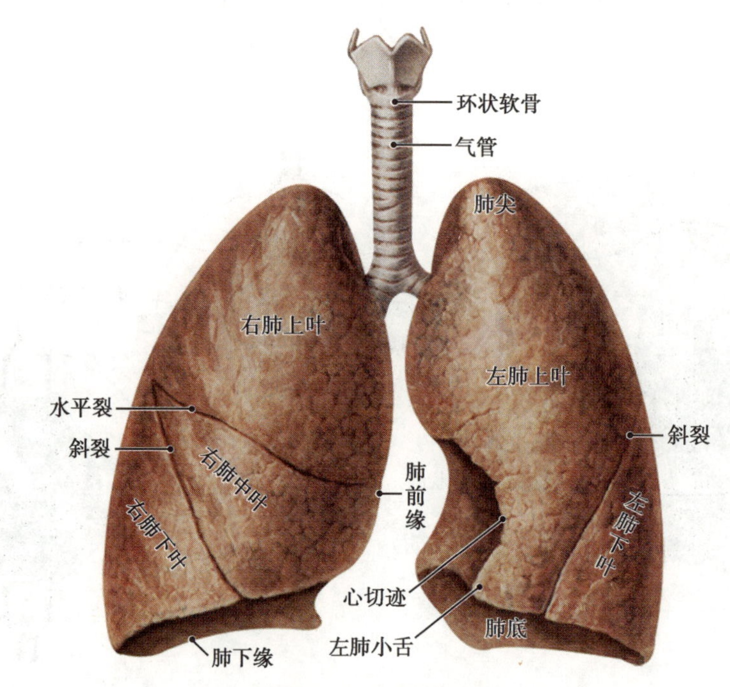

图 6-12　肺的形态

管、肺动脉、肺静脉、支气管血管、淋巴管和神经等出入肺的部位，出入肺门的结构被结缔组织包绕，构成肺根。肺的前缘和下缘薄而锐利，左肺前缘下份有一明显的凹陷，称心切迹。肺的后缘圆钝，紧邻脊柱两侧。

左肺被由后上至前下的斜裂分为上、下 2 叶；右肺除斜裂外，还有一接近水平位的水平裂将其分为上、中、下 3 叶（图 6-12）。

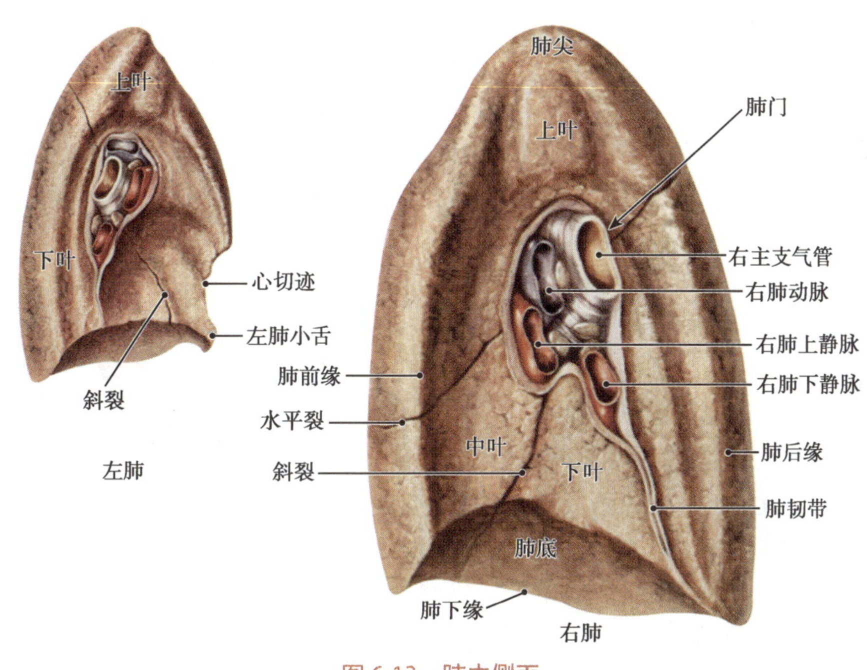

图 6-13　肺内侧面

二、肺段支气管和支气管肺段

（一）肺段支气管

主支气管进入肺门后，左主支气管分上、下 2 支，右主支气管分上、中、下 3 支，进入相应的肺叶，构成肺叶支气管。肺叶支气管入肺叶后再分为肺段支气管。支气管在肺内反复分支，形成支气管树。

（二）支气管肺段

每一肺段支气管的反复分支及其所连属的肺组织构成 1 个支气管肺段，简称肺段。肺段呈锥体形，尖向肺门，底朝肺的表面，通常右肺可分为 10 个肺段（图 6-14）。相邻肺段之间有薄层结缔组织相隔，每个肺段均可视为具有一定独立性的单位，故临床上可据此进行病变的诊断定位或做肺段切除术。

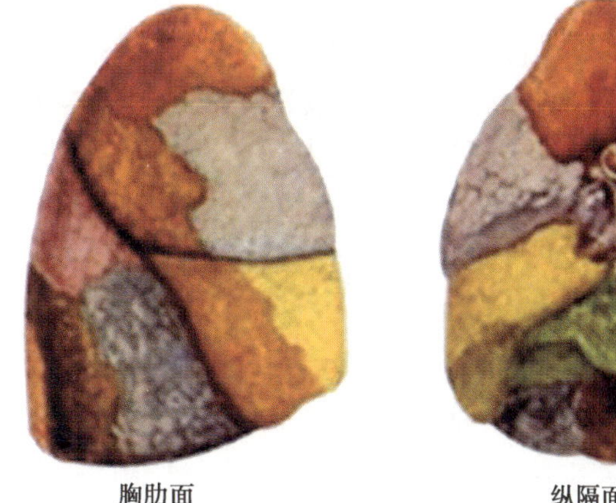

图 6-14　肺段模式图（右肺）

三、肺的微细结构

肺组织可分肺实质和肺间质。肺实质由支气管树和肺泡构成。肺间质为肺内的结缔组织、血管、淋巴管和神经。

根据功能不同，肺实质又可分为导气部和呼吸部（图 6-15）。

情境导入

患者，男，25 岁，患支气管扩张症，咯血约 200ml 后突然中断，呼吸极度困难，喉部有痰鸣音，表情极为恐惧，估计发生了窒息。首要的处理措施是立即置患者于头低脚高位，清除血块，保持其呼吸道通畅。

请思考：

肺的导气部的组成。

（一）导气部

导气部是主支气管经肺门入肺后反复分支形成的各级支气管，由大到小包括肺叶支气管、肺段支气管、小支气管、细支气管（管径约 1mm）以及终末细支气管（管径约 0.5mm）等。导气部只有传送气体的功能，不能进行气体交换。每根细支气管及其各级分支和其所属的肺泡构成 1 个肺小叶（图 6-15）。每个肺叶内有 50~80 个肺小叶，临床上称仅累及若干肺小叶的炎症为小叶性肺炎。

导气部各级支气管管壁的微细结构与主支气管相似，但随着管腔逐渐变细，管壁逐渐变薄，管壁的组织结构也发生相应的变化：①上皮由假复层纤毛柱状上皮移行为单层纤毛柱状上皮或单层柱状上皮。②杯状细胞、黏膜下层的腺体逐渐减少，最后消失。③外膜中的软骨环变为不规则的碎片，并逐渐减少，最后消失。④平滑肌纤维逐渐增多，到终末细支气管，其管壁的上皮已是单层柱状上皮，杯状细胞、腺体和软骨均消失，已有完整的环行平滑肌。平滑肌的收缩或舒张可直接控制进入肺泡的气流量，从而影响出入肺泡的气体量。细支气管平滑肌发生痉挛性收缩，使管腔变窄，导致呼吸困难，称支气管哮喘。

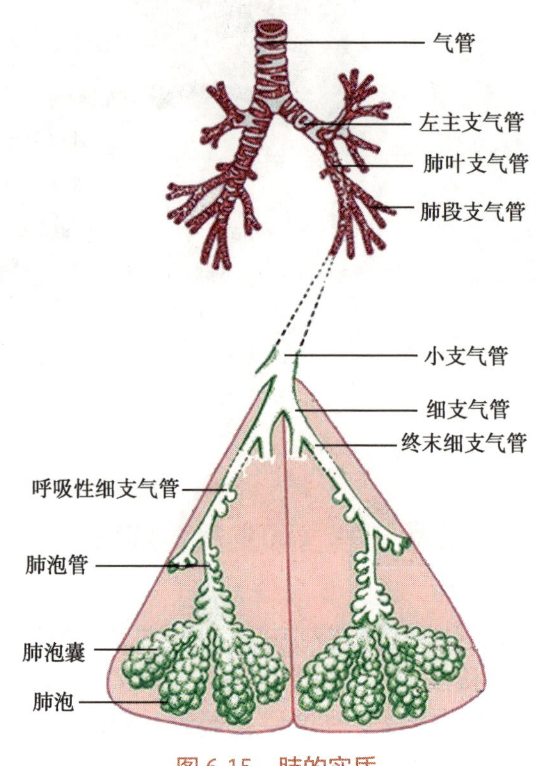

图 6-15　肺的实质

（二）呼吸部

呼吸部是进行气体交换的部位。呼吸部包括呼吸性细支气管、肺泡管、肺泡囊和肺泡等（图 6-15，图 6-16）。

1. 呼吸性细支气管　是终末细支气管的分支，管壁上有少量肺泡的开口，故管壁不完整。管壁上皮为单层立方上皮，上皮下有少量结缔组织和平滑肌。

2. 肺泡管　是呼吸性细支气管的分支，管壁上连有大量肺泡，肺泡开口处有平滑肌环绕，可见结节性膨大。

3. 肺泡囊　与肺泡管连续，每个肺泡管分支形成 2~3 个肺泡囊。它的结构与肺泡管相似，也由许多肺泡围成，故肺泡囊是许多肺泡共同开口而成的囊腔。相邻的肺泡开口之间无平滑肌，故无结节性膨大。

4. 肺泡　为多面形囊泡，成人每侧肺约有 3 亿 ~4 亿个，是进行气体交换的场所。肺泡壁极薄，由肺泡上皮构成，周围有丰富的毛细血管网和少量的结缔组织。肺泡上皮为单层上皮，由 2 种细胞组成：一种是Ⅰ型肺泡细胞，呈扁平形，是肺泡进行气体交换的主要细胞；另一种是Ⅱ型肺泡细胞，呈圆形或立方体形，嵌在Ⅰ型肺泡细胞之间，能分泌肺泡表面活性物质，具有降低肺泡表面张力、稳定肺泡容积的作用（图 6-17）。

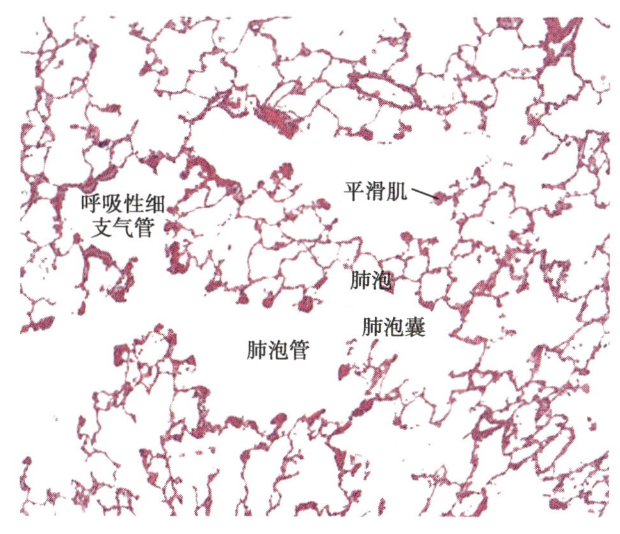

图 6-16　呼吸部的微细结构

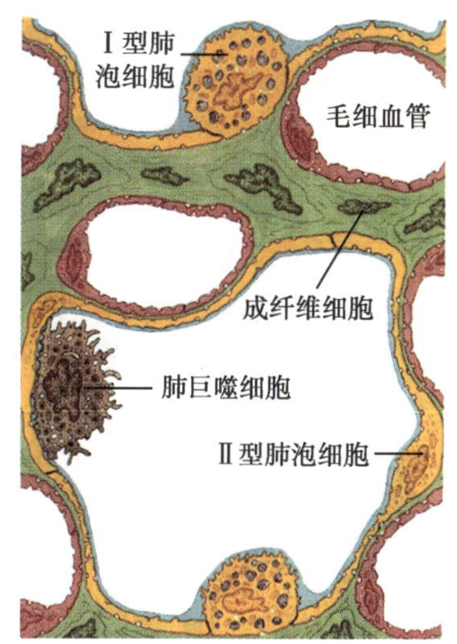

图 6-17　肺泡上皮及肺泡隔

临床应用

支气管扩张

支气管及其周围肺组织的慢性化脓性炎症和纤维化，使支气管壁的肌组织和弹性组织被破坏，导致支气管变形及持久扩张。典型的症状有慢性咳嗽、咳大量脓痰和反复咯血。主要致病因素为支气管感染、阻塞和牵拉等。患者幼年多有麻疹、百日咳或支气管肺炎等病史（图 6-18，图 6-19）。

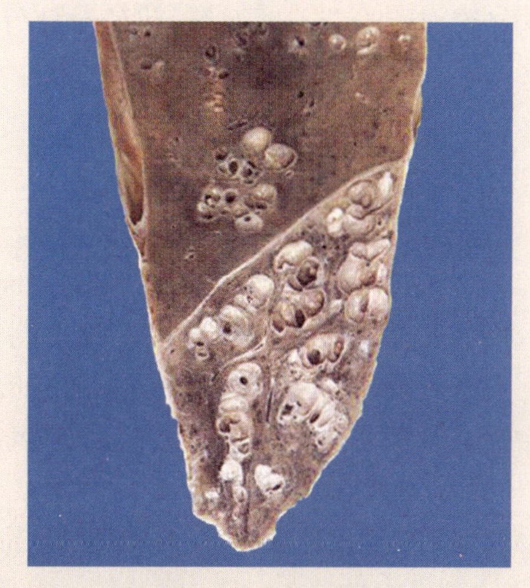
图 6-18　支气管扩张

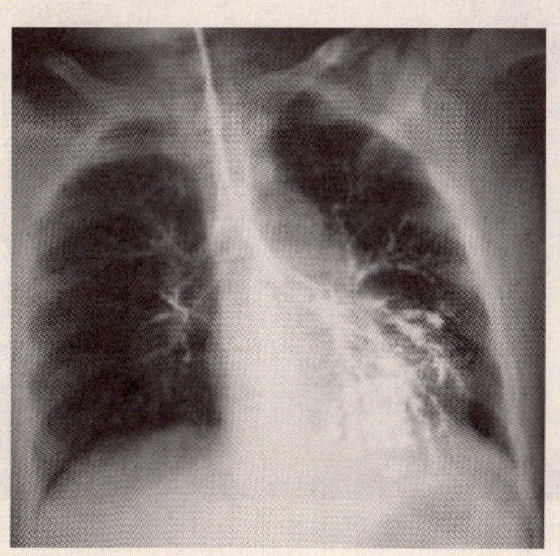
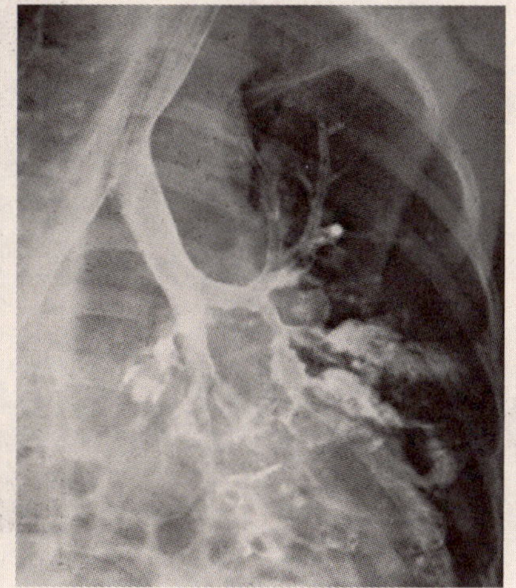
图 6-19　支气管扩张 X 线片

相邻肺泡之间的薄层结缔组织称肺泡隔（图 6-17），内含丰富的毛细血管网、较多的弹性纤维和肺泡巨噬细胞。肺泡隔中的弹性纤维使肺泡具有良好的弹性回缩力，在呼气时有助于排出气体。老年时，肺泡隔的弹性纤维功能下降，易诱发老年肺气肿。肺泡巨噬细胞能做变形运动，有吞噬病菌、异物和渗透到血管外红细胞的作用，吞噬大量尘粒后的肺泡巨噬细胞，称尘细胞。

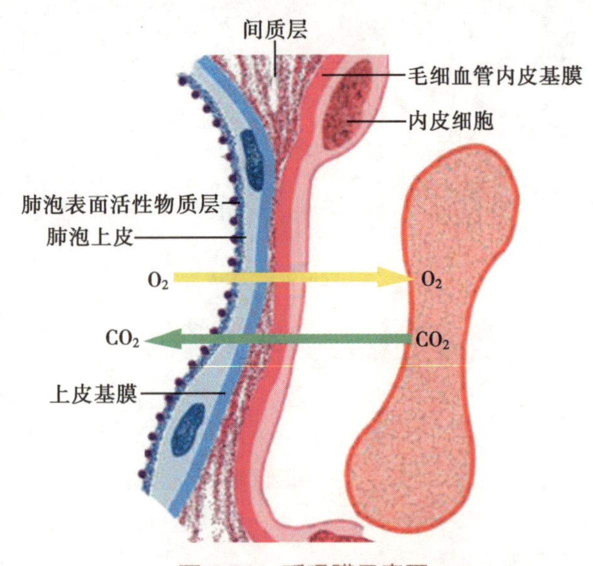

图 6-20　呼吸膜示意图

气 - 血屏障是指肺泡与血液之间进行气体交换所通过的结构，也称呼吸膜（图 6-20）。呼吸膜由下列结构组成：肺泡表面活性物质层、Ⅰ型肺泡上皮和上皮基膜、薄层结缔组织、毛细血管基膜及内皮。呼吸膜很薄，总厚度约 0.5μm，有疾病时若呼吸膜的厚度和面积发生改变，均可影响气体交换。

四、肺的血管

肺有 2 套血管系统，即肺血管系统和支气管血管系统。肺血管为功能性血管，参与气体交换；支气管血管为营养性血管，供给肺氧气和营养物质。肺动脉与支气管动脉的终末支之间存在吻合。

临床应用

慢性阻塞性肺疾病

慢性阻塞性肺疾病（chronic obstructive pulmonary disease，COPD），简称慢阻肺，主要包括慢性支气管炎和肺气肿。慢性支气管炎是指气管、支气管黏膜及其周围组织的慢性非特异性炎症。临床上以咳嗽、咳痰、喘息及反复发生感染为特征。肺气肿是指终末细支气管远端气道弹性减退，气道管壁破坏、气体排出受阻，肺泡过度膨胀和肺泡壁破坏，融合成肺大疱所致（图 6-21）。患者在慢性支气管炎症状的基础上出现渐进性的呼吸困难，引起缺氧和二氧化碳潴留，可并发慢性肺源性心脏病和Ⅱ型呼吸衰竭。

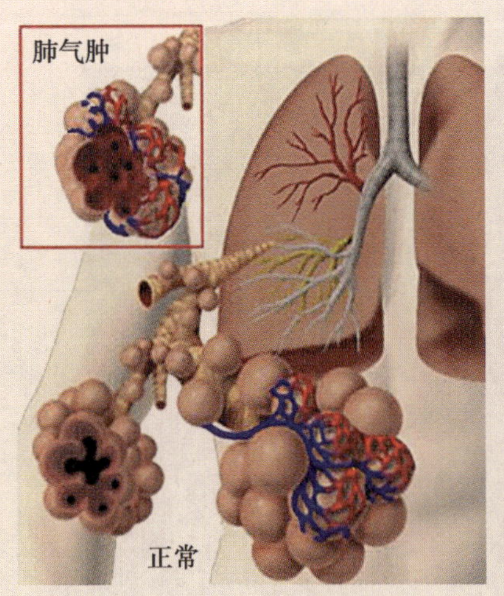

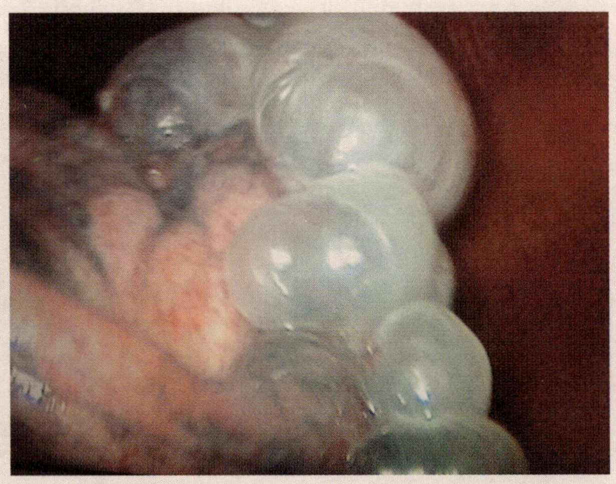
图 6-21　慢性阻塞性肺疾病

第三节　胸膜和纵隔

一、胸膜

胸膜为被覆于胸壁内面和肺表面的一层薄而光滑的浆膜。

（一）胸膜的分部

胸膜可分为脏、壁2层，分别称脏胸膜和壁胸膜（图6-22）。脏胸膜又称肺胸膜，被覆在肺表面，与肺实质紧密结合，并伸入斜裂、水平裂内。壁胸膜衬贴在胸壁的内面、膈的上面及纵隔的两侧面，按其贴衬部位的不同，分别称为胸膜顶、肋胸膜、膈胸膜和纵隔胸膜。在肋胸膜与膈胸膜转折处，形成较深的半环形间隙，在深呼吸时，肺的下缘也不能深入其内，此间隙称肋膈隐窝。肋膈隐窝是胸膜腔最低的部位，当胸膜腔积液时，液体首先积聚于此。

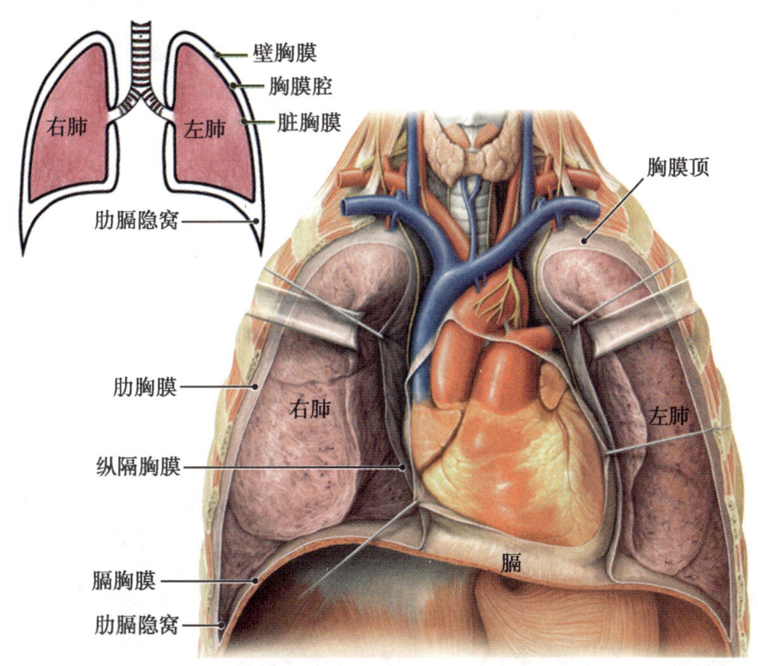

图6-22　胸膜及胸膜腔模式图

（二）胸膜腔

脏胸膜与壁胸膜在肺根处互相移行，围成一个潜在性的密闭腔隙，称胸膜腔。胸膜腔左右各一，互不相通，腔内呈负压，内含少量浆液。呼吸时，浆液可减少脏胸膜与壁胸膜之间的摩擦。

（三）胸膜与肺的体表投影

胸膜顶与肺尖的体表投影：锁骨内侧1/3部的上方2~3cm处（图6-23）。

肺下界的体表投影：锁骨中线处与第6肋相交，腋中线处与第8肋相交，肩胛线处与第10肋相交，近后正中线处与第10胸椎棘突平对（图6-23，表6-1）。

胸膜下界的体表投影：胸膜下界是肋胸膜与膈胸膜的反折处，其体表投影比两肺下缘的投影约低2个肋（图6-23，表6-1）。

表6-1　肺和胸膜下界的体表投影

项目	锁骨中线	腋中线	肩胛线	后正中线
肺下界	第6肋	第8肋	第10肋	第10胸椎棘突
胸膜下界	第8肋	第10肋	第11肋	第12胸椎棘突

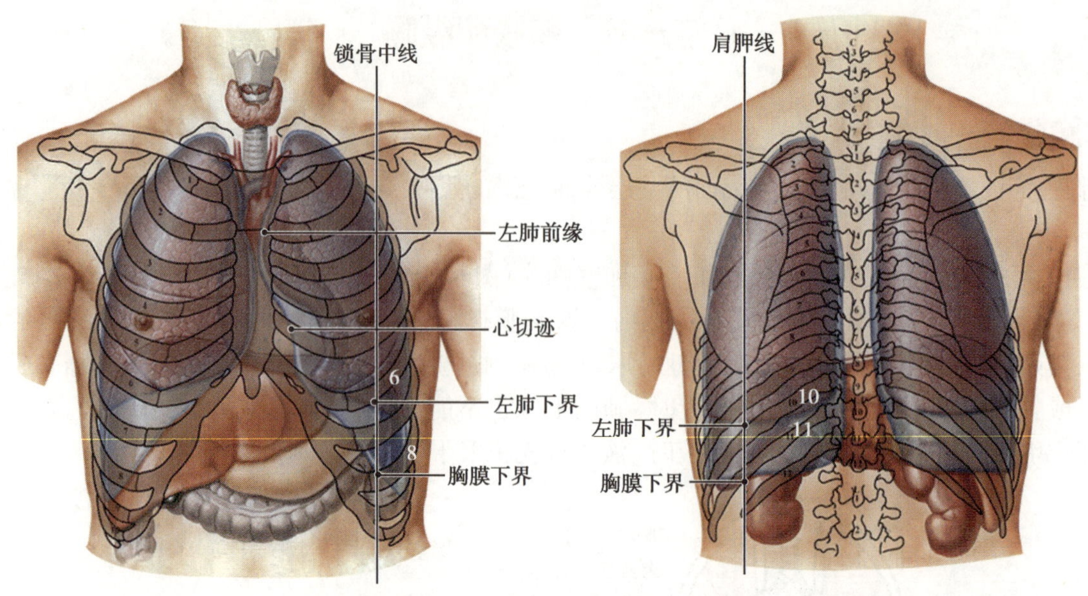

图 6-23　胸膜与肺的体表投影

二、纵隔

（一）纵隔的概念和境界

纵隔是左、右纵隔胸膜之间全部器官、结构和结缔组织的总称。前界为胸骨，后界为脊柱胸段，两侧界为纵隔胸膜，上达胸廓上口，下至膈（图 6-24）。

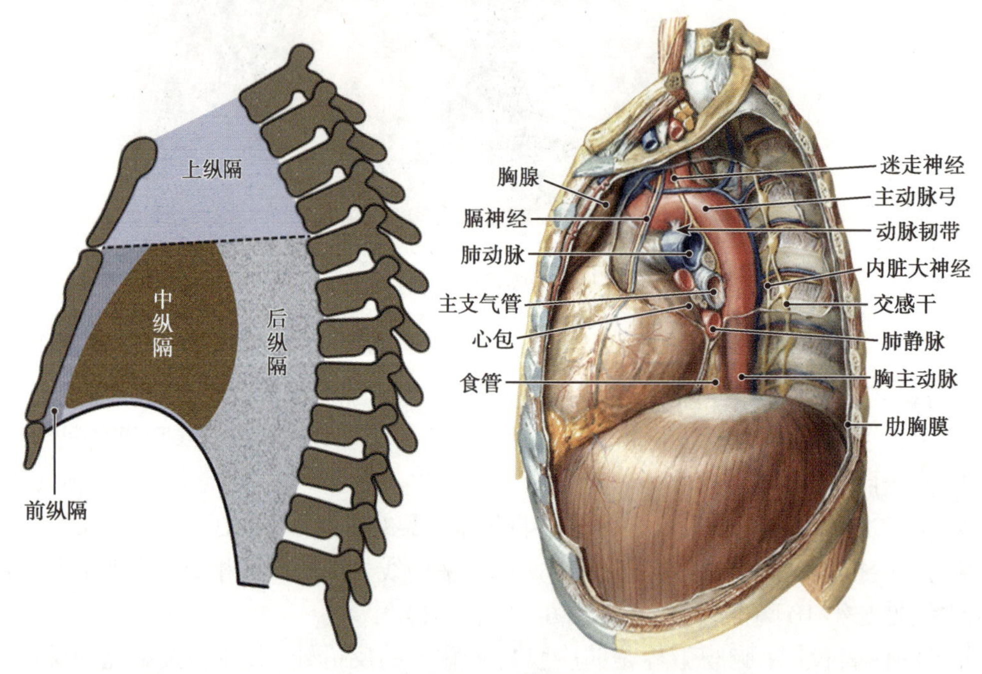

图 6-24　纵隔

（二）纵隔的分部和内容

纵隔通常以胸骨角至第 4 胸椎下缘的平面为界，分为上纵隔和下纵隔。下纵隔以心包为界分为前、中、后 3 部分：胸骨与心包之间的部分称前纵隔；心包、心以及与其相连的大血管根部称中纵隔；心包与脊柱之间的部分称后纵隔。纵隔内有心、出入心的大血管、胸腺、膈神经、气管和主支气管、迷走神经、食管、胸导管、奇静脉、胸主动脉、交感干以及淋巴结等。

临床应用

胸腔闭式引流

胸腔闭式引流的目的是排出胸膜腔内液体、气体，恢复和保持胸膜腔负压，维持纵隔的正常位置，促进患侧肺迅速膨胀，防止感染。

胸腔闭式引流的方法是在胸膜腔内插入引流管，管的下端置于引流瓶中，维持引流的单一方向，避免逆流，以重建胸膜腔负压。引流气体时，一般选在锁骨中线第 2 肋间或腋中线第 3 肋间插管；引流液体时，选在腋中线和腋后线之间的第 6~8 肋间插管（图 6-25）。

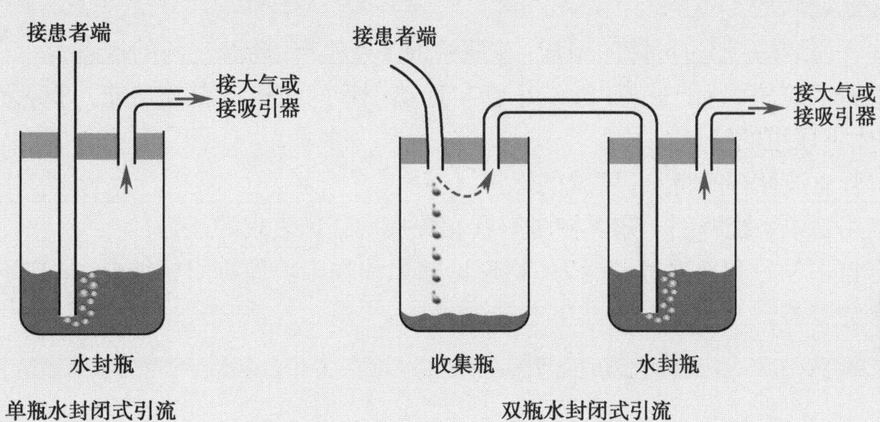

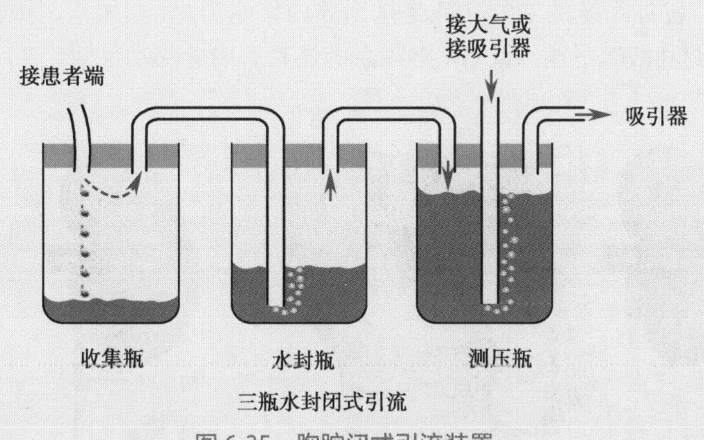

图 6-25　胸腔闭式引流装置

（刘　艳）

思考题

气管异物易坠入哪侧主支气管？为什么？

第七章 | 泌尿系统

教学课件

思维导图

学习目标

1. 掌握肾的结构；滤过屏障的组成；输尿管的3处狭窄；膀胱三角的概念。

2. 熟悉肾的位置，肾的被膜；近端小管与远端小管的结构特点及功能；球旁复合体的组成及功能；女性尿道的特点。

3. 了解肾血液循环的特点；膀胱的形态。

4. 能运用泌尿系统解剖学知识初步解释相关疾病临床表现的能力。

5. 具有自主学习和独立思考能力，将理论知识和临床护理应用相结合，适应不断变化的社会护理保健需求。

泌尿系统（urinary system）由肾、输尿管、膀胱和尿道组成。肾生成尿液，输尿管、膀胱和尿道是排出尿液的管道。泌尿系统的主要功能是排出体内代谢产物，如尿素、尿酸、多余的水分和无机盐等，调节水、盐平衡和酸碱平衡。此外，泌尿系统还具有内分泌功能（图7-1）。

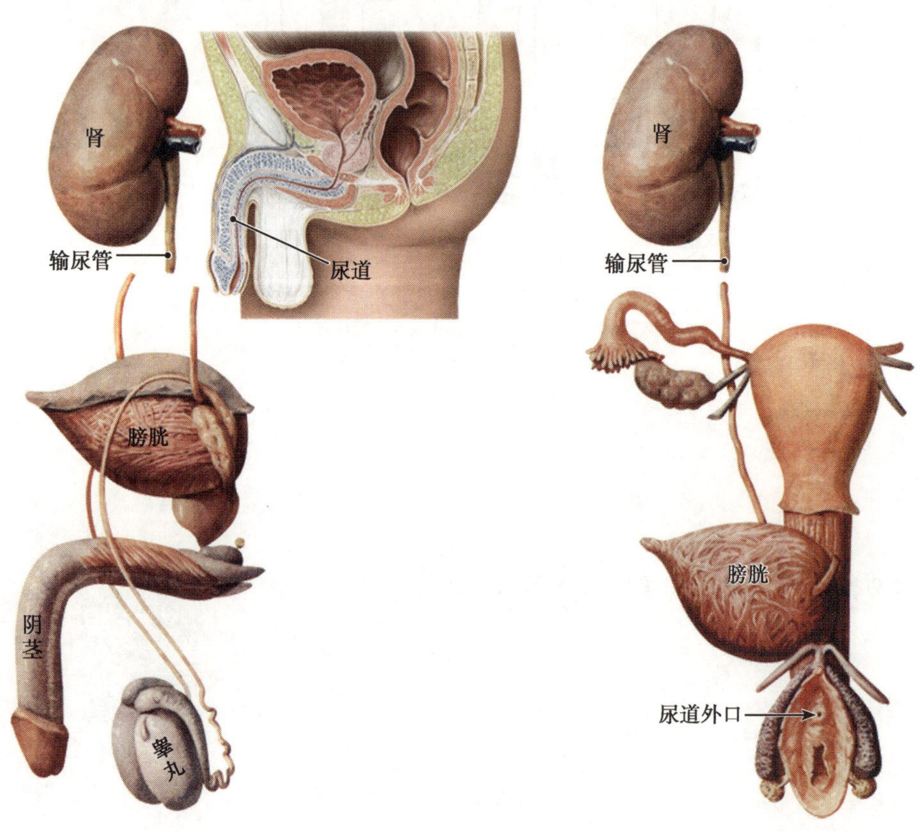

图7-1 泌尿系统模式图

第一节　肾

情境导入

患者，男，36 岁，在打篮球时突然出现右侧腰部疼痛并排出血尿，被急送入院。诊断为双侧肾结石伴右输尿管结石。

请思考：

肾结石容易嵌顿在何部位？为什么？

一、肾的形态

肾（kidney）是成对的红褐色实质性器官，形似蚕豆，左右各一，质软而光滑。肾可分为上、下 2 端，前、后 2 面，内侧和外侧 2 缘。上端宽而薄，下端窄而厚。前面较隆凸，后面较平坦，紧贴腹后壁。肾外侧缘隆凸，内侧缘中部凹陷，是肾动脉、肾静脉、肾盂、淋巴管和神经出入肾的部位，称肾门（renal hilum）。出入肾门的结构被结缔组织包裹成束，称肾蒂（renal pedicle）。肾蒂内的主要结构由前向后依次为肾静脉、肾动脉、肾盂；由上向下依次为肾动脉、肾静脉、肾盂。肾门向肾内凹陷所形成的腔隙称肾窦，窦内有肾血管、肾大盏、肾小盏、肾盂、神经、淋巴管和脂肪组织等（图 7-2）。

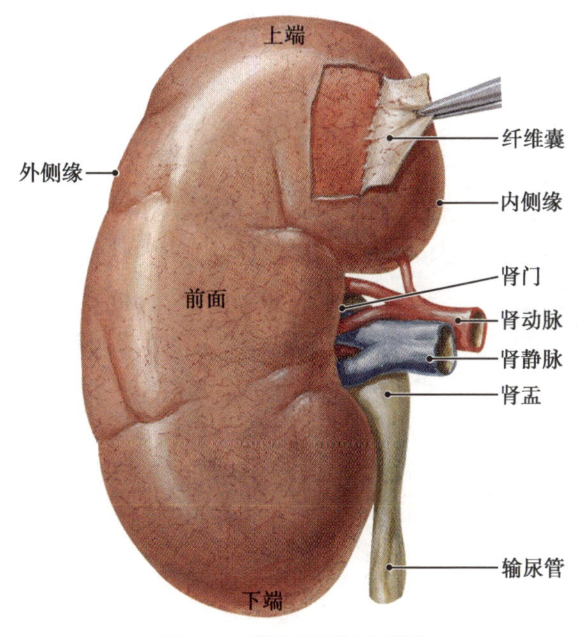

图 7-2　肾前面观（右侧）

二、肾的位置和毗邻

正常成年人的肾位于脊柱两侧，腹膜后隙内，紧贴腹后壁。左肾上端平对第 11 胸椎体下缘，下端平第 2~3 腰椎间盘，第 12 肋斜过其后面中部。右肾因受肝的影响，比左肾约低半个椎体的高度，上端平对第 12 胸椎体上缘，下端平对第 3 腰椎体上缘，第 12 肋斜过其后面上部。肾门约平第 1 腰椎体（图 7-3）。肾门的体表投影点在竖脊肌外侧缘与第 12 肋的夹角处，称肾区，某些肾病患者，触压或叩击该处时可引起疼痛。

肾的上方为肾上腺，左肾上部邻接胃后壁，中部与胰尾和脾血管接触，下部为结肠左曲。右肾上部与肝毗邻，下部与结肠右曲相接触，内侧缘邻十二指肠降部。两肾后面上 1/3 与膈相邻。

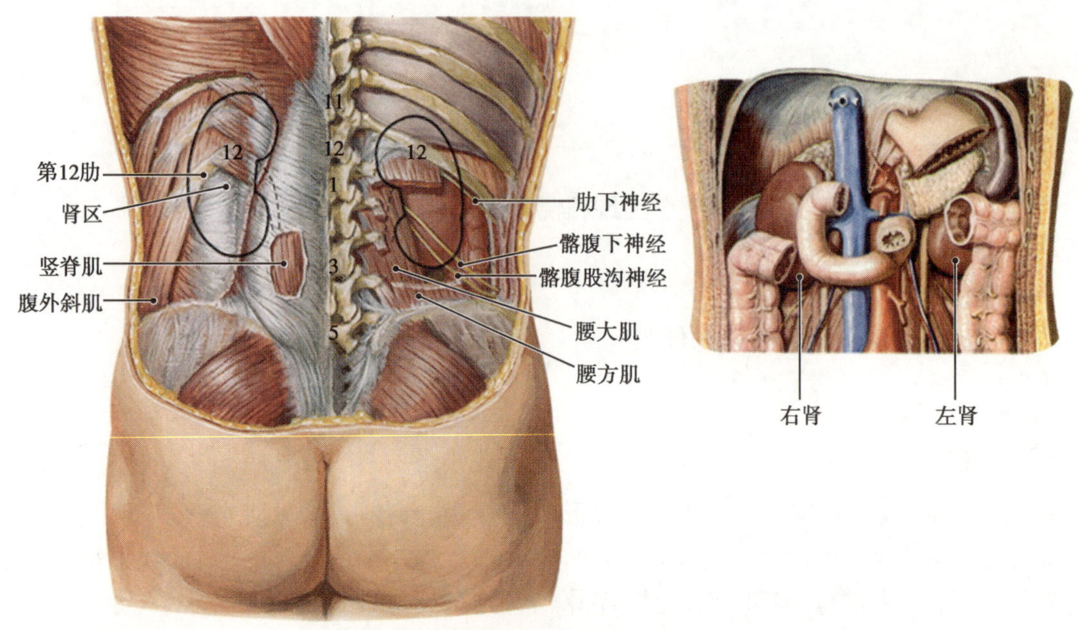

图 7-3 肾的体表投影与毗邻

三、肾的被膜

肾的表面有 3 层被膜，由内向外依次为纤维囊、脂肪囊与肾筋膜（图 7-4）。

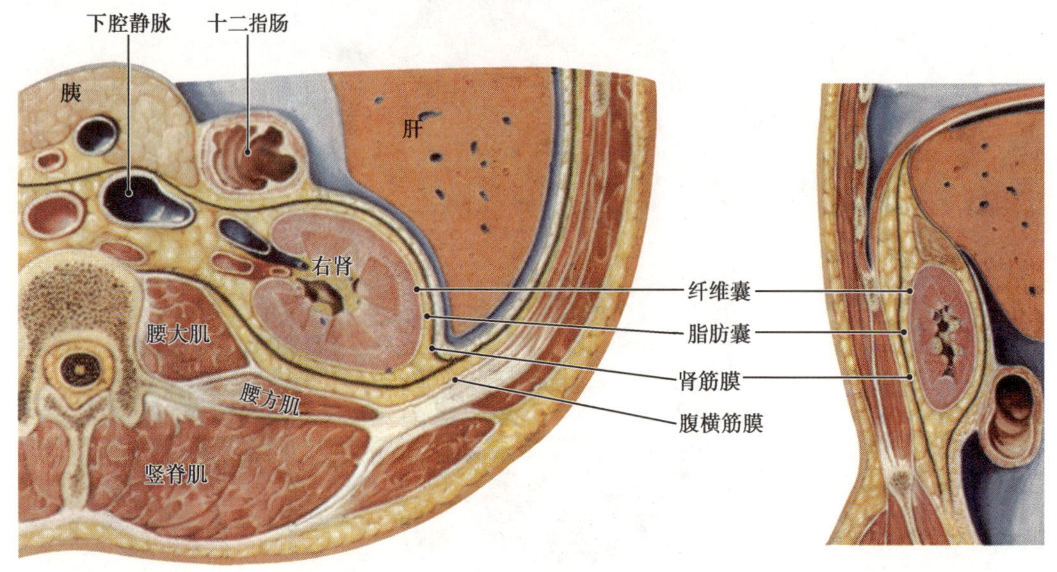

图 7-4 肾的被膜（平第 1 腰椎水平切面）

（一）纤维囊

纤维囊是贴附于肾表面的一层由致密结缔组织和少量弹性纤维组成的被膜，薄而坚韧。与肾连结疏松，易于剥离，但在病理情况下该层会与肾实质发生粘连，不易剥离。在修复肾破裂或肾部分切除时，需缝合纤维囊。

（二）脂肪囊

脂肪囊是位于纤维囊外部的脂肪组织层，脂肪囊通过肾门与肾窦内的脂肪组织相连续，对肾起支持和保护作用。临床上的肾囊封闭，就是将药液注入此囊内。

（三）肾筋膜

肾筋膜位于脂肪囊的外面，分前、后 2 层包裹肾和肾上腺。在肾上腺的上方和肾的外侧缘处，前、后 2 层相互融合；在肾的下方 2 层分开，其间有输尿管通过；在肾的内侧，两侧前层于腹主动脉和下腔静脉的前面相互移行，后层与腰大肌筋膜相融合，因此该层对肾也有固定作用。此外，肾血管、腹膜、腹压及邻近器官对肾都有固定作用。当上述固定装置不健全时，则可引起肾移位，形成肾下垂或游走肾。

四、肾的结构

（一）肾的一般结构

在肾的冠状切面上，肾实质分为肾皮质和肾髓质 2 部分。肾皮质主要位于肾实质的浅部，富含血管。肾皮质深入肾髓质的部分称肾柱，呈淡红色，血管较少。肾髓质主要由 15~20 个肾锥体组成。肾锥体呈圆锥形，其基底部朝向皮质，尖端圆钝，朝向肾窦，称肾乳头。肾乳头上有乳头孔，尿液经乳头孔流入肾小盏内。在肾窦内有 7~8 个肾小盏包绕肾乳头，2~3 个肾小盏汇成 1 个肾大盏。每肾有 2~3 个肾大盏，最后汇合成漏斗状的肾盂。肾盂出肾门后，弯行向下逐渐变细移行为输尿管（图 7-5）。

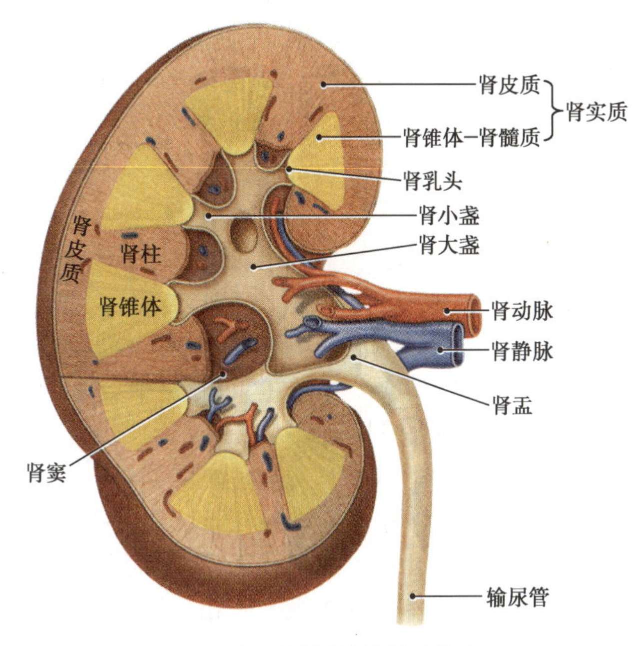

图 7-5 肾冠状切面（右侧）

（二）肾的微细结构

肾由肾实质和肾间质组成。肾实质主要由肾单位和集合管组成，其间少量结缔组织、血管和神经等构成肾间质。

1. 肾单位 是肾结构与功能的基本单位，由肾小体和肾小管构成，每侧肾约有 150 万个肾单位（图 7-6）。根据肾小体在皮质中的位置不同，肾单位分为浅表肾单位和髓旁肾单位。浅表肾单位主要分布于皮质浅部，数量多，占肾单位总数的 85%~90%，主要功能是形成尿液；髓旁肾单位分布于

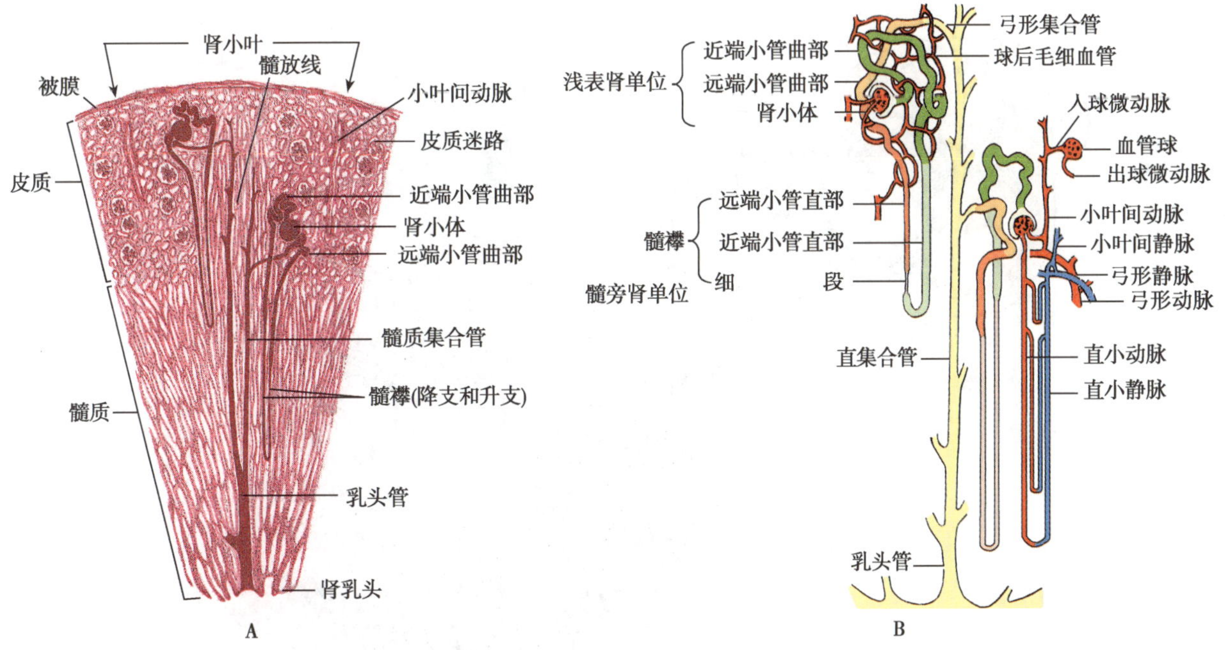

图 7-6 肾单位与肾血管模式图

A. 肾实质组成及其在肾内分布示意图；B. 肾实质组成与血液循环示意图。

皮质深部，数量少，占10%~15%，主要参与尿的浓缩和稀释。

（1）**肾小体**：由血管球和肾小囊组成。每个肾小体有2极：有血管出入的一端称血管极，此处有2条微动脉出入，一条为短而粗的入球微动脉，另一条为细而长的出球微动脉；与血管极相对的一端称尿极，与近端小管相连（图7-7）。

1）血管球：又称肾小球，是在肾小囊中盘曲成团状的动脉性毛细血管网。在电镜下，血管球为有孔毛细血管，孔径50~100nm，多无隔膜。基膜较厚，其生物大分子形成孔径为4~8nm的分子筛，在血浆物质滤过中起关键作用。

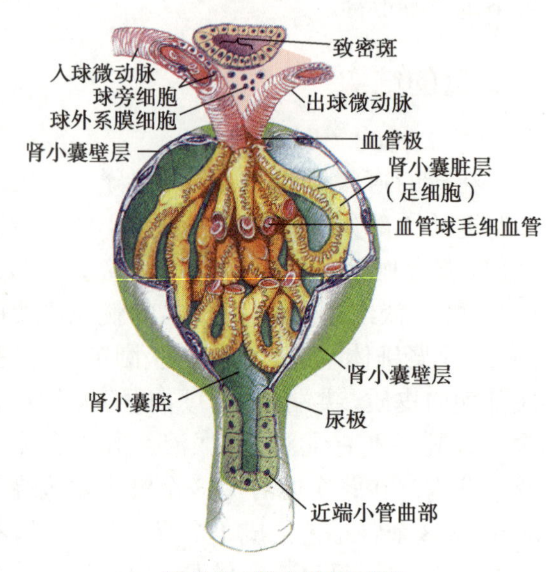

图7-7　肾小体模式图

2）肾小囊：是肾小管起始部膨大凹陷形成的双层囊状结构，分为壁层和脏层。壁层为单层扁平上皮，在肾小体的尿极处与近端小管上皮相连续，在血管极处反折向内即为脏层。两层之间的狭窄腔隙为肾小囊腔，与近曲小管腔相通，容纳原尿。脏层由一层足细胞构成。足细胞体积较大，胞体凸向肾小囊腔，核染色较浅，胞质内有丰富的细胞器。在扫描电镜下，可见从胞体伸出几个大的初级突起，继而分成多个指状的次级突起。相邻的次级突起相互嵌合成栅栏状，紧贴于毛细血管基膜外侧。突起之间的裂隙称为裂孔，其上覆盖一层裂孔膜。

血液流经血管球毛细血管时，血浆内的小分子物质通过有孔毛细血管的内皮、基膜和裂孔膜滤入肾小囊腔，形成原尿，这3层结构称滤过膜，又称滤过屏障（图7-8）。若滤过膜受损，则大分子物质如蛋白质、血细胞可进入肾小囊腔内，出现蛋白尿或血尿。

（2）**肾小管**：是由单层立方上皮细胞围成的小管。肾小管可分为近端小管、细段和远端小管。近端小管与肾小囊相连，远端小管与集合小管相续。

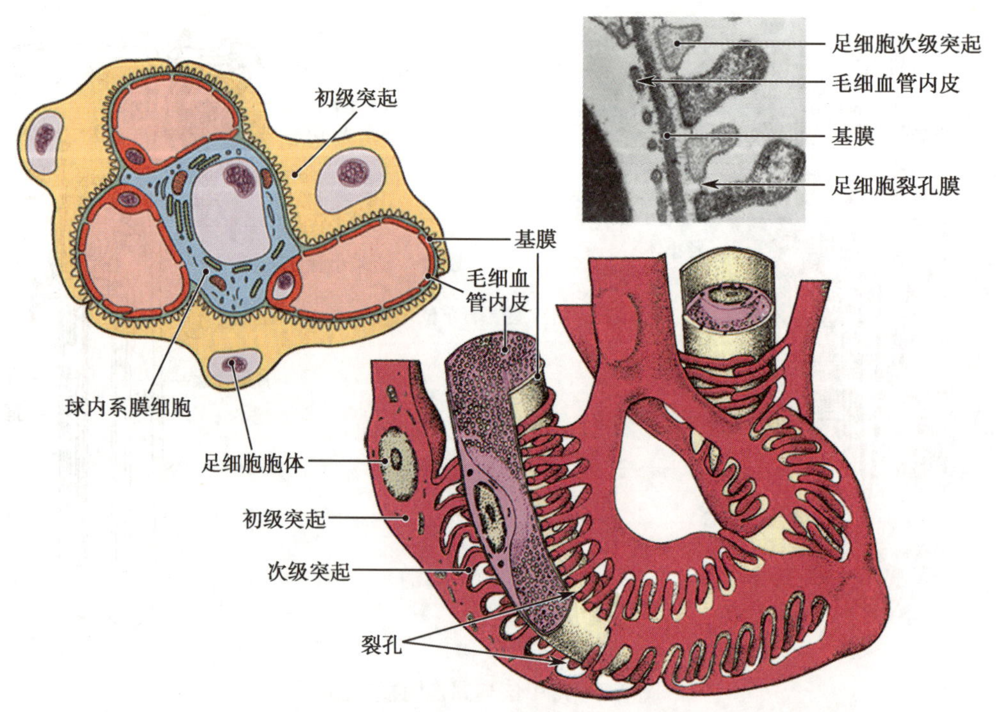

图7-8　球内系膜细胞、足细胞、毛细血管及滤过膜超微结构模式图

1）近端小管：是肾小管的起始部，按其行程和结构分为曲部和直部。近端小管曲部是肾小管最粗最长的一段。光镜下，壁厚、腔小且不规则，管壁上皮细胞游离面有刷状缘，基底面有基底纵纹。电镜下，刷状缘是排列整齐的微绒毛，扩大了细胞的表面积；基底纵纹为质膜内褶及其间发达的线粒体，扩大了细胞基底面的表面积，并为重吸收供应能量。以上这些结构有利于近端小管对水、营养物质和部分无机盐的重吸收。近端小管直部结构与曲部相似，但上皮细胞高度稍低，微绒毛不如曲部发达，因而其重吸收能力不如曲部。

2）细段：管径最细，管壁由单层扁平上皮组成。

3）远端小管：分为直部和曲部。其功能是吸收水和 Na^+，并向管腔分泌 K^+、H^+ 和 NH_4^+，对维持血液的酸碱平衡有重要作用。远端小管直部近侧端与细段相续，远侧端与曲部相连，其管壁上皮的结构与近端小管直部相似。远端小管曲部腔大而规则，管壁上皮细胞的游离面微绒毛短而少。远端小管的曲部比近端小管的曲部短，盘曲于肾小体的附近。

细段与近端小管直部和远端小管直部共同构成髓袢。原尿在此段流速慢，有利于尿液浓缩（图 7-9）。

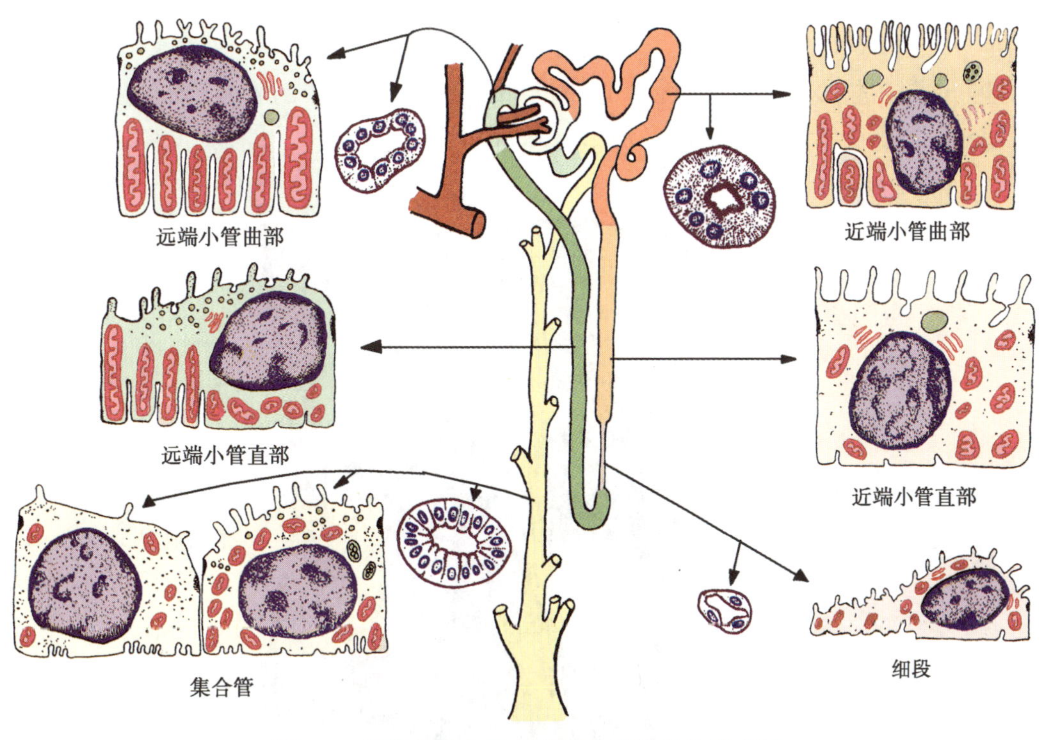

图 7-9　泌尿小管各段上皮细胞超微结构模式图

2. 集合管　由弓形集合管、直集合管和乳头管构成。弓形集合管续于远端小管曲部末端，另一端与直集合管相通。直集合管自肾皮质向肾髓质延伸过程中有许多弓形集合管沿途加入。直集合管在行至肾乳头处称乳头管，开口于乳头孔。集合管管壁的上皮由单层立方上皮逐渐移行为单层柱状上皮。血液流经血管球时，经滤过膜过滤至肾小囊腔形成原尿，原尿中大部分水、营养物质和无机盐等又被肾小管和集合管重吸收，机体代谢产物被分泌至管腔，最终形成终尿。

3. 球旁复合体　由球旁细胞、致密斑和球外系膜细胞组成（图 7-7）。

（1）球旁细胞：在入球微动脉近肾小球处，管壁的平滑肌细胞分化成立方形细胞，称球旁细胞。胞质呈弱嗜碱性，内含分泌颗粒，颗粒中含有肾素。肾素可促使血管紧张素活化，升高血压。

（2）致密斑：是由远曲小管近血管极一侧的管壁上皮细胞特化成的椭圆形结构。细胞呈高柱状，排列紧密，核椭圆形，位于近细胞顶部。致密斑是 Na^+ 感受器，当尿 Na^+ 浓度降低时，致密斑会促使球旁细胞分泌肾素，增强远曲小管和集合管对 Na^+ 的重吸收。

(3) **球外系膜细胞**：位于致密斑、入球和出球微动脉组成的三角区内，形态结构与球内系膜细胞相似。该细胞在球旁复合体功能活动中可传递信息。

4. 肾间质 为肾内的结缔组织、血管及神经等。肾小管周围的成纤维细胞能产生促红细胞生成素，刺激骨髓红细胞的生成，故肾病患者晚期常伴有贫血。

5. 肾的血液循环特点 肾血液循环与肾的泌尿功能密切相关，特点主要有：①肾动脉源于腹主动脉，短而粗，压力高，血流量大，约是心输出量的 1/4。②肾皮质血流量大，约占 90%，流速快，髓质血流量小，流速慢。③入球微动脉较出球微动脉粗，血管球压力高于肾小囊腔压，利于原尿生成。④球后毛细血管网因水分被大量滤出，故胶体渗透压高，利于肾小管重吸收。⑤髓质内直血管袢与髓袢伴行，利于肾小管和集合小管的重吸收和尿液的浓缩。

第二节 输尿管

输尿管(ureter)是 1 对细长的肌性管道，附于腹后壁，位于腹膜的后方(图 7-10)。输尿管起于肾盂末端，终于膀胱，全长 25~30cm，管径 0.5~1.0cm。

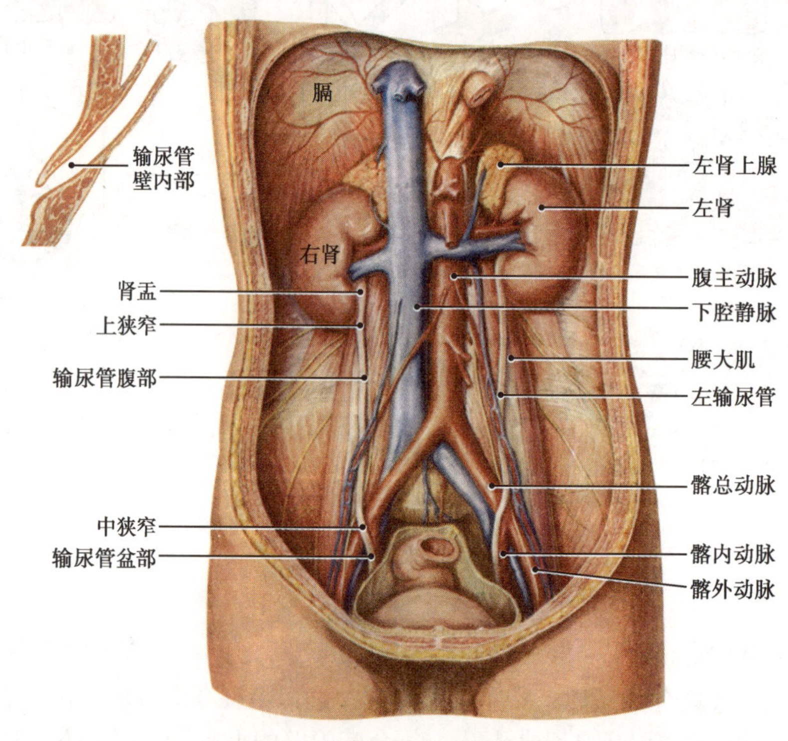

图 7-10 腹后壁结构模式图

一、输尿管的分段

(一) 输尿管腹段

输尿管腹段在腹后壁沿腰大肌前面下降，至小骨盆入口处，进入盆腔移行为盆段。

(二) 输尿管盆段

输尿管盆段自小骨盆入口处沿盆腔侧壁向后下，约在坐骨棘水平转向前内侧达膀胱底，斜穿膀胱壁，移行为壁内段。男性输尿管在膀胱底与输精管交叉；女性输尿管在子宫颈外侧约 2.5cm 处绕子宫动脉后下方前行。故在子宫切除术中结扎子宫动脉时，应注意输尿管与子宫动脉的位置关系，以免误伤输尿管。

（三）输尿管壁内段

输尿管壁内段为斜穿膀胱壁的部分，以输尿管口开口于膀胱内面。当膀胱充盈时，膀胱内压力增高，压迫壁内段，使管腔闭合，以防止尿液逆流入输尿管。

二、输尿管的狭窄

输尿管全长有 3 处生理性狭窄：第 1 处狭窄位于肾盂与输尿管移行处；第 2 处狭窄位于小骨盆上口并与髂血管交叉处；第 3 处狭窄在穿膀胱壁处。当结石在狭窄处滞留或嵌顿而阻塞输尿管时，可引起剧烈绞痛。

三、输尿管的微细结构

输尿管管腔小，呈星状。黏膜的变移上皮由 4~5 层细胞组成，扩张时可变为 2~3 层，肌层为平滑肌，外膜为疏松结缔组织。

第三节　膀　胱

一、膀胱的形态、位置和毗邻

膀胱（urinary bladder）为贮存尿液的囊状肌性器官。一般正常成人膀胱的容量为 300~500ml，最大容量可达 800ml。新生儿膀胱的容量约为成人的 1/10；女性膀胱容量较男性小。

膀胱侧面观（女性）

膀胱的形态、位置随尿液充盈的程度而改变。膀胱充盈时呈卵圆形，空虚时则呈三棱锥体形，可分为膀胱尖、膀胱底、膀胱体、膀胱颈 4 部分（图 7-11）。膀胱尖细小，朝向前上方；膀胱底近似三角形，朝向后下方；膀胱尖与膀胱底之间的部分为膀胱体；膀胱的最下部称膀胱颈，经尿道内口与尿道相接（图 7-11）。

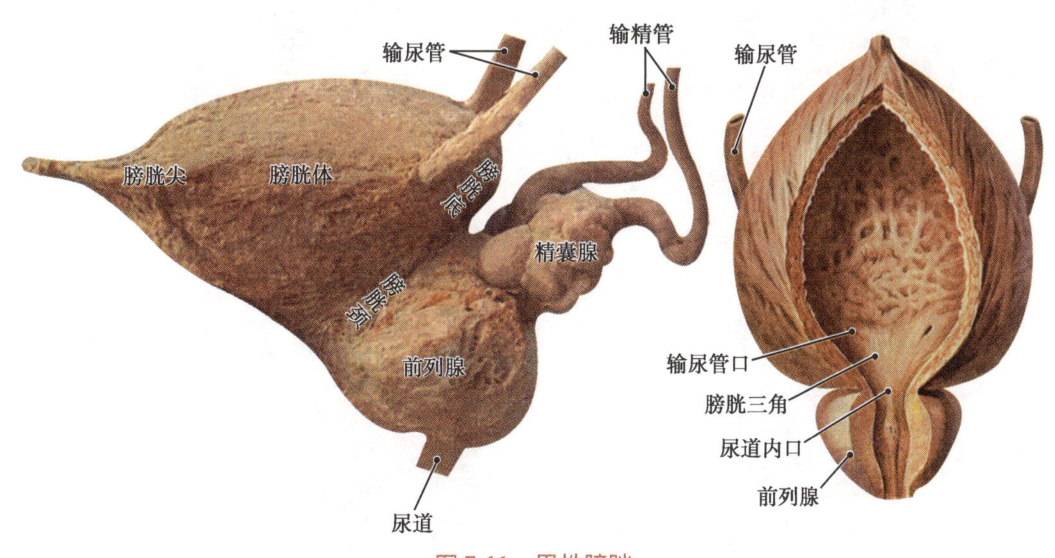

图 7-11　男性膀胱

成人膀胱位于盆腔前部，其前方为耻骨联合；后方在男性邻精囊、输精管壶腹和直肠，在女性邻子宫和阴道。膀胱的下方，在男性邻接前列腺，在女性邻接尿生殖膈；膀胱上面有腹膜覆盖。膀胱充盈时，腹膜在膀胱与腹前壁之间的反折线上移，此时沿耻骨联合的上缘进行膀胱穿刺，不会伤及腹膜。

二、膀胱壁的构造

当膀胱空虚时，膀胱壁的黏膜皱缩形成许多皱襞，称膀胱襞。当膀胱充盈时，壁内平滑肌舒张，皱襞消失。在膀胱底内面，两输尿管口与尿道内口之间的三角形区域，称膀胱三角。此处黏膜与肌层连接紧密，不管膀胱处于空虚或充盈时，黏膜均呈平滑状态。膀胱三角是肿瘤、结核和炎症的好发部位。两输尿管口之间的横行皱襞，称输尿管间襞（图 7-11），呈苍白色，是膀胱镜检查时寻找输尿管口的标志。

膀胱壁分黏膜、肌层和外膜 3 层。黏膜层由变移上皮和固有层组成。膀胱空虚时，变移上皮细胞 8~10 层，游离面的盖细胞体积大，可见双核；膀胱充盈时，上皮细胞仅 3~4 层，盖细胞扁平。肌层厚，由内纵、中环和外纵 3 层平滑肌组成，各层肌纤维相互交错、分界不清。在输尿管开口处，膀胱黏膜折叠成瓣状。膀胱充盈时，黏膜瓣受压而封闭输尿管，可防止尿液倒流。中层环行肌在尿道内口处增厚为括约肌。外膜多为结缔组织，仅膀胱顶部为浆膜。

第四节　尿　道

尿道（urethra）是膀胱与体外相通的一段管道。男性尿道兼有排尿和排精功能，故在男性生殖系统内叙述。

女性尿道起于尿道内口，开口于阴道前庭的尿道外口。女性尿道在穿越尿生殖膈时，周围有尿道阴道括约肌环绕，可控制排尿。和男性尿道相比，女性尿道具有宽、短、直的特点，因此易发生逆行性尿路感染（图 7-12）。

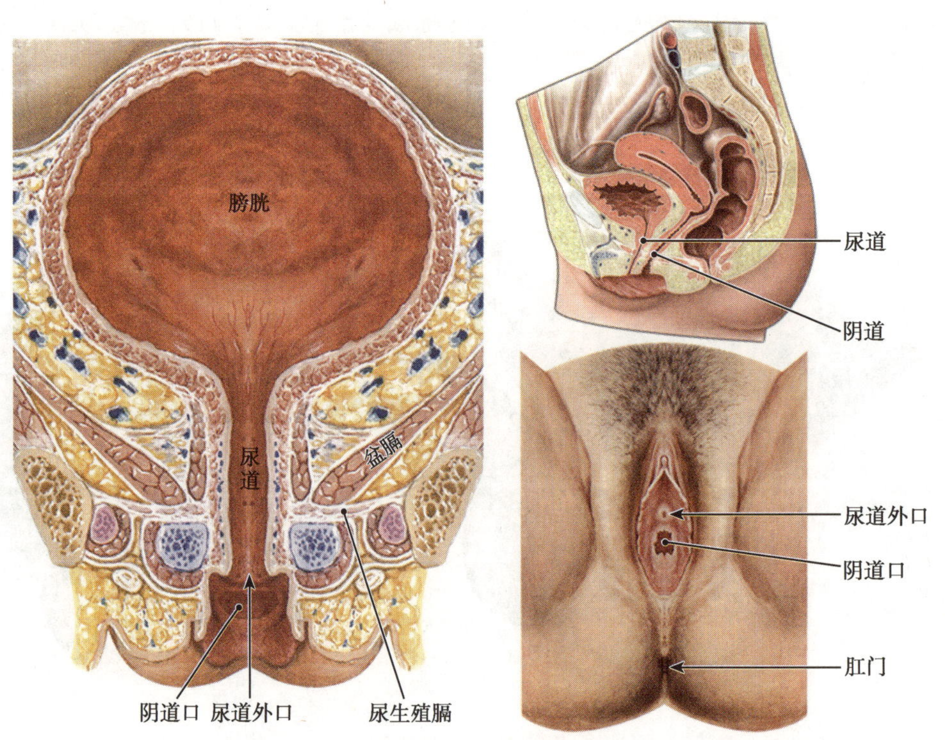

图 7-12　女性膀胱与尿道

尿道近膀胱处也是变移上皮，但男性尿道中部为复层柱状上皮，女性则为假复层柱状上皮。接近尿道口处，男性和女性均为复层扁平上皮。

临床应用

尿潴留与导尿术

尿潴留是指尿液潴留在膀胱内而不能自行排出，极易并发尿路感染。长期尿潴留还可引起膀胱过度膨胀，压力增高，发生输尿管反流、双侧输尿管及肾积水，最终可导致肾功能受损。引起尿潴留最常见的原因是尿道机械性梗阻，如膀胱结石或肿瘤、前列腺增生、尿道损伤或狭窄等。急性尿潴留时，若保守治疗不能缓解，应在严格的无菌操作下及时导尿。导尿时应注意控制尿液放出的速度不可过快，应分次放出尿液，避免患者出现低血压、膀胱出血等情况。

（刘梅梅）

思考题

1. 试述肾盂结石排出体外的途径，并说明结石易滞留的部位。
2. 试述肾单位的组成及各部分的生理功能。

思考题解析

练习题

第八章 | 生殖系统

教学课件

思维导图

学习目标

1. 掌握生殖系统的组成；男性尿道的形态特点；生精小管的结构及功能；各级卵泡的组织结构；黄体的结构及功能；子宫的形态、位置和固定装置。

2. 熟悉男性和女性输送管道的形态；前列腺的位置和毗邻；卵巢的位置和韧带名称；子宫内膜的组织结构。

3. 了解子宫内膜的周期性变化；乳房的结构；男性和女性外生殖器的形态。

4. 能利用所学知识进行计划生育和优生优育宣教；能解释新生命孕育过程、前列腺增生、月经周期、不孕、不育等临床现象。

5. 具有正确的伦理观、价值观、性道德观念。

生殖系统（genital system）包括内生殖器和外生殖器 2 部分。内生殖器多位于盆腔内，包括生殖腺、生殖管道和附属腺体；外生殖器则显露于体表，主要为两性的交接器官。生殖系统的功能是产生生殖细胞，繁殖后代，延续种族，形成并维持第二性征，分为男性生殖系统和女性生殖系统（表 8-1）。

表 8-1　生殖系统分部概况

分部		男性生殖系统	女性生殖系统
内生殖器	生殖腺	睾丸	卵巢
	生殖管道	附睾、输精管、射精管、男性尿道	输卵管、子宫、阴道
	附属腺	精囊、前列腺、尿道球腺	前庭大腺
外生殖器		阴囊、阴茎	女阴

第一节　男性生殖系统

情境导入

张某，男，36 岁，婚后育有 2 子，为达到长期避孕目的，来医院咨询男性结扎手术事宜。

请思考：

1. 精液的产生与哪些器官有关？
2. 男性结扎的部位在何处？

男性生殖系统相关视频

男性生殖系统相关 3D 视频

一、内生殖器

男性内生殖器由生殖腺（睾丸）、输精管道（附睾、输精管、射精管、男性尿道）和附属腺（精囊、前列腺、尿道球腺）组成。睾丸产生精子和分泌雄性激素；精子先贮存于附睾内，当射精时经输精管、射精管和尿道排出体外。精囊、前列腺和尿道球腺的分泌液参与精液的组成，供给精子营养并有利于精子的活动。男性外生殖器为阴茎和阴囊，前者是男性性交器官，后者容纳睾丸和附睾（图 8-1）。

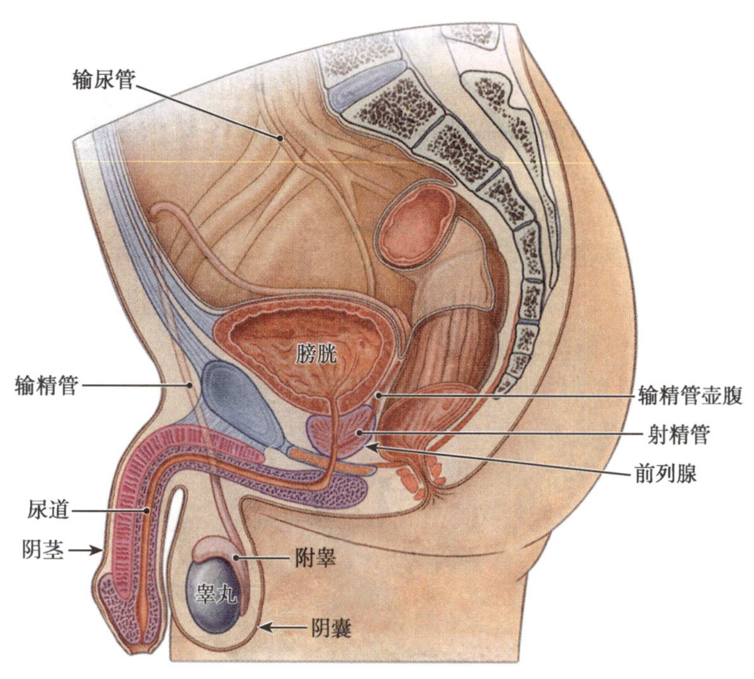

图 8-1　男性生殖系统模式图

（一）生殖腺

睾丸（testis）是男性的生殖腺，其功能是产生精子和分泌雄激素。

1. 睾丸的位置和形态　睾丸位于阴囊内，左右各一，呈扁椭圆形，表面光滑，分上、下 2 端，内、外侧 2 面，前、后 2 缘（图 8-2）。前缘游离；后缘附有系膜，称系膜缘，与附睾和输精管相邻，后缘上部有血管、神经和淋巴管等出入；下端游离，上端和后缘附有附睾。睾丸在青春期以前发育较慢，进入青春期后迅速生长成熟，老年人的睾丸萎缩变小，性功能也随之衰退。

睾丸除后缘外，均被有腹膜，称睾丸鞘膜。鞘膜分脏、壁 2 层。脏层紧贴睾丸的表面，壁层则附于阴囊的内面。脏、壁 2 层在睾丸后缘处相互移行，构成一个封闭的囊腔，称鞘膜腔，腔内含少量浆液，起润滑作用，有炎症时液体增多，可形成鞘膜积液（图 8-2，图 8-3）。

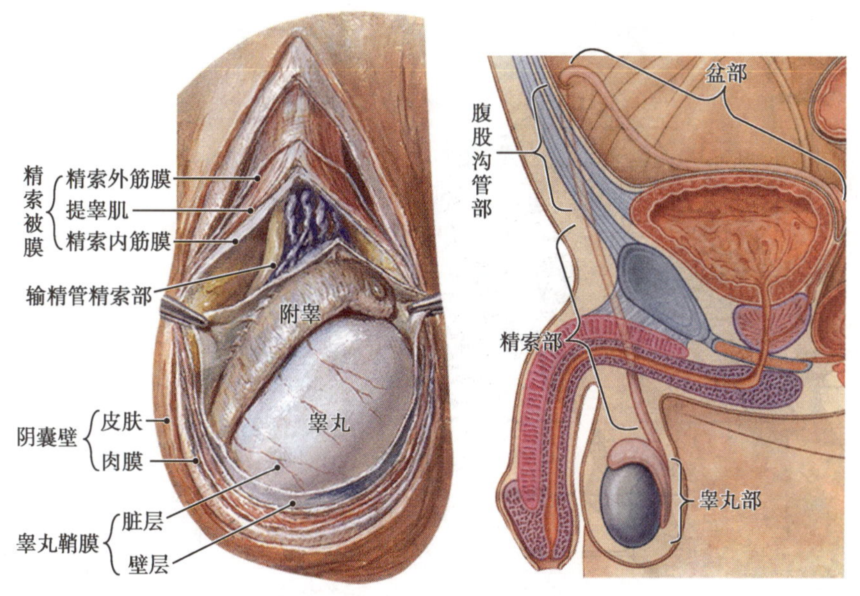

图 8-2　睾丸和附睾的被膜及输精管

2. 睾丸的微细结构 睾丸表面有一层致密结缔组织，称白膜。白膜在睾丸后缘增厚，形成睾丸纵隔，又发出许多睾丸小隔，呈扇形伸入睾丸实质，将实质分为许多锥体形的睾丸小叶。每个睾丸小叶内有 1~4 条细长而弯曲的生精小管。生精小管出睾丸小叶汇合成直精小管，进入睾丸纵隔后交织成睾丸网，从睾丸网发出 12~15 条输出小管，与附睾管相连续（图 8-3）。

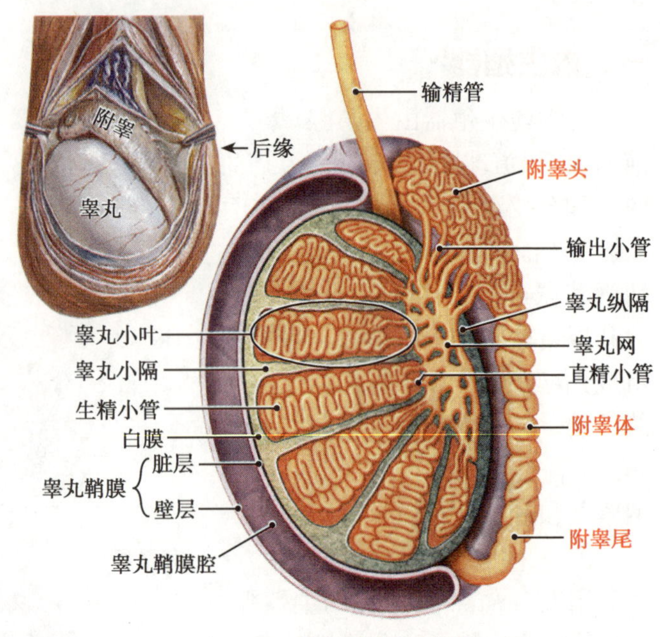

图 8-3 睾丸附睾（左侧）

（1）生精小管：管壁为生精上皮，是产生精子的场所。生精上皮由生精细胞和支持细胞组成。生精细胞包括精原细胞、初级精母细胞、次级精母细胞、精子细胞和精子，从生精小管的基底面至腔面依次排列（图 8-4）。由精原细胞形成精子的过程称精子发生。精子从发育至成熟一般历时 64~70 天。支持细胞位于不同发育阶段的生精细胞之间，体积大，呈不规则锥体形，由基膜直达管腔。支持细胞对生精细胞起支持、营养的作用，其微丝和微管的收缩可使不断成熟的生精细胞向腔面移动，并促使精子释放入管腔。

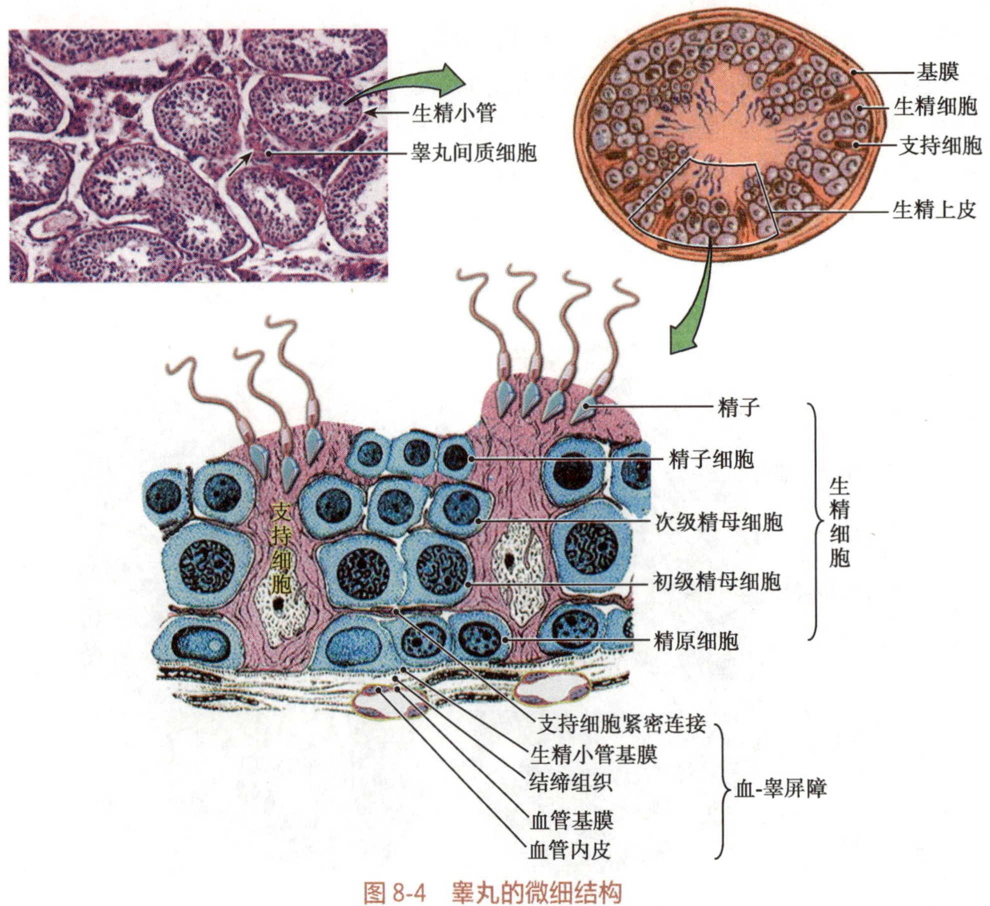

图 8-4 睾丸的微细结构

（2）**睾丸间质**：是指生精小管之间的疏松结缔组织，内含血管、淋巴管和睾丸间质细胞（图 8-4）。睾丸间质细胞合成和分泌雄激素，有促进男性生殖器官的发育、促进精子发生、维持第二性征和性功能等作用。

临床应用

隐睾症

胚胎初期，睾丸连同附睾位于腹后壁腰部，直到出生前不久才经腹股沟管降入阴囊内。正常情况下，阴囊温度低于体温 2~3℃，这种温度差异是确保精子发生的重要条件。出生后，睾丸如仍未降至阴囊，而停留于腹腔、腹股沟管等处，称隐睾症。睾丸长期留在腹腔内或腹股沟管里，受体内“高温”的影响，不适宜精子发育，容易造成男性不育。

（二）生殖管道

1. 附睾　呈新月形，贴附于睾丸的上端和后缘，分头、体和尾 3 部分（图 8-2，图 8-3）。头部由睾丸输出小管盘曲而成，输出小管的末端汇合成 1 条附睾管。附睾管长 4~5m，盘曲构成体部和尾部，管的末端急转向上直接延续成为输精管。附睾具有贮存、营养精子，并能促进精子继续发育成熟的功能。附睾是结核病的好发部位。

2. 输精管和射精管　是输送精子的肌性管道。

输精管是附睾管的直接延续，长约 50cm，管径约 3mm，管壁较厚，管腔小，在活体上触摸时，呈坚实的圆索状（图 8-3）。

输精管依其行程可分为 4 部：①睾丸部，即起始部，最短，在睾丸后缘附睾内侧上行，至睾丸上端。②精索部，介于睾丸上端至腹股沟管皮下环之间，此段位置表浅，易触及，是输精管结扎的常选部位。③腹股沟管部，为腹股沟管内的一段；在做疝修补手术时，应注意勿伤及输精管。④盆部，最长，经腹股沟管腹环进入盆腔，弯向内下，沿盆腔侧壁行向后下，经输尿管末端前上方至膀胱底的后面，并在此处膨大形成输精管壶腹。输精管末端变细，与精囊的排泄管汇合成射精管（图 8-5）。

射精管长约 2cm，斜穿前列腺实质，开口于尿道前列腺部。

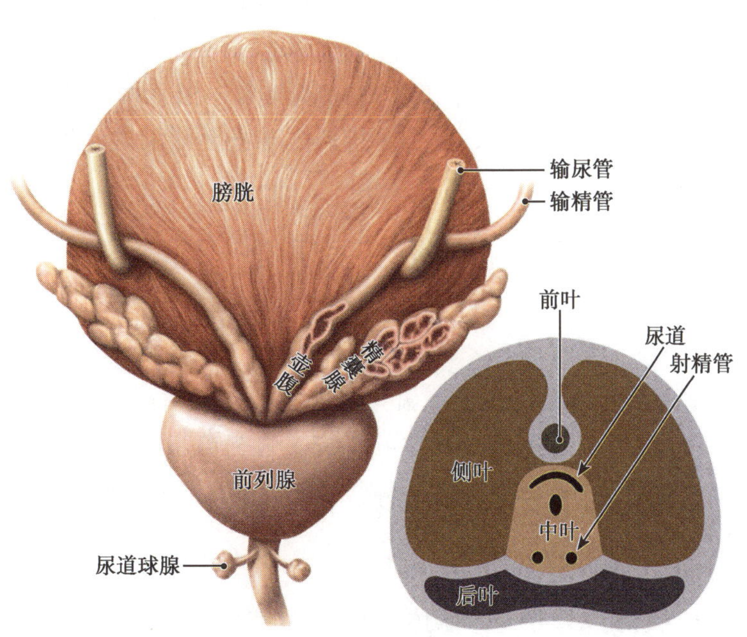

图 8-5　精囊、前列腺及尿道球腺（后面观）

精索是位于睾丸上端至腹股沟管皮下环之间的1对柔软的圆索状结构，外面包有3层被膜（由外向内依次为精索外筋膜、提睾肌和精索内筋膜）包裹输精管、睾丸动脉、蔓状静脉丛、输精管动脉、输精管静脉、神经和淋巴管等结构（图8-2）。

临床应用

精索静脉曲张

精索内的蔓状静脉丛由睾丸静脉和附睾的静脉汇合形成。精索静脉曲张即蔓状静脉丛发生异常扩张和迂曲，多发生于左侧。发病时，因静脉回流受阻，睾丸功能可受影响，严重时可引起不育。

（三）附属腺

情境导入

患者，男，69岁，1年前无明显诱因出现尿频、尿急、排尿费力、尿后滴沥，夜尿增多；1个月前感觉腰部胀痛伴有间歇性绞痛。入院诊断为前列腺增生，肾积水。

请思考：

1. 为什么前列腺增生会出现排尿困难甚至肾积水？
2. 直肠指检可以协助前列腺增生的诊断，为什么？

1. 精囊 又称精囊腺，为1对长椭圆形的囊状器官，位于膀胱底的后方，输精管壶腹的外侧。精囊分泌的液体参与组成精液，有稀释精液使精子易于活动的作用。其排泄管与输精管末端汇合成射精管（图8-5）。

2. 前列腺 为一实质性器官，形似栗子，位于膀胱颈和尿生殖膈之间，内有尿道穿过。其上端宽大称前列腺底，下端尖细称前列腺尖，尖和底之间为前列腺体（图8-5）。前列腺后面正中有1条浅沟，称前列腺沟，与直肠前壁相邻，直肠指检可触及，在前列腺炎或者前列腺增生时，该沟变浅或消失。前列腺的排泄管开口于尿道前列腺部的后壁，其分泌物是精液的主要成分。临床上可经直肠施行前列腺按摩，采集前列腺液，以帮助前列腺炎的诊断。

前列腺可分为5叶：前叶、中叶、后叶和左、右侧叶（图8-5）。中叶和侧叶是前列腺增生的好发部位，若中叶和侧叶增生时，可压迫尿道，引起排尿困难甚至尿潴留。后叶位于中叶和侧叶的后方，是前列腺肿瘤的好发部位。

临床应用

前列腺增生症

前列腺增生症是老年男性的常见病。前列腺增生的发病率随年龄递增，但有增生病变时不一定有临床症状，一般不会发展为前列腺癌。有关前列腺增生的发病机制研究颇多，但病因至今仍未能阐明。该病有3个主要特征：前列腺体积增大；膀胱出口阻塞；有排尿困难、尿频、尿急等下尿路症状。

3. 尿道球腺 为1对豌豆大小的球形腺体，位于尿生殖膈内、尿道膜部的两侧。其排泄管细长，开口于尿道球部。分泌物参与组成精液，并可润滑尿道。

精囊、前列腺、尿道球腺和生殖管道均能产生分泌物，这些分泌物和精子共同构成精液。精液为乳白色的黏稠液体，呈弱碱性。正常成年男性一次射精可排出精液 3~5ml，每毫升含精子 1 亿 ~2 亿个；若每毫升含精子低于 400 万个，可导致不育症。

二、外生殖器

男性外生殖器由阴囊和阴茎组成。

（一）阴囊

阴囊位于阴茎后下方，呈下垂的囊袋状，其皮肤薄而柔软，生有少量阴毛，色素沉着明显，富有伸展性。阴囊皮下缺乏脂肪组织而致密，含有少量的平滑肌纤维，称肉膜。肉膜平滑肌可随外界环境温度的变化而舒缩，从而调节阴囊内的温度，使阴囊内的温度低于体温 2~3℃，以适宜精子的生存和发育。阴囊正中线上有一纵行阴囊中隔，将阴囊分为左、右 2 部分，分别容纳两侧的睾丸和附睾（图 8-6）。

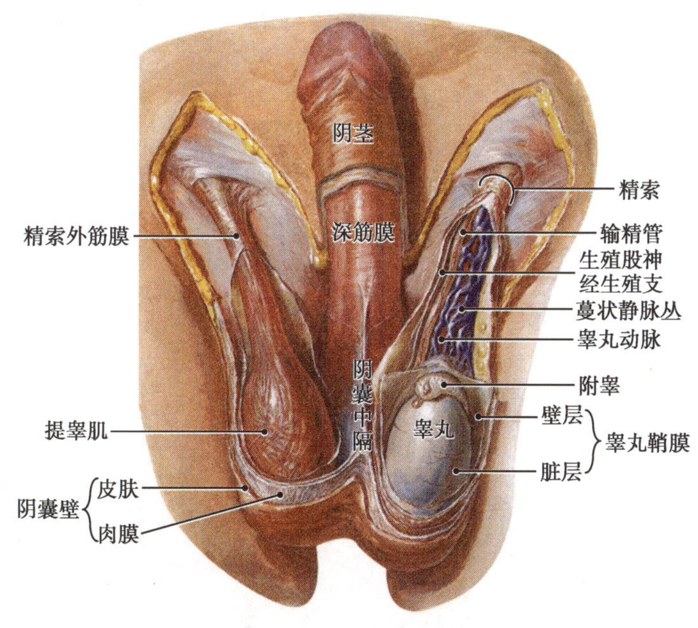

图 8-6　阴囊结构模式图

（二）阴茎

阴茎（penis）是男性性交器官，由前至后分为阴茎头、阴茎体和阴茎根三部分（图 8-7）。阴茎根附着于耻骨、坐骨和尿生殖膈；阴茎体悬垂于耻骨联合的前下方，呈圆柱状；阴茎体前端膨大部称阴茎头，有呈矢状位的尿道外口。阴茎头、体移行处缩细称阴茎颈，并有一环状沟称冠状沟。

阴茎由两条阴茎海绵体和一条尿道海绵体构成，外面包有筋膜和皮肤（图 8-7）。海绵体为勃起组织，由许多小梁和与血管相通的腔隙组成，当腔隙充血时，阴茎则变硬勃起。阴茎海绵体位于阴茎的背侧，是构成阴茎的主要部分。尿道海绵体位于两条阴茎海绵体的腹侧，其前、后两端均膨大，前端的膨大部为阴茎头；后端的膨大部为尿道球。阴茎的三条海绵体的外面包有浅、深筋膜和皮肤。阴茎皮肤薄而柔软，富有伸展性，在阴茎颈处折叠形成双层游离的皱襞包绕阴茎头，称阴茎包皮。在阴茎头的腹侧中线上，包皮与阴茎头之间有一皮肤皱襞称包皮系带。

幼儿时期阴茎包皮较长，包被整个阴茎头。随着年龄增长，包皮逐渐后退。成年后包皮如仍包住阴茎头即为包皮过长，如用外力不能上翻，即称包茎。在这两种情况下，包皮腔内容易存留污物而导致炎症，可能成为阴茎癌的诱发因素，需要行包皮环切术。手术时需要注意勿伤及包皮系带，以免影响阴茎的正常勃起。

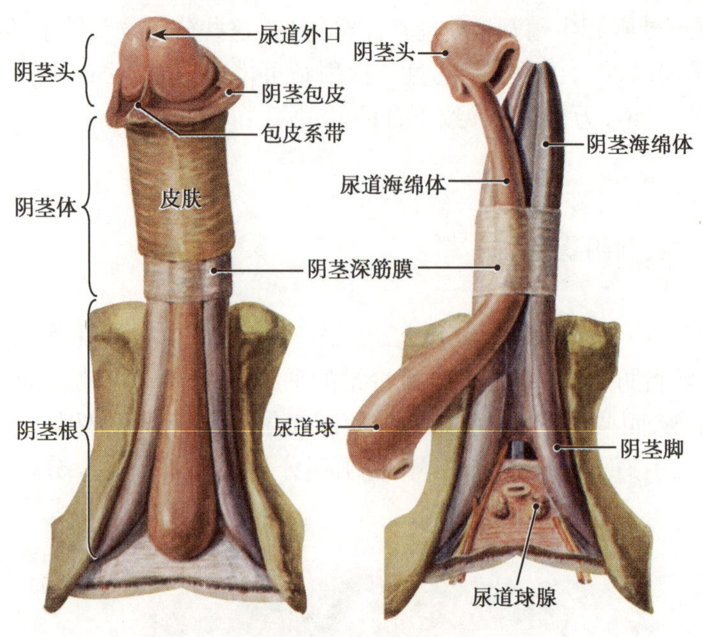

图 8-7　阴茎的构造

三、男性尿道

男性尿道起于膀胱的尿道内口，依次穿过前列腺、尿生殖膈和尿道海绵体，终于阴茎头的尿道外口（图 8-8）。成人男性尿道全长 16~22cm，管径 5~7mm，兼有排尿和排精功能。

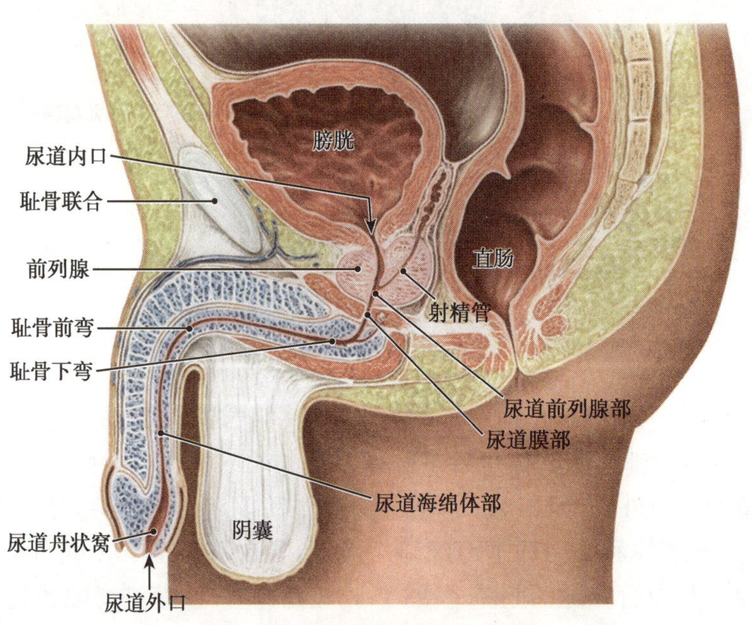

图 8-8　男性盆腔正中央矢状切面

（一）男性尿道的分部

根据其行程将男性尿道分为前列腺部、膜部和海绵体部。临床上将海绵体部称为前尿道，膜部和前列腺部称为后尿道。

1. 前列腺部　是尿道贯穿前列腺的部分，管腔最粗，长约 3cm。此部后壁有射精管和前列腺排泄管的开口。

2. 膜部　是尿道穿过尿生殖膈的部分，短而窄，长约 1.5cm，其周围有尿道括约肌环绕，该肌为骨骼肌，可控制排尿。此部位置较固定，外伤性尿道断裂易在此发生。

3. 海绵体部 是尿道穿过海绵体的部分，最长，长 12~17cm。尿道球内的尿道扩大成尿道球部，有尿道球腺排泄管的开口。阴茎头内的尿道扩大成尿道舟状窝。

（二）男性尿道的形态特点

男性尿道有 3 个狭窄、3 个膨大和 2 个弯曲。3 个狭窄分别是尿道内口、尿道膜部和尿道外口，以尿道外口最为狭窄。尿道结石易嵌顿在这些部位。3 个膨大是尿道前列腺部、尿道球部和尿道舟状窝。阴茎自然悬垂时，尿道有 2 个弯曲。一个位于耻骨联合下方约 2cm 处，凸向后下方，称耻骨下弯，此弯曲恒定不变。另一个位于耻骨联合前下方，凸向前上方，称耻骨前弯，阴茎勃起或将阴茎向上提起时，此弯曲变直可消失。

临床上行膀胱镜检查或男性导尿时，应注意上述解剖特点，避免损伤尿道（图 8-9）。

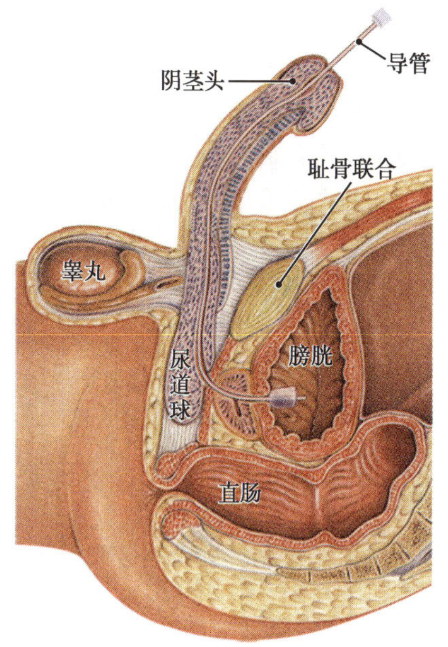

图 8-9 男性导尿术

临床应用

男性导尿术

导尿术是临床护理常用的操作技术，用于尿潴留、盆腔器官术前准备、留尿做细菌培养、准确记录尿量、注入造影剂及膀胱冲洗等。其方法为以左手拇指和示指夹持阴茎并将阴茎提起与腹壁成 60° 角，以消除耻骨前弯，使尿道形成凹向上的一个大弯曲。右手用止血钳将导尿管慢慢插入尿道。若插入时有阻挡感，提示到达尿道的耻骨下弯，此时不应用力，而要更换方向，缓慢插入，使其顺利通过耻骨下弯、尿道膜部和尿道内口。待导尿管进入 16~20cm 后，有尿液流出时再插入 2cm，切忌插入过深和反复抽动导管。导致插管困难的因素有老年患者前列腺肥大压迫尿道、先天性后尿道瓣膜、尿道下裂、尿道憩室、副尿道和尿道狭窄等。

第二节 女性生殖系统

情境导入

患者，女，40 岁，同房后阴道接触性出血 4 个月，来医院就诊。宫颈病理活检提示宫颈鳞癌。

请思考：

如患者需行子宫全切术，需切断哪些子宫韧带？

女性生殖系统相关视频

女性生殖系统相关 3D 视频

一、内生殖器

女性内生殖器官由生殖腺（卵巢）、生殖管道（输卵管、子宫和阴道）和附属腺（前庭大腺）组成。

（一）生殖腺

卵巢（ovary）是女性成对的生殖腺，有产生卵子和分泌女性性激素的功能。

1. 卵巢的位置和形态 卵巢呈扁卵圆形，位于小骨盆侧壁，髂内、外动脉夹角处的卵巢窝内，分为上、下两端，内、外两侧面和前、后两缘（图 8-10，图 8-11）。上端与输卵管末端相接触，借卵巢悬韧带固定于盆壁。卵巢悬韧带内含卵巢血管、淋巴、神经等，是手术寻找卵巢血管的标志。下端借卵巢固有韧带连于子宫。内侧面与小肠相邻。外侧面与卵巢窝相贴。前缘为系膜缘，其中部有血管和神经等出入，称卵巢门。后缘游离。

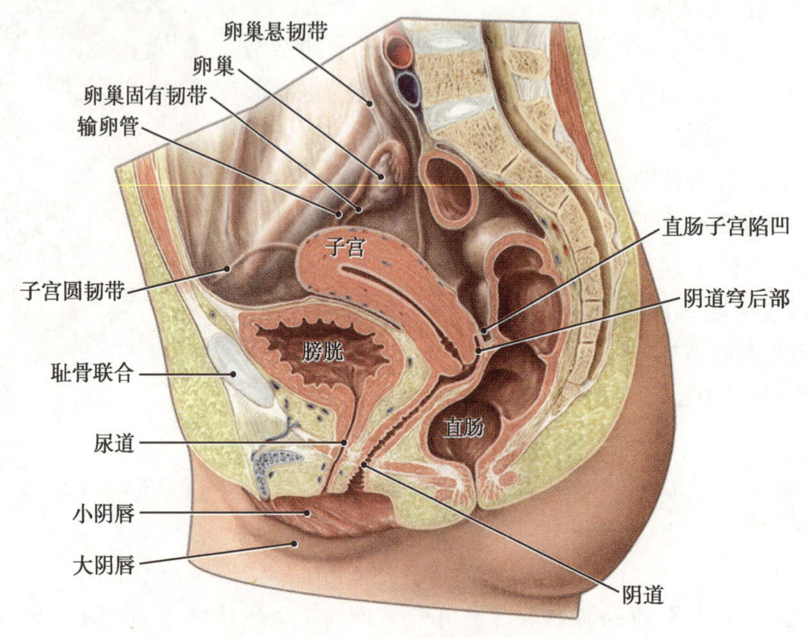

图 8-10　女性盆腔正中矢状切面

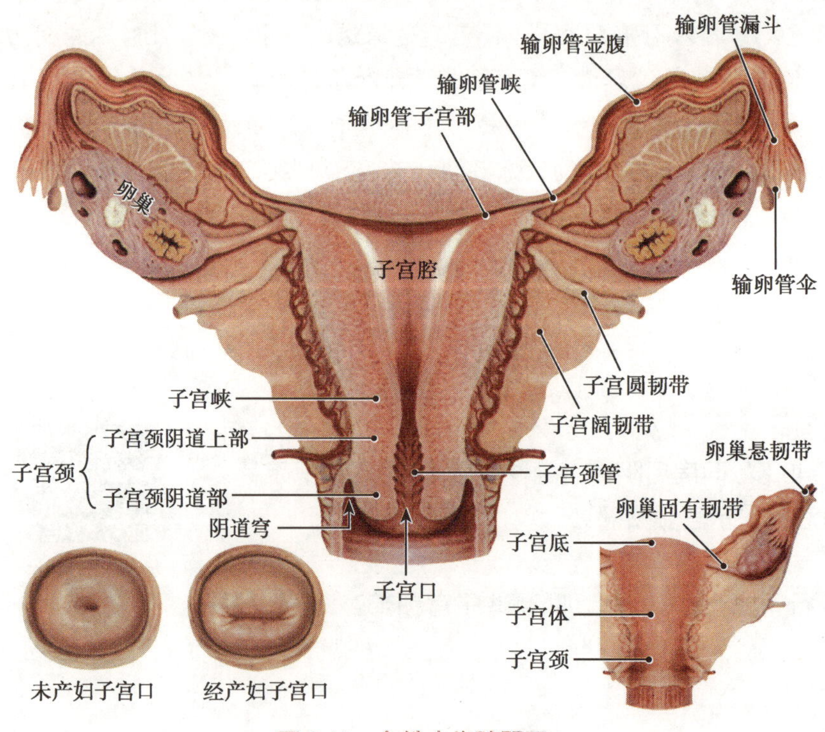

图 8-11　女性内生殖器图

卵巢的形态和大小随年龄而变化。幼女的卵巢较小，表面光滑。性成熟期卵巢体积最大，由于多次排卵，表面凹凸不平。35~40 岁卵巢开始缩小，50 岁以后逐渐萎缩。

临床应用

卵巢囊肿蒂扭转

卵巢囊肿蒂扭转是指供应卵巢囊肿的血管发生了扭曲以致血流受阻，可引起剧烈腹痛，为妇科急腹症之一。蒂由卵巢悬韧带、卵巢固有韧带和输卵管组成。蒂扭转一经确诊，应尽快行剖腹手术。

2. 卵巢的微细结构 卵巢表面上皮为单层扁平或单层立方上皮；上皮深面为薄层致密结缔组织，称白膜。实质的周围部称皮质，较厚，含有不同发育阶段的卵泡、黄体和白体等；中央部称髓质，范围较小，含有较多血管和淋巴管（图 8-12，图 8-13，图 8-14）。在卵巢系膜处有门细胞，分泌雄激素。

女性新生儿两侧卵巢有 70 万 ~200 万个原始卵泡，青春期约有 4 万个。从青春期开始至绝经，卵巢在垂体分泌的促性腺激素的影响下，每隔 28 天左右有 15~20 个卵泡发育，一般只有 1 个卵泡发育成熟并排卵。通常左右两侧卵巢交替排卵，女性一生中两侧卵巢排卵 400~500 个，其余不同发育阶段的卵泡退化为闭锁卵泡。

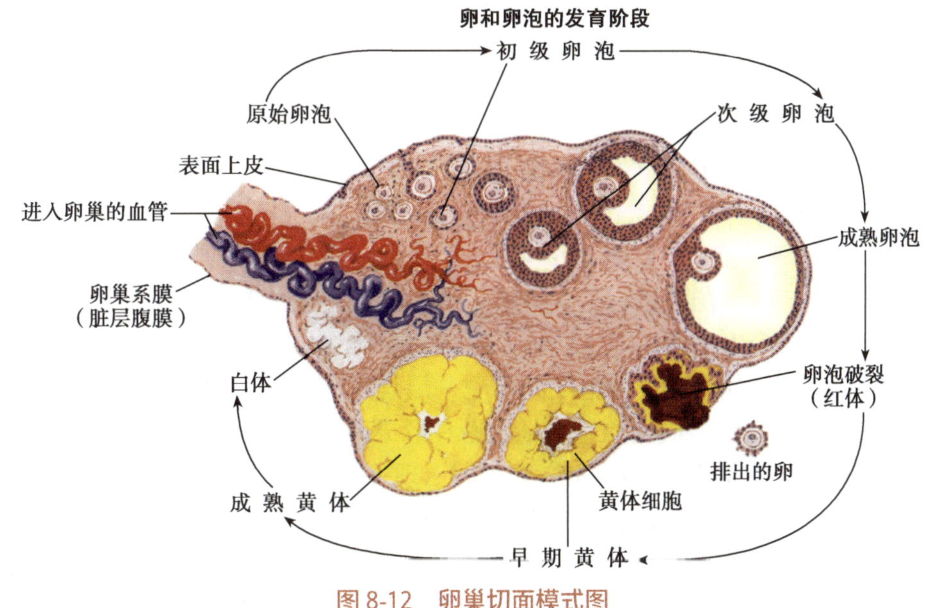

图 8-12 卵巢切面模式图

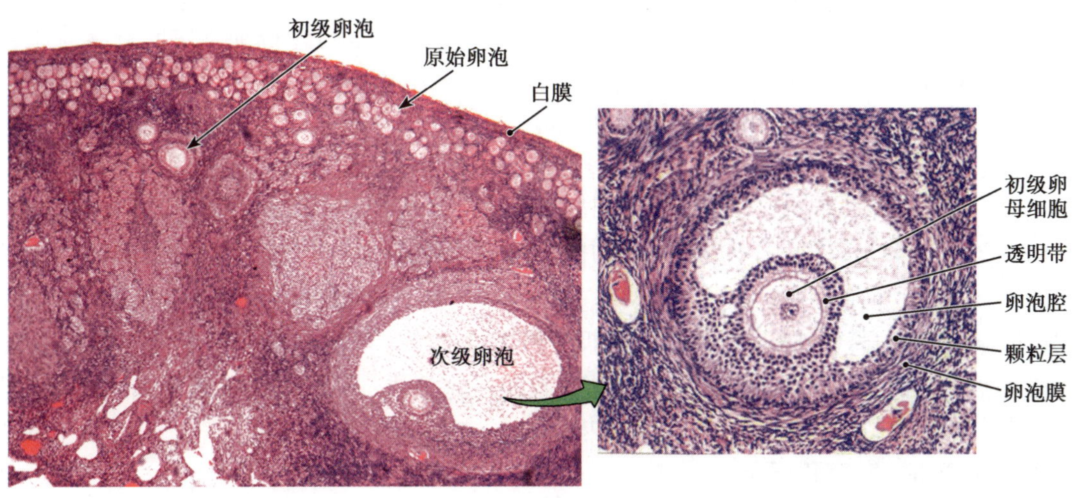

图 8-13 卵巢光镜图

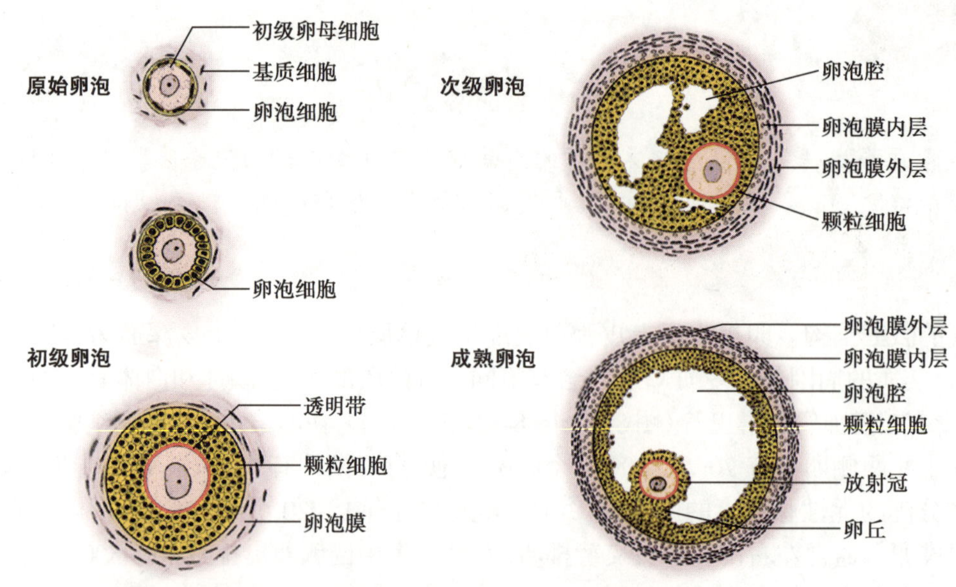

图 8-14　不同发育阶段的卵泡

(1)**卵泡的发育与成熟**:卵泡发育是个连续的生长过程，一般可分为原始卵泡、生长卵泡和成熟卵泡 3 个阶段。

1)原始卵泡:位于皮质浅层，数量多，体积小。由中央的 1 个初级卵母细胞和周围 1 层扁平的卵泡细胞组成。初级卵母细胞体积较大，胞质嗜酸性，核大、染色浅。卵泡细胞具有支持和营养卵母细胞的作用。

2)生长卵泡:分初级卵泡和次级卵泡 2 个阶段。

初级卵泡:青春期开始，在卵泡刺激素的作用下，原始卵泡相继生长发育为初级卵泡。其主要结构变化是:①初级卵母细胞体积增大，卵泡细胞由扁平状变成立方形或柱状，进而分裂增生成多层。②初级卵母细胞与最内层卵泡细胞之间出现一层均质状、折光性很强的嗜酸性物质，称透明带。随着初级卵泡的增大，卵泡周围的基质细胞密集形成卵泡膜。

次级卵泡:当卵泡细胞增至 6~12 层时，细胞间出现一些小液腔，并逐渐融合成 1 个大腔，称卵泡腔，腔内充满卵泡液。初级卵母细胞体逐渐发育增大，紧靠透明带的 1 层柱状卵泡细胞呈放射状排列，称放射冠。分布在卵泡腔周围的卵泡细胞密集排列，呈颗粒状，故称为颗粒层，构成卵泡壁。

随着卵泡液不断增多，卵泡腔逐渐扩大，初级卵母细胞、透明带、放射冠及其周围的一些卵泡细胞被挤到卵泡腔一侧，形成卵丘。在此阶段，卵泡膜分化为内、外 2 层，内层含有膜细胞以及丰富的毛细血管;外层为以纤维为主的结缔组织，血管少。膜细胞与颗粒细胞协同分泌雌激素。雌激素有促进女性生殖器官发育、维持女性的第二性征等作用。

3)成熟卵泡:体积最大，卵泡直径可达 20mm 以上，并向卵巢表面凸出。成熟卵泡的卵泡腔很大，卵泡壁很薄。排卵前 36~48 小时初级卵母细胞完成第 1 次成熟分裂，形成 1 个大而圆的次级卵母细胞和 1 个很小的第一极体。此后，次级卵母细胞迅速进入第 2 次成熟分裂，并停止于分裂中期。

(2)**排卵**:随着卵泡液剧增，卵泡腔内压升高，卵泡向卵巢表面突出。突出部分的卵泡壁、白膜和表面的上皮变薄，最终破裂。次级卵母细胞连同放射冠、透明带和卵泡液一起从卵巢排出，这一过程称排卵(图 8-12，图 8-15)。如果月经周期按照 28 天计算，排卵一般发生在月经周期的第 14 天左右。排卵后 24 小时内若不受精，次级卵母细胞即退化消失;若与精子相遇受精，次级卵母细胞即完成第 2 次成熟分裂，形成 1 个成熟的卵细胞和 1 个小的第二极体。

(3)**黄体的形成、发育和退化**

1)黄体的形成:成熟卵泡排卵后，残留于卵巢内的卵泡壁连同卵泡膜向卵泡腔塌陷，卵泡膜内的结缔组织和血管也随之陷入，在黄体生成素的作用下，逐渐发育成体积较大又富有血管的内分泌细胞团，新鲜时呈黄色，称黄体（图 8-13，图 8-16）。构成黄体的细胞有 2 类：一是由颗粒细胞分化来的颗粒黄体细胞，数量较多，分泌孕激素；二是膜细胞分化来的膜黄体细胞，量少，与颗粒黄体细胞协同分泌雌激素。

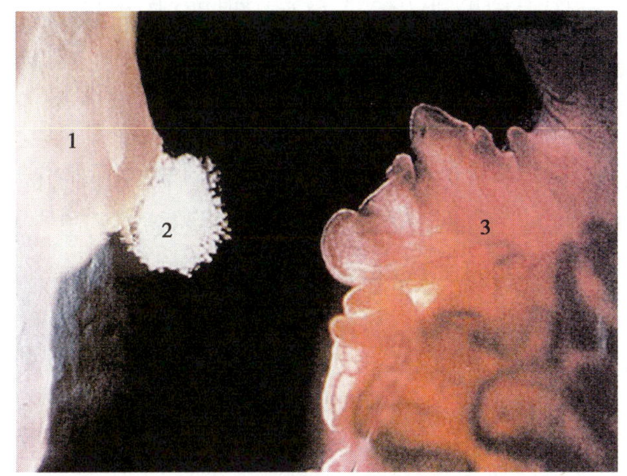

图 8-15　成熟卵泡及排卵图

1. 卵巢；2. 次级卵母细胞和放射冠；3. 输卵管漏斗部。

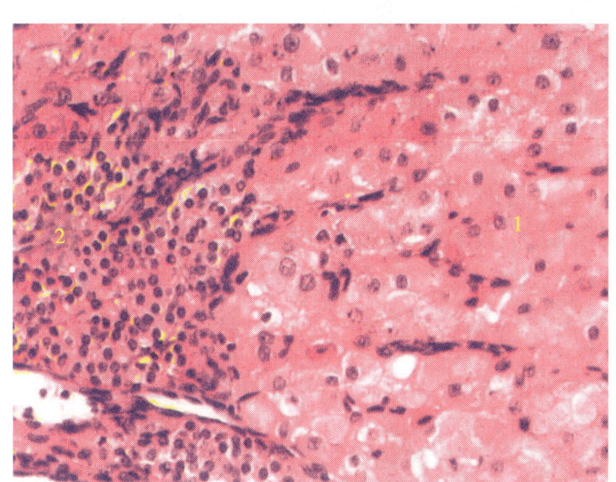

图 8-16　黄体

1. 颗粒黄体细胞；2. 膜黄体细胞。

2）黄体的发育与退化：黄体的发育取决于排出的卵子是否受精。如卵子未受精，黄体维持 2 周左右即退化，称月经黄体。如卵子受精，黄体在胎盘分泌的绒毛膜促性腺激素（HCG）的作用下继续发育增大，称妊娠黄体，可维持 4~6 个月。2 种黄体最终均要退化消失，被增生的结缔组织取代，形成白体。

（二）生殖管道

1. 输卵管（uterine tube）　是 1 对输送卵子的肌性管道，长 10~14cm。

（1）输卵管的位置和形态：输卵管位于盆腔、子宫阔韧带的上缘内，自卵巢上端连于子宫底的两侧（图 8-11）。

输卵管由内侧向外侧可分为 4 个部分。①子宫部：是位于子宫壁内的一段，管径最细，以输卵管子宫口通子宫腔。②峡部：紧贴子宫壁，短而直，腔小壁厚，血管少，是输卵管结扎术的常选部位。③壶腹部：约占输卵管全长的 2/3，粗而弯曲，腔大壁薄，血供丰富，是受精的常见部位。④漏斗部：为输卵管外侧端膨大的部分，形似漏斗。漏斗末端中央有通向腹膜腔的输卵管腹腔口，卵巢排出的卵子经此口进入输卵管。输卵管腹腔口的游离缘有许多指状突起，称为输卵管伞，是手术时寻找输卵管的标志。

临床上通常将卵巢和输卵管合称为子宫附件，简称附件。

（2）输卵管壁组织结构：输卵管的管壁由内向外依次为黏膜、肌层和外膜。黏膜上皮为单层纤毛柱状上皮，由纤毛细胞和分泌细胞组成。纤毛细胞的纤毛摆动有助于卵子向子宫腔方向移动。分泌细胞具有营养和防御作用。肌层为平滑肌。外膜为浆膜。

2. 子宫（uterus）　是产生月经、孕育胎儿的肌性器官。

（1）子宫的位置与形态：子宫位于盆腔中央，介于膀胱与直肠之间，下端接阴道，两侧有子宫阔韧带、输卵管和卵巢（图 8-11）。未孕子宫底在小骨盆入口平面以下，子宫颈下端在坐骨棘平面稍上方。在人体直立时，子宫大部分伏于膀胱上面。妊娠期，增大的子宫可压迫膀胱，孕妇常出现尿频现象。由于子宫与直肠紧密相邻，临床上可经直肠指诊来检查子宫的位置、大小或分娩前子宫口的开大程度。子宫呈前倾前屈位。前倾是指整个子宫向前倾斜，即子宫长轴与阴道长轴形成向前开放的钝角；前屈是指子宫体与子宫颈之间形成凹向前的弯曲。子宫位置异常是女性不孕的原因之一，常见为后倾后屈，即子宫后位。

成人未孕子宫呈前后略扁倒置的梨形，壁厚，腔小，长 7~9cm，最宽径 4~5cm，厚 2~3cm。子宫可分为底、体和颈 3 个部分（图 8-11）。输卵管子宫口平面以上宽而圆凸的部分是子宫底。子宫下端狭窄呈圆柱状的部分是子宫颈，子宫颈的下端伸入阴道内的部分为子宫颈阴道部，阴道以上的部分为子宫颈阴道上部，子宫颈是肿瘤的好发部位。子宫底与子宫颈之间的部分为子宫体。子宫体与子宫颈阴道上部交接处稍缩窄的部分称为子宫峡，非妊娠时长约 1cm，妊娠时逐渐伸展变长至 7~11cm，形成子宫下段，产科常在此进行剖宫产。

子宫的内腔分为上、下 2 个部分（图 8-11）。上部位于子宫体内，称子宫腔，呈前后略扁倒置的三角形，底的两端为输卵管子宫口，尖的下端通子宫颈管。下部是位于子宫颈内的呈梭形管道，称子宫颈管，其上口通子宫腔，下口通阴道，称子宫口。未产妇的子宫口为圆形，边缘光滑整齐，经产妇的则为横裂状。

知识拓展

宫外孕

胚泡在子宫腔以外着床并生长发育，称宫外孕。根据着床部位不同，有输卵管妊娠、卵巢妊娠、腹腔妊娠等。最常见的发病部位是输卵管。输卵管妊娠是妇产科常见急腹症之一，其流产或破裂时，可致腹腔内大出血危及孕妇生命。

（2）**子宫的固定装置**：正常子宫位置的维持依赖于盆底肌、阴道的承托及周围韧带的牵拉和固定。若这些结构松弛或损伤，可引起子宫位置的异常。子宫的韧带有 4 对（图 8-17）。

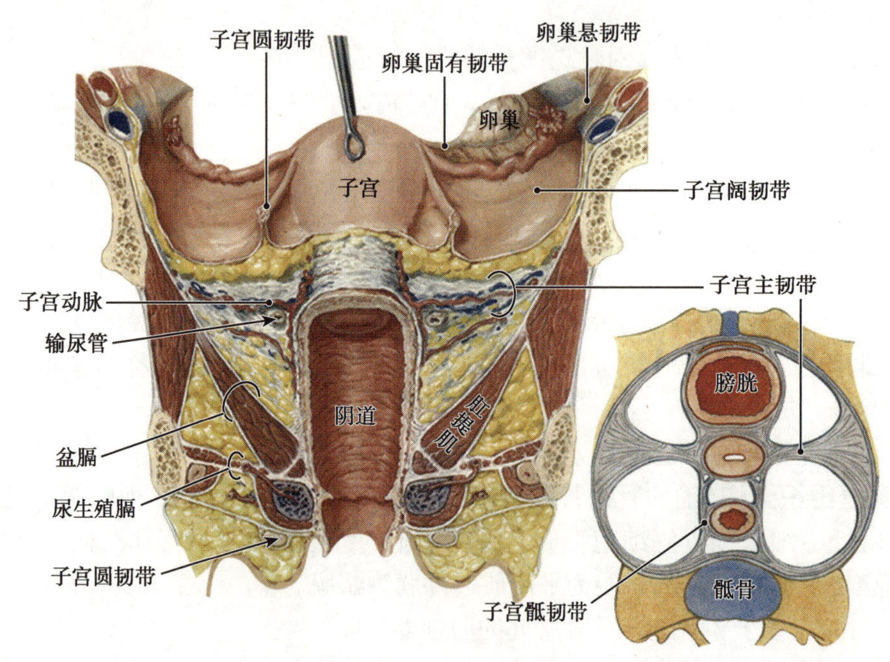

图 8-17　子宫的固定装置

1）子宫阔韧带：位于子宫两侧，略呈冠状位，是子宫侧缘连于骨盆侧壁和盆底的双层腹膜结构。上缘游离包裹输卵管，外侧端移行为卵巢悬韧带。子宫阔韧带可限制子宫向两侧移位。

2）子宫圆韧带：是一扁索状结构，起自子宫体前面的上外侧，输卵管子宫口的下方。其在子宫阔韧带两层之间向前外绕行，穿腹股沟管，出皮下环止于阴阜和大阴唇皮下。子宫圆韧带有淋巴管分布，子宫的恶性肿瘤可经此韧带转移至腹股沟浅淋巴结。子宫圆韧带是维持子宫前倾的主要结构。

3）子宫主韧带：位于子宫阔韧带的基底部，从子宫颈两侧缘连至骨盆侧壁。子宫主韧带较强韧，是维持子宫颈正常位置、防止子宫脱垂的重要结构。

4）子宫骶韧带：起自子宫颈后外侧，向后绕过直肠两侧，止于骶骨前面。此韧带向后上牵引子宫颈，保持子宫前屈，它与子宫圆韧带共同维持子宫的前倾前屈位。

知识拓展

子宫脱垂

子宫脱垂与支持子宫的各韧带松弛及骨盆底托力减弱有关，子宫从正常位置沿阴道下降，子宫颈外口达坐骨棘水平以下，甚至子宫全部脱出阴道口外。此病多见于营养不良、多产和从事体力劳动的妇女。

（3）**子宫壁微细结构**：子宫壁由内向外依次为内膜、肌层和外膜（图8-18）。

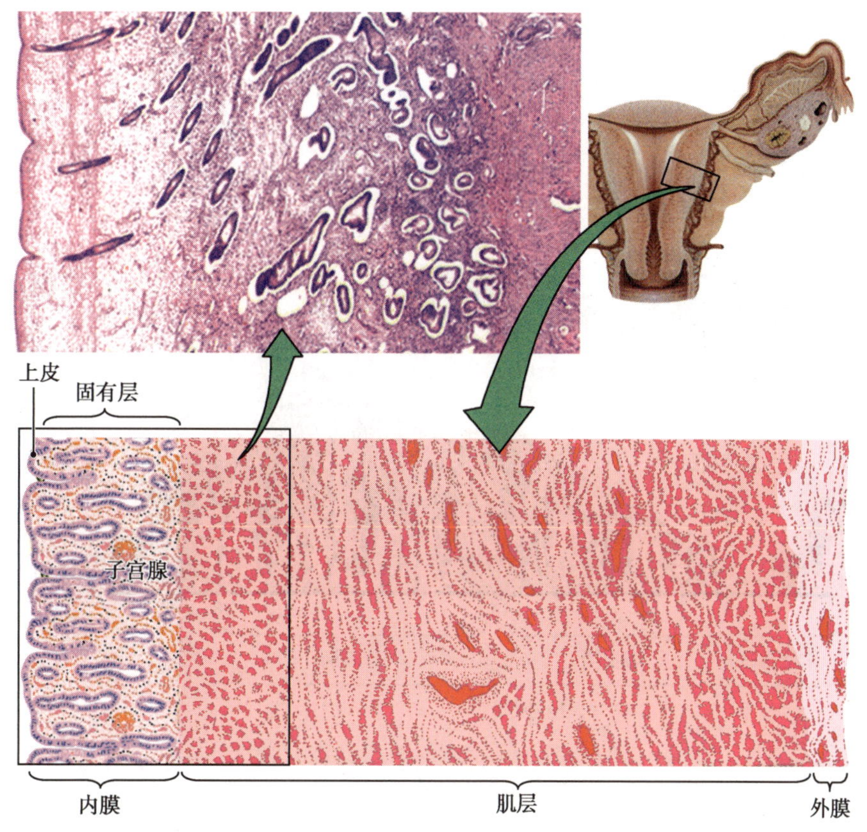

图8-18　子宫壁的组织结构

1）内膜：由上皮和固有层组成。上皮为单层纤毛柱状上皮，由纤毛细胞和分泌细胞组成。单层纤毛柱状上皮在子宫口处移行为复层扁平上皮，两种上皮的移行处是子宫颈癌的好发部位。固有层较厚，由疏松结缔组织构成，其内含有大量分化程度较低的基质细胞和子宫腺（内膜上皮陷入固有层形成）。

除子宫颈外，子宫内膜按结构及其功能特点可分为浅层的功能层和深层的基底层。功能层约占内膜厚度的 4/5，随月经周期发生周期性剥脱；基底层约占内膜厚度的 1/5，不发生周期性剥脱，在月经周期后由其增生修复功能层。

子宫内膜的血管来自子宫动脉的分支，在基底层，血管短而直，称基底动脉，不受性激素的影响；在功能层内呈螺旋状走行，称螺旋动脉（图 8-19），对性激素的刺激敏感。

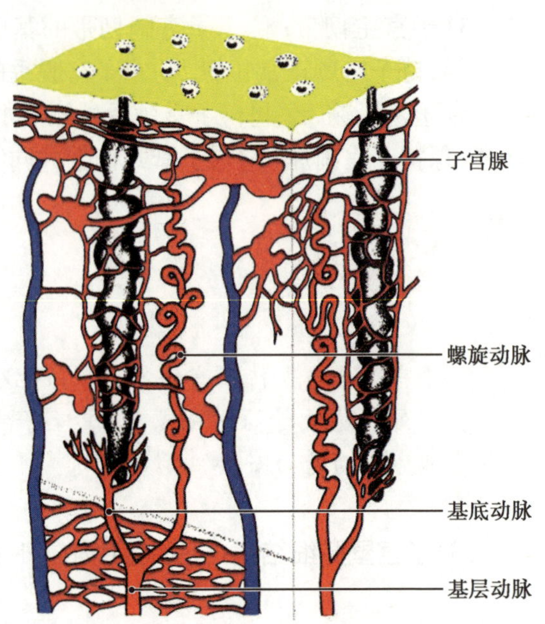

图 8-19　子宫内膜血管模式图

2）肌层：由大量平滑肌构成，厚约 1cm。肌层的收缩活动有助于精子向输卵管运行、经血排出及胎儿娩出。

3）外膜：在子宫底部和体部的外膜为浆膜，其余部分为纤维膜。

（4）子宫内膜的周期性变化：自青春期开始，在卵巢分泌的雌激素和孕激素作用下，子宫体部和底部的内膜功能层出现周期性变化，一般每 28 天左右发生 1 次剥脱、出血、修复和增生，称为月经周期。每个月经周期是从月经的第 1 天起至下次月经来潮前 1 天止。子宫内膜的周期性变化分为月经期、增生期和分泌期（图 8-20）。

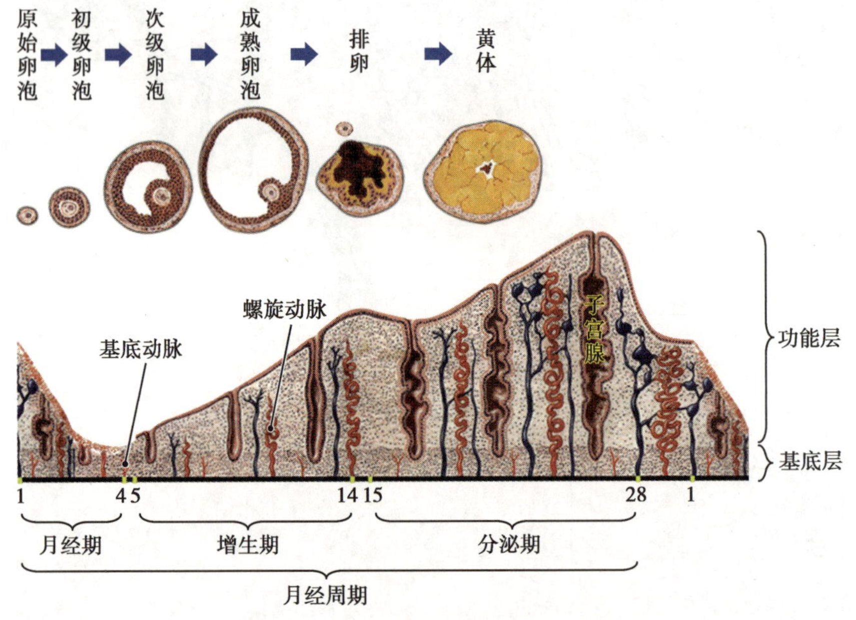

图 8-20　子宫内膜周期性变化示意图

图中数字单位：天。

1）月经期：即从月经开始到出血停止，为月经周期的第 1~4 天。由于黄体退化，孕激素和雌激素含量骤减，子宫内膜功能层缺血、坏死，血管破裂、出血。

2）增生期：即从月经结束至排卵，为月经周期的第 5~14 天。此期卵巢内若干卵泡开始生长发育，故又称卵泡期。在生长卵泡分泌的雌激素作用下，剥脱的子宫内膜由基底层增生修补，并逐渐增厚至 2~4mm。

3）分泌期：即从排卵到下次月经之前，为月经周期的第 15~28 天（此期黄体形成，故又称黄体期)。在雌激素和孕激素的作用下，子宫内膜进一步增厚至5~7mm。此期的子宫内膜由于供血增多、糖原分泌旺盛，故最富有营养，适合于胚泡的植入和胎儿的发育。如未妊娠，月经黄体退化，雌激素和孕激素突然下降，内膜功能层脱落，又进入下一个月经周期。

更年期的卵巢功能趋于衰退，月经周期不规则，子宫内膜发生局限性变化，子宫腺可出现不规则增生。绝经后，子宫内膜周期性变化停止。此时子宫内膜失去卵巢激素的作用，逐渐萎缩。

临床应用

子宫肌瘤

子宫肌瘤是由于子宫平滑肌组织增生而形成的女性生殖系统中最常见的良性肿瘤，多见于育龄妇女。按肌瘤与子宫肌层的位置关系分为肌壁间肌瘤、浆膜下肌瘤、黏膜下肌瘤3类。有资料表明子宫肌瘤的发生和生长可能与性激素有关。

3. 阴道(vagina) 是连接子宫和外生殖器的肌性管道，是排出月经、娩出胎儿的管道，也是女性的性交器官(图8-10，图8-17)。

(1)**阴道的位置与形态**：阴道位于小骨盆中央，前面邻膀胱和尿道，后面邻直肠与肛管，以阴道口开口于阴道前庭。处女阴道口周围附有黏膜皱襞，称处女膜(图8-21)，处女膜破裂后留下处女膜痕。阴道上端较宽阔，环绕子宫颈阴道部形成环形凹陷，称阴道穹。阴道穹可分为前部、后部和两侧部，其中后部最深。阴道后穹与直肠子宫陷凹仅隔以阴道后壁和腹膜，当该凹陷有积液时，可经阴道后穹进行穿刺或引流，以协助诊断和治疗。

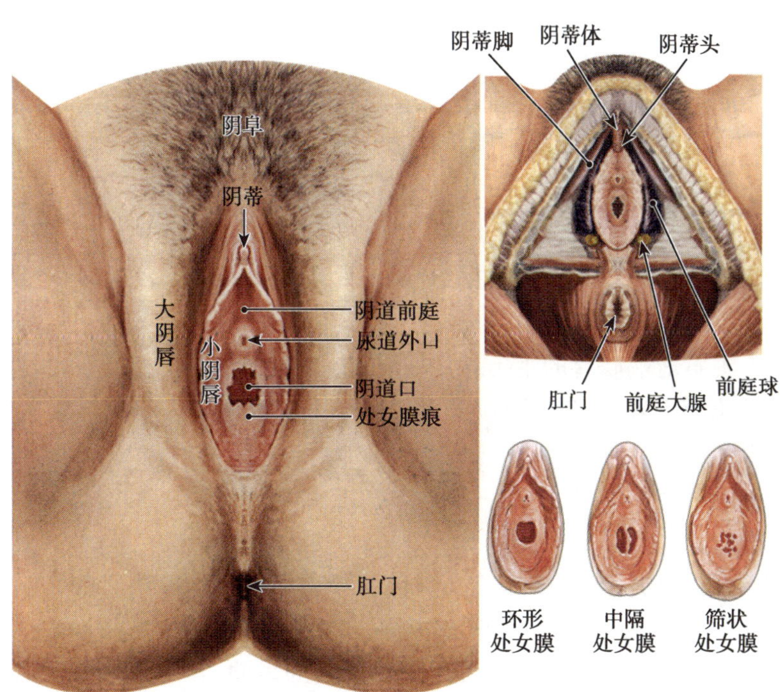

图8-21 女性外生殖器

(2)**阴道的结构**：阴道壁由黏膜、肌层和外膜构成。阴道黏膜向阴道腔内突入形成许多横行皱襞。黏膜上皮为非角化的复层扁平上皮，较厚。阴道上皮的脱落和更新与卵巢活动周期有密切的关系，故可通过阴道上皮脱落细胞的涂片观察，了解卵巢内分泌功能状态。阴道肌层为平滑肌，较薄，含较多弹性纤维，易扩张。外膜为纤维膜。

临床应用

阴道炎

阴道炎是妇科最常见的疾病，常见有细菌性阴道病、念珠菌性阴道炎、滴虫性阴道炎、老年性阴道炎、幼女性阴道炎。发病原因包括阴道与尿道、肛门毗邻，局部潮湿，易受污染；生育年龄女性性活动频繁，且阴道是分娩、宫腔操作的必经之道，容易受到损伤及外界病原体的感染；绝经后妇女及婴幼儿雌激素水平低，局部抵抗力下降，易发生感染。

（三）附属腺

前庭大腺又称巴氏腺，状如豌豆，位于阴道口两侧，前庭球后端深面。其导管开口于阴道前庭（图 8-21）。其分泌物有润滑阴道的作用，如因炎症致导管阻塞可形成囊肿。

二、外生殖器

女性外生殖器也称女阴，包括阴阜、大阴唇、小阴唇、阴道前庭和阴蒂等（图 8-21）。

（一）阴阜

阴阜是位于耻骨联合前面的皮肤隆起，皮下为大量富含脂肪的结缔组织。性成熟后，阴阜表面生有阴毛，阴毛分布呈尖向下的三角形。

（二）大阴唇

大阴唇位于阴阜的后下方，是一对纵行隆起的皮肤皱襞。外侧面皮肤颜色较深，前部长有阴毛，内侧面光滑湿润，皮下有大量皮脂腺。两侧大阴唇在前端和后端相互连合，分别形成唇前连合和唇后连合。

（三）小阴唇

小阴唇是位于大阴唇内侧的一对薄而柔软的皮肤皱襞，光滑无毛。两侧小阴唇向前端延伸形成阴蒂包皮和阴蒂系带，后端汇合形成阴唇系带。

（四）阴道前庭

阴道前庭是位于两侧小阴唇之间的菱形区，其前部有较小的尿道外口，后部有较大的阴道口，阴道口两侧各有一个前庭大腺的开口。因女性尿道外口距阴道口和肛门较近，故容易发生尿道炎症。

（五）阴蒂

阴蒂位于两侧小阴唇前端联合的上方，由两条阴蒂海绵体构成，相当于男性的阴茎海绵体，分头、体、脚 3 部。阴蒂头露于表面，富有感觉神经末梢，感觉敏锐。

三、乳房和会阴

（一）女性乳房

乳房（breast）为哺乳动物特有的结构。女性乳房于青春期后受雌激素的影响开始发育，妊娠和哺乳期有分泌活动。

1. 乳房的位置和形态 乳房位于胸大肌和胸肌筋膜的表面，向上起自第 2~3 肋，向下至第 6~7 肋，内侧至胸骨旁线，外侧可至腋中线。乳房与胸肌筋膜之间为乳腺后间隙，内有疏松的结缔组织，但无大血管存在。

成年未哺乳女性的乳房呈半球形。表面中央有乳头，位于第 4 肋间隙或第 5 肋与锁骨中线交界处。乳头顶端有输乳孔开口。乳头周围有颜色较深的环形皮肤区，称乳晕，乳晕表面有许多小隆起的乳晕腺，可分泌脂性物质以润滑乳头（图 8-22）。乳头和乳晕的皮肤较薄弱，易损伤，哺乳期尤应注意卫生，以防皲裂与感染。

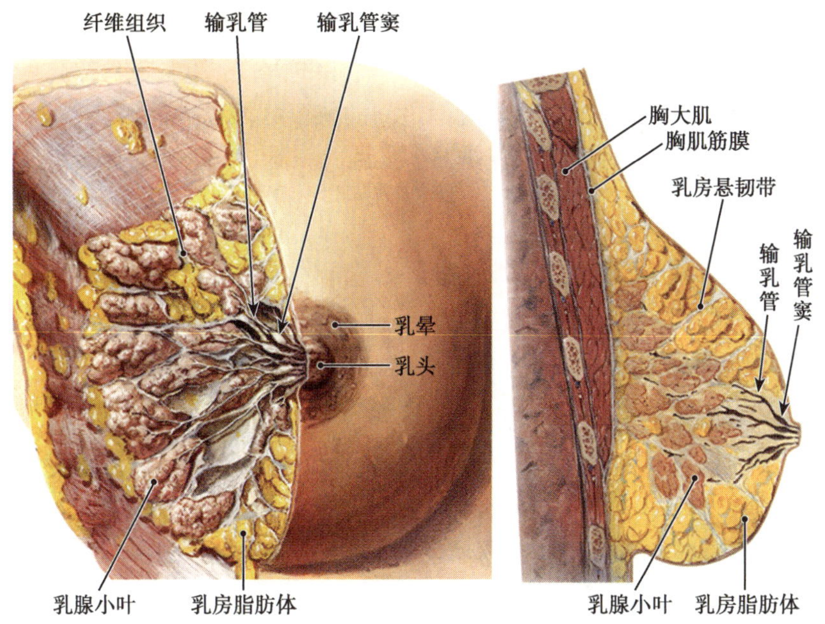

图 8-22　成年女性乳房形态结构

2. 乳房的结构　乳房由皮肤、乳腺组织、皮下脂肪和纤维组织构成（图 8-22）。乳腺被结缔组织分隔为 15~20 个乳腺叶，每个乳腺叶又分为若干个乳腺小叶。每个乳腺小叶内有一排泄管，称输乳管，在近乳头处膨大称输乳管窦，其末端变细，开口于乳头的输乳孔。乳腺小叶和输乳管均以乳头为中心呈放射状排列，在行乳房手术时应采用放射状切口，避免损伤输乳管。

乳腺与表面皮肤和深面的胸肌筋膜之间，有结缔组织小束形成的乳房悬韧带，它对乳房有支持固定作用。女性乳腺的外上象限是乳腺癌的好发部位，乳腺癌时纤维组织增生，乳房悬韧带缩短，牵拉皮肤产生凹陷，出现“酒窝征”；另外，淋巴回流受阻可引起皮肤淋巴水肿，使局部皮肤呈“橘皮样”改变。

（二）会阴

会阴有广义和狭义之分（图 8-23）。

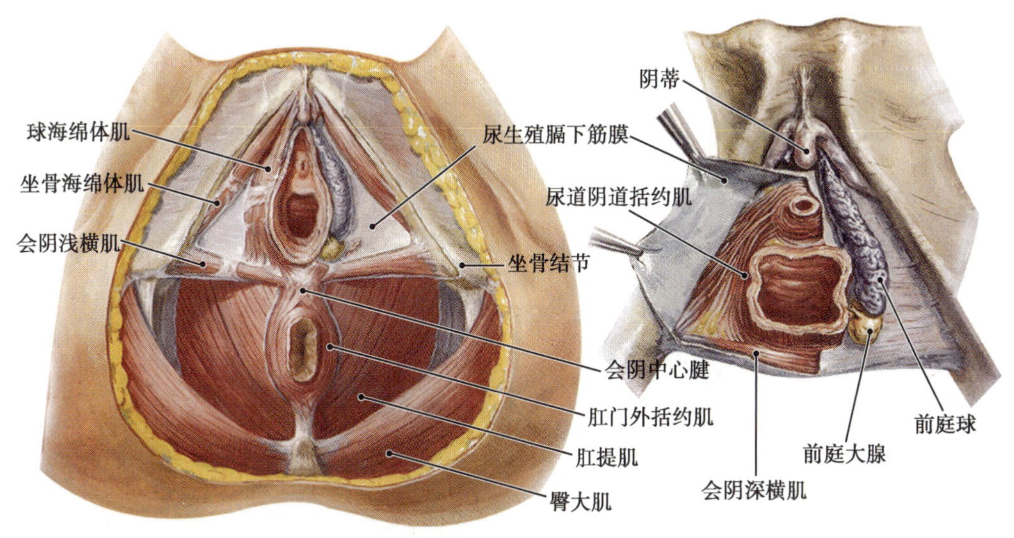

图 8-23　女性会阴及盆底肌

广义会阴是指封闭骨盆下口的所有软组织的总称，呈菱形，其境界与骨盆下口一致。通过两侧坐骨结节的连线，将会阴分为前、后 2 个三角区，前方为尿生殖三角，男性有尿道通过，女性有尿道和阴道通过；后方为肛门三角，有肛管通过。坐骨肛门窝位于肛管和坐骨之间，左右各一，呈楔形，其内充填有弹性垫作用的大量脂肪组织，是肛门周围脓肿的好发部位（图 8-23）。

狭义会阴即产科会阴，是指外生殖器与肛门之间的狭窄区域。分娩时产科会阴承受的压力大，其结构变薄易发生撕裂，故分娩时应注意保护。

（李海艳）

思考题

1. 试述精子产生和贮存的部位及排出体外的途径。
2. 给男性患者导尿时应注意什么？
3. 阐述子宫的位置及正常姿势。
4. 子宫有哪些固定装置？各起什么作用？
5. 输卵管的位置和分部如何？受精和结扎的部位各在何处？

思考题解析

练习题

第九章 | 脉管系统

教学课件

思维导图

学习目标

1. 掌握血液循环途径、心腔的结构及主干血管；胸导管的起止、主要行程和收纳范围。
2. 熟悉心的位置、心包的组成；淋巴系统的组成；淋巴干的名称及其收纳范围。
3. 了解血管的微细结构；淋巴结的形态，全身各部淋巴结群的名称、位置；脾的功能。
4. 学会运用脉管系统知识解释、分析相关心血管疾病的临床表现，培养临床思维能力。
5. 具有对脉管系统相关疾病的诊疗意识和以人为本、救死扶伤、争分夺秒抢救生命的良好职业道德。

脉管系统（angiology system）是人体内一系列连续且封闭的管道系统，包括心血管系统和淋巴系统。

第一节 心血管系统

情境导入

患者，男，62岁，患慢性阻塞性肺疾病多年，近日因感染出现呼吸困难加重入院。患者出现食欲缺乏、腹胀，颈静脉怒张，肝大、有压痛，下肢水肿等症状和体征，临床诊断为慢性肺源性心脏病、右心衰竭。

请思考：

结合体循环途径，分析慢性肺源性心脏病为什么会出现下肢水肿？

一、概述

（一）心血管系统的组成

心血管系统（cardiovascular system）由心（heart）、动脉（artery）、毛细血管（capillary）和静脉（vein）组成（图9-1）。

心血管系统能不断地将消化系统吸收的营养物质、肺吸纳的氧气和内分泌腺分泌的激素输送到全身或相应的器官、组织和细胞，将机体产生的代谢产物包括二氧化碳、尿素、多余的水和无机盐输送到肺、肾、皮肤等器官并排出体外，以保证机体新陈代谢的正常进行和内环境的相对稳定。同时心血管系统对机体的体温调节和防御功能亦起着重要作用。

（二）血液循环

血液循环（blood circulation）是血液从心室泵出，经动脉、毛细血管、静脉，最后返回心房，周而复始循环流动的过程（图9-1）。按循环途径不同，可分为体循环和肺循环，两者互相连续，循环同时进行。

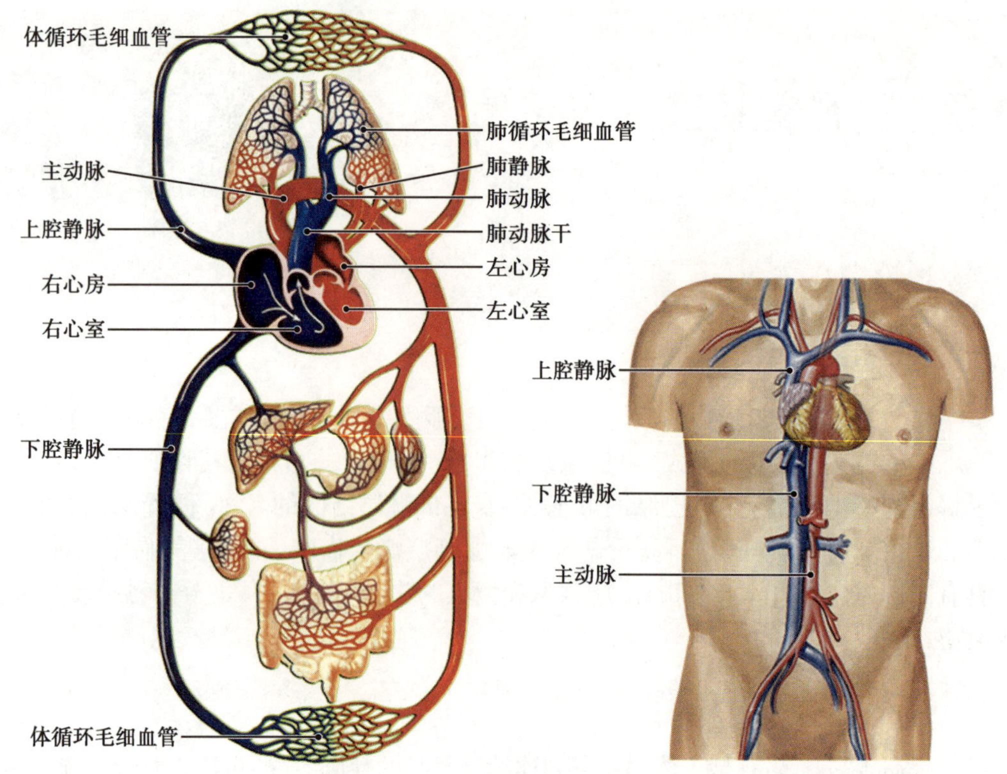

图 9-1　血液循环示意图

体循环始于左心室。血液从左心室搏出后，流经主动脉及其分支，将血液送入相应的器官。动脉再经多次分支，管径逐渐变细，血管数目逐渐增多，最终到达毛细血管，在此处通过细胞间液同组织细胞进行物质交换。血液中的氧气和营养物质被组织吸收，而组织中的二氧化碳和其他代谢产物进入血液，变动脉血为静脉血。此间静脉管径逐渐变粗，数目逐渐减少，直到所有静脉均汇集到上、下腔静脉和冠状窦，血液经此回右心房，从右心房再入右心室，完成了体循环过程。

肺循环自右心室开始。静脉血从右心室搏出，经肺动脉到达肺泡周围的毛细血管网，在此排出二氧化碳，吸入新鲜氧气，变静脉血为动脉血，再经肺静脉流回左心房。左心房的血液再入左心室，又经体循环运送到全身。这样血液通过体循环和肺循环不断地运转，完成了血液循环的重要任务。

知识拓展

心力衰竭

心力衰竭是指各种心脏疾病引起心肌收缩力减弱，肺循环和 / 或体循环淤血，出现一系列症状和体征的临床综合征。

左心衰竭：肺循环淤血，可出现呼吸困难、咳嗽咳痰及两肺底湿啰音等。

右心衰竭：体循环淤血，可出现颈静脉怒张、下肢水肿、肝大和肝颈静脉回流征阳性等。

心相关视频

二、心

（一）心的位置、外形和体表投影

1. 心的位置　心是中空的肌性器官，外裹心包，位于胸腔的中纵隔内，约 2/3 位于正中线的左侧，1/3 位于正中线的右侧。心向上与出入心的大血管相连，下方邻膈，两侧与纵隔胸膜和肺相邻。

心前方平对胸骨体和第 2~6 肋软骨，大部分被肺和胸膜所覆盖。后方平对第 5~8 胸椎，与左主支气管、食管、左迷走神经和胸主动脉等相邻（图 9-2）。

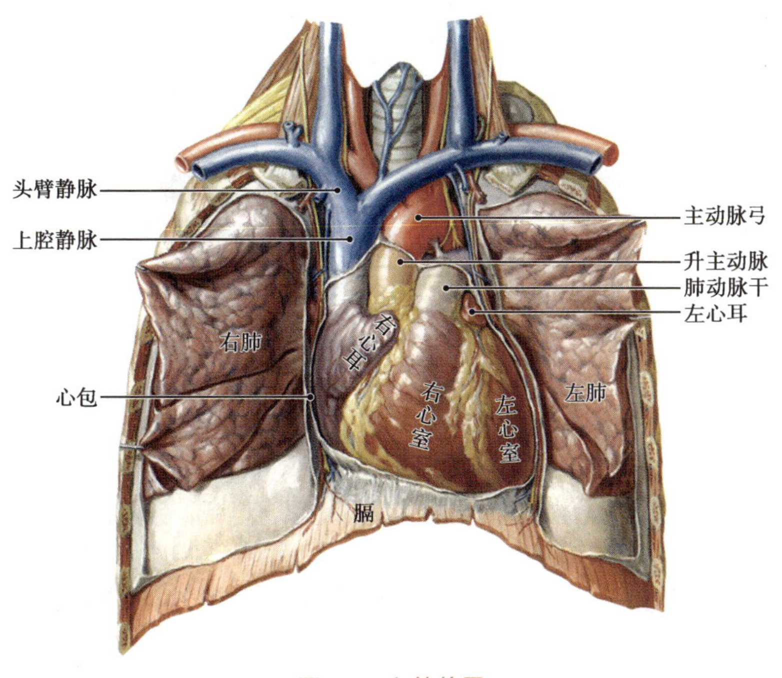

图 9-2　心的位置

2. 心的外形　心呈前后略扁倒置的圆锥体，体积略大于本人拳头。心具有一尖、一底、两面、三缘，表面有四条沟（图 9-3）。

（1）**心尖**：朝向左前下方，由左心室构成，相当于左侧第 5 肋间隙距锁骨中线内侧 1~2cm 处。此处可扪及心尖搏动。

（2）**心底**：朝向右后上方，与出入心的大血管相连，主要由左心房和小部分右心房构成。

（3）**两面**：胸肋面朝向前上方，大部分由右心房和右心室构成，小部分由左心耳和左心室构成。膈面几乎呈水平位，朝向后下方，借心包与膈相邻。大部分由左心室，小部分由右心室构成。

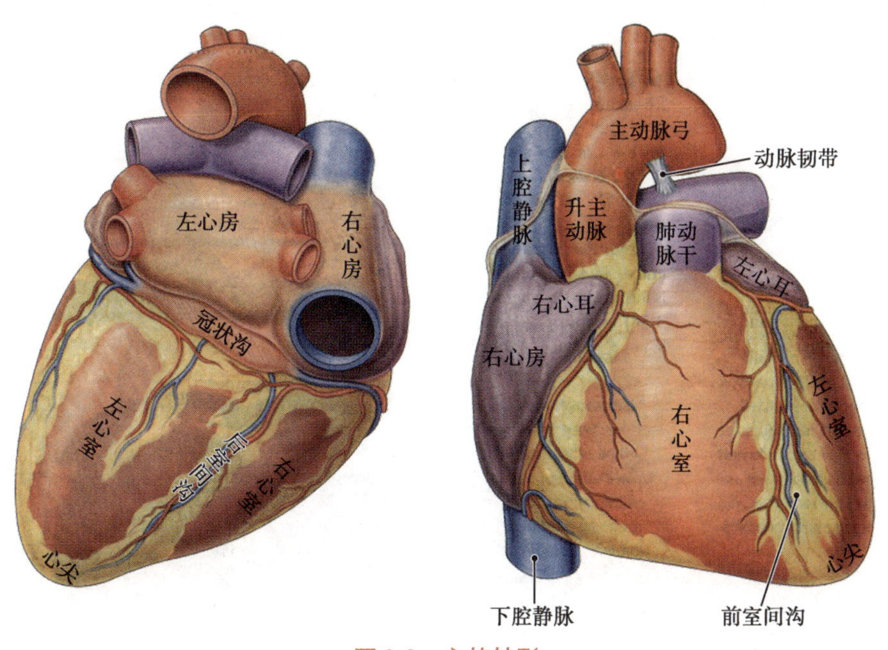

图 9-3　心的外形

（4）**三缘**：左缘斜向左下，大部分由左心室，小部分由左心耳构成。右缘由右心房构成。下缘接近水平位，由右心室和心尖构成。

（5）**四沟**：为心腔在心表面的分界。冠状沟近似环形，几乎呈冠状位，前方被肺动脉干所隔断，它将心分为右上方的心房和左下方的心室。前室间沟为胸肋面自冠状沟向下延至心尖右侧的浅沟；后室间沟为膈面自冠状沟向下至心尖右侧的浅沟，是左、右心室在心表面的分界。在心底，右心房与右上、下肺静脉交界处的浅沟称后房间沟，与房间隔后缘一致，是左、右心房在心表面的分界。在后房间沟、后室间沟与冠状沟交汇处称房室交点，是心表面的重要标志。

3. 心的体表投影 心在胸前壁的体表投影一般用下列4点及其间连线表示：

（1）**左上点**：在左侧第2肋软骨下缘，距胸骨左缘约1.2cm。

（2）**右上点**：在右侧第3肋软骨上缘，距胸骨右缘约1cm。

（3）**右下点**：位于右侧第7胸肋关节处。

（4）**左下点**：位于左侧第5肋间隙，距前正中线7~9cm（心尖处）。

用弧线依次连接上述4点即为心在胸前壁的体表投影（图9-4）。

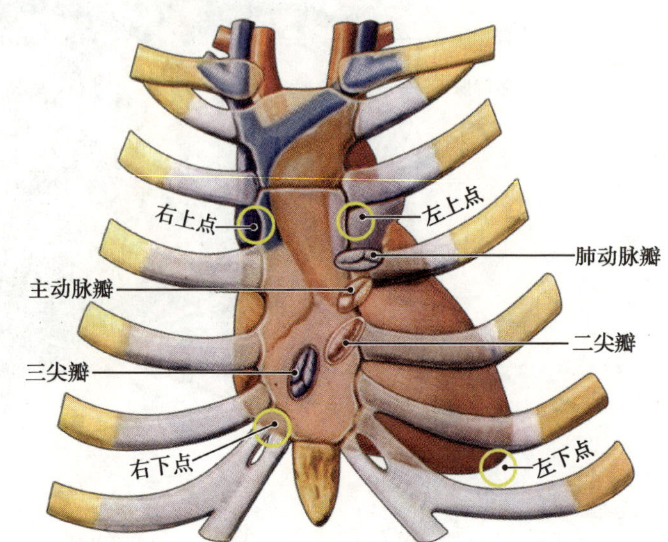

图9-4 心的体表投影

临床应用

胸外心脏按压

胸外心脏按压是抢救心搏骤停的急救措施之一。通过有节律地按压胸骨中下1/3交界处，使胸骨下陷至少5cm，随即放松，使左、右心室间接受压，血液分别流入主动脉和肺动脉。放松压迫时，胸骨又借肋的弹性而复位，心舒张使静脉中的血液流入心房。每按压1次，心被动排空、充盈1次，如此反复，维持有效循环（图9-5）。

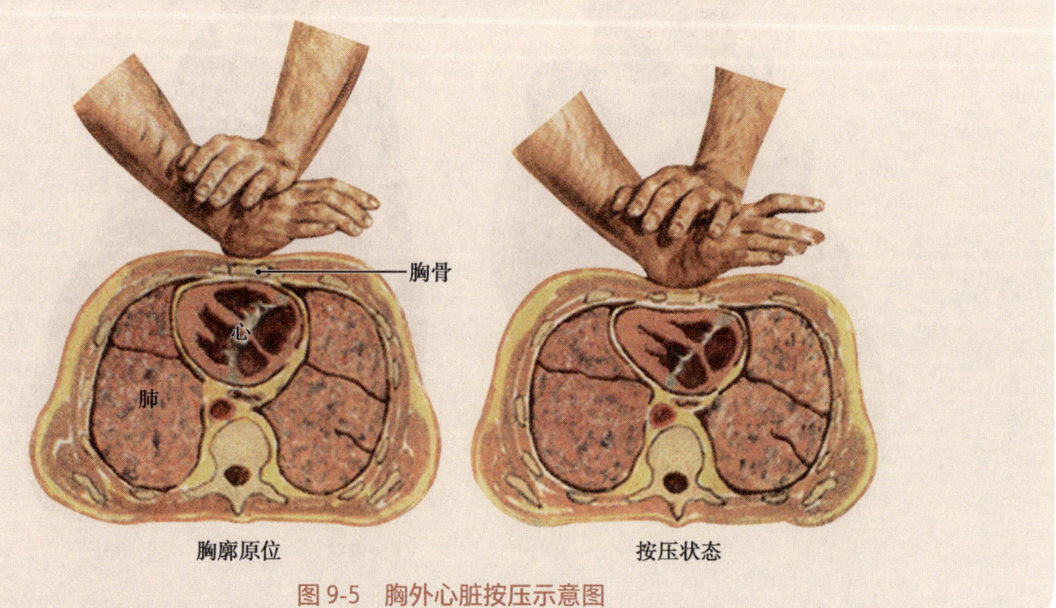

图9-5 胸外心脏按压示意图

医者仁心

胸心外科专家夏求明

20世纪80年代，夏求明将研究重点转向心脏移植手术。当时，我国相关研究还很少，研究工作的展开非常困难，但夏求明迎难而上，经过不懈努力，他带领的研究团队终于拥有了为患者做心脏移植手术的能力。

1992年4月26日，夏求明带领团队为杨玉民实施心脏移植手术，最终手术非常成功，杨玉民平安出院后存活了18年半。

（二）心腔的结构

心被心间隔分为左、右半心，左、右半心又被分成左心房、左心室和右心房、右心室。同侧心房和心室借房室口相通。

1. 右心房 是最右侧的心腔，有3个入口，上、下分别有上腔静脉口和下腔静脉口，在下腔静脉口与右房室口之间有冠状窦口。上、下腔静脉和冠状窦分别将人体上半身、下半身和心壁的静脉血导入右心房。右心房的出口为右房室口，通右心室（图9-6）。

房间隔右心房侧下部有一卵圆形浅凹称卵圆窝，为胎儿时期卵圆孔闭合后的遗迹，是房间隔缺损的好发部位。

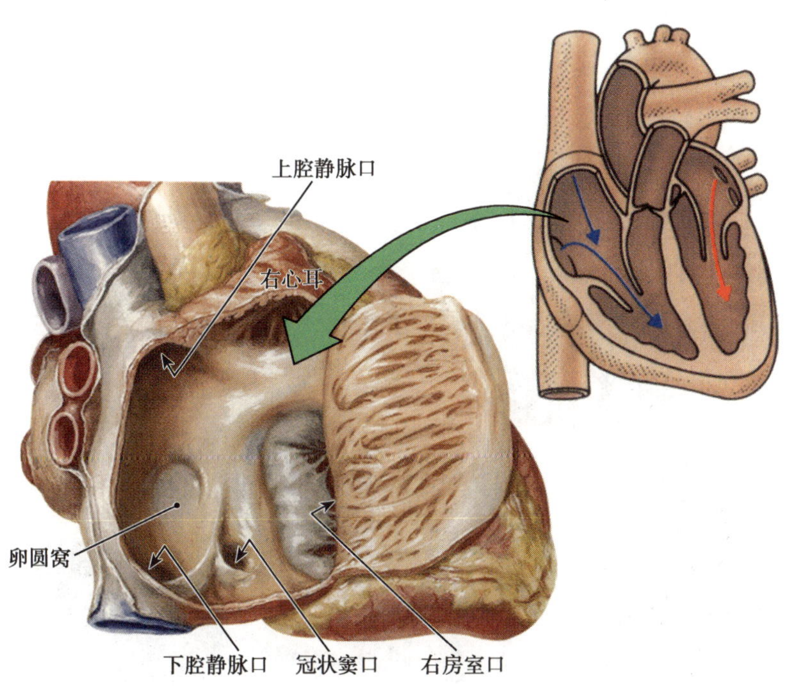

图9-6 右心房

2. 右心室 位于右心房左前下方，为心腔最靠前的部分。右心室的入口为右房室口，口周缘附着三尖瓣环，环的周缘附有3片呈三角形的瓣膜，称三尖瓣（右房室瓣）。瓣膜的游离缘有许多腱索连于心室壁上的乳头肌。在功能上，三尖瓣、腱索和乳头肌是一个整体，称三尖瓣复合体。当右心室收缩时，血液推顶三尖瓣，关闭右房室口，由于乳头肌的收缩、腱索的牵拉，使三尖瓣不致翻向右心房，以阻止血液逆流。

右心室出口为肺动脉口，口周缘的纤维环上附有3个袋口向上的半月状瓣膜，称肺动脉瓣。当右心室收缩时，血液冲开肺动脉瓣，使血液射入肺动脉干；心室舒张时，瓣膜关闭，阻止血液逆流入右心室（图9-7）。

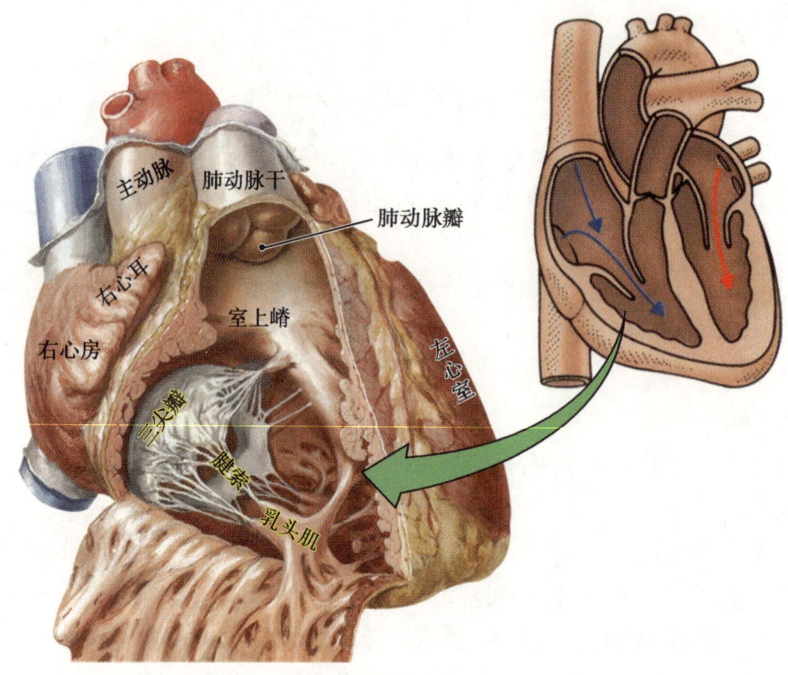

图 9-7 右心室

3. 左心房 位于右心房的左后方，构成心底的大部分，有 4 个入口，后方两侧分别有左肺上、下静脉和右肺上、下静脉的开口。左心房的出口为左房室口，通向左心室（图 9-8）。

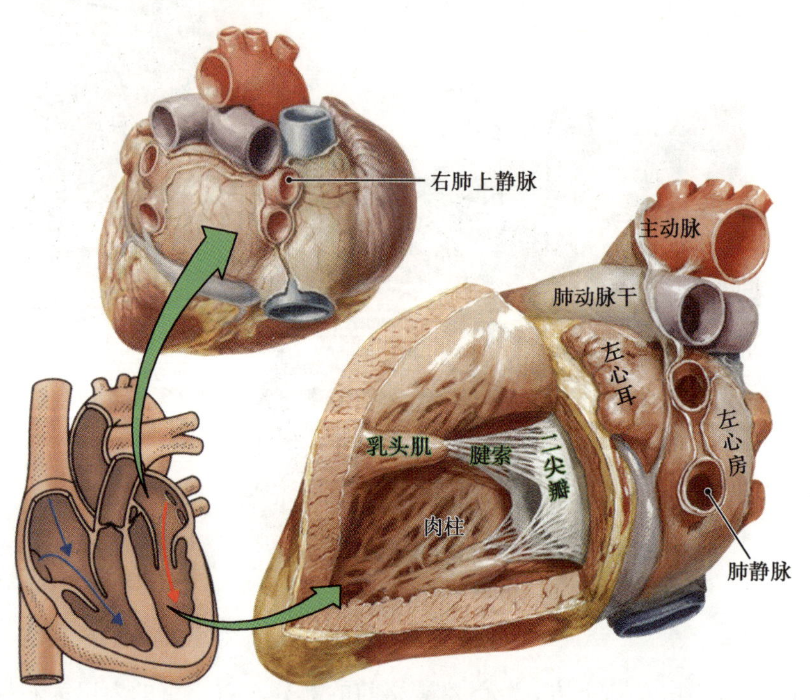

图 9-8 左心房和左心室

4. 左心室 位于右心室的左后下方，构成心尖及心的左缘。入口为左房室口，口周缘纤维环上附有二尖瓣。二尖瓣各瓣的边缘和心室面上也有多条腱索连于乳头肌，二尖瓣、腱索和乳头肌是一个整体，称二尖瓣复合体，功能上同三尖瓣复合体（图 9-9）。

出口为主动脉口，口周缘纤维环上也有 3 个袋口向上的半月形瓣膜，称主动脉瓣。每瓣与相对的动脉壁之间围成的凹窝称主动脉窦，可分为左、右、后窦，其中左、右窦分别有左、右冠状动脉的开口（图 9-9）。

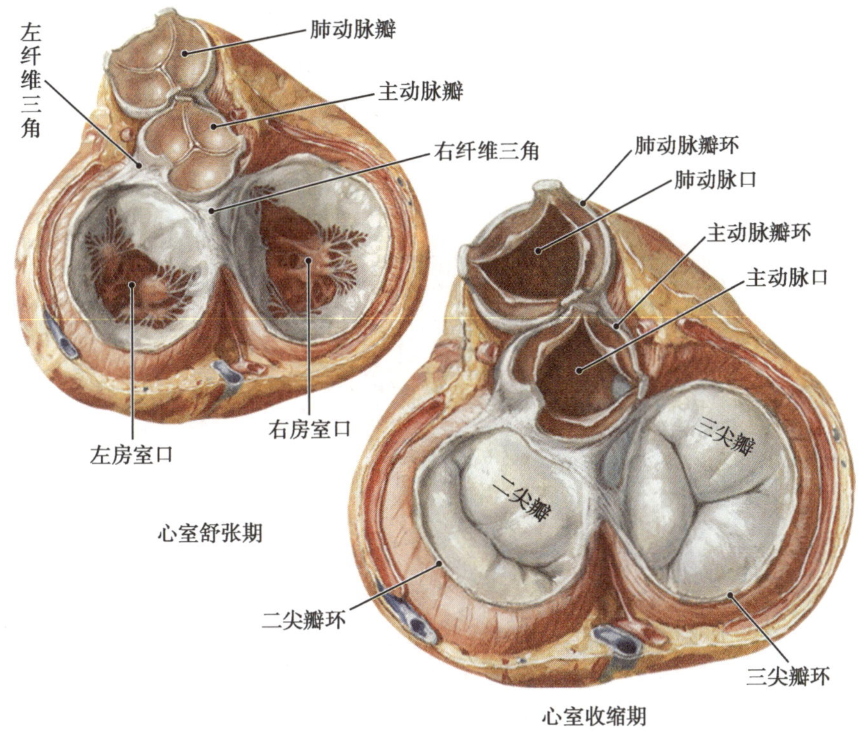

图 9-9　心的瓣膜和纤维环

（三）心壁的构造

心壁由心内膜、心肌层和心外膜构成（图 9-10）。

1. 心内膜　为贴于心壁内表面的薄膜，由内皮、内皮下层和心内膜下层组成。内皮与出入心的大血管的内皮相延续；内皮下层为一层细密的结缔组织；心内膜下层为疏松结缔组织，内含血管、神经及心传导系纤维。

2. 心肌层　主要由心肌纤维构成，其间夹有少量疏松结缔组织和毛细血管。

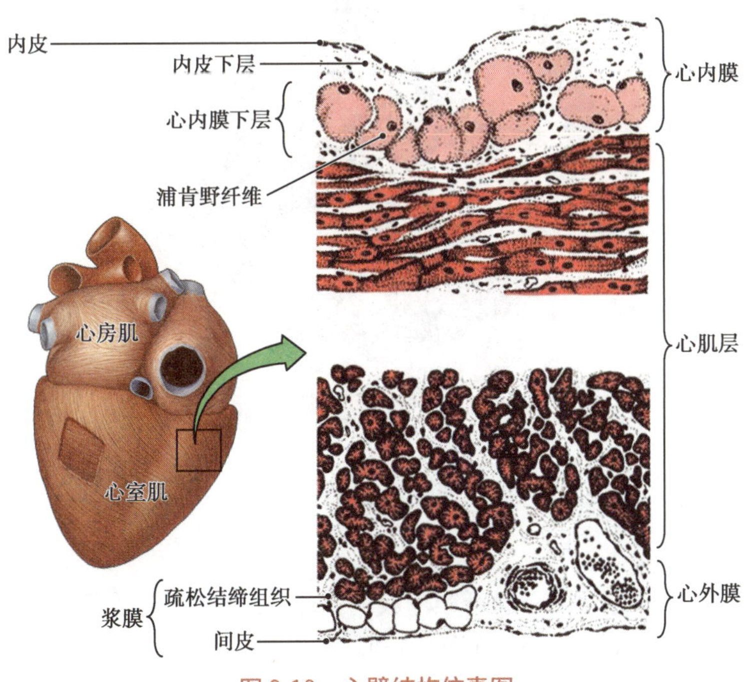

图 9-10　心壁结构仿真图

心室肌较心房肌厚，两者互不连续。心室肌有3层，其走行方向是外层斜行，中层环行，内层纵行。在心房肌和心室肌之间、房室口、肺动脉口和主动脉口周围，有由致密结缔组织构成坚实的纤维性支架，称心纤维性支架。其质地坚韧而富有弹性构成心壁的纤维骨骼，心房肌和心室肌均附于心纤维性支架上（图9-11）。

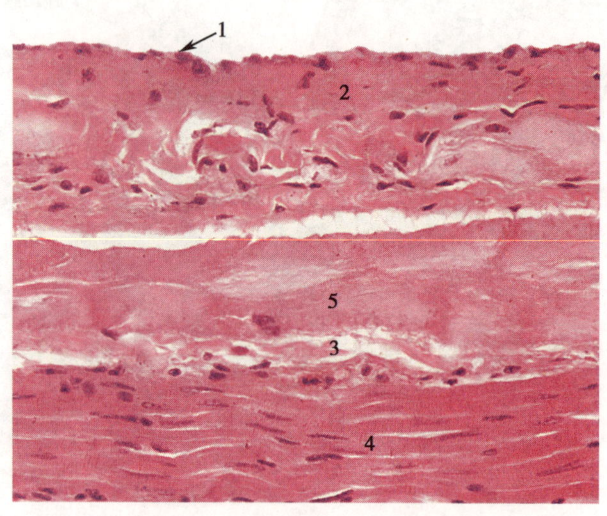

图9-11 心内膜与心肌纤维

1. 内皮；2. 内皮下层；3. 心内膜下层；4. 心肌纤维；5. 浦肯野纤维网。

3. 心外膜 为浆膜心包的脏层，被覆于心肌层和大血管根部。

此外，在左、右心房之间有房间隔，由两层心内膜夹少量心肌纤维和结缔组织构成。卵圆窝是房间隔的薄弱部位。在左、右心室之间有室间隔，由心肌和心内膜构成。其下部称肌部，较厚；上部中份有一卵圆形薄弱区称膜部，室间隔缺损多发生在此（图9-12）。

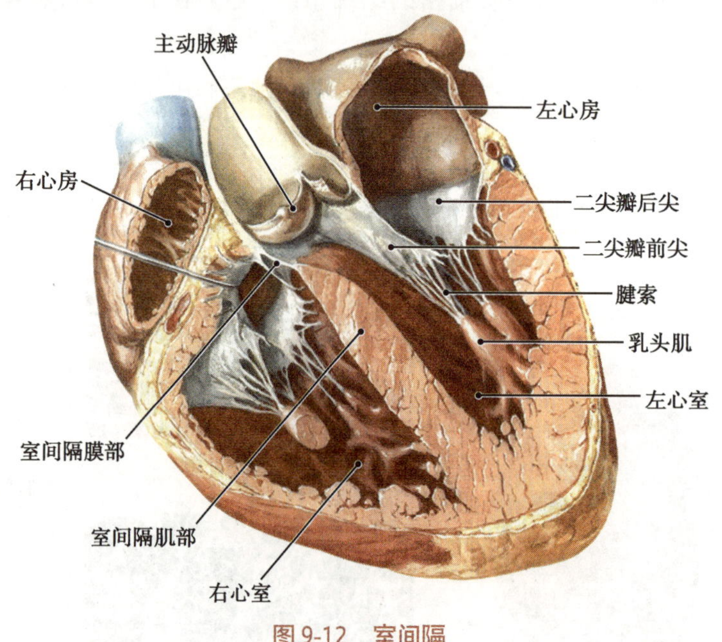

图9-12 室间隔

（四）心的传导系统

心的传导系统是由特殊分化的心肌纤维构成的，位于心壁内，包括窦房结、结间束、房室结、房室束、左束支、右束支和浦肯野纤维网等（图9-13）。

1. 窦房结 位于上腔静脉与右心房之间心外膜的深面，呈椭圆形。窦房结为心的正常起搏点。

2. 结间束　窦房结产生的兴奋，由结间束传导到房室结，结间束分为前结间束、中结间束和后结间束。

3. 房室结　位于冠状窦口与右房室口之间的心内膜深面，呈扁椭圆形，其前端发出房室束。房室结的功能是将窦房结发放的冲动传向心室，是心兴奋的潜在起搏点。

4. 房室束　又称希氏束，起于房室结，沿室间隔膜部后下缘前行，在室间隔肌部上缘分为左、右束支。沿室间隔左、右侧心内膜深面下行，至乳头肌根部开始分散成浦肯野纤维网。

5. 浦肯野纤维网　由左、右束支的分支在心内膜深面交织而成，其发出的纤维进入心肌，将冲动快速传至各部心室肌产生同步收缩。

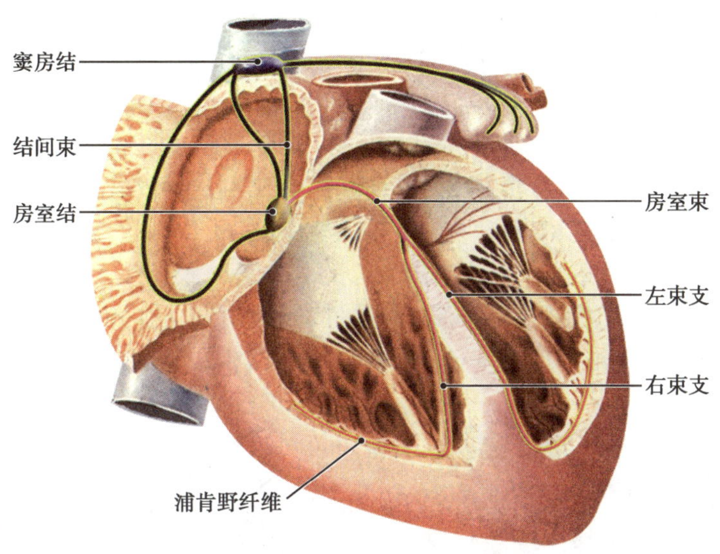

图 9-13　心传导系统

（五）心的血管

1. 心的动脉　分布于心壁的动脉为左、右冠状动脉及其分支，它们发自升主动脉（图 9-14）。

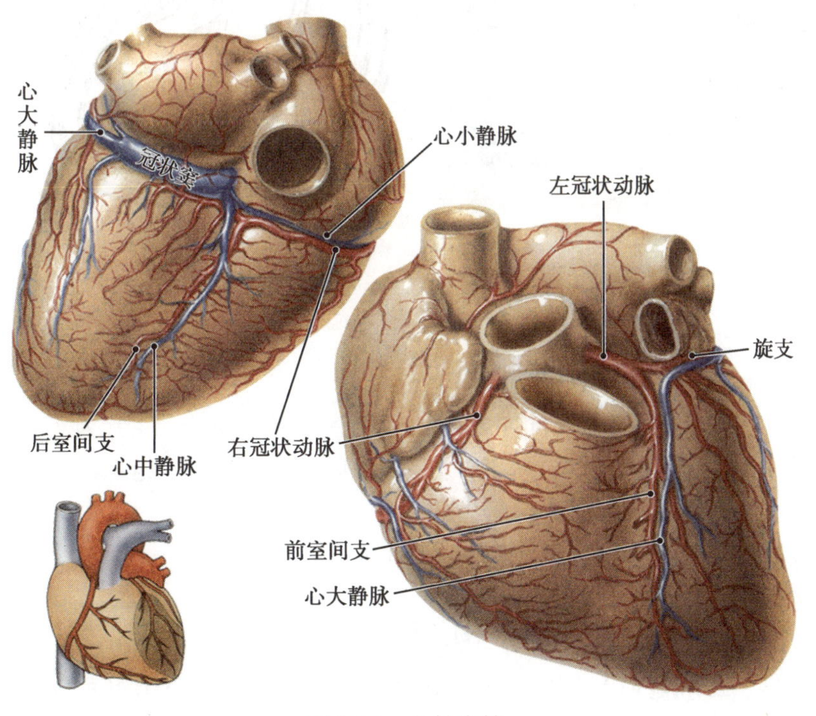

图 9-14　心的血管

(1) **左冠状动脉**：起于主动脉左窦，分为旋支和前室间支。旋支沿冠状沟向左后方行至膈面，并分支分布于左心房及左心室膈面；前室间支沿前室间沟下行，向左、右两侧及深面发出 3 组分支，分布于左室前壁、右室前壁一小部分及室间隔前上 2/3。

(2) **右冠状动脉**：起自主动脉右窦，沿冠状沟向右后方行走至房室交点处，分后室间支和左室后支。右冠状动脉沿途发出分支分布于右心房、右心室、室间隔后下 1/3 及左室后壁的一部分，还发出分支至窦房结和房室结。

2. 心的静脉 心壁的静脉血绝大部分汇入冠状窦注入右心房。

冠状窦位于心膈面的冠状沟内，开口于右心房，主要属支有：心大静脉，与冠状动脉的前室间支伴行，起自心尖右侧上升转向左后方，沿冠状沟注入冠状窦；心中静脉，与后室间支伴行，上升注入冠状窦；心小静脉，行于右冠状沟内，绕过心右缘注入冠状窦。此外，还有一些心壁内的小静脉直接注入心腔内（图 9-14）。

（六）心包

心包为包裹心和大血管根部的膜性囊，具有保护心及阻止心过度扩张并使心固定于正常位置的功能，分纤维心包和浆膜心包（图 9-15）。

纤维心包是坚韧的结缔组织囊，上方与出入心的大血管外膜相续，下方与膈的中心腱相附着。

浆膜心包分脏、壁 2 层。脏层为心外膜，壁层衬于纤维心包的内面。脏、壁 2 层在出入心的大血管根部相互移行，两层之间的腔隙称心包腔，内含少量浆液，起润滑作用。

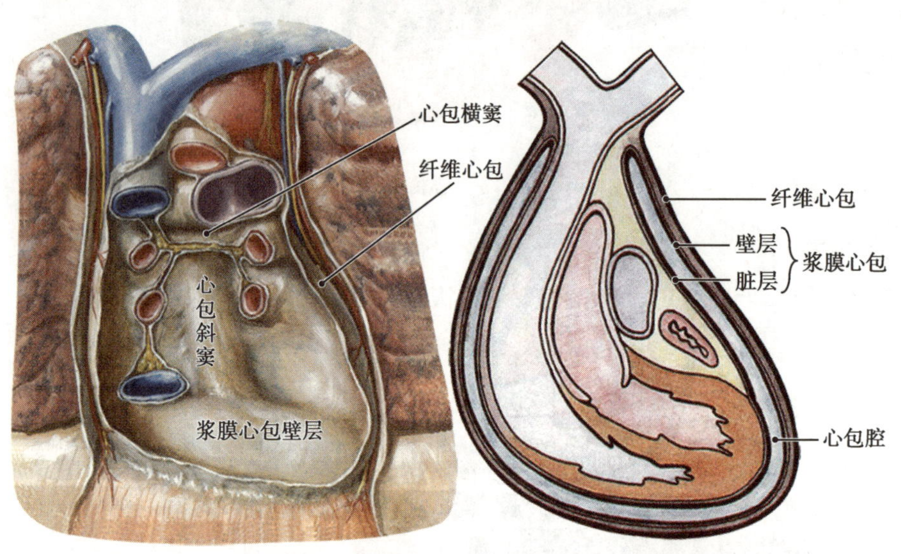

图 9-15 心包

三、动脉

（一）肺循环的动脉

肺动脉干（图 9-16）起自右心室，向左上方斜行至主动脉弓的下方，分为左、右肺动脉。在肺动脉干分叉处稍左侧与主动脉弓下缘之间，连有一结缔组织索，称动脉韧带。它是胚胎时期动脉导管出生后闭锁的遗迹，动脉导管如出生后 6 个月尚未闭锁，则称动脉导管未闭，是一种常见的先天性心脏病。

（二）体循环的动脉

体循环的动脉分布极为广泛，分布特点为：体循环的动脉多对称分布；多走行于躯干和四肢的屈侧等较安全的部位。动脉的口径及配布形式与所供应的器官的功能相适应，以确保其功能的需要和它们在位置和形态变化时的血液供应。

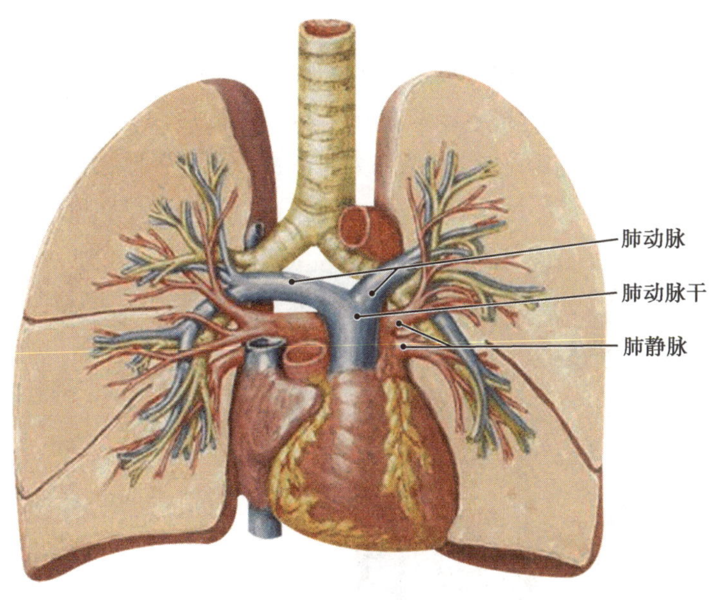

图 9-16　肺循环的血管

主动脉（aorta）（图 9-17）是体循环的动脉主干，是全身最粗大的动脉。它起自左心室，先斜向右上，再弯向左后至第 4 胸椎体下缘水平，沿脊柱的左前方下行，穿膈的主动脉裂孔入腹腔，继续下行至第 4 腰椎体下缘。根据其行程可分为升主动脉、主动脉弓和降主动脉 3 段。

升主动脉起自左心室，向右前上方斜行，达右侧第 2 胸肋关节处，延续为主动脉弓，升主动脉起始部有左、右冠状动脉发出。

主动脉弓位于胸骨柄后方，气管和食管前方。主动脉弓的凸侧自右向左分别发出头臂干、左颈总动脉和左锁骨下动脉。头臂干粗而短，向右上斜行，至右侧胸锁关节的后方，分为右颈总动脉和右锁骨下动脉。主动脉弓壁内有压力感受器，具有调节血压的作用。在主动脉弓的下方有 2~3 个粟粒状小体，称主动脉小球，是化学感受器，能感受血液中二氧化碳浓度的变化，当血液中二氧化碳浓度升高时，可反射性地引起呼吸加深、加快。

降主动脉是主动脉弓在第 4 胸椎体下缘至第 4 腰椎体下缘的一段，以膈为界分为胸主动脉和腹主动脉。腹主动脉在第 4 腰椎体下缘处分为左、右髂总动脉。髂总动脉沿腰大肌内侧下行，至骶髂关节处分为髂内动脉和髂外动脉（图 9-17）。

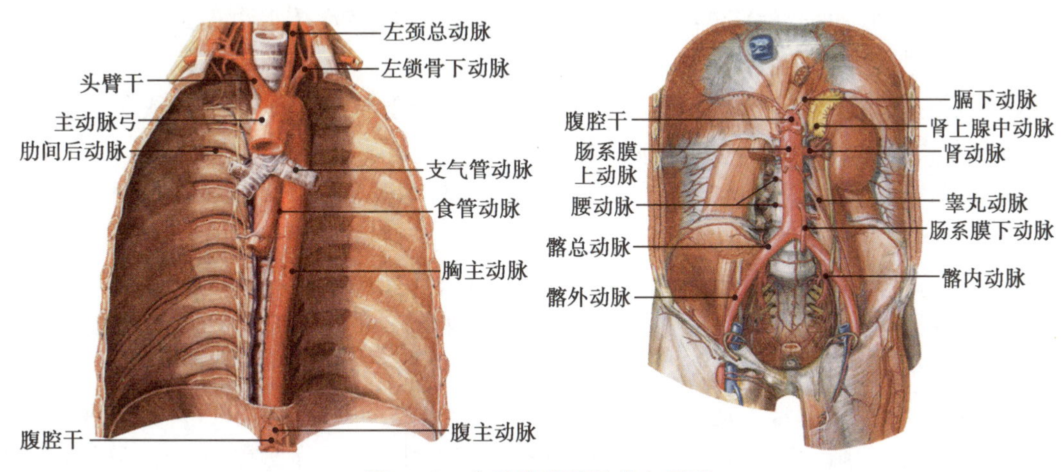

图 9-17　主动脉行程及分布概况

1. 颈总动脉　为头颈部的动脉主干。右颈总动脉起自头臂干，左颈总动脉直接起自主动脉弓。颈总动脉上段位置表浅，在环状软骨的两侧，活体可摸到其搏动。颈总动脉行至甲状软骨上缘平面分为颈内动脉和颈外动脉，在颈总动脉分叉处有颈动脉窦和颈动脉小球两个重要结构。颈动脉窦是颈总动脉末端和颈内动脉起始处的膨大，窦壁内有压力感受器。颈动脉小球是位于颈内、外动脉分叉处后方呈椭圆形的小体，其功能与主动脉小球相同。

(1) **颈外动脉**：自颈总动脉分出后，在胸锁乳突肌深面上行，穿腮腺实质，至下颌颈处分为颞浅动脉和上颌动脉两个终支。其主要分支有甲状腺上动脉、面动脉、颞浅动脉、上颌动脉等（图 9-18）。

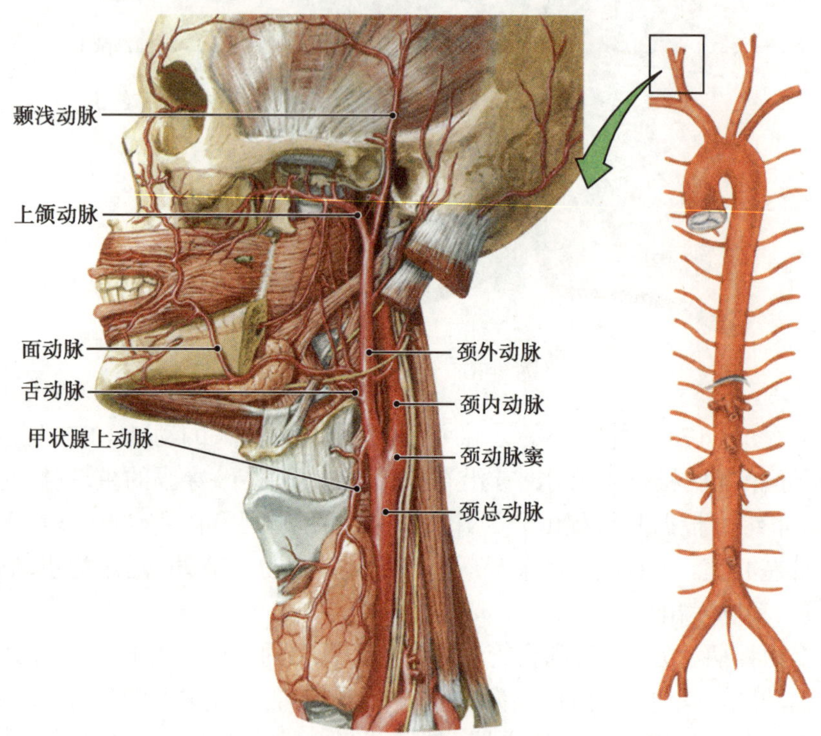

图 9-18　颈总动脉及其分支

1) 甲状腺上动脉：自颈外动脉起始部发出，行向前下方至甲状腺两侧叶上端，分支布于甲状腺和喉。

2) 面动脉：沿下颌下腺深面行向前上，在咬肌前缘处，绕过下颌骨体下缘至面部，然后经口角和鼻翼的外侧，向上至眼内眦。面动脉的分支布于面前部、腭扁桃体和下颌下腺。面动脉的末端称内眦动脉。面动脉在咬肌前缘绕过下颌骨体下缘处位置表浅，在活体上可摸到动脉搏动。当面部出血时，可在该处进行压迫止血。

3) 颞浅动脉：在外耳门前方和颧弓根部上行，分支布于腮腺、额部、颞部和顶部软组织。在活体外耳门前上方颧弓根部可摸到颞浅动脉搏动，并可在此进行压迫止血。

4) 上颌动脉：经下颌颈深面入颞下窝，分支布于口腔、鼻腔、外耳道、中耳、咀嚼肌和硬脑膜等处。其中布于硬脑膜的分支称硬脑膜中动脉，该动脉向上经棘孔入颅，随后分前、后两支。前支经过翼点内面，当颞部颅骨骨折时，易损伤出血，导致硬脑膜外血肿。

(2) **颈内动脉**：自颈总动脉分出后，位于颈外动脉的外侧，向上经颈动脉管入颅腔，布于脑和视器等处。

2. 锁骨下动脉　左侧起自主动脉弓，右侧起自头臂干，先向外上至颈根部，经胸膜顶前方，至第 1 肋外缘移行为腋动脉，主要分布于脑、颈、肩和胸壁等处，主要分支有椎动脉、胸廓内动脉、甲状颈干等（图 9-19）。

(1) **椎动脉**：经上 6 个颈椎的横突孔和枕骨大孔入颅腔，分支布于脑和脊髓。

(2) **胸廓内动脉**：在椎动脉起点的相对侧向下发出，进入胸腔后，沿第 1~6 肋软骨后面下行，其较粗的终支穿膈进入腹直肌鞘下行，称腹壁上动脉，并与腹壁下动脉吻合，分支布于胸前壁、乳房、心包和膈等处。

(3) **甲状颈干**：为一短干，其主要分支有甲状腺下动脉，主要分布于甲状腺和喉等处。

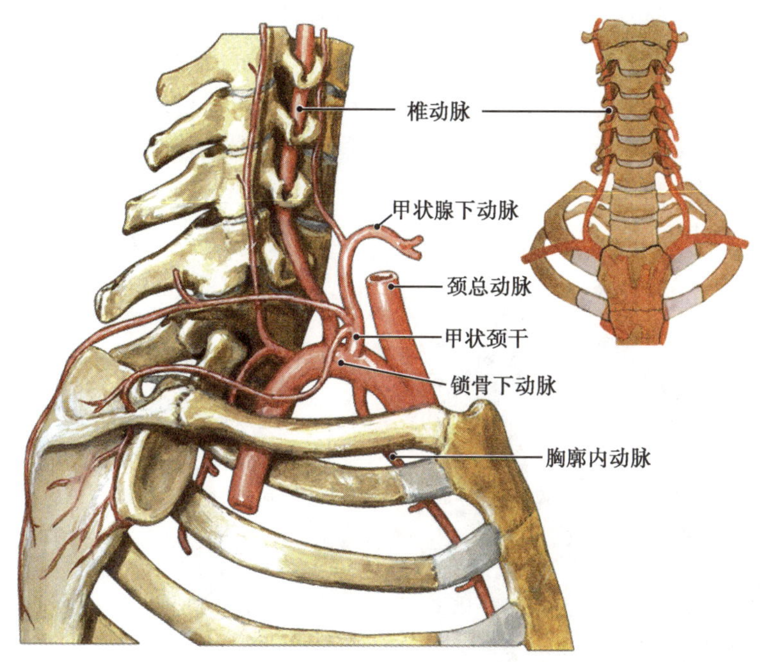

图 9-19　锁骨下动脉及其分支

3. **上肢动脉**　营养上肢的动脉主干主要有腋动脉、肱动脉、尺动脉和桡动脉等（图 9-20）。

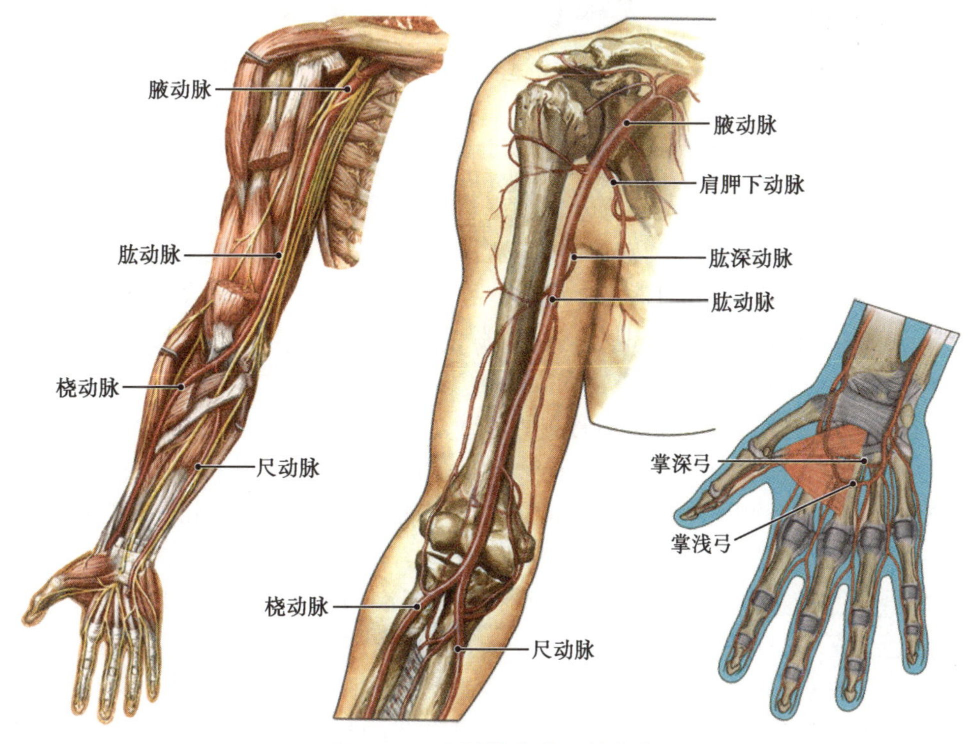

图 9-20　上肢的动脉及其分支

(1) **腋动脉**：由锁骨下动脉延续而来，在腋窝内行向外下，至臂部移行为肱动脉。腋动脉分支布于肩部、胸前外侧壁及乳房等处。

(2) **肱动脉**：沿肱二头肌内侧缘下行，至肘窝分为尺动脉和桡动脉。肱动脉沿途分支布于臂部及肘关节。该动脉在肱二头肌腱内侧可触及其搏动，此处为测量血压时的听诊部位。

(3)尺动脉和桡动脉：分别沿前臂前面的尺、桡两侧下行，经腕部至手掌形成掌浅弓和掌深弓。桡动脉在腕上部位置表浅，可触及其搏动，是计数脉搏和中医切脉的常用部位。

(4)掌浅弓和掌深弓：掌浅弓和掌深弓均由尺、桡两动脉的终支及分支相互吻合而成。掌浅弓位于指屈肌腱的浅面；掌深弓位于指屈肌腱深面。两动脉弓发出分支布于手掌和手指。

4. 胸主动脉 位于脊柱左前方，其分支分为壁支和脏支两种(图 9-21)。

(1)壁支：主要为 9 对肋间后动脉，在第 3~11 肋间隙内，沿肋沟走行。走行在第 12 肋下缘的动脉称肋下动脉，均布于胸壁、腹壁上部、背部和脊髓等处。

(2)脏支：主要有支气管支、食管支和心包支，均较细小，分别布于各级支气管、食管和心包等处。

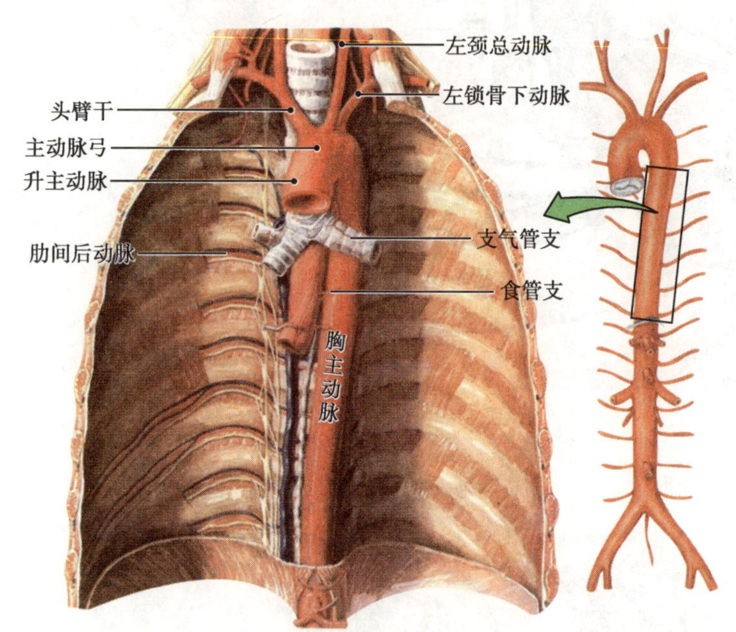

图 9-21 胸主动脉及其分支

5. 腹主动脉 位于脊柱前方，其分支分为壁支和脏支(图 9-22)。壁支主要有 4 对腰动脉，布于腹后壁、腹前外侧壁和脊髓等处。脏支包括不成对和成对两类，不成对的有腹腔干、肠系膜上动脉和肠系膜下动脉。成对的有肾上腺中动脉、肾动脉和睾丸动脉(或卵巢动脉)。

(1)腹腔干：自主动脉裂孔稍下方起于腹主动脉前壁并立即分为胃左动脉、肝总动脉和脾动脉 3 支(图 9-23)。

1)胃左动脉：布于食管的下段和胃小弯侧的胃壁。

2)肝总动脉：行向右前方，于十二指肠上部的上方分为肝固有动脉和胃十二指肠动脉，肝固有动脉布于肝、胆囊和胃小弯侧的胃壁等处；胃十二指肠动脉布于胃大弯侧的胃壁、大网膜、十二指肠和胰头等处。

3)脾动脉：沿胰上缘左行，布于胰、脾、胃大弯侧及胃底部的胃壁和大网膜。

(2)肠系膜上动脉：发自腹腔干的稍下方，经胰头与十二指肠水平部之间，进入肠系膜根内，斜向右下行至右髂窝(图 9-24)。其主要分支有：①空肠动脉和回肠动脉，行于肠系膜内，布于空肠和回肠。②回结肠动脉，布于回肠末段、盲肠、阑尾和升结肠的起始部；此外，回结肠动脉还发出 1 支阑尾动脉布于阑尾。③右结肠动脉，布于升结肠。④中结肠动脉，布于横结肠。

(3)肠系膜下动脉：约在第 3 腰椎平面发出，向左下方进入乙状结肠系膜内(图 9-24)。其分支有：①左结肠动脉，布于降结肠。②乙状结肠动脉，布于乙状结肠，并与左结肠动脉和直肠上动脉吻合。③直肠上动脉，布于直肠上部，向下与直肠下动脉吻合。

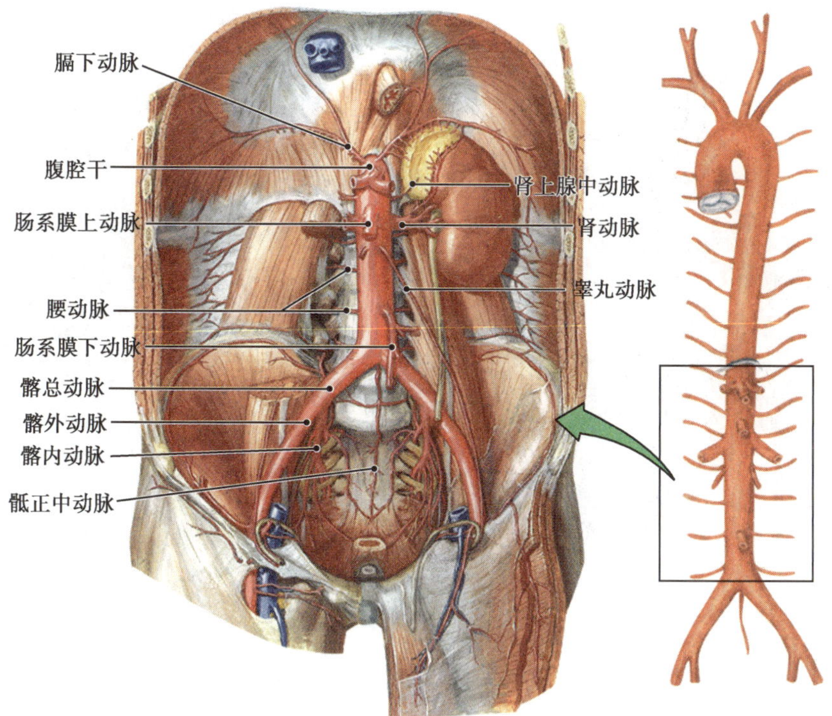

图 9-22　腹主动脉及其分支

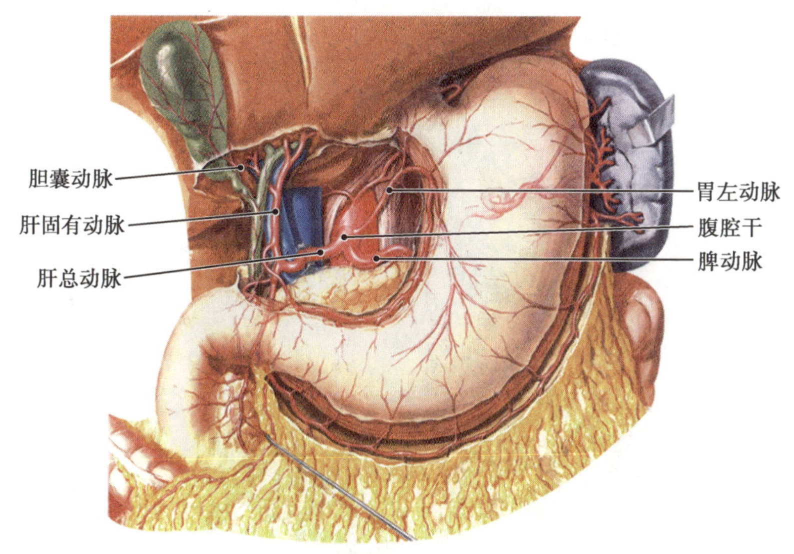

图 9-23　腹腔干及其分支

(4) **肾上腺中动脉**：约平对第 1 腰椎高度发自腹主动脉，布于肾上腺。

(5) **肾动脉**：平对第 1~2 腰椎高度发出，向外侧横行经肾门入肾。

(6) **睾丸动脉**：细而长，发自肾动脉下方，沿腰大肌前面斜向外下方，穿腹股沟管，参与精索组成，故又称精索内动脉，入阴囊后布于睾丸和附睾。在女性，该动脉称卵巢动脉，布于卵巢等处。

6. **髂总动脉**　自第 4 腰椎体下缘高度处发自腹主动脉末端，分别行向外下，至骶髂关节前方分为髂内动脉和髂外动脉。

髂内动脉入盆腔；髂外动脉沿腰大肌内侧缘下行，经腹股沟韧带中点稍内侧的后方进入股前部，延续为股动脉。髂外动脉在腹股沟韧带的稍上方发出腹壁下动脉。腹壁下动脉行向内上进入腹直肌鞘，并与胸廓内动脉的终支即腹壁上动脉吻合。

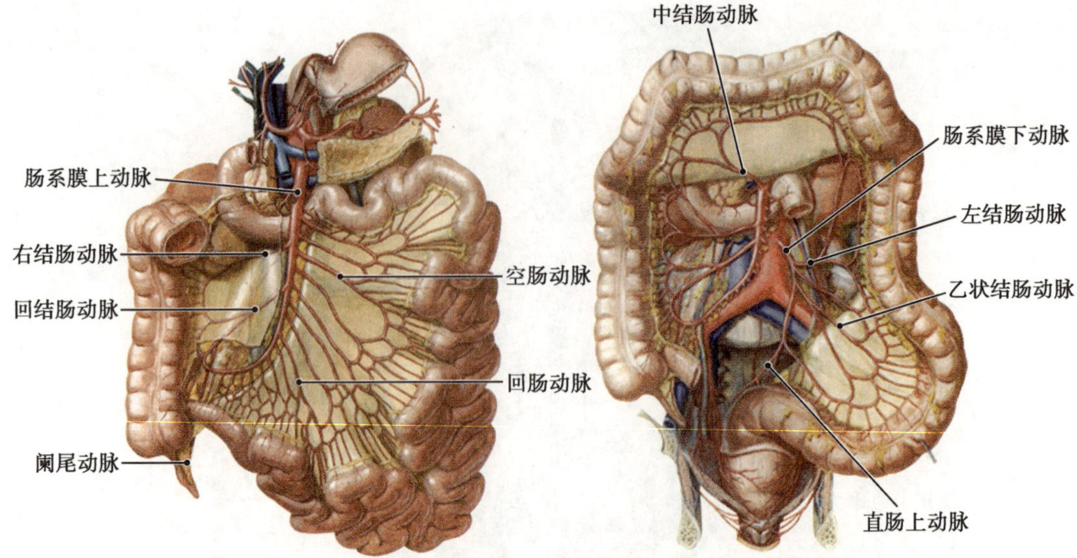

图 9-24　肠系膜上、下动脉及其分支

7. 盆部的动脉　主干是髂内动脉。该动脉较粗短，起自髂总动脉末端后立即下降入盆腔，分为脏支和壁支（图 9-25）。

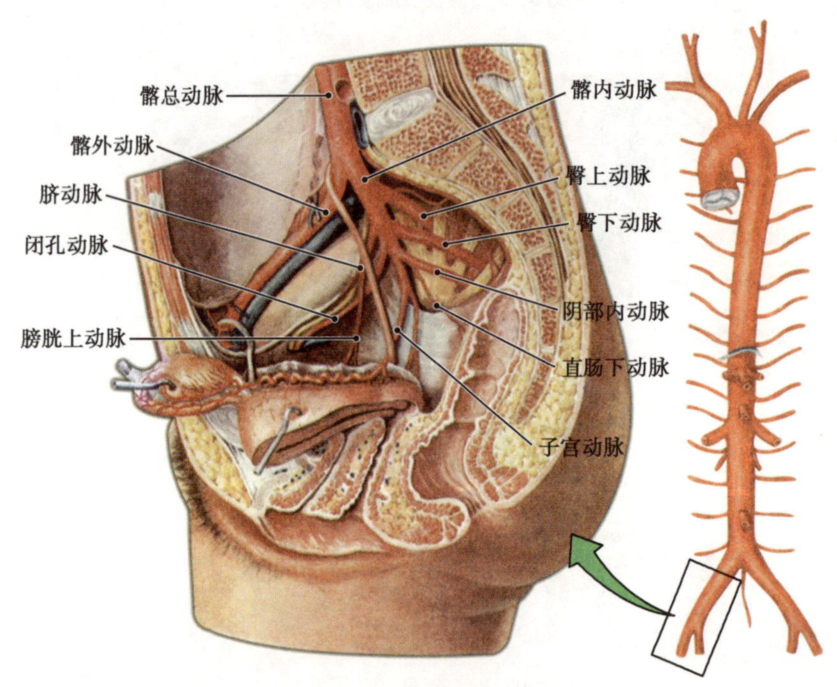

图 9-25　髂内动脉及其分支

（1）脏支：①直肠下动脉：布于直肠的下部。②子宫动脉：沿盆腔侧壁下行，在子宫颈外侧 1~2cm 处跨过输尿管的前上方，布于子宫、输卵管和阴道等处。③阴部内动脉：布于肛区和外生殖器官，布于肛区的分支称肛动脉。

（2）壁支：①臀下动脉：布于臀大肌。②闭孔动脉：布于髋关节及大腿内侧部。

8. 下肢的动脉　主干主要有股动脉、腘动脉、胫前动脉和胫后动脉等。

（1）股动脉：为髂外动脉向下的延续，在股三角内下行，逐渐转向后方，进入腘窝移行为腘动脉。股动脉分支布于股部及髋关节等处（图 9-26）。

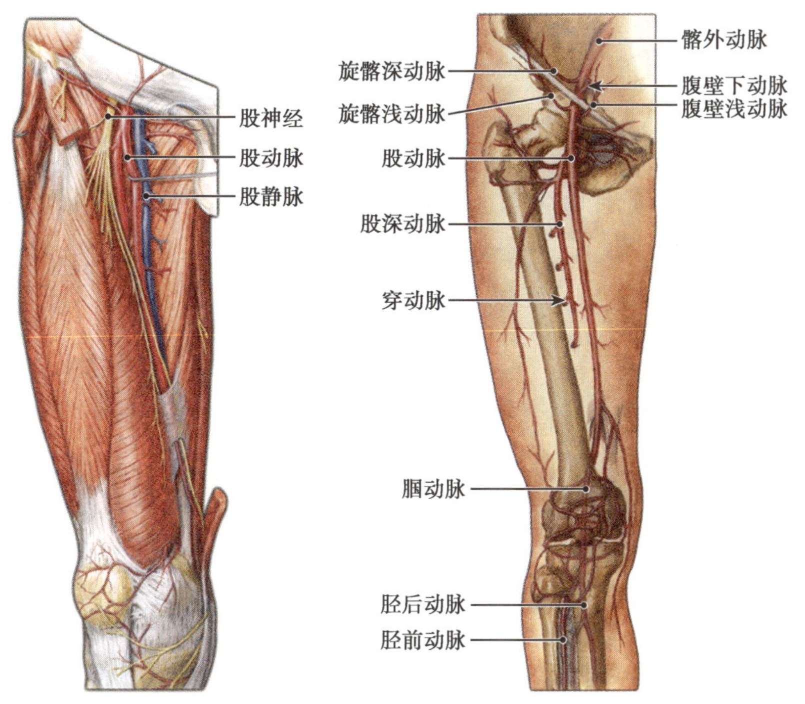

图 9-26　股动脉及其分支

(2) **腘动脉**：沿腘窝正中下行，分支布于膝关节及附近的肌。腘动脉在腘窝的下部分为胫前动脉和胫后动脉（图 9-26）。

(3) **胫前动脉**：发出后穿小腿骨间膜至小腿前群肌之间下行，经踝关节前方至足背，移行为足背动脉。胫前动脉布于小腿肌前群；足背动脉布于足背及足趾等处。在内、外踝前方连线中点处可触及足背动脉的搏动（图 9-27）。

(4) **胫后动脉**：沿小腿肌后群浅、深 2 层之间下行，经内踝后方进入足底，移行为足底内侧动脉和足底外侧动脉。胫后动脉布于小腿肌后群和外侧群；足底内、外侧动脉布于足底（图 9-28）。

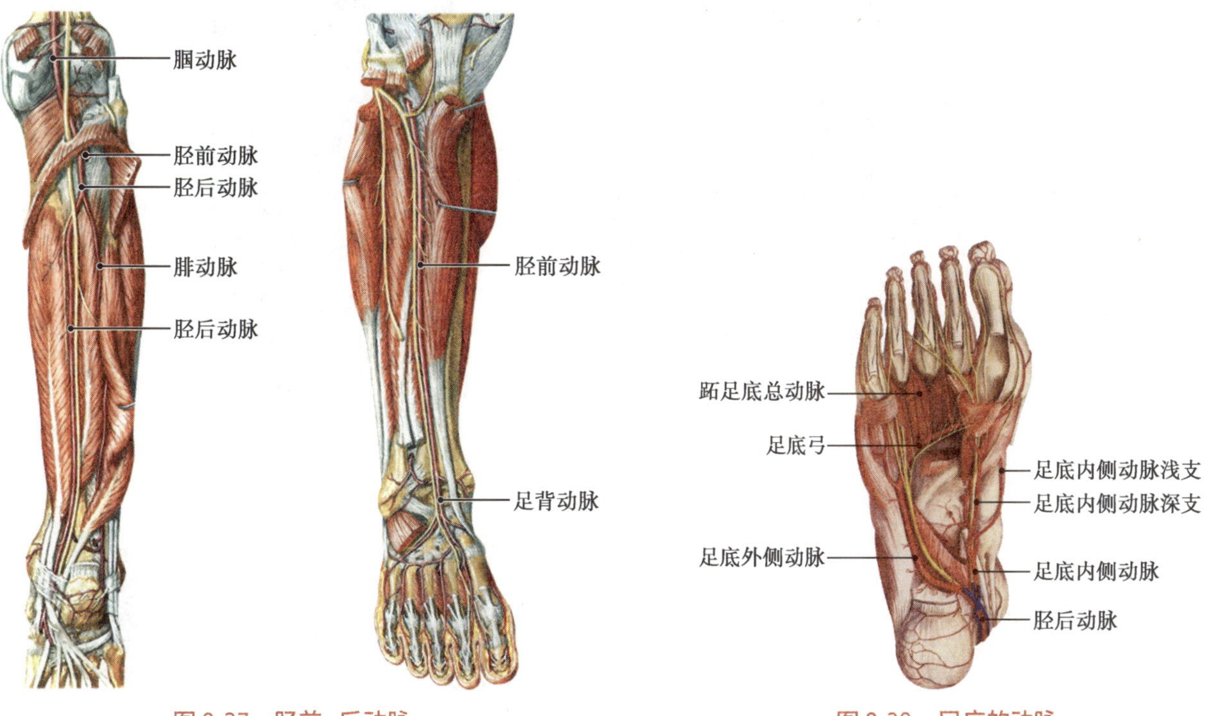

图 9-27　胫前、后动脉

图 9-28　足底的动脉

四、静脉

情境导入

患者，男，64 岁，患肝硬化 10 余年，近半年出现腹水、脾大，今日饮酒后大量呕血来诊，以肝硬化、门静脉高压症收住院。

请思考：

肝门静脉的属支、收集范围及与上、下腔静脉的吻合部位。

（一）肺循环的静脉

肺静脉起自肺泡周围毛细血管网，在肺内逐级汇合，最后每侧肺分别形成两条肺静脉，经肺门出肺，注入左心房。肺静脉无静脉瓣，内为动脉血（图 9-16）。

（二）体循环的静脉

体循环静脉在结构和配布上主要有以下特点：静脉与同级动脉相比，数量更多、管壁更薄、管腔更大；静脉之间吻合更丰富，如静脉网和静脉丛等；静脉内面一般都有向心开放的半月形静脉瓣（图 9-29），有阻止血液逆流的作用。四肢静脉的静脉瓣较多，下肢更多，但头面部静脉和肝门静脉无静脉瓣；静脉按其位置又分为浅静脉和深静脉。浅静脉位于浅筋膜内，有些部位可透过皮肤看到，又称皮下静脉，为临床上静脉穿刺的常用部位；深静脉位于深筋膜的深面，多与同名动脉伴行，其收集静脉血的范围与伴行动脉的供血范围基本相同，故称伴行静脉。

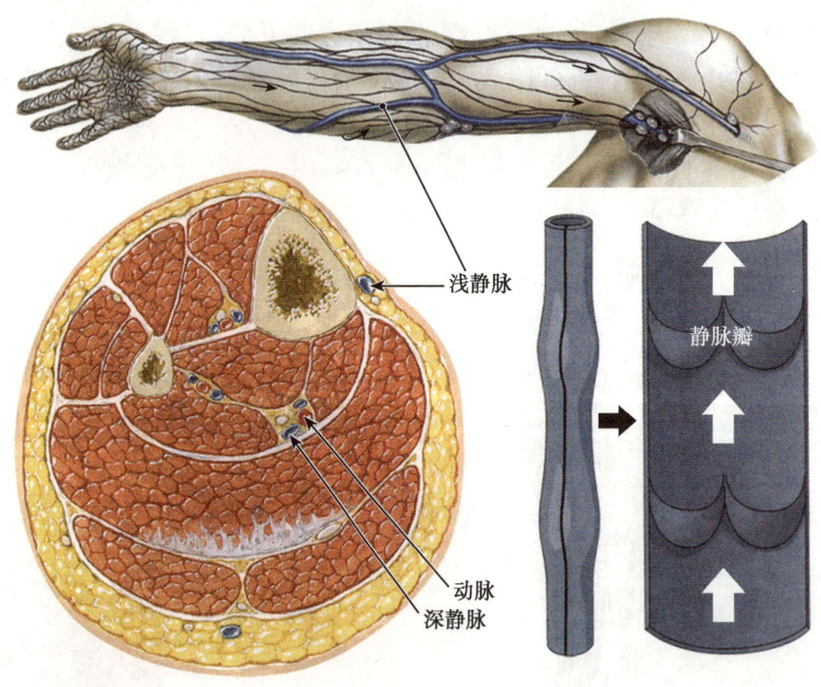

图 9-29　静脉特点示意图

体循环静脉按其注入右心房的途径分为上腔静脉系、下腔静脉系和心静脉系（心静脉系见本章本节心的血管）。

静脉相关视频

1. 上腔静脉系　主干是上腔静脉（图 9-30），它由左、右头臂静脉在胸骨柄后方汇合而成。上腔静脉沿升主动脉右侧下行注入右心房，在注入右心房前尚有奇静脉注入。上腔静脉主要收集头颈、胸部（心除外）和上肢的静脉血。

头臂静脉左右各一，由同侧的颈内静脉和锁骨下静脉汇合而成，汇合处的夹角称静脉角，有淋巴导管注入。

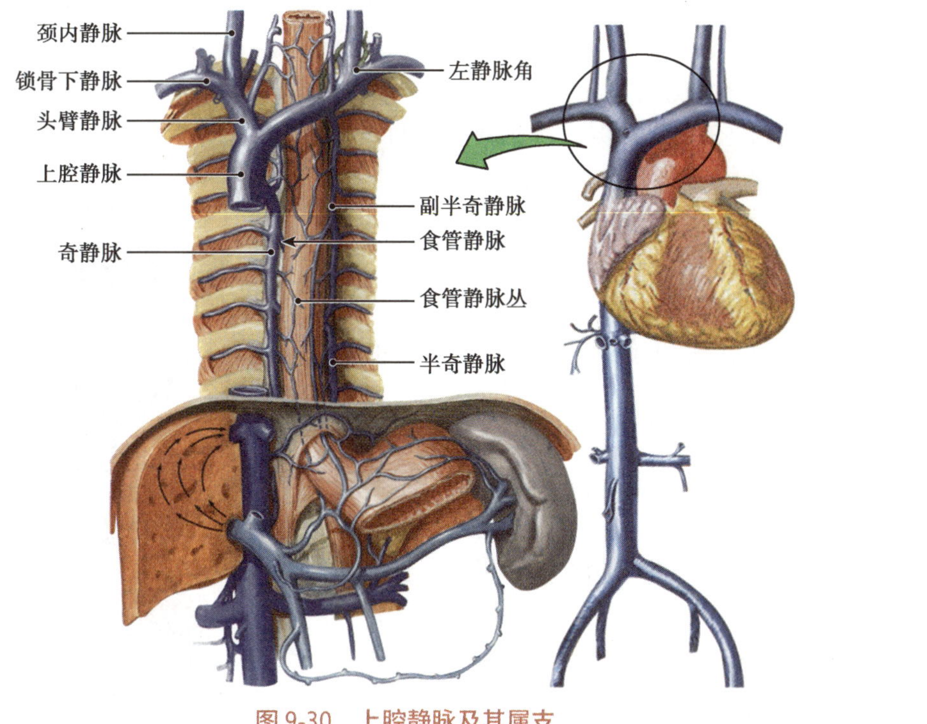

图 9-30　上腔静脉及其属支

ER0908
体循环静脉

(1)**头颈部的静脉**：头颈部每侧主要有颈内静脉和颈外静脉 2 条静脉干（图 9-31）。

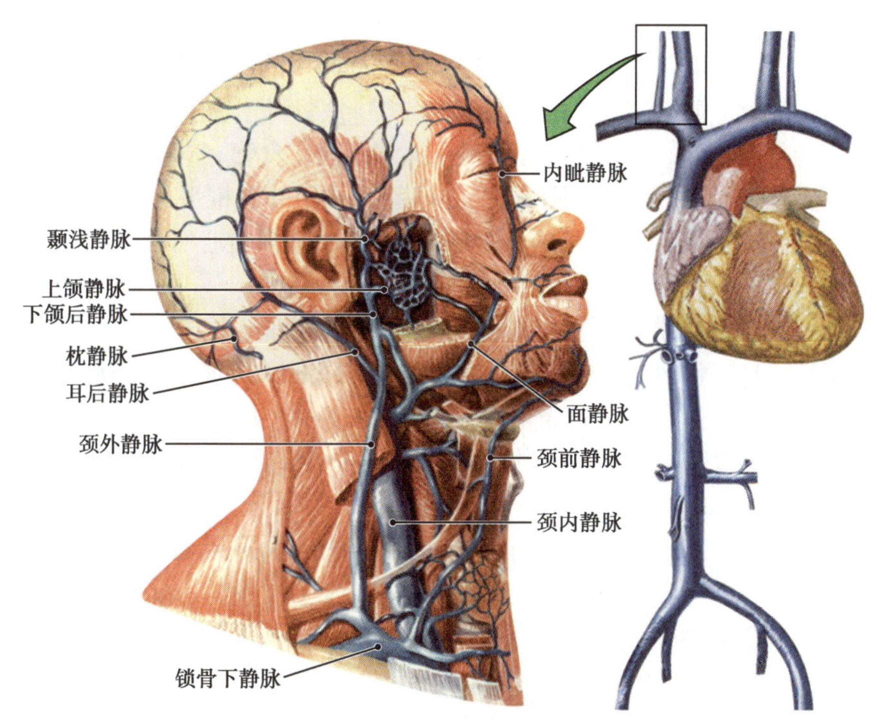

图 9-31　头颈部的静脉

1) 颈内静脉：为颈部最粗大的静脉干，上端在颅底颈静脉孔处与乙状窦相续，向下与颈内动脉及颈总动脉伴行，至胸锁关节后方与同侧的锁骨下静脉汇合成头臂静脉。颈内静脉通过颅内、外的属支收集颅内、视器、面部和颈部的静脉血。其颅外主要有面静脉等属支。

面静脉起于内眦静脉，与面动脉伴行，至舌骨平面汇入颈内静脉。面静脉借内眦静脉、眼静脉与颅内海绵窦相交通，并通过面深静脉与翼静脉丛交通，继而与海绵窦交通。由于面静脉缺乏静脉瓣，因此，当鼻根至两侧口角的三角区发生感染且处理不当时，致病菌可上行引起颅内感染，故称此三角区为危险三角。

2）颈外静脉：是颈部最大的浅静脉（图 9-31），在胸锁乳突肌表面下行，穿深筋膜注入锁骨下静脉，静脉管腔较大，位置表浅。在小儿常被选作穿刺抽血的静脉。

3）头皮静脉：为颅顶浅筋膜内静脉的总称。小儿的头皮静脉极其丰富，呈网状分布，表浅易见。头皮静脉有以下特点：多与动脉伴行；静脉外膜与“头皮”纤维束紧密相连，致使静脉较固定而不易滑动。所以，临床上小儿静脉输液时常选用头皮静脉。由于头皮静脉穿刺或损伤后不易回缩而出血较多，故须压迫止血，同时防止气栓进入颅内。

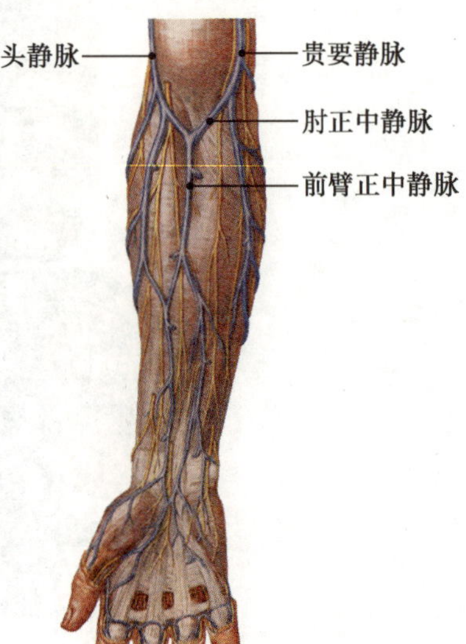

图 9-32　上肢浅静脉

（2）上肢的静脉：上肢的静脉分深、浅静脉，上肢的深静脉与同名动脉伴行，最后行向内上移行为锁骨下静脉。上肢的浅静脉主要有（图 9-32）：

1）手背静脉网：手背静脉数目多且吻合成网状，位置表浅，为临床输液常选用的静脉。

2）头静脉：起于手背静脉网的桡侧，沿上肢的前外侧上行，最后注入腋静脉（图 9-32）。

3）贵要静脉：起于手背静脉网的尺侧，沿前臂前内侧上行，于臂中点的稍下方注入肱静脉。

4）肘正中静脉：位于肘窝的浅面，连于头静脉及贵要静脉之间，连接形式变异较大。由于肘正中静脉是粗短的静脉干，因此其是临床取血和静脉注射常选用的血管（图 9-32）。

（3）胸部的静脉：胸部静脉主干是奇静脉（图 9-30），该静脉沿脊柱胸段的右缘上行，行至第 4 胸椎高度向前经右肺根上方注入上腔静脉。它主要收集胸壁、食管、气管及支气管等处的静脉血。

2. 下腔静脉系　主干是下腔静脉（图 9-33）。该静脉在第 5 腰椎平面由左、右髂总静脉汇合而成，沿腹主动脉右侧上行，经肝后缘穿膈的腔静脉孔入胸腔，注入右心房。下腔静脉主要收集下肢、盆部和腹部的静脉血。

（1）下肢的静脉：下肢静脉的瓣膜比上肢静脉多，也有深、浅静脉之分。深、浅静脉之间有丰富的交通支。下肢的深静脉与同名动脉伴行，最后上行续于髂外静脉。下肢的浅静脉主要有（图 9-34）：

1）大隐静脉：于足背内侧缘起于足背静脉弓的内侧，经内踝前方，沿小腿和大腿内侧上行，于腹股沟韧带稍下方注入股静脉。大隐静脉位置较表浅且恒定，临床上常在此行静脉切开术和静脉输液。此外，大隐静脉是静脉曲张的好发部位。

2）小隐静脉：在足背的外侧缘起于足背静脉弓的外侧，经外踝后方、小腿后面上行至腘窝，注入腘静脉。

（2）盆部的静脉和髂总静脉：盆部静脉主干为髂内静脉，并与同侧髂外静脉汇合成髂总静脉。

1）髂内静脉：髂内静脉及其属支均与同名动脉伴行，收集范围与髂内动脉分布范围基本一致。

2）髂外静脉：髂外静脉是股静脉向上的延续，主要收集腹前壁下部和下肢的静脉血。

3）髂总静脉：位于髂总动脉的后内侧，由同侧髂内静脉与髂外静脉在骶髂关节前方汇合而成，行向内上，在第 5 腰椎高度两侧髂总静脉合成下腔静脉。

（3）腹部的静脉：腹部的静脉都直接或间接地注入下腔静脉，腹部的静脉主要有肝门静脉、肾静脉、睾丸静脉和肝静脉等。

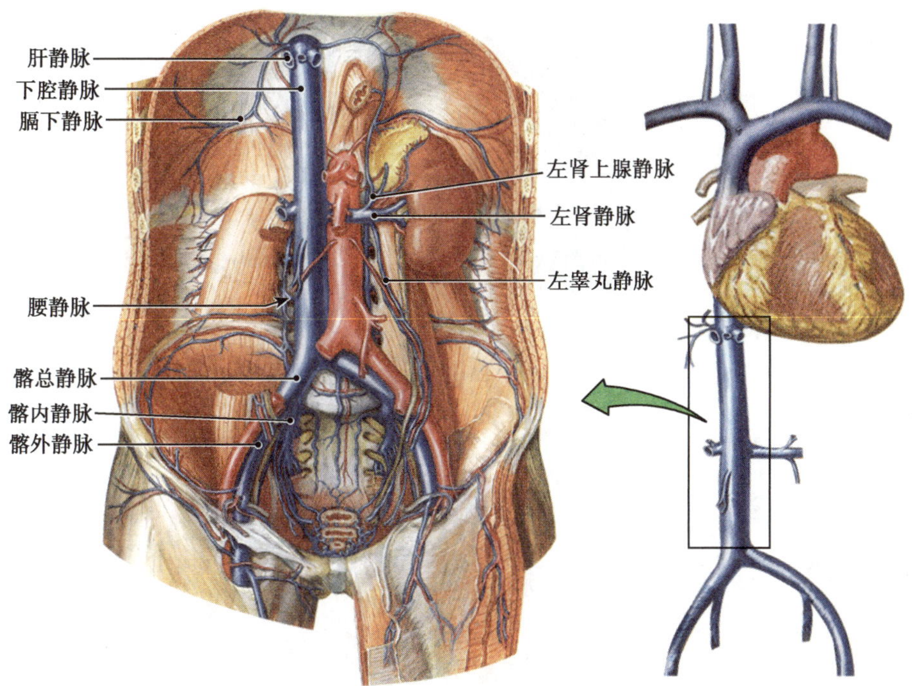

图 9-33　下腔静脉及属支

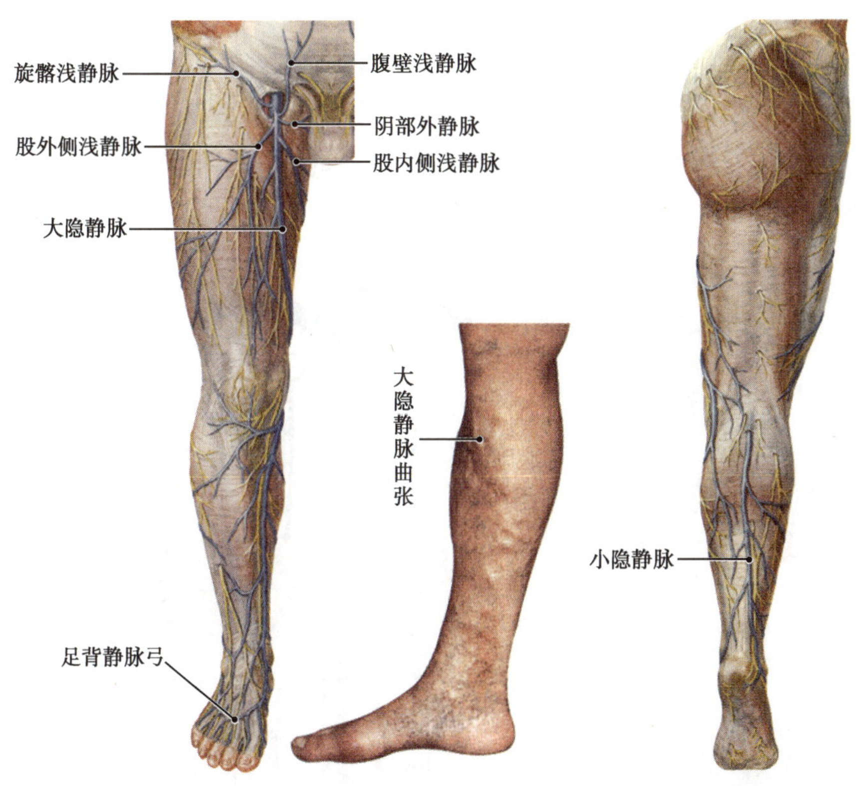

图 9-34　下肢的浅静脉

1）肝门静脉：肝门静脉为粗短的静脉干，由肠系膜上静脉和脾静脉在胰头后方汇合而成。肝门静脉在肝十二指肠韧带内上行，经肝门入肝（图 9-35），主要收集除肝外腹腔不成对器官的静脉血。

肝门静脉的主要属支有脾静脉、肠系膜上静脉、肠系膜下静脉、胃左静脉、胃右静脉、胆囊静脉和附脐静脉等。

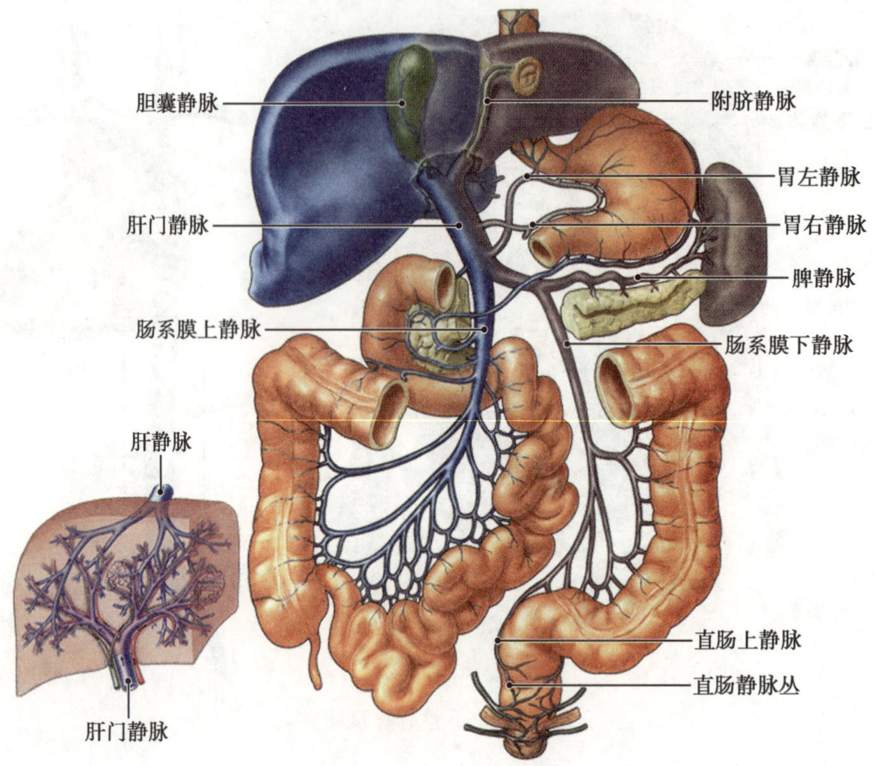

图 9-35　肝门静脉及主要属支

肝门静脉借其属支可与上、下腔静脉之间存在着多处吻合，最具临床意义的有食管静脉丛，直肠静脉丛和脐周静脉网（图 9-36）。在正常情况下，吻合支细小且血流量少，静脉血分别流向所属静脉系。因肝门静脉无静脉瓣，当肝门静脉血液回流受阻时（如肝硬化等疾病），肝门静脉的血液可经上述静脉丛回流形成侧支循环。在临床上发现，在肝硬化晚期引起门静脉高压时，由于大量血液

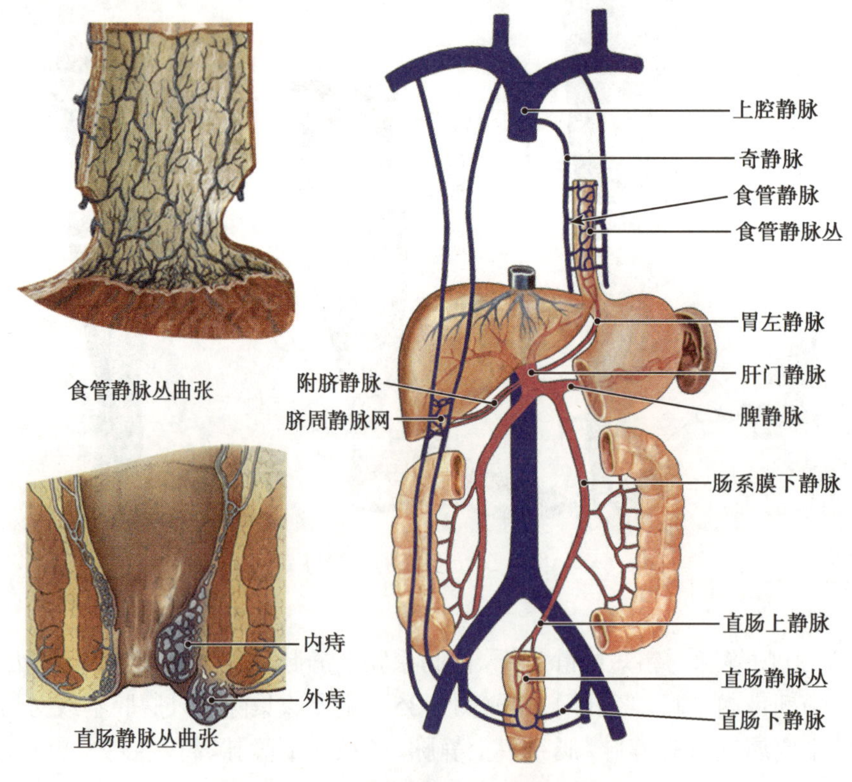

图 9-36　肝门静脉与上、下腔静脉的吻合

需经细小的静脉属支回流，可引起静脉属支的迂曲、扩张，产生一些临床症状和体征，如脾大和腹水等，一旦食管和直肠等处的静脉丛破裂，还可出现呕血及便血。

2）肾静脉：与肾动脉伴行，注入下腔静脉。

3）睾丸静脉：起于睾丸和附睾。右侧的注入下腔静脉；左侧的向上成直角注入左肾静脉，故左睾丸静脉易发生静脉曲张。在女性又称卵巢静脉。

4）肝静脉：一般有2~3条，在肝后缘注入下腔静脉。

五、血管的微细结构及微循环

血管分为动脉、静脉和毛细血管3类。根据管径大小，动脉和静脉又可分为大、中、小和微动、静脉4级。但在形态上4级血管之间并无明显的界限，是逐渐移行的。动脉有多级分支，管径由粗变细，管壁由厚变薄，动脉管壁均分为内膜、中膜、外膜3层。静脉管壁薄、弹性小，由于逐级汇合，管径逐渐增粗。静脉壁的平滑肌和弹性组织不及动脉丰富，结缔组织成分较多，故切片标本上的静脉管壁常呈塌陷状，管腔变扁或呈不规则形，静脉管壁也可分为内膜、中膜和外膜3层（图9-37，图9-38，图9-39）。

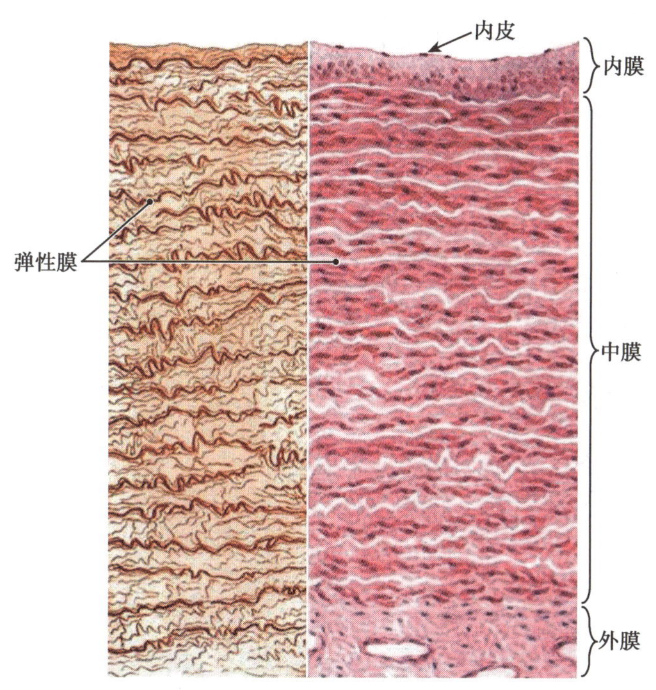

图9-37　大动脉结构仿真图

（一）动脉

1. 内膜　为动脉壁最薄的一层，由内皮及其外面的少量结缔组织构成。内膜游离面光滑，可减少血液流动的阻力。内膜邻接中膜处，有由弹性纤维形成的内弹性膜。

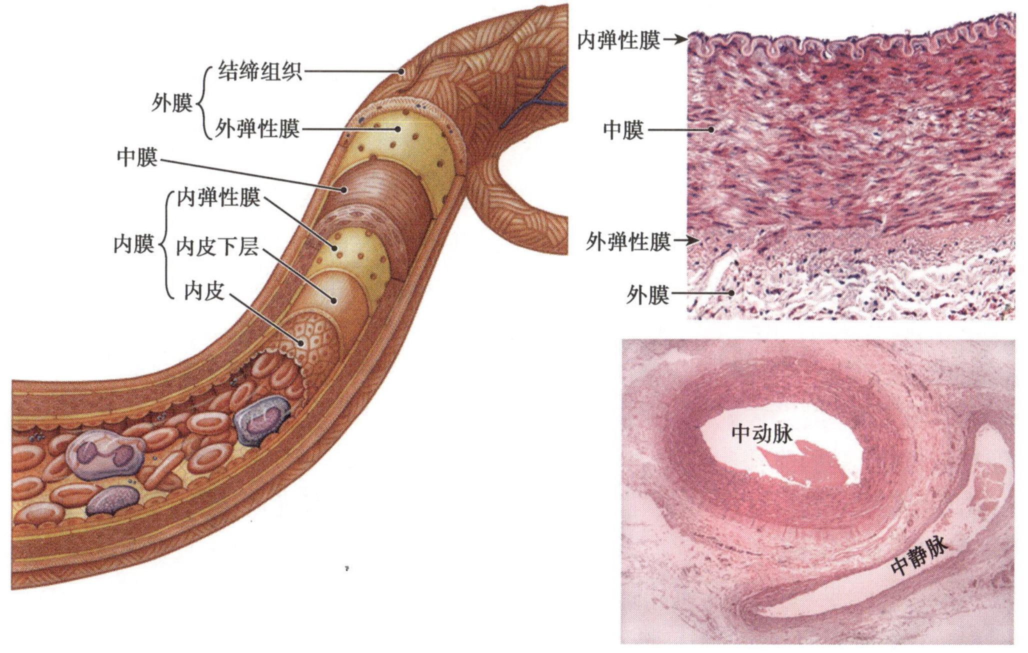

图9-38　中动脉结构图

2. 中膜 为动脉壁最厚的一层，由平滑肌、弹性纤维和胶原纤维构成。大动脉的中膜以弹性纤维为主，因有较大的弹性，又称为弹性动脉。中动脉和小动脉的中膜以平滑肌为主，故都可称为肌性动脉。平滑肌呈环行排列，中动脉的平滑肌发达，小动脉的平滑肌较薄弱，但由于小动脉多邻近器官、组织，故其平滑肌的舒缩不但可改变其口径影响器官、组织的血流量，还可改变血流的外周阻力，影响血压，所以又称其为阻力血管。

3. 外膜 由结缔组织构成，含有小血管、淋巴管和神经等。

（二）静脉

静脉管壁薄，三层膜结构分界不明显。其内膜最薄，由内皮和其外面的少量结缔组织构成；中膜稍厚，有数层分布稀疏的平滑肌；外膜最厚，由内含小血管、淋巴管和神经的结缔组织构成；大静脉的外膜结缔组织内还含有较多纵行的平滑肌（图 9-40）。此外，在有些静脉管壁的内面，还有半月形向心开放的静脉瓣，可阻止血液逆流。

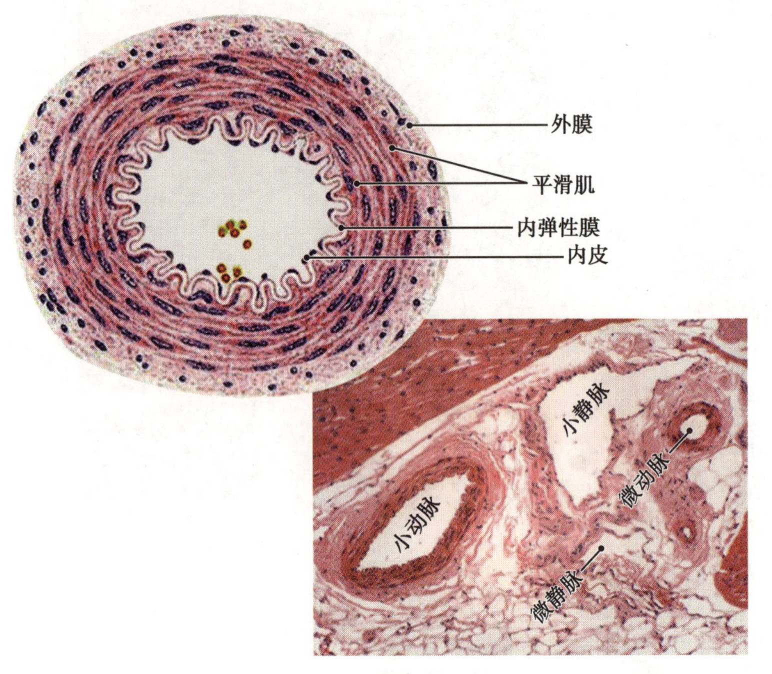

图 9-39 小动脉结构图

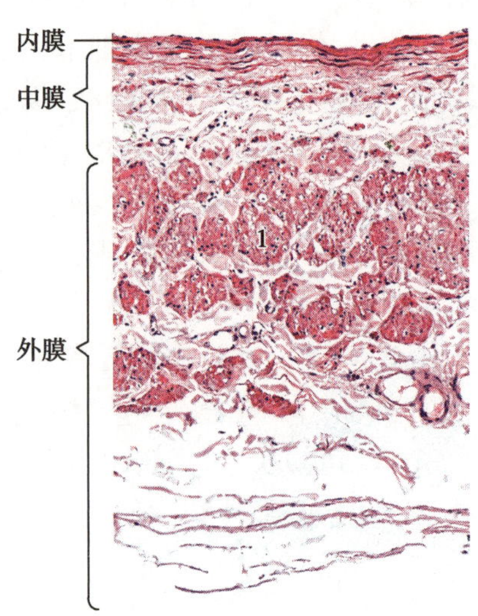

图 9-40 大静脉的微细结构

1. 外膜纵行平滑肌束。

（三）毛细血管

毛细血管是管径最细、管壁最薄、结构最简单、通透性最强、数量最多、分布最广的血管，它们的分支互相吻合成网。各器官和组织内毛细血管网的疏密程度差别很大。

1. 毛细血管的结构 毛细血管管壁主要由 1 层内皮细胞和基膜组成（图 9-41）。毛细血管管径一般为 6~8μm，只允许 1~2 个红细胞通过。血窦较大，直径可达 40μm。

2. 毛细血管的分类 根据内皮细胞的结构特点，毛细血管可分为 3 类（图 9-42）。

（1）**连续毛细血管**：最为常见，其特点是内皮细胞薄，并相互连续，相邻内皮细胞之间有紧密连接、缝隙连接或桥粒，基膜完整。其主要分布于结缔组织、肌组织、肺和中枢神经系统等处。

（2）**有孔毛细血管**：其特点是内皮细胞不含核的部分较薄，且有许多贯穿细胞全层的内皮孔，许多器官的毛细血管孔有隔膜封闭，隔膜较一般的细胞膜薄。内皮细胞基底面有连续的基膜。其主要存在于胃肠黏膜、某些内分泌腺和肾血管球等处。

（3）**血窦**：又称窦状毛细血管，管腔大，管壁薄，形状不规则。血窦内皮细胞有孔，相邻内皮细胞之间有较宽的间隙。血窦的通透性大，主要分布于肝、脾、红骨髓和一些内分泌腺中。

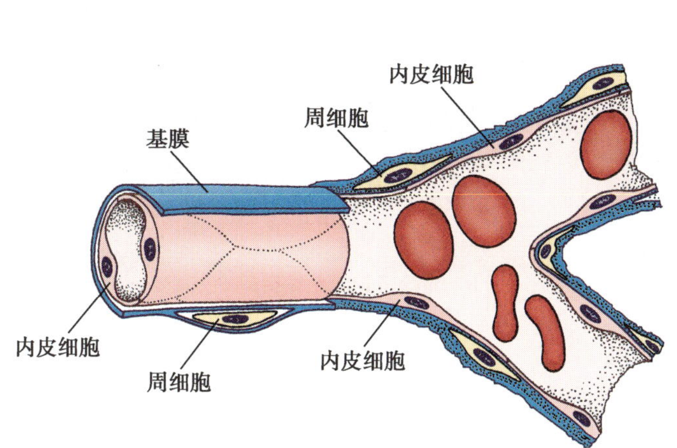

图 9-41　毛细血管结构模式图

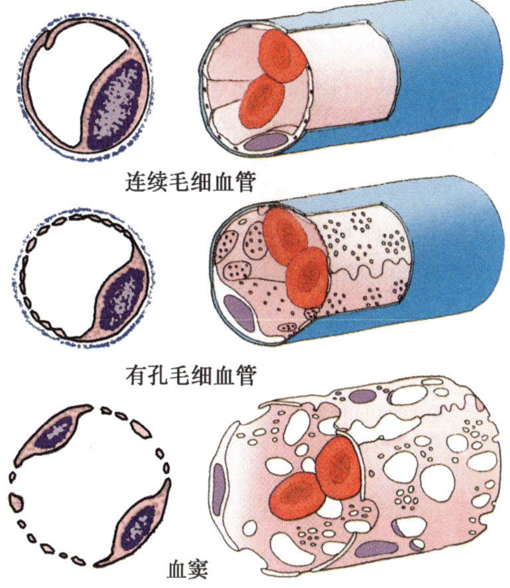

图 9-42　毛细血管分类

（四）微循环

微循环（图 9-43）是指微动脉与微静脉之间的血液循环，它是血液循环的基本功能单位。微循环对组织和细胞的营养供应和代谢产物排出起着重要的作用。人体各部和器官中微循环血管的组成各有特点，但一般都由微动脉、毛细血管前微动脉与中间微动脉、真毛细血管、直捷通路、动静脉吻合和微静脉组成。

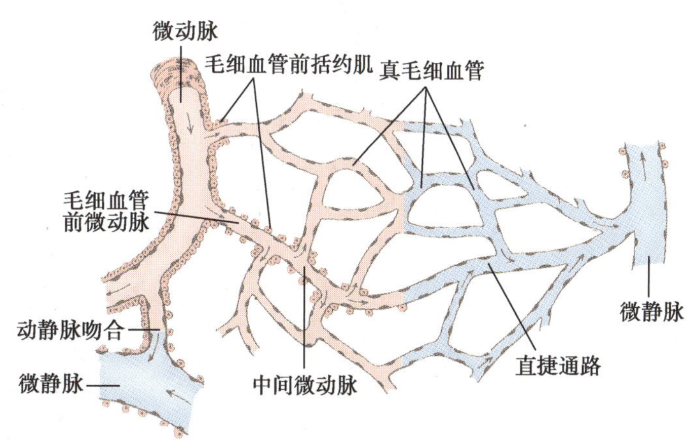

图 9-43　微循环模式图

1. 微动脉　是小动脉靠近毛细血管的部分，管壁除有内皮外，只有一层较完整的平滑肌，微动脉通过平滑肌的舒缩活动，控制微循环的血流量，相当于微循环的“总闸门”。

2. 毛细血管前微动脉与中间微动脉　微动脉的分支称毛细血管前微动脉。后者继而分支为中间微动脉，其管壁平滑肌稀疏分散，已无法构成完整的一层。

3. 真毛细血管　由中间微动脉分支形成相互吻合的毛细血管网，称真毛细血管，通常简称毛细血管。真毛细血管行程迂回曲折，血流缓慢，是进行物质交换的主要场所。在真毛细血管的起点，有少许环形平滑肌组成的毛细血管前括约肌，是调节微循环的“分闸门”。

4. 直捷通路　是中间微动脉的延续，结构与毛细血管相同，只是管径略粗。在组织处于静息状态时，微循环的血流大部分由微动脉经中间微动脉和直捷通路快速流入微静脉，只有小部分血液流经真毛细血管。当组织功能处于活跃状态时，毛细血管前括约肌开放，大部分血液流经真毛细血管网，血液与组织之间进行充分的物质交换。

5. 动静脉吻合　由微动脉发出的侧支直接与微静脉相通的血管，称动静脉吻合。其特点是途径短，管壁厚，血流速度快。动静脉吻合主要分布在指、趾、唇和鼻等处的皮肤及某些器官内，是调节局部组织血流量的重要结构。

6. 微静脉　其管壁与毛细血管的结构基本相似，但管径略粗，汇合组成小静脉。

第二节　淋巴系统

情境导入

患者，男，45 岁，因咽干、低热、进行性消瘦，颈部无痛性肿块半年入院治疗。头部 CT 见鼻咽部顶后壁有约 0.9cm 大小不规则肿块，经颈部肿物穿刺及咽部活组织病理检查后，诊断为鼻咽部低分化鳞状细胞癌合并颈部淋巴结转移。

请思考：

结合颈部淋巴结肿大，思考淋巴系统的组成。

一、概述

淋巴系统（lymphatic system）由淋巴管道、淋巴器官和淋巴组织组成（图 9-44）。淋巴管道和淋巴结的淋巴窦内含有淋巴液，简称淋巴。

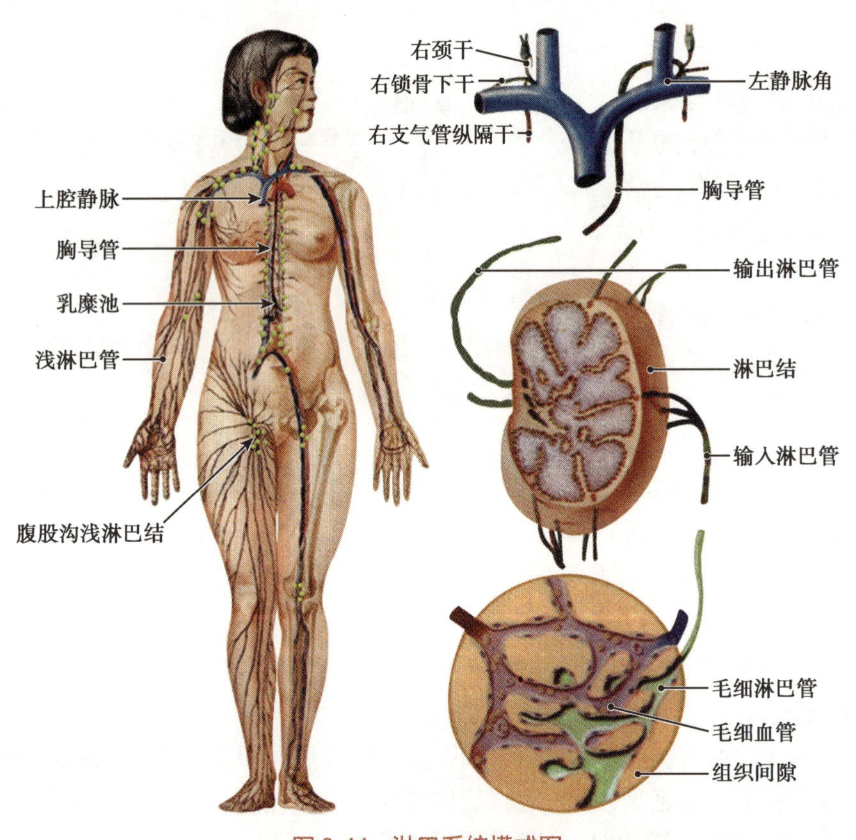

图 9-44　淋巴系统模式图

当血液流经毛细血管动脉端时，一些成分经毛细血管壁进入组织间隙，形成组织液。组织液在与细胞进行物质交换后，大部分经毛细血管静脉端重新吸收入静脉，小部分水分和大分子物质则进入毛细淋巴管成为淋巴液。淋巴液沿各级淋巴管道和淋巴结的淋巴窦向心流动，最后注入静脉。因此，淋巴系统是心血管系统的辅助系统，协助静脉引流组织液。此外，淋巴器官和淋巴组织还具有产生淋巴细胞、过滤淋巴液和进行免疫应答的功能。

淋巴器官是以淋巴组织为主构成的器官，包括淋巴结、脾、胸腺和扁桃体等。根据结构和功能的不同分为中枢淋巴器官和周围淋巴器官两类。

中枢淋巴器官包括胸腺和骨髓，是淋巴细胞早期分化的场所，在胎儿出生前已发育完善。淋巴干细胞在中枢淋巴器官内，不受抗原刺激的直接影响，可分裂、分化成为具有特异性抗原受体的淋巴细胞。

周围淋巴器官包括淋巴结、扁桃体和脾等，在胎儿出生后数月才逐渐发育完善。其内含有从中枢淋巴器官输入的具有特异性抗原受体的淋巴细胞，是进行免疫应答的主要场所。在抗原刺激下，T 淋巴细胞（简称 T 细胞）、B 淋巴细胞（简称 B 细胞）能产生大量效应细胞或抗体，执行相应的免疫应答。

淋巴组织是含有大量淋巴细胞的网状组织，除淋巴器官外，消化、呼吸等管道的黏膜内均含有丰富的淋巴组织，起着抵御有害因子侵入机体的屏障作用。

二、淋巴管道

淋巴管道包括毛细淋巴管、淋巴管、淋巴干和淋巴导管。

（一）毛细淋巴管

毛细淋巴管（图 9-45）是淋巴管道的起始部，以膨大的盲端始于组织间隙，彼此相互吻合成毛细淋巴管网。毛细淋巴管一般比毛细血管略粗，形状不规则、壁薄，仅由内皮和极薄的结缔组织构成。内皮间隙较宽，缺乏连续基膜，通透性大。一些大分子物质如蛋白质、癌细胞、细菌、异物、细胞碎片等比较容易进入毛细淋巴管。毛细淋巴管分布广泛，除脑、脊髓、骨髓、软骨、牙釉质、上皮、角膜和晶状体等处外，几乎遍布全身各部。

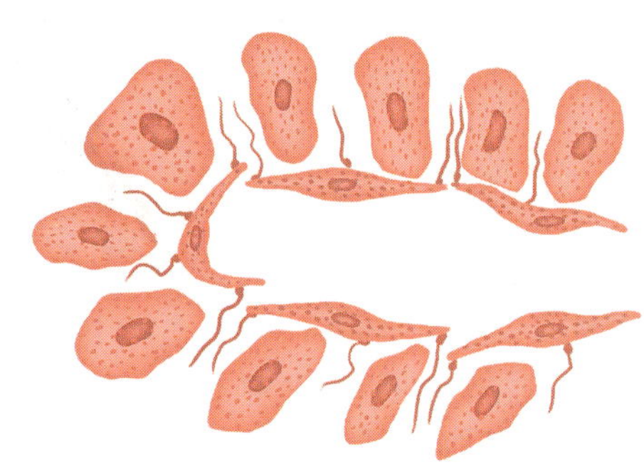

图 9-45　毛细淋巴管结构

（二）淋巴管

淋巴管由毛细淋巴管相互吻合而成。其管壁结构与小静脉相似，但管径较细，管壁较薄。淋巴管内有丰富的瓣膜，具有防止淋巴液逆流的功能，在外观上呈串珠状或藕节状。当淋巴管局部阻塞时，其远侧的管腔扩大造成瓣膜关闭不全，可致淋巴逆流。淋巴管在向心流动行程中要经过 1 个或多个淋巴结。淋巴管分浅、深 2 种：浅淋巴管位于浅筋膜内，多与浅静脉伴行，收纳皮肤、皮下组织的淋巴；深淋巴管位于深筋膜的深面，多与深部的血管神经伴行，收纳深部的淋巴。浅、深淋巴管间有丰富的交通。

（三）淋巴干

全身各部的浅、深淋巴管经过一系列的淋巴结后，最后汇合形成 9 条较粗大的淋巴干（图 9-46），即头颈部的淋巴管汇成左、右颈干；上肢及部分胸、腹壁的淋巴管汇成左、右锁骨下干；胸腔脏器及部分胸、腹壁的淋巴管汇成左、右支气管纵隔干；下肢、盆部、腹腔成对器官及部分腹壁的淋巴管汇成左、右腰干；腹腔内不成对脏器的淋巴管汇合成 1 条肠干。

（四）淋巴导管

9 条淋巴干最终汇合成 2 条淋巴导管，即胸导管和右淋巴导管，分别注入左、右静脉角（图 9-46）。

胸导管（图 9-46）是全身最大的淋巴导管，长 30~40cm，起于第 1 腰椎体前方乳糜池，由左、右腰干和肠干汇合而成。其起始后向上穿经膈的主动脉裂孔进入胸腔，在食管后方沿脊柱右前方上行，至第 5 胸椎高度经食管和脊柱之间向左侧斜行，然后沿脊柱的左前方上行，经胸廓上口达颈根部，在左颈总动脉和左颈内静脉的后方呈弓状弯向前下，注入左静脉角。胸导管在注入左静脉角之前，有左颈干、左锁骨下干和左支气管纵隔干汇入。胸导管收纳下肢、盆部、腹部、左半胸部、左上肢和左半头颈部的淋巴，即全身 3/4 区域的淋巴。

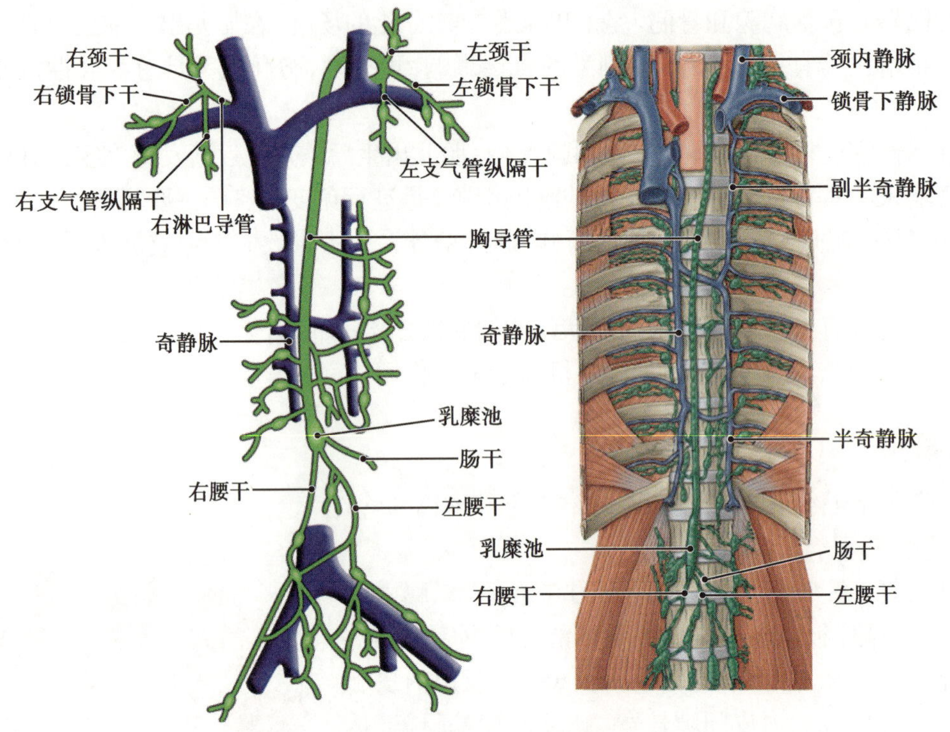

图 9-46　淋巴干及淋巴导管

右淋巴导管长 1~1.5cm，由右颈干、右锁骨下干和右支气管纵隔干汇合而成，注入右静脉角。右淋巴导管收纳右上肢、右半胸部与右半头颈部的淋巴，即全身 1/4 区域的淋巴（图 9-47）。

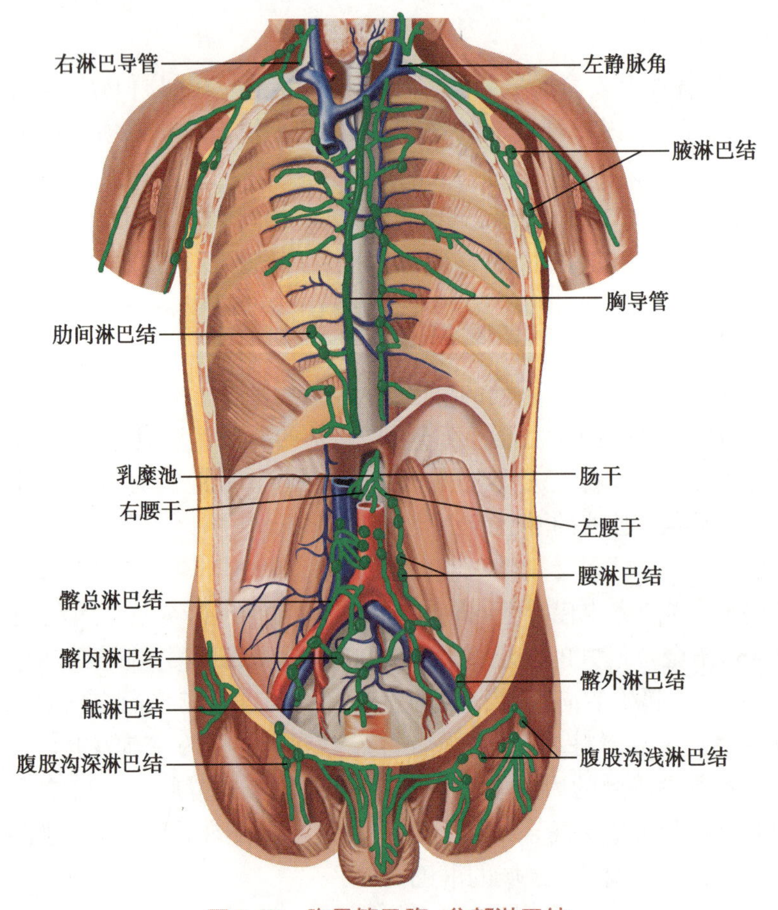

图 9-47　胸导管及腹、盆部淋巴结

三、淋巴结

（一）淋巴结的形态与位置

淋巴结（lymph node）（图 9-48）为大小不一的圆形或椭圆形灰红色小体，质较软，直径 2~20mm，是淋巴管向心行程中必经的器官。淋巴结一侧隆凸，有数条输入淋巴管进入；另一侧中央凹陷为淋巴结门，与 1~2 条输出淋巴管和出入淋巴结的血管、神经相连。淋巴管在向心运行的过程中，要经过多个淋巴结，因此 1 个淋巴结的输出淋巴管即为下一个淋巴结的输入淋巴管。

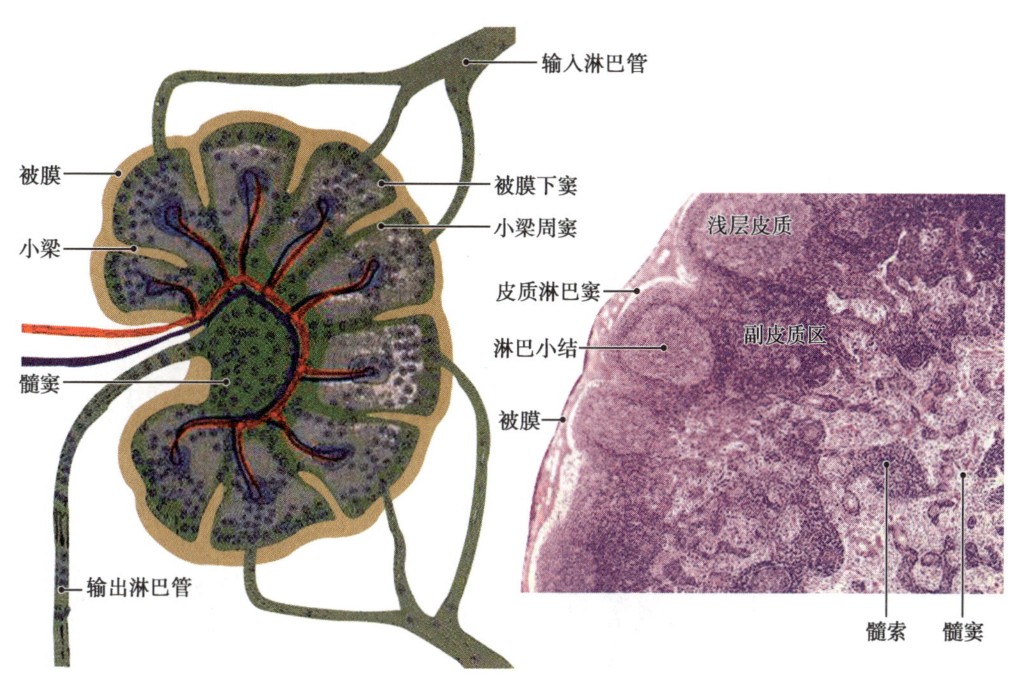

图 9-48 淋巴结的形态结构及光镜图

淋巴结数目众多，有浅、深之分。浅淋巴结多位于浅筋膜内；深淋巴结则位于深筋膜深面和胸、腹、盆腔内，多沿血管配布，常成群分布于人体的凹窝或较隐蔽处，并引流一定器官或区域的淋巴。引流某一器官或部位淋巴的一组淋巴结称为该器官或部位的局部淋巴结。当某器官或局部发生病变时，致病因子如寄生虫、细菌、毒素或肿瘤细胞等可沿淋巴管进入相应的局部淋巴结，引起局部淋巴结的肿大。例如面部或口腔的炎症常引起下颌下淋巴结肿大等。如果局部淋巴结不能阻止其扩散，则病变可沿淋巴管道向远处蔓延。甲状腺、食管和肝的部分淋巴管可不经过淋巴结，直接注入胸导管，这可使肿瘤细胞更迅速地向远处转移。因此，了解局部淋巴结的位置、收纳范围和淋巴引流途径，具有重要的临床意义。

（二）淋巴结的功能

1. 滤过淋巴液 大分子抗原物质、细菌等较易通过毛细淋巴管壁进入淋巴循环。当淋巴液进入淋巴窦后，窦内的巨噬细胞可通过吞噬作用清除淋巴内的异物，从而起到滤过淋巴液的作用。

2. 产生 T 细胞、B 细胞 淋巴结是 T 细胞、B 细胞增殖的场所。淋巴小结主要产生 B 细胞，而副皮质区主要产生 T 细胞。T 细胞、B 细胞可通过淋巴管道进入血液循环。

3. 免疫应答 抗原物质进入淋巴结，经巨噬细胞吞噬、处理后，附着在巨噬细胞的胞膜上，通过激活 B 细胞或 T 细胞而行使体液免疫或细胞免疫功能。

临床应用

霍奇金淋巴瘤

霍奇金淋巴瘤(Hodgkin lymphoma，HL)是恶性淋巴瘤的一个独特类型，是青年人中最常见的恶性肿瘤之一。病变主要发生在淋巴结，以颈部淋巴结和锁骨上淋巴结最为常见，其次是纵隔、腹膜后、主动脉旁淋巴结。病变从1个或1组淋巴结开始，很少开始就是多发性，逐渐由邻近的淋巴结向远处扩散，晚期可以侵犯血管，累及脾、肝、骨髓和消化道等处。

(三) 全身各部的淋巴结

1. 头部的淋巴结 大多位于头、颈交界处，由后向前依次有枕淋巴结、乳突淋巴结、腮腺淋巴结、下颌下淋巴结和颏下淋巴结(图9-49)，主要收纳头面部的淋巴，其输出管直接或间接地注入颈外侧深淋巴结。

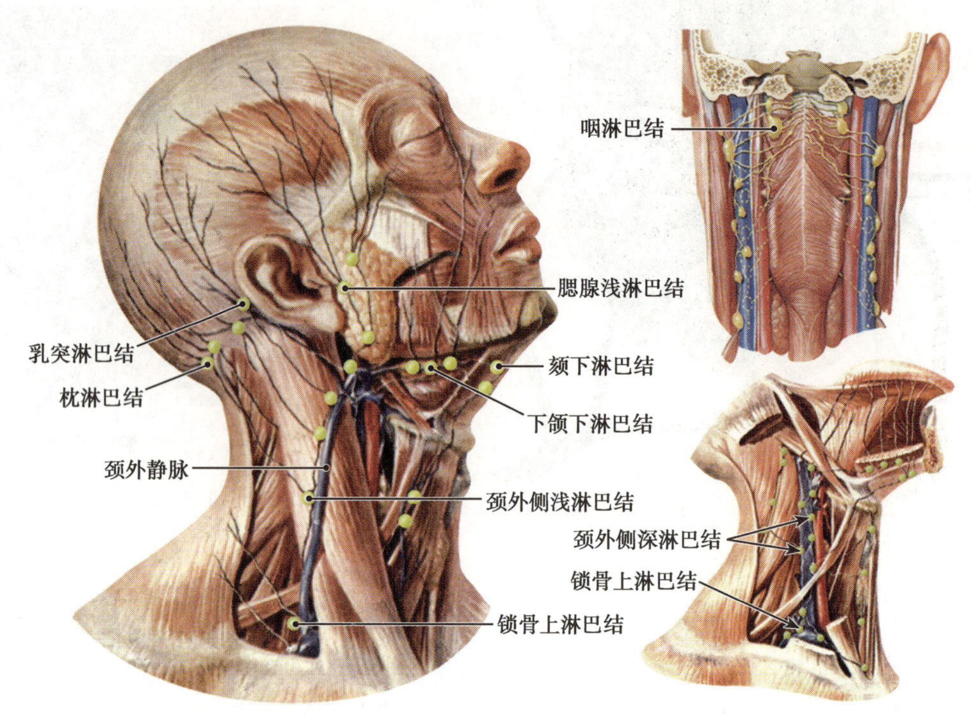

图9-49 头颈部淋巴结

下颌下淋巴结位于下颌下腺附近及其腺实质内，收纳面部和口腔的淋巴。面部大部分淋巴管直接或间接注入下颌下淋巴结，所以面部有炎症或肿瘤时，常引起此淋巴结的肿大。

2. 颈部的淋巴结 主要有颈外侧浅淋巴结和颈外侧深淋巴结(图9-49)。

(1) 颈外侧浅淋巴结：沿颈外静脉排列，收纳枕部、耳后部和颈浅部的淋巴管，其输出管注入颈外侧深淋巴结。

(2) 颈外侧深淋巴结：主要沿颈内静脉排列。其中上群位于鼻咽部后方，称咽后淋巴结，鼻咽癌患者的癌细胞首先转移到此；下群中除沿颈内静脉排列外，还有沿锁骨下动脉和臂丛排列的锁骨上淋巴结。胃癌或食管癌患者的癌细胞常经胸导管由颈干逆流或通过侧支转移到左锁骨上淋巴结，引起该淋巴结的肿大。颈外侧深淋巴结直接或间接收纳头颈部、胸壁上部等处的淋巴管，其输出管汇成颈干，左侧的注入胸导管，右侧的注入右淋巴导管。

3. 上肢的淋巴结 主要为腋淋巴结(图9-50)，位于腋窝疏松结缔组织内，沿着腋血管及其分支排列，按所在位置分为5群。

(1) **胸肌淋巴结**：位于胸小肌下缘，沿胸外侧血管排列，收纳胸、脐以上腹前外侧壁和乳房外侧部及中央部的淋巴。

(2) **外侧淋巴结**：沿腋静脉远侧段排列，收纳除注入锁骨下淋巴结以外的上肢浅、深淋巴管。

(3) **肩胛下淋巴结**：沿肩胛下血管排列，收纳项、背部的淋巴。

(4) **中央淋巴结**：位于腋窝中央，收纳上述3群淋巴结的输出管。

(5) **尖淋巴结**：沿腋静脉近侧段排列，收纳上述4群淋巴结、锁骨下淋巴结的输出管和乳房上部的淋巴，其输出管合成锁骨下干，左侧注入胸导管，右侧注入右淋巴导管。乳腺癌患者的癌细胞常转移到腋淋巴结。

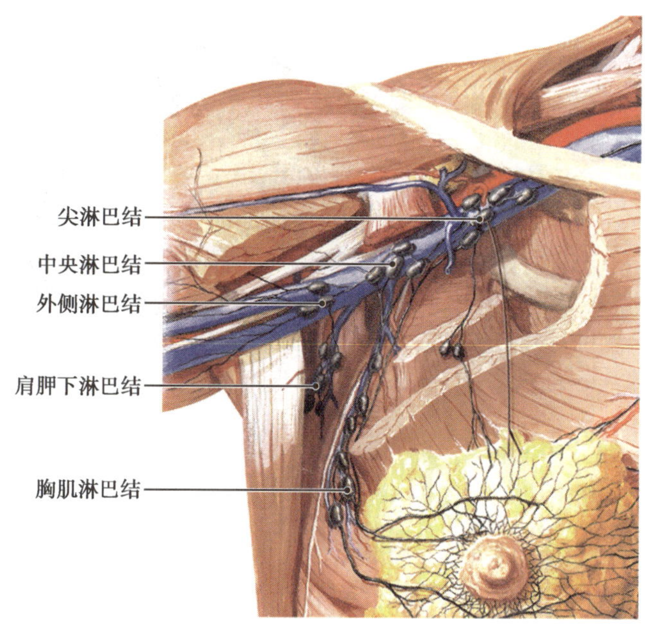

图9-50　腋淋巴结

4. 胸部的淋巴结　位于胸壁内和胸腔脏器的周围。

(1) **胸壁的淋巴结**：胸壁的浅淋巴管大部分注入腋淋巴结，深淋巴管分别注入沿肋间后血管排列的肋间淋巴结和沿胸廓内血管排列的胸骨旁淋巴结等。

(2) **胸腔脏器的淋巴管和淋巴结**：胸腔脏器的淋巴结（图9-51）主要有位于肺门处的支气管肺淋巴结（肺门淋巴结），收纳肺的淋巴，其输出管注入气管杈周围的气管支气管淋巴结。此淋巴结的输出管注入气管周围的气管旁淋巴结。气管旁淋巴结的输出管与纵隔前淋巴结的输出管相互汇合构成左、右支气管纵隔干，分别注入胸导管和右淋巴导管。

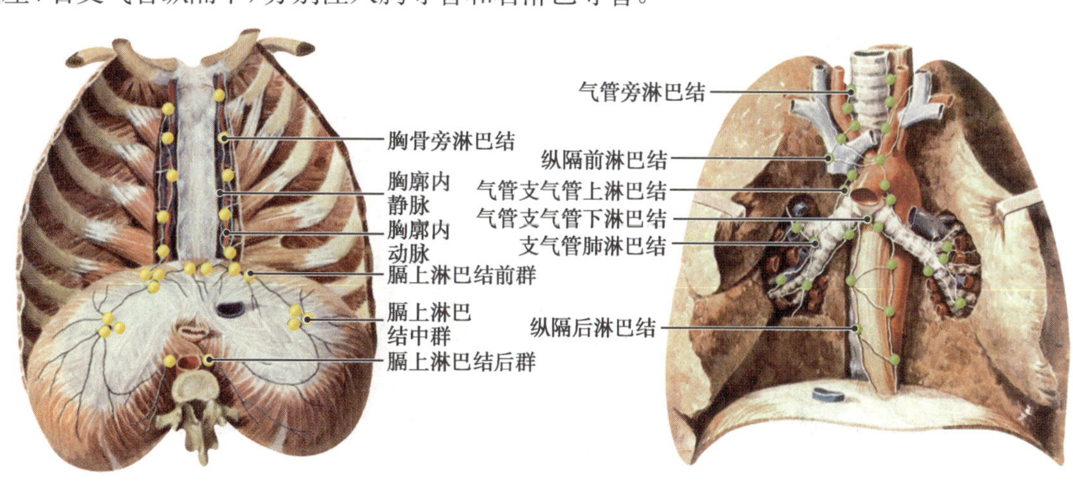

图9-51　胸部淋巴结

5. 腹部的淋巴管和淋巴结　腹前外侧壁脐平面以上的浅、深淋巴管分别注入腋淋巴结和胸骨旁淋巴结；脐平面以下的浅淋巴管注入腹股沟浅淋巴结，深淋巴管注入腹股沟深淋巴结、髂外淋巴结和腰淋巴结等。腹后壁的深淋巴管注入腰淋巴结。腰淋巴结位于下腔静脉和腹主动脉的周围，收纳髂总淋巴结的输出管、腹后壁和腹腔成对脏器的淋巴，其输出管汇合成左、右腰干，注入乳糜池。

6. 腹腔脏器的淋巴管和淋巴结　腹腔成对脏器的淋巴管注入腰淋巴结。不成对脏器的淋巴管分别注入腹腔淋巴结、肠系膜上淋巴结和肠系膜下淋巴结。

(1) **腹腔淋巴结**：位于腹腔干的周围，收纳腹腔干分布区的淋巴（图9-52）。

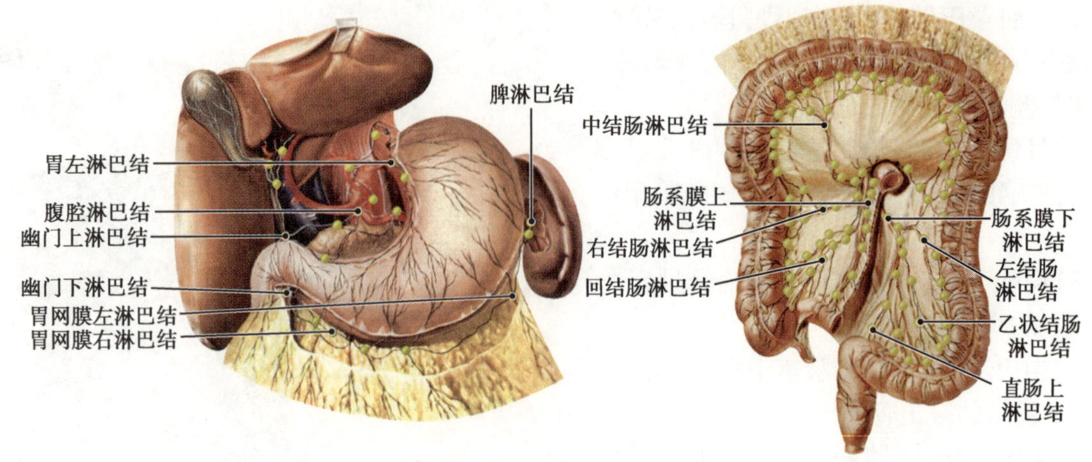

图 9-52 腹腔内的淋巴结

（2）**肠系膜上淋巴结**：位于肠系膜上动脉根部的周围，收纳肠系膜上动脉分布区域的淋巴。

（3）**肠系膜下淋巴结**：位于肠系膜下动脉根部的周围，收纳肠系膜下动脉分布区域的淋巴。

腹腔淋巴结、肠系膜上淋巴结和肠系膜下淋巴结的输出管共同汇合成一条肠干，注入乳糜池。

7. 盆部的淋巴管和淋巴结 沿髂内、外血管及髂总血管排列，分别称为髂内淋巴结、髂外淋巴结和髂总淋巴结（图 9-47）。收纳同名动脉分布区的淋巴，最后经髂总淋巴结的输出管注入腰淋巴结。

8. 下肢的淋巴管和淋巴结 主要有腹股沟浅淋巴结和腹股沟深淋巴结。

（1）**腹股沟浅淋巴结**：位于腹股沟韧带的下方，分上、下 2 组。上组沿腹股沟韧带排列，收纳腹前外侧壁下部、臀部、会阴和子宫底的淋巴；下组位于大隐静脉根部的周围，收纳除足外侧缘和小腿后外侧面以外的下肢浅淋巴管。腹股沟浅淋巴结的输出管大部分注入腹股沟深淋巴结，小部分注入髂外淋巴结。

（2）**腹股沟深淋巴结**：位于股静脉根部的周围，收纳腹股沟浅淋巴结的输出管和下肢的深淋巴管，其输出管注入髂外淋巴结（图 9-53）。

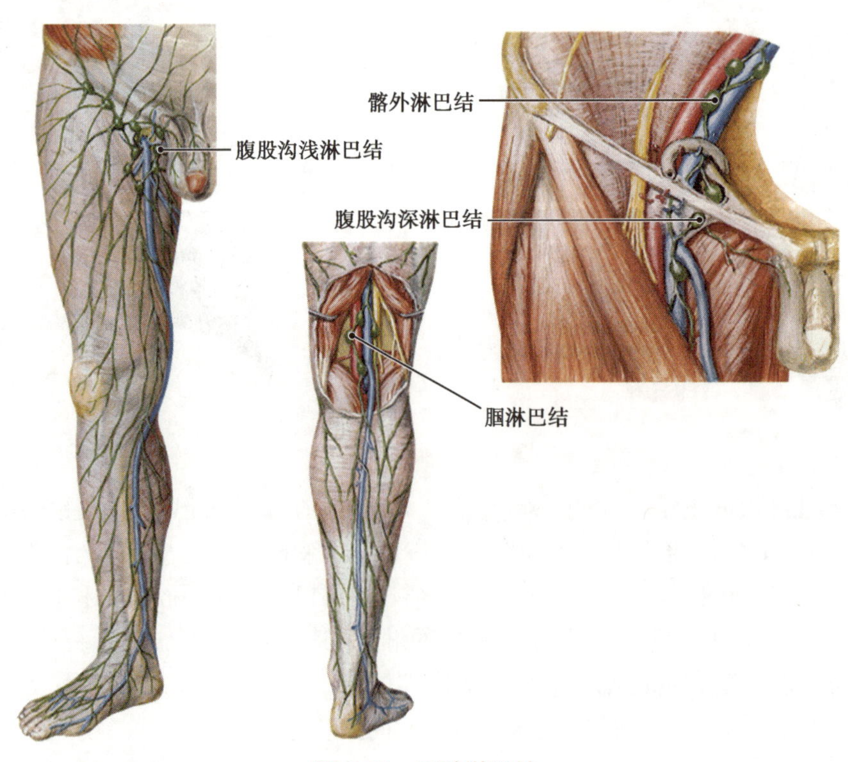

图 9-53 下肢淋巴结

四、脾

脾（spleen）（图 9-54）是人体最大的周围淋巴器官。脾位于左季肋区、第 9~11 肋的深面，长轴与第 10 肋一致。正常情况下，在左肋弓下不能触及脾。脾呈暗红色，略呈椭圆形，质软而脆，故左侧下胸部、腹部、腰部的创伤，易致脾破裂。脾可分为内、外侧 2 面，前、后 2 端和上、下 2 缘。内侧面（脏面）凹陷，与腹腔脏器相邻，近中央处有脾门，是血管、神经和淋巴管等出入之处。外侧面（膈面）平滑隆凸，紧贴膈。上缘较锐，朝向前方，前部有 2~3 个脾切迹，脾大时，脾切迹是触诊脾的标志。下缘较钝，朝向后下方。脾为腹膜内位器官。

脾的主要功能是造血、储血、滤血及进行免疫应答。

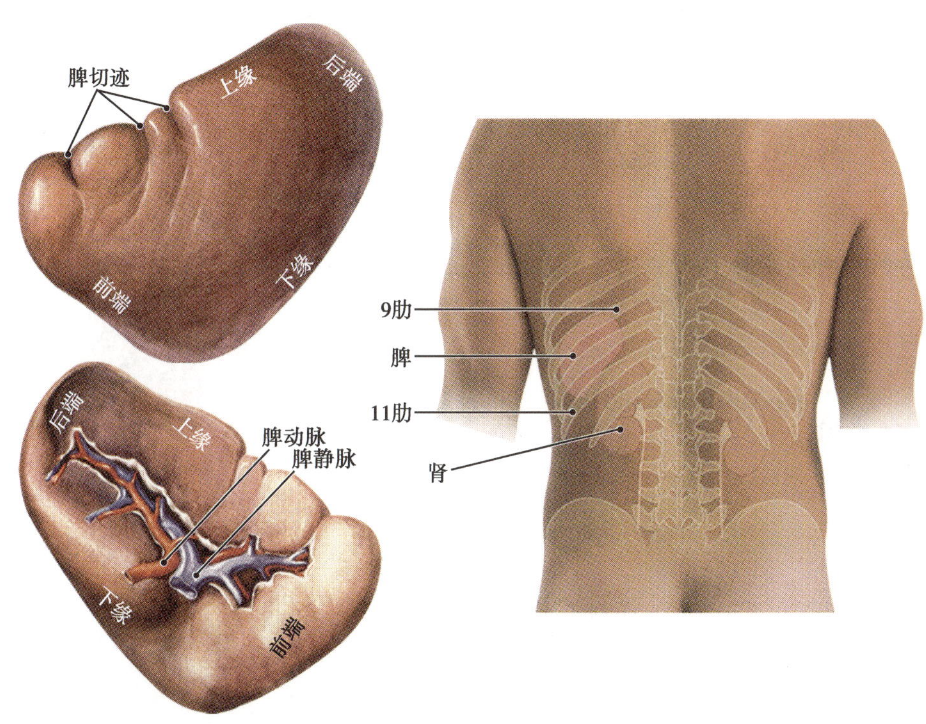

图 9-54　脾的形态和体表投影

五、胸腺

胸腺（thymus）（图 9-55）为锥体形，分为大小不对称的左、右 2 叶，每叶多呈扁条状，质软。大部分位于胸骨柄后方、上纵隔的前部，小部分向下伸入前纵隔，其上端有时可向上突到颈根部。胸腺有明显的年龄变化，新生儿和幼儿的胸腺生长快，性成熟后胸腺最大，青春期以后胸腺逐渐萎缩，成人的胸腺逐渐被结缔组织替代。

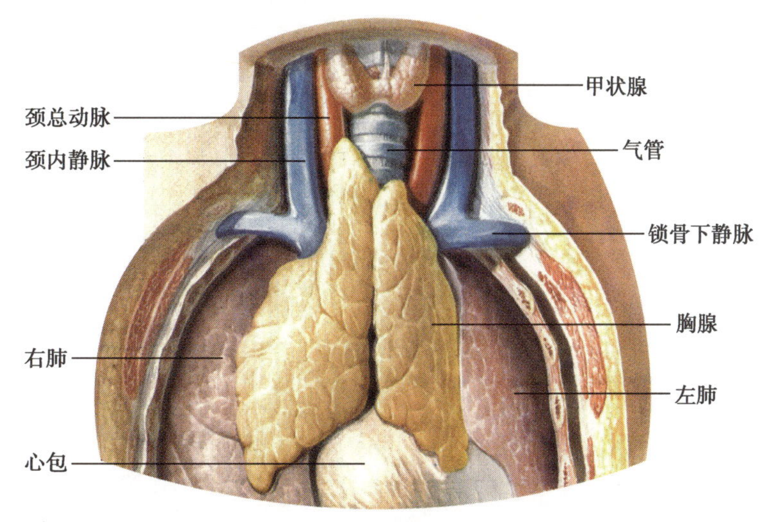

图 9-55　胸腺的形态和位置

胸腺是中枢淋巴器官，是机体培育 T 细胞的主要场所。胸腺兼具内分泌功能，其分泌的胸腺素，可使骨髓产生的淋巴干细胞转化为具有免疫活性的T淋巴细胞。

医者仁心

人民好医生——赵雪芳

中华人民共和国成立以来第一枚“白求恩奖章”获得者赵雪芳，从医30多年来，视患者为亲人，用精湛的医术解除患者的痛苦，用高尚的医德抚慰患者的心灵，用无私奉献的精神守护百姓健康。她在自己身患两种癌症的情况下仍忘我工作、无私奉献，利用有限的时间挽救了更多患者的生命，直至生命最后一刻。赵雪芳同志是太行山区人民群众培养的好医生，她以自己的模范行动，忠实履行了一名人民医生的职责，展示了高尚的品格。

（付广权　张海云）

思考题

1. 风湿性心脏病导致二尖瓣狭窄产生附壁血栓，心房颤动导致栓子脱落，如患者出现足背动脉消失，试述栓子的运行途径。

2. 在前臂头静脉输入抗生素以治疗阑尾炎，药物将经哪些途径到达患处？

3. 肝硬化患者因门静脉高压出现呕血、便血，请用所学知识解释其原因。

思考题解析

练习题

第十章 | 感 觉 器

教学课件

思维导图

学习目标

1. 掌握眼球壁的组成及各部的结构特点；屈光系统的组成；房水的产生及循环途径；前庭蜗器的组成；咽鼓管的位置和开口；位置觉感受器、听觉感受器的名称和位置。

2. 熟悉泪器的组成和泪道的位置、开口；眼球外肌的位置和功能；鼓膜的位置、形态和分部；骨迷路和膜迷路的形态结构。

3. 了解感受器、感觉器的概念；鼓室的形态、位置。

4. 学会运用感觉器的知识解释、分析相关眼和耳疾病的临床表现，培养临床思维能力。

5. 具有对眼和耳相关疾病的诊疗意识，培养独立思考能力与解决问题的能力。

感觉器是由感受器及其附属结构组成的，专门感受特殊刺激。感受器能将所感受到的刺激转化为神经冲动，经感觉神经传入中枢神经系统，产生相应感觉。

情境导入

患者，女，56 岁，近 1 个月以来，血压逐渐升高，伴头痛、烦躁、心悸、多汗等，3 天前出现视物模糊。查体：血压 240/120mmHg，心率 175 次 /min，心浊音界向左扩大。检眼镜检查：视网膜动脉狭窄、硬化，视网膜水肿、有棉絮状斑点。诊断为原发性高血压 3 级。

请思考：

检眼镜检查需要经过哪些结构才能看到视网膜？

感觉器相关视频

感觉器相关3D 视频

第一节 视 器

视器又称眼（eye），由眼球和眼副器 2 部分组成。

感受器相关动画

一、眼球

眼球是视器的主要部分，位于眼眶内。眼球由眼球壁和眼球内容物组成（图 10-1）。

（一）眼球壁

眼球壁分为 3 层，由外向内依次为纤维膜、血管膜和视网膜。

1. 纤维膜 位于眼球壁的外层，厚而坚韧，由致密结缔组织构成，有保护眼球内容物和支持眼球外形的作用，由前向后分为角膜和巩膜 2 部分。

（1）角膜：占纤维膜的前 1/6，无色透明，具有屈光作用。角膜内无血管和淋巴管，但有丰富的感觉神经末梢，因而感觉灵敏。

（2）巩膜：占纤维膜的后 5/6，呈乳白色，质地坚韧，不透明。在巩膜与角膜交界处深部有一环形血管，称巩膜静脉窦，是房水流出的通道。

2. 血管膜 位于眼球壁中层，呈棕褐色，有丰富的色素细胞、血管丛及神经，具有营养眼球及遮光作用。由前向后依次为虹膜、睫状体和脉络膜 3 部分。

（1）虹膜：位于角膜的后方，为圆盘状的薄膜，其颜色有种族和个体差异。其中央的圆孔称瞳孔，为光线进入眼球的通道。虹膜内有两种不同排列方向的平滑肌，一种围绕瞳孔周缘呈环形排列，称瞳孔括约肌，收缩时可缩小瞳孔；另一种自瞳孔向周围呈放射状排列，称瞳孔开大肌，收缩时可开大瞳孔。虹膜与角膜交界处所形成的环状间隙称为虹膜角膜角，又称前房角，房水经此渗入巩膜静脉窦（图 10-2）。

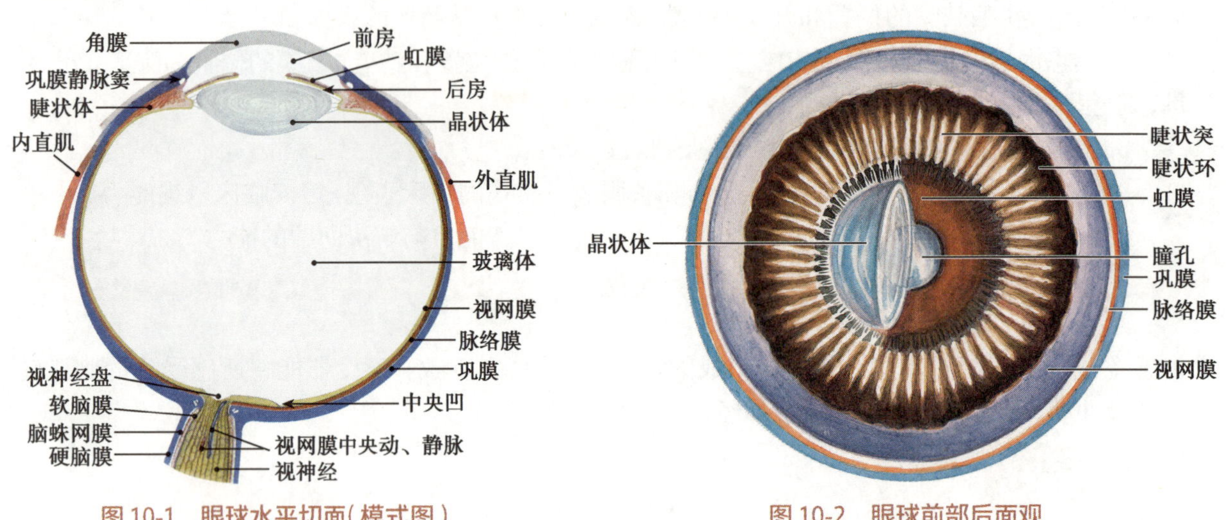

图 10-1 眼球水平切面（模式图）

图 10-2 眼球前部后面观

（2）睫状体：是血管膜中部环形增厚部分，位于巩膜与角膜移行处的内面。睫状体前部有向内突出呈放射状排列的突起，称睫状突。睫状突上有睫状小带与晶状体相连。睫状体内有平滑肌称为睫状肌，其收缩可调节晶状体曲度，并具有产生房水的作用（图 10-3）。

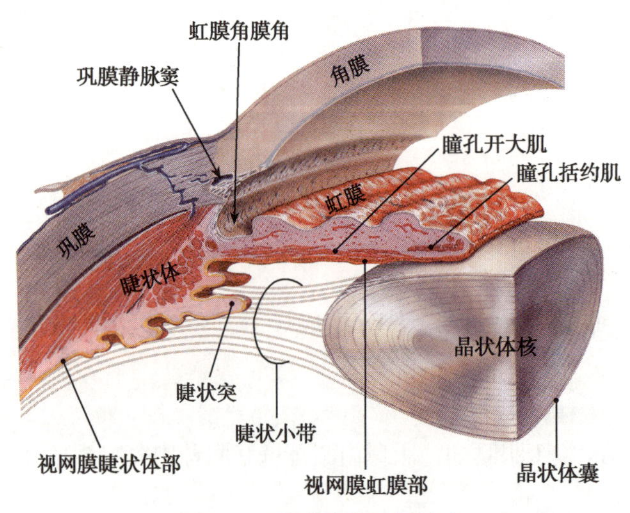

图 10-3 眼球前半局部放大

（3）脉络膜：约占血管膜的后 2/3，富含血管和色素，呈棕黑色。有营养眼球壁和遮光的功能。

3. 视网膜 位于血管膜的内面，由前向后分为视网膜虹膜部、睫状体部和视网膜脉络膜部。视网膜虹膜部和睫状体部无感光作用，称盲部；视网膜脉络膜部具有感光作用，称视部。视网膜后部稍偏鼻侧，有一乳白色圆盘状隆起称视神经盘，无感光作用，为生理性盲点。在视神经盘的颞侧约3.5mm处有一黄色小斑，称黄斑，其中央凹陷称中央凹，是感光和辨色最敏锐的部位（图10-4）。

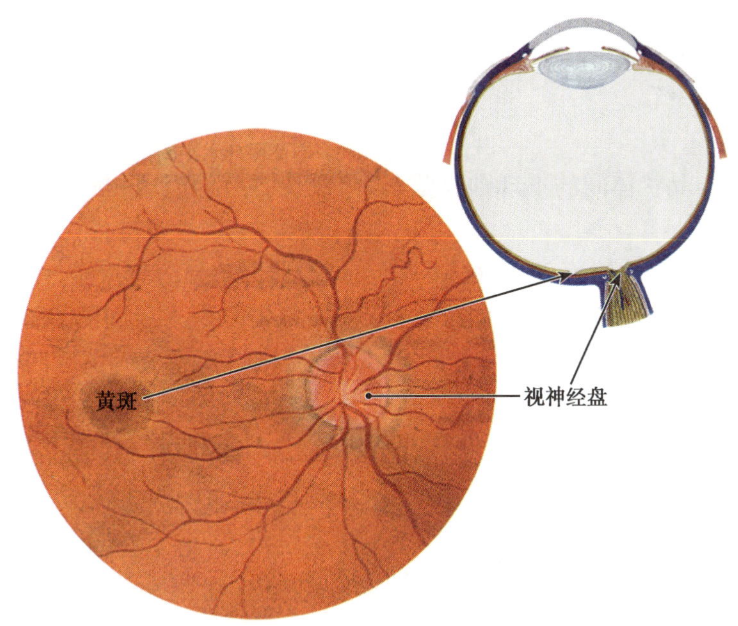

图10-4　眼底（检眼镜所见）

视网膜视部分为外、内2层，内层为神经细胞层，外层为色素上皮层（图10-5）。色素上皮层和神经层之间连接疏松，在病理情况下二者易分离，临床上称为视网膜脱离。

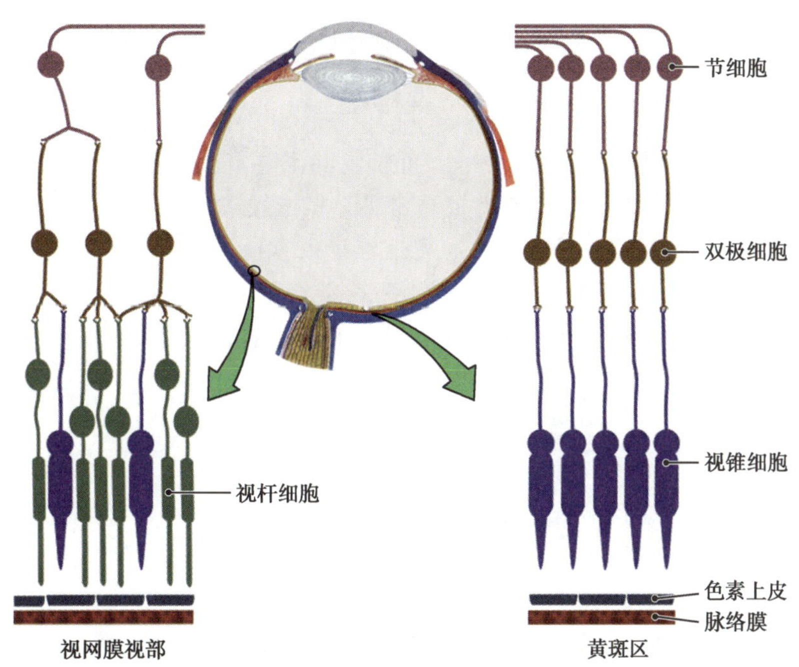

图10-5　视网膜结构示意图

（1）**色素上皮细胞层**：由色素细胞组成的单层立方上皮构成，其基底面紧靠脉络膜。细胞内有丰富的黑色素颗粒，有吸收光线的作用，可防止强光对视细胞的损害。

（2）**神经层**：由外向内依次为视细胞、双极细胞和节细胞。视细胞是感光细胞，包括视锥细胞和视杆细胞两种。视锥细胞形似圆锥体，有感受强光和分辨颜色的能力。视杆细胞呈细长杆状，能感受弱光，不能辨色。双极细胞是连接视细胞和节细胞的中间神经元。节细胞的轴突向视神经盘处汇集，穿过眼球壁构成视神经。

（二）眼球内容物

眼球内容物包括房水、晶状体和玻璃体，具有屈光作用，它们与角膜一样均无色透明且无血管分布，合称为眼的屈光系统。

1. 房水

（1）**眼房**：是角膜与晶状体间的不规则腔隙，以虹膜为界分为前房和后房，二者借瞳孔相通。在活体，眼房内充满房水。

（2）**房水**：是充满眼房内的无色透明液体，具有屈光、营养角膜和晶状体、维持眼内压的作用。房水由睫状体产生，进入后房，经瞳孔到前房，再经虹膜角膜角渗入巩膜静脉窦，最后汇入眼静脉。若因虹膜与晶状体粘连或虹膜角膜角狭窄等原因，造成房水循环障碍，引起眼内压升高，导致视网膜受压出现视力减退甚至失明，临床上称青光眼。

2. 晶状体　位于虹膜和玻璃体之间，呈双凸透镜状，无色透明而有弹性，无血管、神经和淋巴管分布。由先天或后天因素引起的晶状体混浊称白内障。晶状体的屈光功能可随睫状肌的舒缩而变化。当视近物时，睫状肌收缩，睫状环缩小并向前内移位，使睫状小带松弛，晶状体周缘被牵拉的力量减弱，其因本身弹性而变凸，屈光能力增强，使物像清晰地成像在视网膜上。当视远物时与此相反，晶状体受拉变薄，屈光能力减弱。

3. 玻璃体　为无色透明的胶状体，位于晶状体和视网膜之间，除有屈光作用外，还有保持视网膜位置、维持眼球形态的作用。若支撑作用减弱，可导致视网膜脱离。若玻璃体混浊，眼前可见晃动的黑点，临床上称飞蚊症。

临床应用

角膜移植

角膜疾病是我国的主要致盲眼病之一。角膜疾病主要有炎症、外伤、先天性异常、变性、营养不良和肿瘤等。其中，感染性角膜炎较为常见。临床症状包括疼痛、视力障碍、角膜混浊等，目前主要通过药物、手术等方式治疗，如果治疗效果不佳可进行角膜移植以恢复视力。

角膜移植是利用异体的正常透明组织，取代混浊病变的角膜组织，使患眼复明或控制角膜病变。角膜移植为目前同种器官移植中成功率最高的一种，是眼科中重要的复明手术之一。

二、眼副器

眼副器（accessory organs of eye）包括眼睑、结膜、泪器、眼球外肌等，对眼球起保护、运动和支持作用（图 10-6）。

（一）眼睑

眼睑（eyelid）位于眼球前方，是眼球的保护屏障，可避免异物、强光、烟尘对眼的损害。

眼睑分为上睑和下睑。上、下睑之间的裂隙称睑裂，其内、外端形成的夹角分别称为内眦和外眦。在内眦附近的上、下眼睑缘上各有一小孔，称泪点，是泪小管的开口。上、下睑的游离缘称睑缘，生有睫毛。睫毛根部的皮脂腺称为睑缘腺，此处的急性炎症在临床上称睑腺炎。眼睑由浅入深分为 5 层，即皮肤、皮下组织、肌层、睑板和睑结膜。眼睑的皮肤薄而柔软，皮下组织比较疏松，可因积水或出血而肿胀。肌层主要是眼轮匝肌，收缩时闭合睑裂。睑板由致密结缔组织构成，对眼睑有支撑作用。眼睑内有许多麦穗状的睑板腺，开口于睑缘。

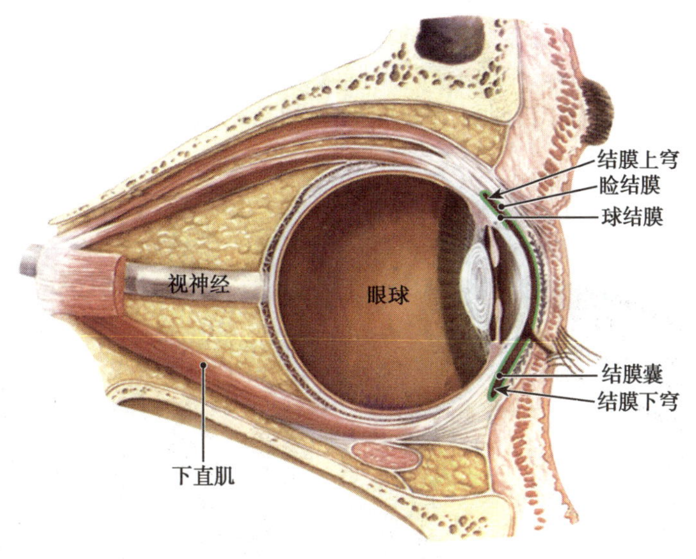

图 10-6　眼眶(矢状切面)

(二) 结膜

结膜是一层富含血管、神经末梢的薄而透明的黏膜，覆盖在眼睑内表面和巩膜的表面。被覆于眼睑内表面的为睑结膜，被覆于眼球巩膜表面的为球结膜，二者移行反折处称为结膜穹，分为结膜上穹和结膜下穹。当睑裂闭合时，整个结膜围成一个囊状的腔隙，称结膜囊（图 10-6）。结膜炎和沙眼是结膜临床常见疾病。

(三) 泪器

泪器由泪腺和泪道构成（图 10-7）。

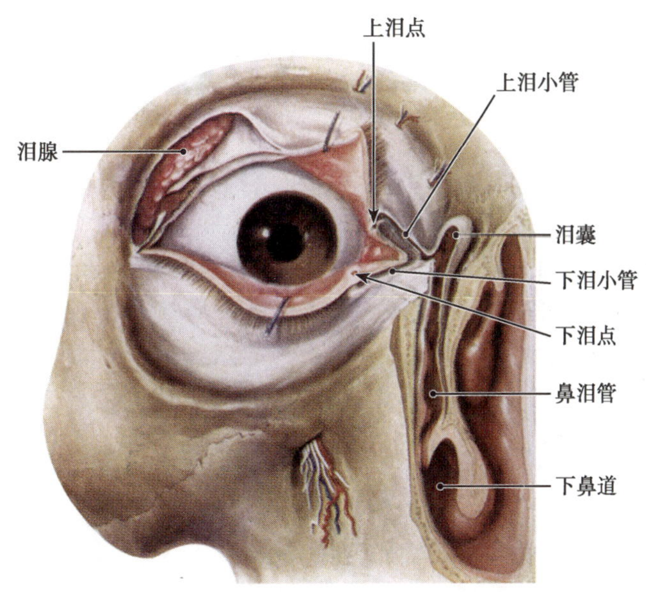

图 10-7　泪器

1. 泪腺　位于眼眶上壁外侧部的泪腺窝内，有 10~20 条排泄管，开口于结膜上穹的外侧部。泪腺不断分泌泪液，借瞬目运动涂布于眼球的表面，具有润滑和清洁角膜、冲洗异物的作用。泪液含溶菌酶，具有杀菌作用。

2. 泪道　包括泪点、泪小管、泪囊和鼻泪管。

（四）眼球外肌

眼球外肌是视器的运动装置，共有 7 块，上睑提肌有上提上睑的作用，其余 6 块是运动眼球的肌，它们分别称上直肌、下直肌、内直肌、外直肌、上斜肌和下斜肌（图 10-8）。

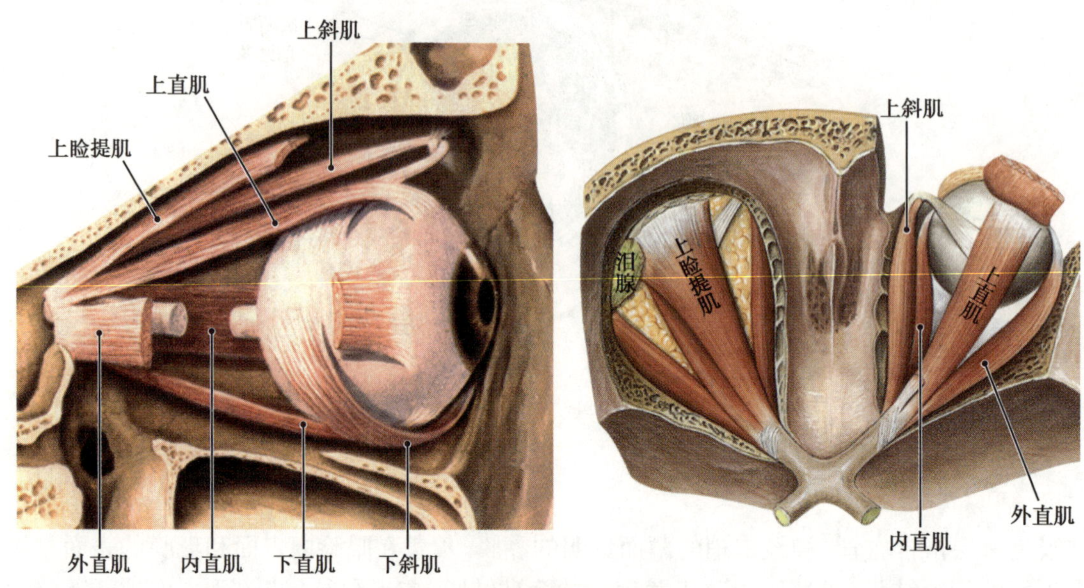

图 10-8　眼球外肌（外侧面观）

上直肌，附着于眼球的上方，收缩时使瞳孔转向内上方；下直肌，附着于眼球的下方，收缩时使瞳孔转向内下方；内直肌，附着于眼球的内侧，收缩时使瞳孔转向内侧；外直肌，附着于眼球的外侧，收缩时使瞳孔转向外侧；上斜肌，位于内直肌和上直肌之间，收缩时使瞳孔转向外下方；下斜肌，位于眶下壁与下直肌之间，收缩时使瞳孔转向外上方。正常的两眼球运动，是以上 6 对肌协同作用的结果。当运动眼球的某块肌麻痹时，可出现斜视或复视现象。

临床应用

泪　溢

引起泪溢的原因有：①泪点是泪小管的入口，从入口到鼻腔出口之间的通道发生阻塞可引起泪溢。②眼睑外翻或下睑肿胀，使泪点不与内眦部的泪液接触时，可能发生泪溢。③眼轮匝肌麻痹时，眨眼时泪道的吸引作用消失，可出现泪溢。

常用的检查方法有泪道冲洗、X 线碘油造影、泪道探通等。治疗上如果为泪点膜闭时，可以用探针或泪点扩张器直接刺穿，然后行泪道冲洗。如果为泪点狭窄，可以通过扩张或硅胶管植入进行治疗。

三、眼的血管

眼的血管包括动脉和静脉。

（一）眼的动脉

眼的血液供应主要来自眼动脉（图 10-9）。眼动脉最重要的分支为视网膜中央动脉，它在眼球后方穿入视神经，行于视神经中央，至视神经盘处，先分为上、下 2 支，每支再分为视网膜鼻侧上、下小动脉和视网膜颞侧上、下小动脉，营养视网膜内层（图 10-9）。

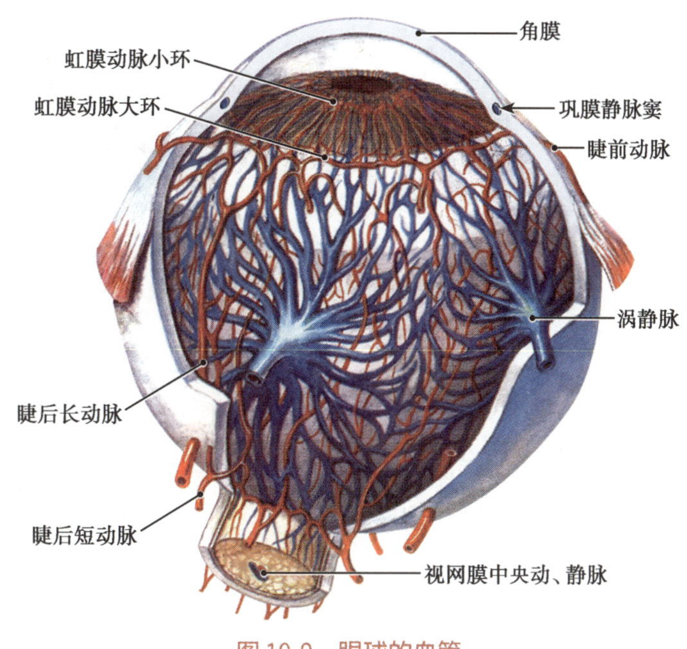

图 10-9 眼球的血管

（二）眼的静脉

眼静脉的主干为眼上、下静脉，其属支收集眼球和眼副器的静脉血。

第二节 前庭蜗器

前庭蜗器（vestibulocochlear organ）又称位听器，按部位可分为外耳、中耳和内耳 3 部分（图 10-10）。

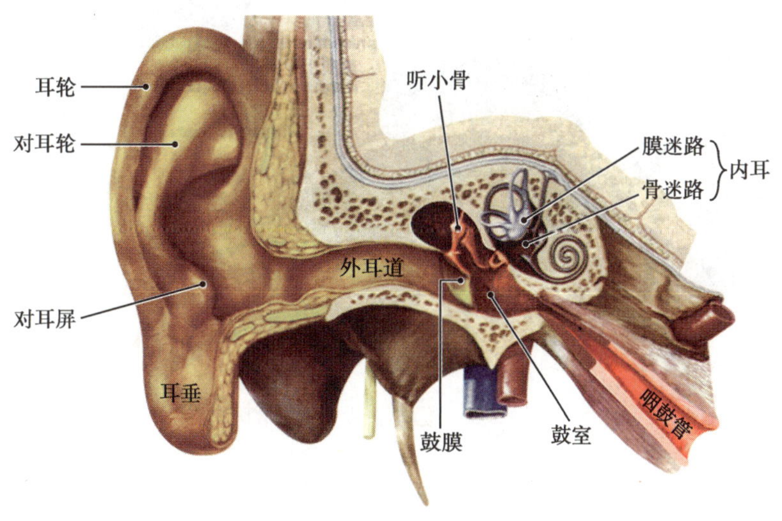

图 10-10 前庭蜗器结构模式图

一、外耳

外耳包括耳郭、外耳道和鼓膜 3 部分，是收集及传导声波的通道。

（一）耳郭

耳郭位于头部两侧，主要由皮肤和弹性软骨构成。耳郭下部无软骨的部分称耳垂，有丰富的毛细血管，是临床常用的采血部位。

（二）外耳道

外耳道是从外耳门至鼓膜的弯曲管道。其内侧2/3位于颞骨内，称骨性部；外侧1/3称软骨部。因此，在检查鼓膜时应将耳郭拉向后上方，使外耳道变直，方能看到鼓膜。小儿的外耳道短而直，几乎全由软骨支持，在观察鼓膜时须将耳郭拉向后下方。外耳道皮肤与深面的软骨膜和骨膜紧密相贴，因此，患外耳道疖肿时，疼痛剧烈。外耳道的皮肤内含有耵聍腺，其分泌物称耵聍。

（三）鼓膜

鼓膜是位于外耳道与中耳之间，呈椭圆形、浅漏斗状，有光泽的半透明薄膜，鼓膜的上1/4区为松弛部，呈淡红色；下3/4部称紧张部，呈灰白色（图10-11）。

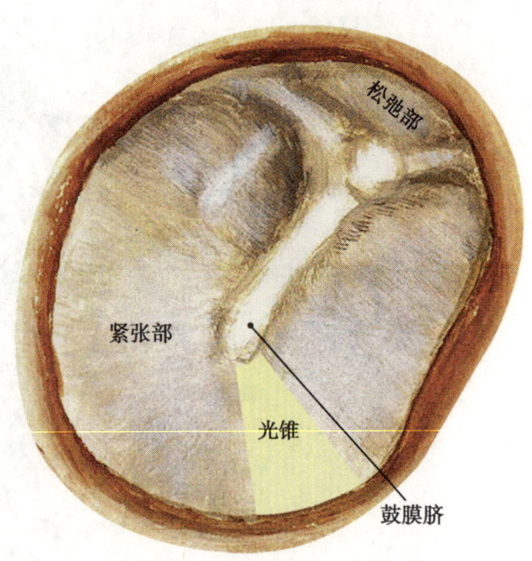

图10-11　鼓膜（右侧外面观）

二、中耳

中耳包括鼓室、咽鼓管、乳突窦和乳突小房（图10-12，图10-13）。

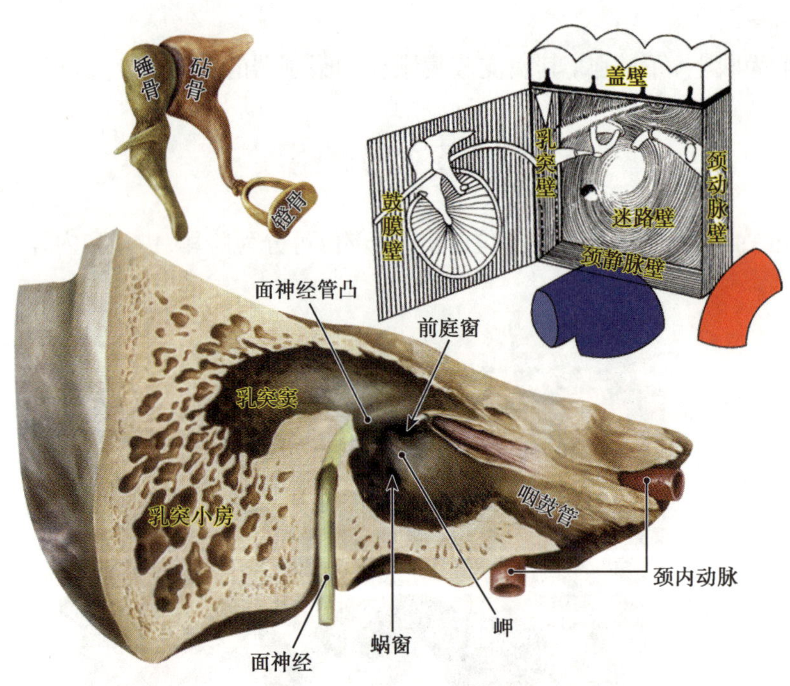

图10-12　鼓室内侧壁（右侧）

（一）鼓室

鼓室位于鼓膜与内耳之间，是颞骨岩部内的不规则含气小腔，通过咽鼓管与鼻咽部相通，室壁内面衬有黏膜，鼓室的黏膜与乳突小房和咽鼓管的黏膜相延续。每侧鼓室内有3块听小骨（图10-14）。

1. 鼓室壁　鼓室由6个壁构成。

（1）**上壁**：又称盖壁，即鼓室盖，为一薄层骨板与颅中窝相邻。

（2）**下壁**：又称颈静脉壁，为薄骨板与颈内静脉相邻。

（3）**前壁**：又称颈动脉壁，与颈内动脉相邻，其上部有咽鼓管的鼓室口。

（4）**后壁**：又称乳突壁，其上部有乳突窦的开口，乳突窦向后通乳突小房。乳突小房为颞骨乳突内许多含气的小腔，互相连通。中耳炎易侵入乳突小房引起乳突炎。

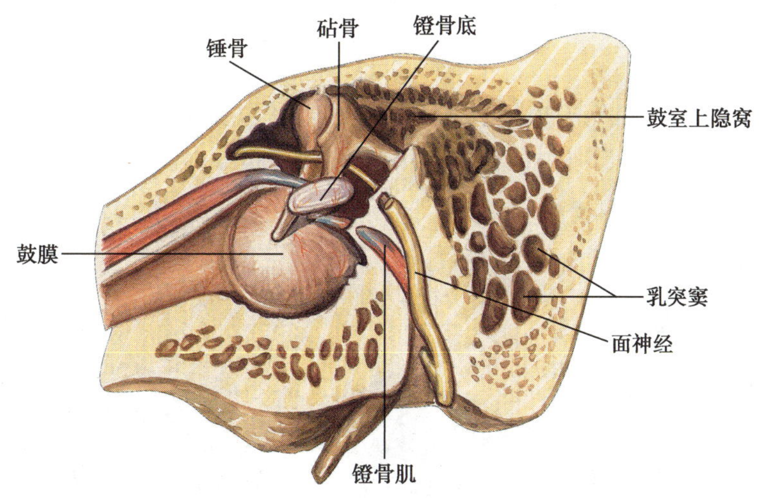

图 10-13　鼓室外侧壁（右侧）

（5）**外侧壁**：又称鼓膜壁，主要由鼓膜组成。

（6）**内侧壁**：又称迷路壁，即内耳的外侧壁。壁上有 2 个孔：位于后上部的呈卵圆形，称前庭窗，其后上方的弓形隆起称面神经管凸，深面有面神经管通过，管内走行面神经；位于后下部的呈圆形，称蜗窗，在活体有第 2 鼓膜封闭。

2. 鼓室内结构　听小骨由外向内为锤骨、砧骨和镫骨，每侧有 3 块。它们借关节相连，构成听小骨链。其中锤骨柄附着于鼓膜内面，镫骨底封闭前庭窗。

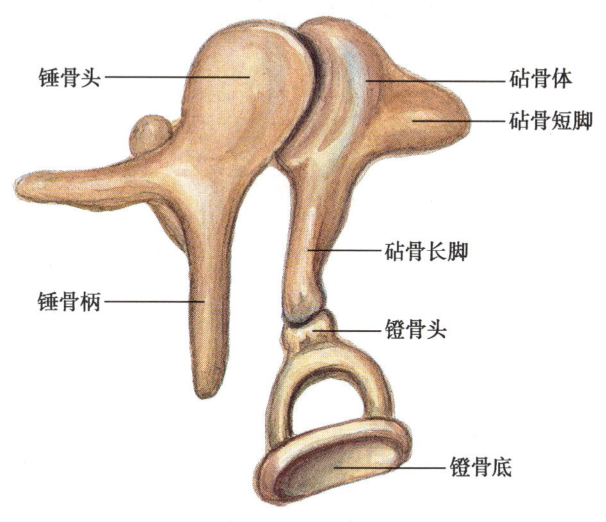

图 10-14　听小骨

（二）咽鼓管

咽鼓管是连通鼻咽部与鼓室的管道，管壁衬有黏膜。咽鼓管咽口平时处于闭合状态，当吞咽、打呵欠或尽力张口时开放。咽鼓管的作用是使鼓膜内外气压保持平衡，有利于鼓膜的振动。小儿的咽鼓管宽、短、近似水平位，所以上呼吸道感染可经咽鼓管侵入鼓室，引起中耳炎。

（三）乳突小房和乳突窦

乳突窦是介于乳突小房和鼓室之间的腔隙，乳突小房为颞骨乳突内的许多含气小腔，各腔相互连通。

临床应用

慢性化脓性中耳炎

慢性化脓性中耳炎是常见的耳部致聋性疾病之一，以反复耳流脓、鼓膜穿孔及听力下降为主要临床特点。由于中耳和乳突解剖上的特殊性，炎症极易向鼓室壁扩散，易引起并发症。

慢性化脓性中耳炎的治疗原则主要是清除病灶、通畅引流，恢复或重建听力，具体治疗根据患者的情况而定。如果患者有鼓膜穿孔，伴有很多脓性分泌物，此时需要先用过氧化氢溶液清洗，配合耳内滴氧氟沙星滴耳液，再加上口服抗生素来治疗。

三、内耳

内耳位于颞骨岩部内，因管道弯曲盘旋，结构复杂，所以又称迷路。迷路分骨迷路和膜迷路。骨迷路与膜迷路之间的腔隙内有外淋巴，膜迷路内含有内淋巴，内、外淋巴互不相通（图 10-15）。

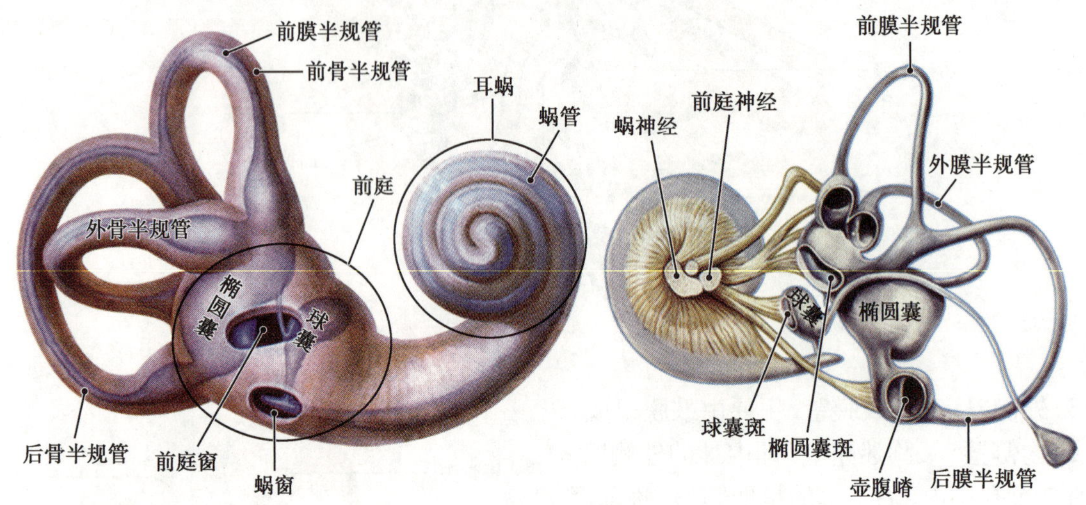

图 10-15　骨迷路及膜迷路（右侧）

由后向前，骨迷路可分为骨半规管、前庭和耳蜗（图 10-16）；膜迷路可分为膜半规管、椭圆囊与球囊和蜗管（图 10-17）。

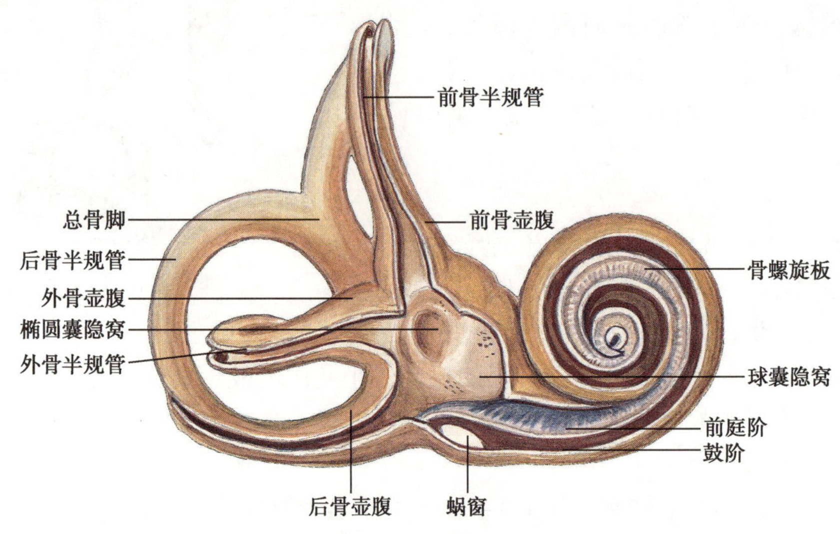

图 10-16　骨迷路（内面观）

（一）骨半规管和膜半规管

骨半规管是 3 个互相垂直的半环形骨性小管，分别称前骨半规管、后骨半规管和外骨半规管。每管有 2 个骨脚与前庭相连，其中 1 个骨脚在靠近前庭处膨大，称骨壶腹。前、后骨半规管的单脚在近前庭处合成 1 个总脚，故 3 个骨半规管有 5 个孔开口于前庭。

膜半规管是位于骨半规管内的膜性小管，与骨半规管的形态相似，每个膜半规管也各有 1 膨大，称膜壶腹。每个膜壶腹的壁内面均有隆起的壶腹嵴。壶腹嵴能感受头部旋转变速运动的刺激。

（二）前庭和椭圆囊、球囊

前庭是内耳中部略膨大的骨性小腔，其外侧壁构成鼓室的内侧壁。椭圆囊和球囊是位于前庭内的两个相连通的膜性小囊，两囊壁内面分别有突入囊腔的椭圆囊斑和球囊斑，两囊斑能感受头部静止的位置和直线变速运动的刺激。

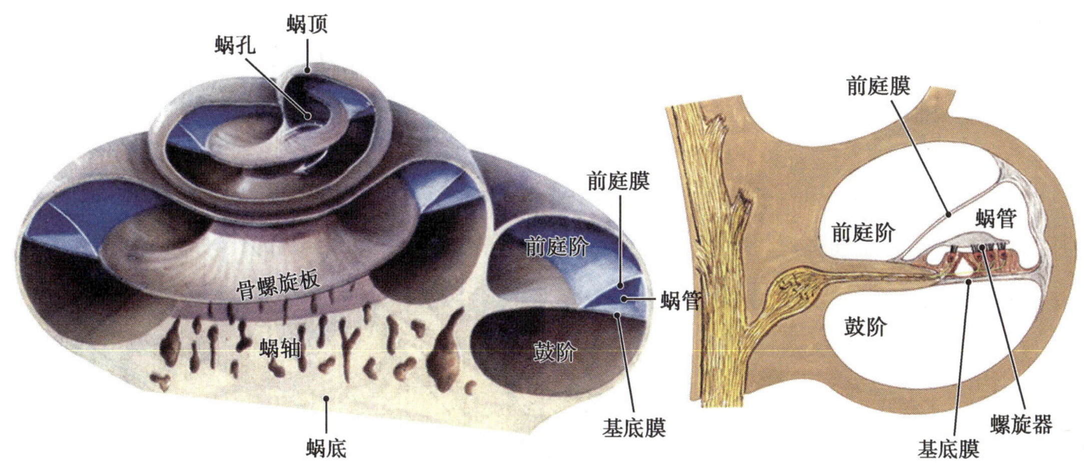

图 10-17　膜迷路

（三）耳蜗和蜗管

耳蜗外形似蜗牛壳，由骨性的蜗螺旋管环绕蜗轴旋转约两周半构成。蜗螺旋管的管腔内套有膜性的蜗管，蜗管上方为前庭阶，下方为鼓阶。前庭阶和鼓阶在耳蜗顶部相通，它们的另一端分别与前庭窗、蜗窗相接（图 10-18）。

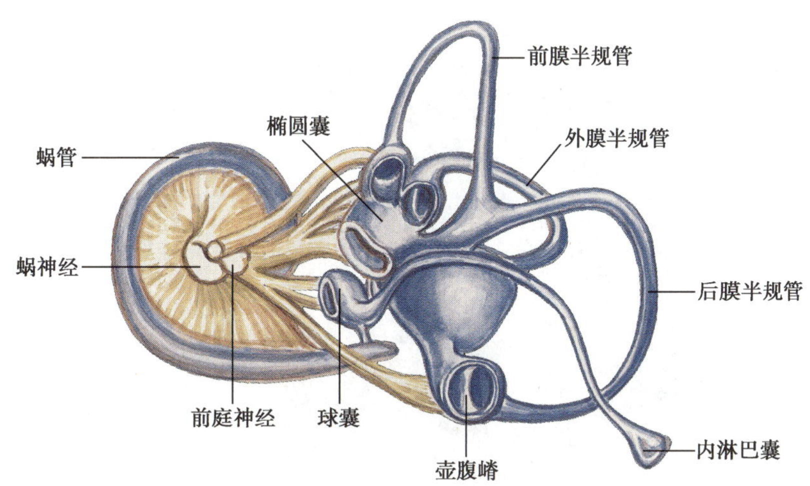

图 10-18　耳蜗模式图

蜗管是蜗螺旋管内的 1 条膜性小管，位于前庭阶与鼓阶之间，横切面呈三角形，下壁为基底膜，膜上有螺旋器（科蒂器），螺旋器能感受声波的刺激（图 10-19）。

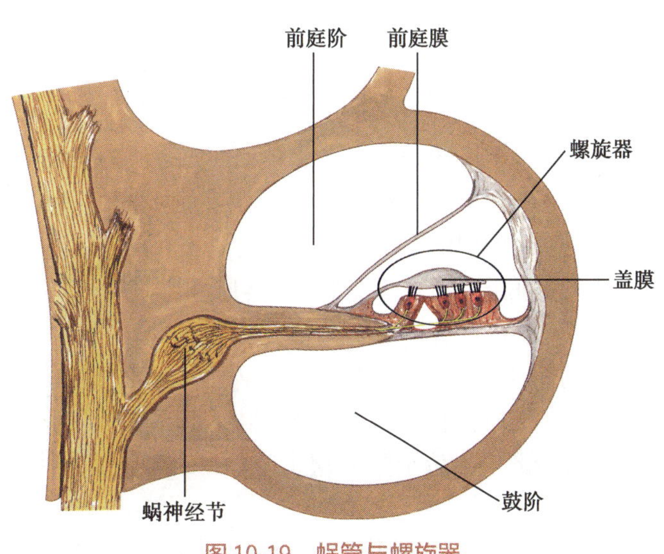

图 10-19　蜗管与螺旋器

声波传入内耳感受器有 2 条途径，即空气传导和骨传导。在正常情况下以空气传导为主。

1. 空气传导　耳郭将收集到的声波经外耳道传到鼓膜，引起鼓膜振动，中耳内的听骨链随之振动，经镫骨底传至前庭窗，冲击耳蜗内的外淋巴，继而引起蜗管内内淋巴的振动，使基底膜上的螺旋器受到刺激并将刺激转化为神经冲动，冲动经蜗神经经传至大脑皮质听区，产生听觉。

2. 骨传导 是指声波经颅骨（骨迷路）直接传入内耳的过程，使内耳的内淋巴波动，刺激螺旋器产生神经冲动引起听觉。

（四）内耳道

内耳道位于颞骨岩部后面的中部，自内耳门至内耳道底，长约10mm。内耳道底邻接骨迷路的内侧壁，有很多孔，前庭蜗神经、面神经和迷路动脉由此穿行。

第三节 皮 肤

皮肤（skin）被覆于人体表面，是人体最大的器官，具有屏障、保护、感觉、吸收、排泄、调节体温及免疫应答等功能。

一、皮肤的结构

皮肤分为浅层的表皮和深层的真皮（图10-20）。

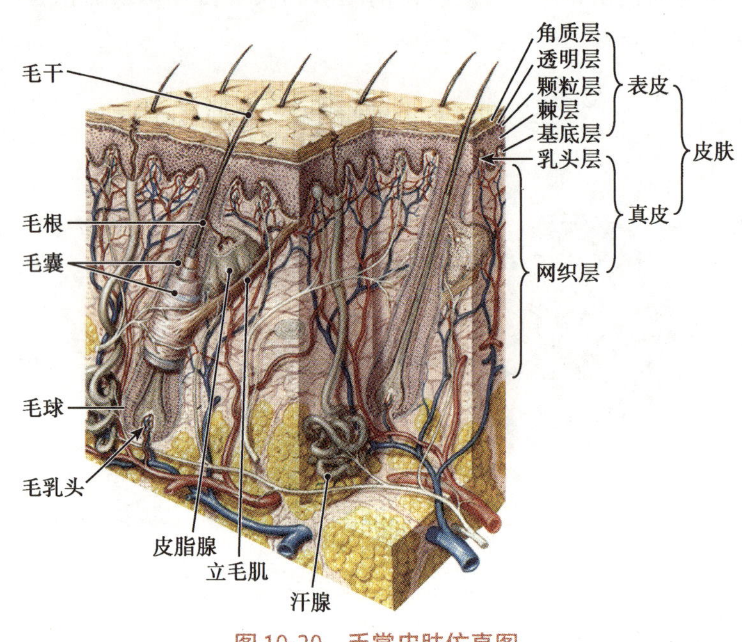

图10-20 手掌皮肤仿真图

（一）表皮

表皮位于皮肤的浅层，为角化的复层扁平上皮，由角质形成细胞和非角质形成细胞构成。

1. 表皮的层次结构及角质形成细胞 厚的表皮结构典型，由深至浅依次为基底层、棘层、颗粒层、透明层和角质层。

（1）**基底层**：附着于基膜上，基底细胞是表皮的干细胞，逐渐分化成表皮其余各层细胞。基底细胞在皮肤创伤愈合中起再生修复作用。

（2）**棘层**：位于基底层的上方，由4~10层多边形的棘细胞组成。

（3）**颗粒层**：位于棘层上方，由3~5层梭形细胞组成。

（4）**透明层**：位于颗粒层上方，由2~3层扁平形细胞组成。细胞界限不清，细胞核和细胞器已消失。

（5）**角质层**：位于表皮的最浅层，细胞为干硬的死细胞，胞质呈嗜酸性均质状。角质层具有抗摩擦、阻挡有害物质侵入及防止体内物质丢失等作用。

2. 非角质形成细胞 主要有黑素细胞、朗格汉斯细胞及梅克尔细胞。

(1) **黑素细胞**：是生成黑色素的细胞。黑色素能吸收紫外线，保护深部组织免受辐射损伤。

(2) **朗格汉斯细胞**：位于表皮的棘细胞之间，是一种抗原呈递细胞。

(3) **梅克尔细胞**：分布于基底层。

(二) 真皮

真皮(dermis)位于表皮深部，由不规则致密结缔组织构成，分为乳头层和网织层。

1. 乳头层 位于真皮浅层。结缔组织向表皮基底部突出形成真皮乳头，扩大了表皮与真皮的接触面积，有利于表皮从真皮的血管中获得营养。

2. 网织层 位于乳头层深部，较厚。粗大的胶原纤维密集成束，弹性纤维夹杂其间，赋予皮肤较强的弹性和韧性。

临床应用

皮内注射与皮下注射

皮内注射是将少量药液注射于表皮与真皮之间(真皮乳头层)的技术，在临床上多用于各种药物过敏试验(皮试)、预防接种等。皮内注射依次穿过表皮的角质层、透明层、颗粒层、棘层和基底层，再进入表皮与真皮之间。

皮下注射是将少量药液注入于皮下组织的技术。在临床上须在一定时间内产生药效，又不能或不宜口服给药时用皮下注射。皮下注射依次穿过表皮、真皮再穿入皮下组织内(图 10-21)。

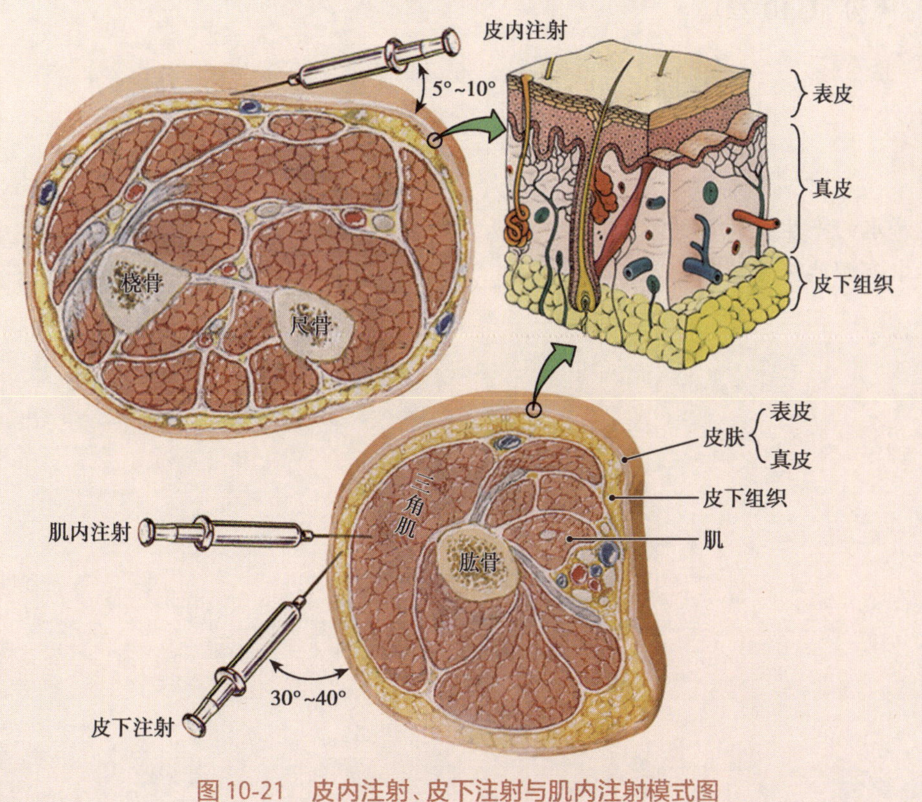

图 10-21 皮内注射、皮下注射与肌内注射模式图

皮肤借皮下组织与深部组织相连。皮下组织即浅筋膜，由疏松结缔组织和脂肪组织构成。

二、皮肤的附属器

皮肤的附属器由表皮衍生而来，包括毛、皮脂腺、汗腺和指（趾）甲。

1. 毛 分为毛干、毛根和毛球3部分。露在皮肤外面的部分称毛干，埋入皮肤内的部分称毛根，包绕于毛根周围的上皮及结缔组织形成鞘状的结构为毛囊。毛囊和毛根下端融合并膨大，形成毛球，是毛的生长点。毛与皮肤表面成一定角度生长，在与皮肤成钝角的一侧有1束斜行的平滑肌连于毛囊和真皮，称竖毛肌。竖毛肌遇冷时收缩，使毛发竖立。

2. 皮脂腺 多位于毛囊与竖毛肌之间，为泡状腺，由2~5个腺泡和1个共同的短导管构成。皮脂腺在青春期分泌旺盛，过度分泌将导致排出不畅，引起痤疮。

3. 汗腺 为单曲管状腺，由分泌部和导管两部分组成。根据分泌方式、分布部位及分泌物性质不同，分为外泌汗腺和顶泌汗腺。外泌汗腺又称小汗腺，其分泌物为汗液，内含大量水、含氯化合物、乳酸及尿素。顶泌汗腺又称大汗腺，主要分布于腋窝、会阴等处。

4. 指（趾）甲 甲的远端露出于体表称甲体，近端埋于皮肤内，称甲根。甲体深面的皮肤为甲床。甲根附着处的甲床上皮称为甲母质，该处细胞分裂增殖活跃，为甲的生长点。甲体两侧和甲根浅面的皮肤，称甲襞。甲襞与甲体之间的浅沟，称甲沟（图10-22）。

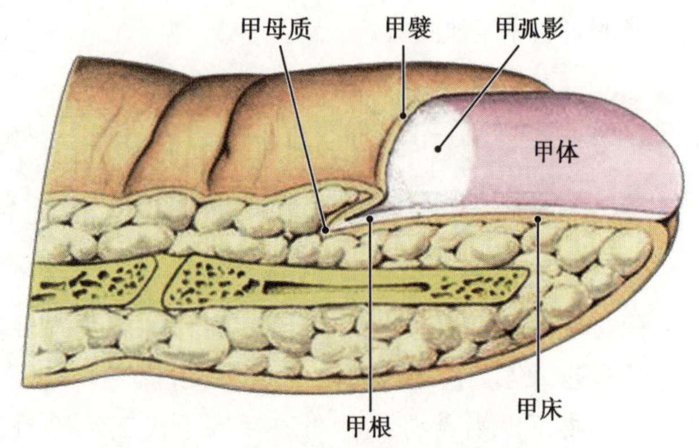

图10-22 指甲纵切面模式图

（朱建忠）

思考题

1. 简述房水的产生及循环途径。
2. 内耳中有哪些感受器？

思考题解析

练习题

第十一章 | 神经系统

教学课件

思维导图

学习目标

1. 掌握神经系统的组成；内囊的位置、分部及临床意义；脑脊液循环；颈、臂、腰、骶4丛的主要分支及分布；胸神经前支节段性分布的特点。

2. 熟悉神经系统常用术语；脊髓的位置和外形、内部结构与功能；大脑皮质的功能定位；第Ⅲ、Ⅶ、Ⅸ、Ⅹ、Ⅻ对脑神经的分布。

3. 了解内脏神经的特点；脑和脊髓的被膜、血管；脑和脊髓的主要传导通路。

4. 学会运用神经系统相关理论知识对常见疾病的临床表现进行分析。

5. 具有神经系统功能的保健知识，养成科学的用脑习惯。

第一节 概 述

神经系统(nervous system)是人体中最复杂的系统，在体内起主导作用，由中枢神经系统和周围神经系统组成。人体各器官、系统虽有其独特的结构与功能，但均在神经系统的调节与控制下进行活动，从而保证机体各器官、系统功能活动的协调与统一，使机体成为一个有机的整体。

一、神经系统的组成

神经系统在结构和功能上都是不可分割的整体，根据所在部位的不同分为中枢神经系统和周围神经系统(图11-1)。中枢神经系统包括位于颅腔内的脑和椎管内的脊髓。周围神经系统是指中枢神经系统以外的神经成分，根据其连接的部位不同可分为与脑相连的脑神经和与脊髓相连的脊神经；根据分布范围的不同，可分为躯体神经和内脏神经，躯体神经分布于体表、骨、关节和骨骼肌，内脏神经分布于内脏、心血管、平滑肌和腺体。

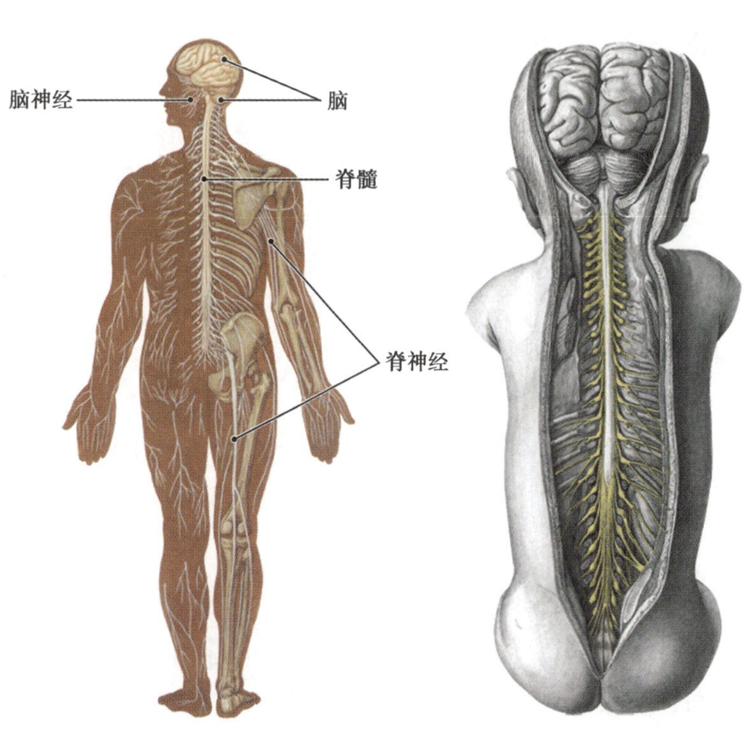

图11-1 神经系统概观

二、神经系统的活动方式

神经系统的基本活动方式是反射。反射(reflex)是指机体在神经系统的调节下，对内、外环境的各种刺激所作出的反应。反射的基础是反射弧，包括感受器→传入(感觉)神经→中枢→传出(运动)神经→效应器(图 11-2)。反射弧中任何一个环节损伤，反射都会出现障碍，临床上可用检查反射的方法来诊断神经系统的疾病。

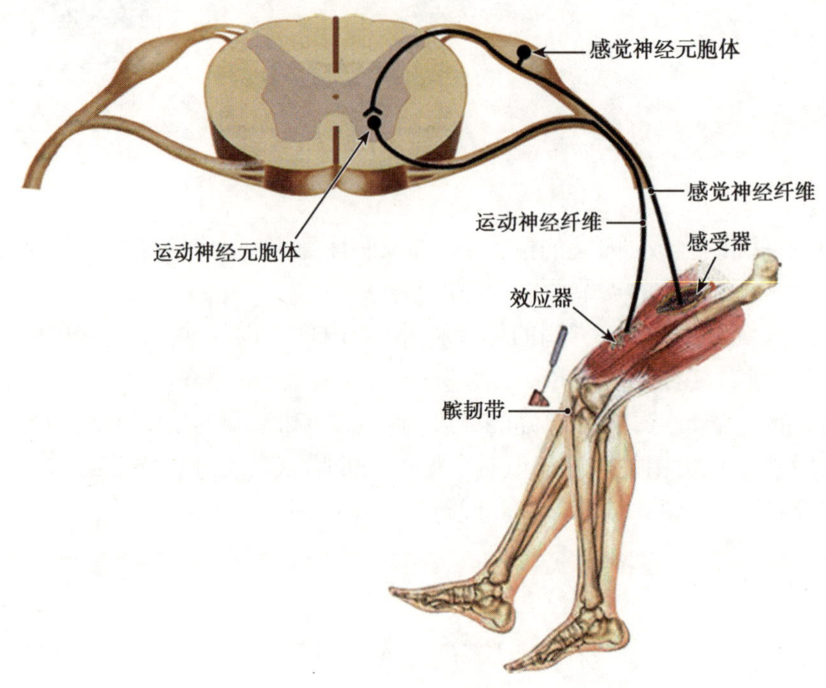

图 11-2　反射弧的组成

三、神经系统的常用术语

1. 灰质和白质　在中枢神经系统内，神经元的胞体和树突聚集的部位在新鲜标本呈色泽灰暗，称灰质(gray matter)，位于大脑和小脑表面的灰质称皮质(cortex)；中枢神经系统内神经纤维聚集的部位，因神经纤维外包有髓鞘，颜色亮白，称白质(white matter)，位于大脑和小脑深面的白质称髓质(medulla)。

2. 神经核和神经节　在中枢神经系统内，形态和功能相似的神经元胞体聚集成团块状结构，称神经核(nucleus)；在周围神经系统内的则称神经节(ganglion)。

3. 神经束和神经　在中枢神经系统内，起止、行程和功能基本相同的神经纤维聚集成束，称纤维束(fasciculus)，即传导束或神经束；在周围神经系统内的则称神经(nerve)。

4. 网状结构　在中枢神经系统内，由灰质和白质混杂而形成的结构称网状结构(reticular formation)，即白质纤维交织成网，灰质团块散在其中。

第二节　中枢神经系统

一、脊髓

(一) 脊髓的位置和外形

脊髓(spinal cord)位于椎管内，长 40~45cm，上端在枕骨大孔处与延髓相连，成人脊髓下端平第 1 腰椎体下缘。脊髓外包被膜，呈前后略扁的圆柱形，粗细不等，有颈膨大和腰骶膨大，末端变细

呈圆锥状，称脊髓圆锥，其向下延续的细丝称终丝（图 11-3）。

脊髓表面有 6 条纵贯全长的沟和裂。前方正中为前正中裂，较深；后方正中为后正中沟，较浅；两侧有 1 对前外侧沟和 1 对后外侧沟。前外侧沟有运动神经纤维发出，组成脊神经前根；后外侧沟有感觉神经纤维进入，组成脊神经后根。在后根膨大处为脊神经节。腰、骶、尾部的脊神经根在通过相应的椎间孔之前，围绕终丝在椎管内下行，共同形成马尾（图 11-3）。

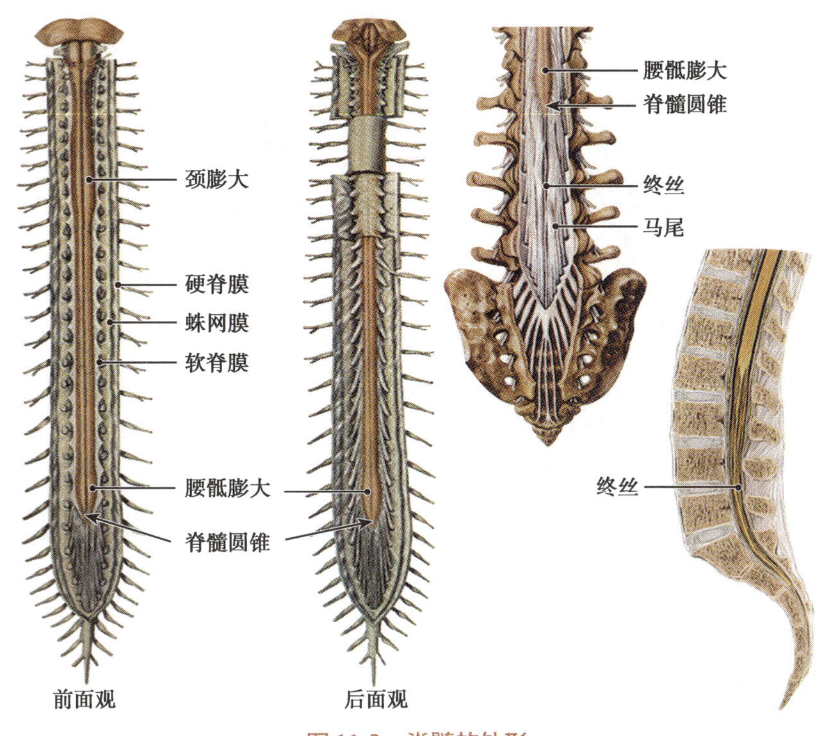

图 11-3　脊髓的外形

脊神经前根与后根在椎间孔处汇合形成脊神经，脊神经有 31 对。每对脊神经相连的一段脊髓，称 1 个脊髓节段，共有 31 个脊髓节段。其中，颈髓 8 节、胸髓 12 节、腰髓 5 节、骶髓 5 节和尾髓 1 节（图 11-4）。

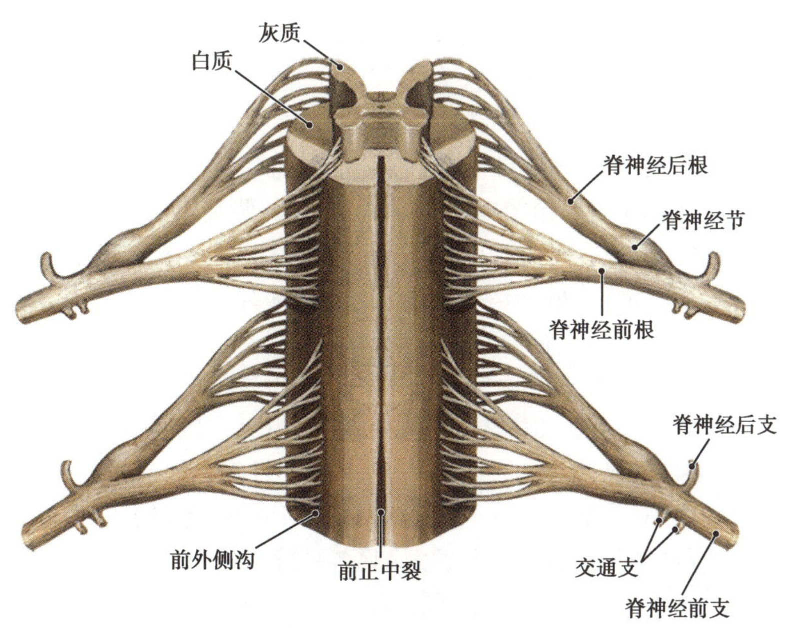

图 11-4　脊髓节段与脊神经

由于脊髓和脊柱的长度不等，所以脊髓节段与椎骨并不完全对应。了解脊髓节段与椎骨的对应关系，在临床上具有重要意义。在成人，上颈髓（$C_{1\sim4}$）大致与同序数椎骨相对应；下颈髓（$C_{5\sim8}$）和上胸髓（$T_{1\sim4}$）比同序数椎骨高 1 个椎体，如第 8 颈髓平对第 7 颈椎体；中胸髓（$T_{5\sim8}$）比同序数椎骨高 2 个椎体；下胸髓（$T_{9\sim12}$）比同序数椎骨高 3 个椎体；腰髓约平第 10 至 12 胸椎范围内；骶髓和尾髓约平对第 1 腰椎（图 11-5）。成人第 1 腰椎以下无脊髓，只有马尾。婴幼儿脊髓相对较长，可达第 3 腰椎下缘。故临床上腰椎穿刺常在第 3、4 或第 4、5 腰椎进针。

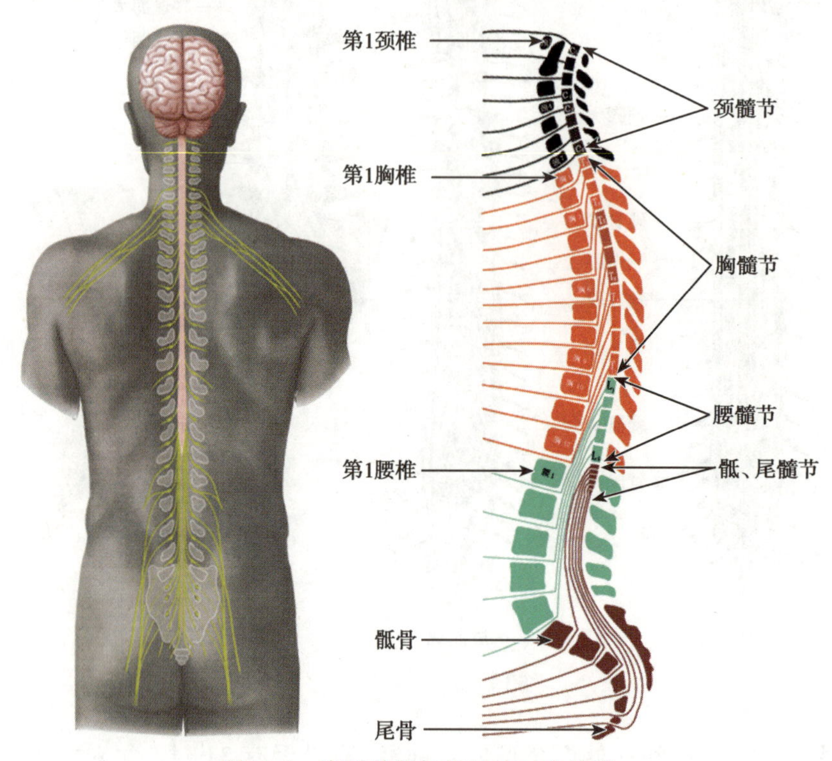

图 11-5　脊髓节段与椎骨的对应关系

（二）脊髓的内部结构

脊髓由灰质和白质构成。在脊髓横切面上，灰质位于中央部，呈 H 形，灰质的中央，有 1 纵贯脊髓全长的中央管，内含脑脊液，中央管前、后的灰质分别称灰质前连合和灰质后连合。灰质的周围为白质，在灰质、白质的交界处为网状结构（图 11-6）。

1. 灰质　灰质纵贯脊髓全长，每侧的灰质，前部扩大为前角（前柱），后部狭细为后角（后柱）。在前角和后角之间，相当于第 1 胸节至第 3 腰节高度，有向外侧突出的侧角（侧柱）。

（1）前角：由运动神经元构成，其轴突组成脊神经前根。根据形态和功能不同，前角运动神经元可分为大型的 α 运动神经元和小型的 γ 运动神经元。α 运动神经元管理骨骼肌的随意运动，γ 运动神经元参与肌张力的调节，同时具有神经营养作用。

（2）后角：由联络神经元构成，接受由后根传入的感觉冲动。

（3）侧角：见于胸 1 到腰 3 节段，是交感神经的低级中枢。在骶 2~4 节段中，无侧角，但相当于侧角的部位，内有副交感神经元，称骶副交感核，是副交感神经的低级中枢。

2. 白质　位于灰质周围，主要由上行（感觉）纤维束和下行（运动）纤维束及短的固有束组成。其中上行的纤维束起自脊神经节细胞或脊髓后角，将各种感觉信息由脊髓传递到脑，主要有脊髓丘脑束、薄束和楔束等；下行纤维束起自脑的不同部位，止于脊髓，将脑发出的神经冲动传递到脊髓，主要有皮质脊髓束等；联系脊髓各节段的纤维称固有束（图 11-7）。

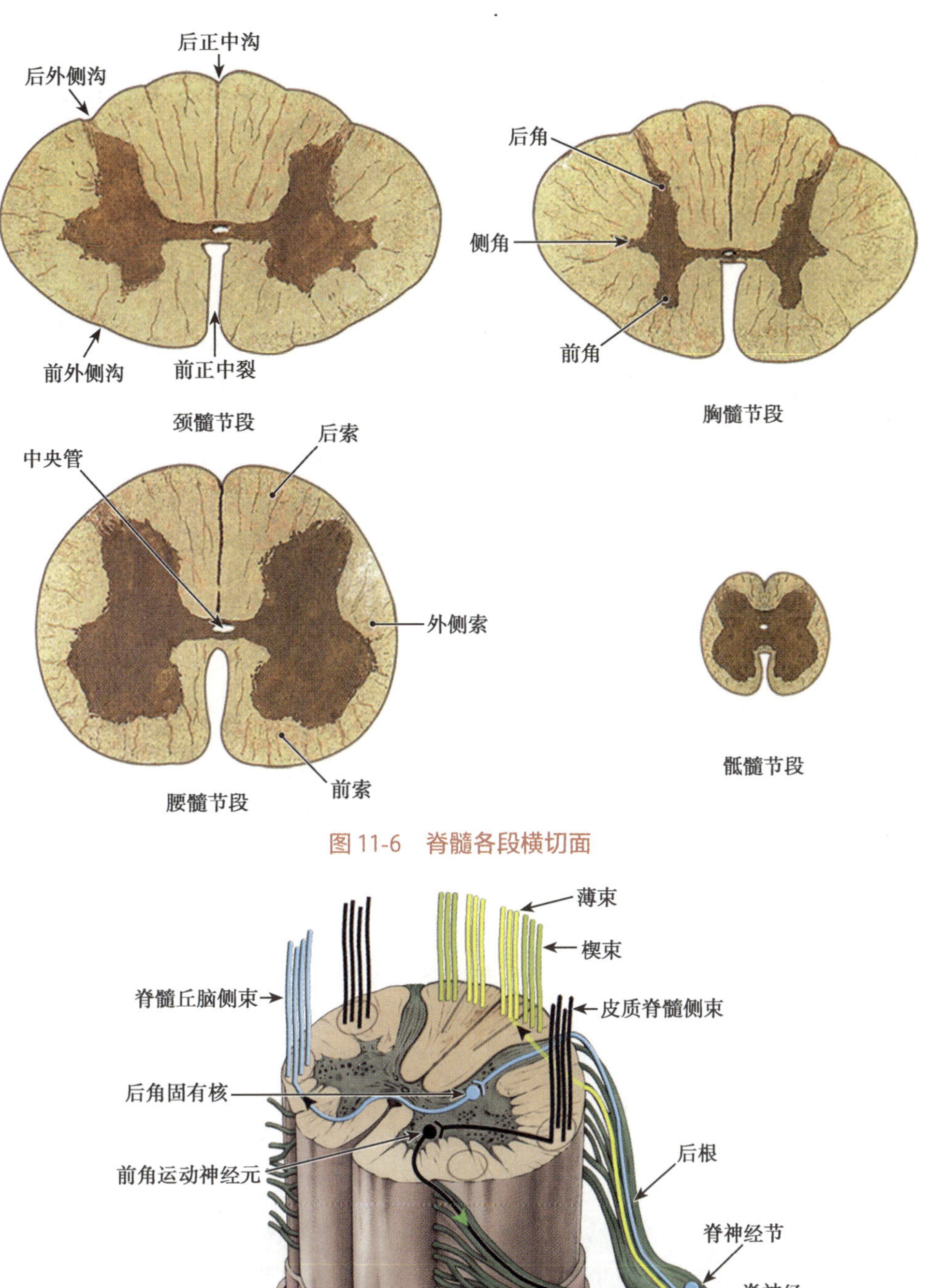

图 11-6　脊髓各段横切面

图 11-7　脊髓内主要纤维束

（1）**薄束和楔束**：薄束和楔束上行于后索，均由脊神经节的中枢突组成，上行至延髓分别止于薄束核和楔束核。薄束起于同侧第 4 胸节以下的神经节细胞，楔束起于同侧第 4 胸节以上的神经节细胞，传导意识性的本体感觉（肌、腱、关节的位置觉、运动觉和振动觉）和精细触觉（两点间距离和纹理粗细的辨别等）。

（2）**脊髓丘脑束**：位于外侧索和前索，分为脊髓丘脑前束和脊髓丘脑侧束，脊髓丘脑侧束传导痛觉和温度觉；脊髓丘脑前束传导粗触觉。脊髓丘脑侧束和前束的纤维均起自脊髓后角，其纤维大部分斜经白质前连合上升 1~2 个脊髓节段，交叉到对侧，在外侧索和前索内上行，终止于背侧丘脑。

（3）**皮质脊髓束**：是脊髓中最粗大的下行纤维束，起于大脑皮质躯体运动区的锥体细胞，经内囊、脑干，在延髓下段集中形成锥体，锥体纤维大部分交叉到对侧，在脊髓外侧索中下行，称皮质脊髓侧束，止于同侧前角运动神经元，管理四肢肌的随意运动，特别是肢体远端的灵巧运动；小部分纤维不交叉，在脊髓前索中下行，称皮质脊髓前束，同时止于双侧前角运动神经元，管理躯干肌的随意运动，此束一般不超过脊髓胸段。

（三）脊髓的功能

1. 传导功能 脊髓内的上行、下行纤维束是联系脑与周围神经的重要通路，通过上行纤维束将感觉信息传递到脑；通过下行纤维束接受高级中枢的调控。如果脊髓损伤，会出现不同程度的感觉和运动障碍。

2. 反射功能 脊髓内有许多反射中枢，如腱反射、牵张反射的中枢等。此外，一些病理反射的中枢也存在于脊髓。在正常情况下，脊髓的反射活动是在脑的控制下进行的。

二、脑

情境导入

患者，女，52 岁，主诉因右半身不能活动 2 小时入院。患者 2 小时前与人吵架后，出现右侧半身不能活动。患者血压 180/110mmHg，头颅 CT 示左侧基底节区椭圆形高密度影，边界清楚。查体：右侧鼻唇沟浅，口角左偏，伸舌右偏，右侧肢体肌力 0 级，左侧肢体肌力 5 级，右侧肢体及面部针刺感觉减退，左侧针刺感觉正常存在。初步诊断为内囊出血。

请思考：

1. 脑包括哪几部分？
2. 什么是内囊？内囊通过的上、下行纤维束都有哪些？

脑位于颅腔内，由端脑、间脑、中脑、脑桥、延髓及小脑组成（图 11-8）。通常把延髓、脑桥、中脑 3 部分合称为脑干。我国人脑的重量，男性平均为 1 375g，女性平均为 1 305g。

（一）脑干

1. 脑干分部和位置 脑干自下而上分延髓、脑桥和中脑 3 部分。中脑向上与间脑相接，延髓在枕骨大孔处续接脊髓，脑桥和延髓的背面与小脑相连。

2. 脑干外形

（1）**腹侧面**：延髓位于脑干的最下部，呈倒置的锥体形（图 11-9）。上接脑桥，下连脊髓，其腹侧面上有与脊髓相延续的沟和裂，即前正中裂和前外侧沟。在前正中裂两侧，各有 1 个纵行的隆起，称锥体，其内有皮质脊髓束通过，锥体下方可见锥体交叉；锥体的外侧有卵圆形隆起，称橄榄，在锥体和橄榄之间的前外侧沟内，有舌下神经根出脑；在橄榄的后方，自上而下依次有舌咽神经、迷走神经和副神经出脑。

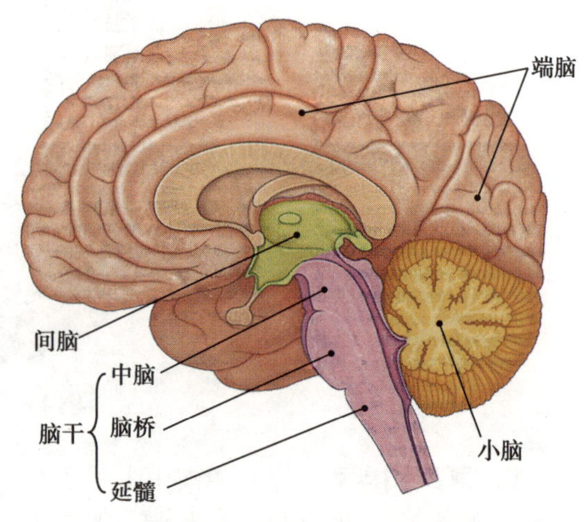

图 11-8 脑的正中矢状面

脑桥位于脑干的中部，其腹侧面特别突出，称脑桥基底部，基底部正中有纵行的浅沟，称基底沟。基底部向两侧延伸连于小脑中脚，在小脑中脚的腹侧有三叉神经出入脑；脑桥下缘借延髓脑桥沟与延髓分界，沟中有 3 对脑神经，由外侧向内侧依次是前庭蜗神经、面神经和展神经。

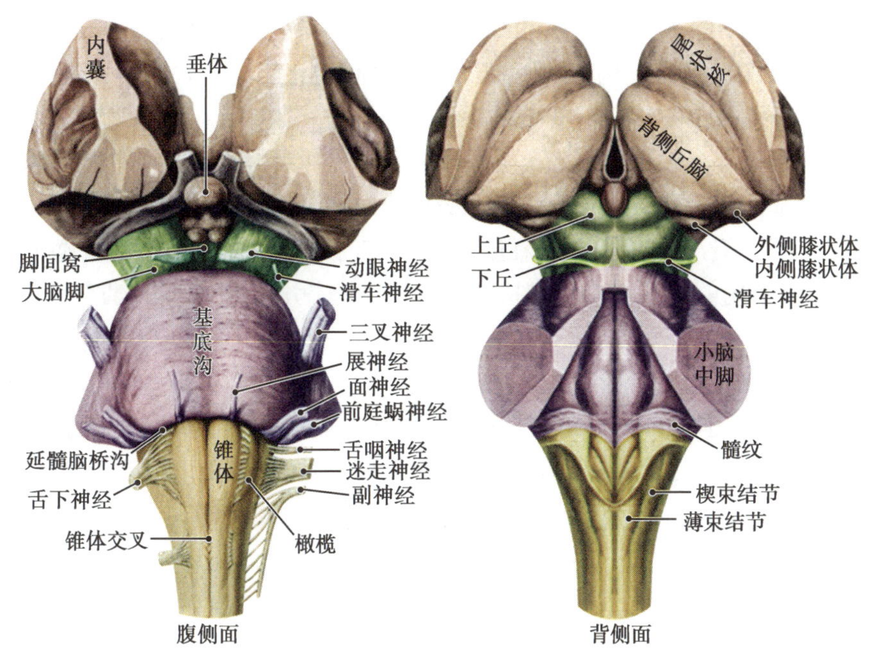

图 11-9　脑干外形

中脑腹侧面有 1 对粗大的柱状隆起，称大脑脚，由大量发自大脑皮质的下行纤维束组成。大脑脚底之间的深凹为脚间窝，有动眼神经发出。

（2）**背侧面**：延髓下部形似脊髓，其后正中沟外侧有薄束结节和楔束结节，其深面是薄束核和楔束核。在楔束结节的外上方有隆起的小脑下脚，由进入小脑的神经纤维构成。延髓上部中央管敞开参与组成菱形窝下部。

脑桥的背侧面形成菱形窝的上部，其外侧壁为左、右小脑上脚，两脚之间有薄层的白质板，称为上（前）髓帆，参与构成第四脑室的顶。

菱形窝构成第四脑室的底，窝的中部有横行的神经纤维称髓纹，常作为脑桥和延髓的分界线。

中脑背面有两对圆形突起，上方 1 对为上丘，是视觉反射中枢；下方 1 对为下丘，是听觉反射中枢。下丘的下方有滑车神经穿出，这是唯一 1 对从脑干背面发出的脑神经。中脑内的空腔为中脑水管。

3. 脑干的内部结构　脑干的内部结构包括灰质、白质和网状结构。

（1）**灰质**：脑干内的灰质不再连贯成柱状，而是断开成神经核。有的神经核与脑神经相连，称脑神经核；不与脑神经相连的称非脑神经核。脑神经核包括躯体感觉核（蜗神经核、前庭神经核）、躯体运动核（舌下神经核、副神经核、展神经核、滑车神经核、动眼神经核、疑核、面神经核、三叉神经核）、内脏感觉核（孤束核）和内脏运动核（迷走神经背核、上泌涎核、下泌涎核、动眼神经副核）；非脑神经核包括薄束核、楔束核、红核、黑质等，薄束核和楔束核分别位于薄束结节和楔束结节的深面，是薄束和楔束的终止核；红核位于中脑内，接受大脑和小脑皮质的传入纤维；黑质见于中脑全长，黑质细胞内含有多巴胺，经其轴突释放到大脑的新纹状体。

（2）**白质**：主要由上行纤维束和下行纤维束组成。

1）上行纤维束：①内侧丘系：延髓的薄束核和楔束核发出纤维，在中央管的腹侧交叉到对侧，此交叉为内侧丘系交叉，交叉后的纤维为内侧丘系。内侧丘系经延髓、脑桥和中脑上行至背侧丘脑的腹后外侧核。②脊髓丘系：是脊髓的脊髓丘脑束上行入延髓后形成，至背侧丘脑的腹后外侧核。

2）下行纤维束：主要有锥体束，是大脑皮质锥体细胞发出的下行纤维束。其下行经过大脑的内囊、中脑、脑干，一部分纤维终止于脑干的脑神经核，称皮质核束；另一部分下行至脊髓，称皮质脊髓束。

（3）**网状结构**：脑干中除各种神经核和纤维束外，中央部的纤维纵横交错，其间散在大小不等的神经核团，称网状结构。网状结构与中枢神经各部之间均有广泛的联系。

4. 脑干的功能

（1）**传导功能**：上行、下行纤维束均经过脑干，故脑干是大脑皮质联系脊髓和小脑的重要结构。

（2）**反射功能**：脑干内有多个反射活动的低级中枢，在延髓内有调节心血管活动和呼吸运动的“生命中枢”，这些中枢受损，可危及生命；在脑桥和中脑内还分别有角膜反射和瞳孔反射等中枢。

（3）**其他功能**：脑干内的网状结构有维持大脑皮质觉醒、引起睡眠、调节骨骼肌张力和内脏活动等功能。

（二）小脑

1. 小脑位置和外形 小脑与脑干背侧相连，位于颅后窝。小脑中间缩窄的部分称小脑蚓，两侧膨隆的部分称小脑半球。半球上面平坦，中部有横行的深沟，称原裂；半球下面的前内侧，各有一处隆起，称小脑扁桃体（图 11-10），小脑扁桃体与枕骨大孔和延髓相邻。

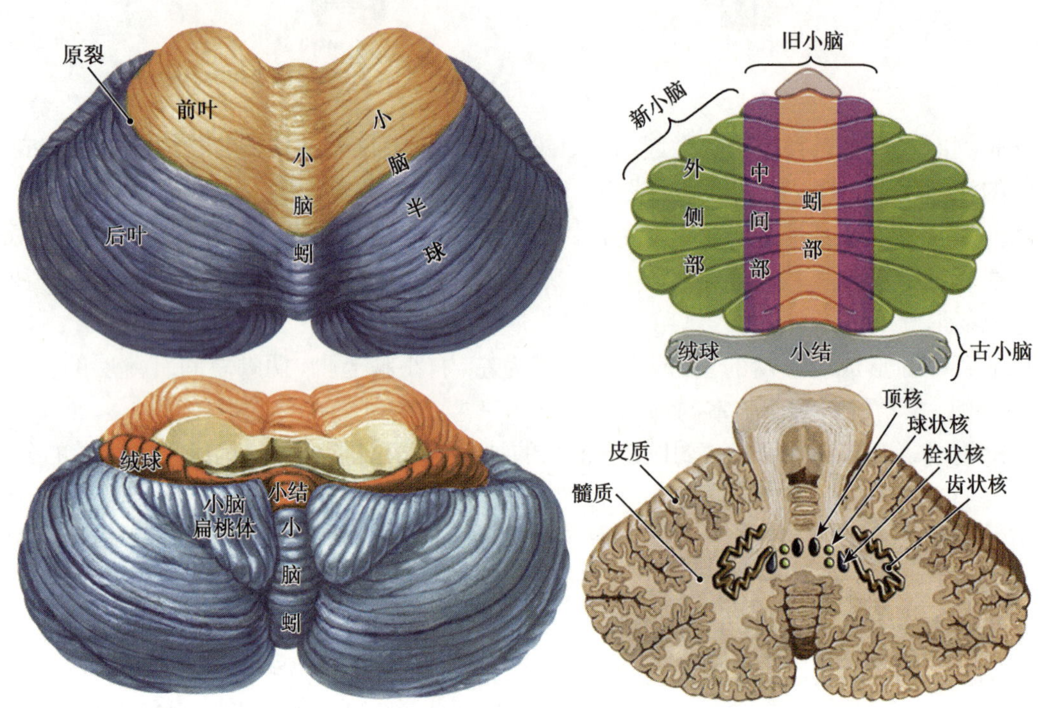

图 11-10　小脑的形态结构

2. 小脑的内部结构 小脑表层为灰质，称小脑皮质；白质位于小脑的深面，称小脑髓质；髓质中含有灰质团块，称小脑核。小脑核包括齿状核、顶核、球状核和栓状核。齿状核接受小脑皮质发出的纤维，其传出纤维终止于中脑的红核和背侧丘脑；顶核接受小脑皮质的纤维，其传出纤维终止于延髓的网状结构和前庭神经核。

3. 小脑的功能 小脑是重要的运动调节中枢。其主要功能是维持身体平衡、调节肌张力和协调肌群的运动。小脑损伤后，患者出现：①平衡失调，表现为站立时身体摇摆不稳，行走时出现醉酒步态。②肌张力降低。③共济失调，表现为走路时抬腿过高，取物时手过分伸张，对指运动时双手可出现震颤且很难对准。

4. 第四脑室 是位于脑桥、延髓和小脑之间的室腔（图 11-11），上通中脑水管，下续脊髓中央管，向后经正中孔和外侧孔通蛛网膜下隙。

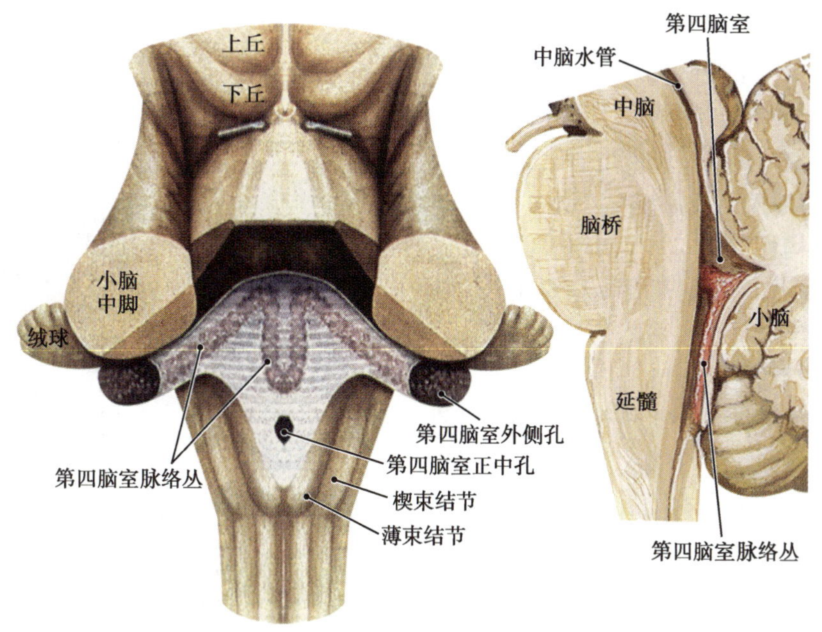

图 11-11　第四脑室

（三）间脑

间脑位于中脑与端脑之间，体积不到中枢神经系统总体积的 2%，但结构和功能复杂，包括背侧丘脑、后丘脑、上丘脑、下丘脑和底丘脑 5 部分。人类由于大脑半球高度发展而掩盖了间脑的背面及侧面，仅腹侧下丘脑部分露于脑底。

1. 背侧丘脑的结构及功能　背侧丘脑又称丘脑，由两个卵圆形的灰质团块借丘脑间黏合（中间块）连接而成，其前端的突出部为丘脑前结节，后端膨大称丘脑枕。背面和内侧面游离，内侧面参与组成第三脑室的侧壁，外侧面连接内囊。

丘脑内部被 Y 形白质纤维板（内髓板）分隔为前核群、内侧核群和外侧核群 3 个部分（图 11-12）。其中外侧核群又可分为背、腹侧 2 部分，腹侧核群由前向后分为腹前核、腹中间核和腹后核。腹后核又分为腹后内侧核和腹后外侧核，腹后内侧核接受对侧头面部的躯体感觉纤维；腹后外侧核接受对侧躯干和上、下肢的躯体感觉纤维。腹后核发出的纤维，称丘脑中央辐射，投射到大脑皮质的感觉区。

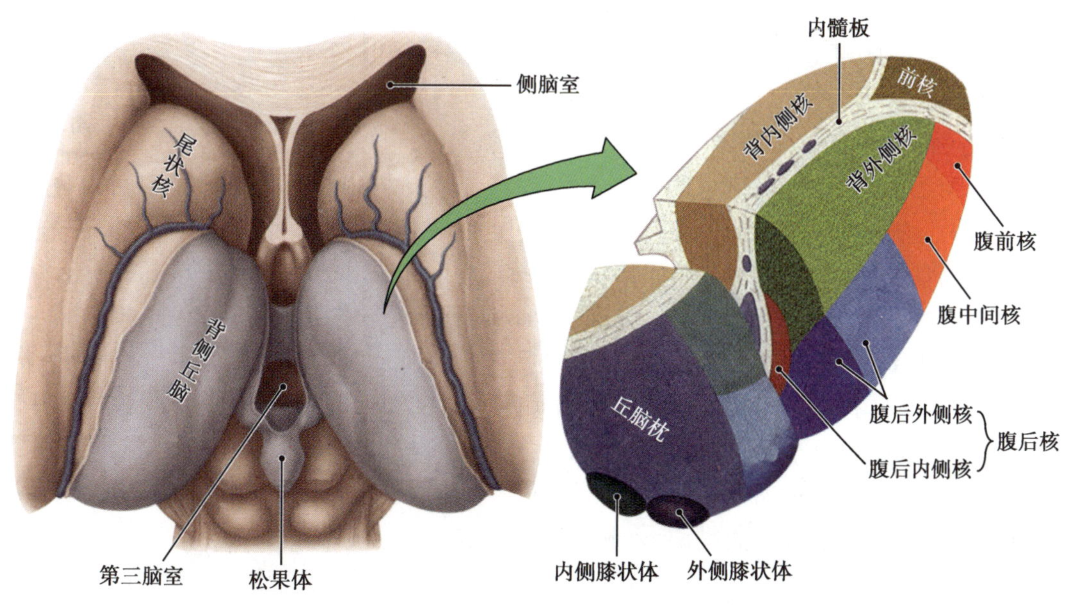

图 11-12　间脑和背侧丘脑主要核团示意图

2. 后丘脑的位置及功能 后丘脑位于丘脑枕的后下方，包括内侧膝状体和外侧膝状体。

(1) **内侧膝状体**：接受听觉纤维，发出纤维形成听辐射，投射到大脑皮质听觉中枢。

(2) **外侧膝状体**：是视束的终止核，发出纤维形成视辐射，投射到大脑皮质视觉中枢。

3. 下丘脑结构和功能 下丘脑位于背侧丘脑的前下方，包括视交叉、灰结节和乳头体，以及灰结节下方所连的漏斗和垂体。

下丘脑含有多个核群，重要的有视上核和室旁核（图 11-13）。视上核位于视交叉外端的背外侧，能分泌加压素（抗利尿激素）；室旁核位于第三脑室侧壁的上部，可分泌催产素。视上核和室旁核分泌的激素经各自的神经元的轴突，输送到神经垂体储存，再由神经垂体释放入血液发挥作用。

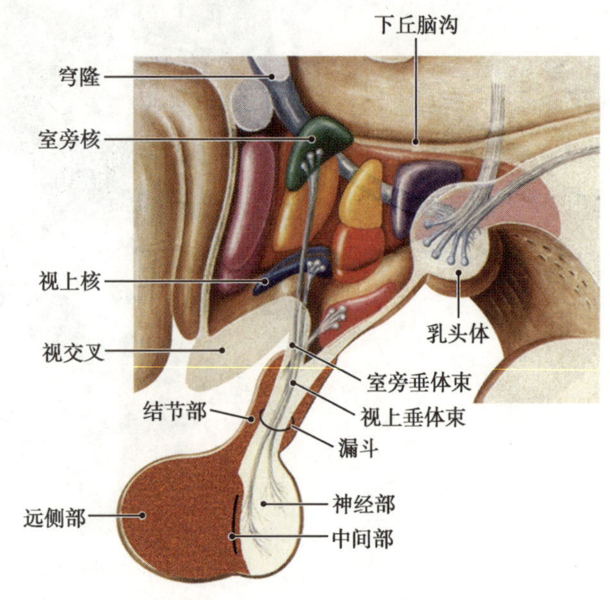

图 11-13 下丘脑的核团

4. 第三脑室 位于两侧背侧丘脑和下丘脑之间的 1 个狭窄裂隙。前方借室间孔与侧脑室相通，向下经中脑水管通第四脑室。

（四）端脑

端脑又称大脑，是中枢神经系统中体积最大、结构最复杂的部分，人类端脑覆盖了间脑、中脑和小脑的大部。

端脑被大脑纵裂分为左、右大脑半球，二者在纵裂底部借胼胝体相连。端脑与小脑之间有大脑横裂。

1. 大脑半球外形和分叶 大脑半球表面凹凸不平，凹进去的称大脑沟，沟之间的隆起部分，称大脑回。每个大脑半球有 3 个面，即上外侧面、内侧面和底面。

大脑半球有 3 条大脑沟，将其分为 5 叶。外侧沟位于半球上外侧面，由前下行向后上；中央沟位于上外侧面，由上缘中点稍后起始，行向前下方；顶枕沟位于内侧面，自后上行向前下。端脑的 5 叶：①额叶为中央沟以前、外侧沟以上的部分。②顶叶为中央沟和顶枕沟之间、外侧沟之上的部分。③颞叶是外侧沟以下的部分。④枕叶是顶枕沟以后的部分。⑤岛叶位于外侧沟深部（图 11-14）。

2. 大脑半球的重要沟回

(1) **上外侧面**：额叶有与中央沟相平行的中央前沟，中央沟与中央前沟之间是中央前回，自中央前沟向前伸出两条平行的沟，分别称为额上沟和额下沟，将额叶分为额上回、额中回和额下回。顶叶有与中央沟平行的中央后沟，两者之间的部分称中央后回。颞叶有两条与外侧沟平行的沟，即颞上沟和颞下沟，将颞叶分为颞上回、颞中回和颞下回。自颞上回中部深入外侧沟的部分有一对横行的大脑回，称颞横回。围绕外侧沟末端的称缘上回，围绕颞上沟末端的称角回。

(2) **内侧面**：中部可见联系两侧大脑半球的胼胝体。胼胝体上方有胼胝体沟，在胼胝体沟上方，有与之平行的扣带沟，扣带沟与胼胝体沟之间为扣带回。在扣带沟的上方，有中央前回和中央后回向内侧面的延续，称中央旁小叶。在枕叶上，可见自顶枕沟呈弓形向后发出的距状沟。

(3) **底面**：可见额、颞、枕 3 叶。额叶有纵行的嗅束，其前端膨大，称嗅球；向后扩大为嗅三角。颞叶下方有海马旁回，其前端弯曲呈钩形，称海马旁回钩。

3. 大脑半球的内部结构 大脑半球的浅层为大脑皮质，深部为大脑髓质，髓质内的灰质团块为基底核，大脑半球内的室腔为侧脑室。

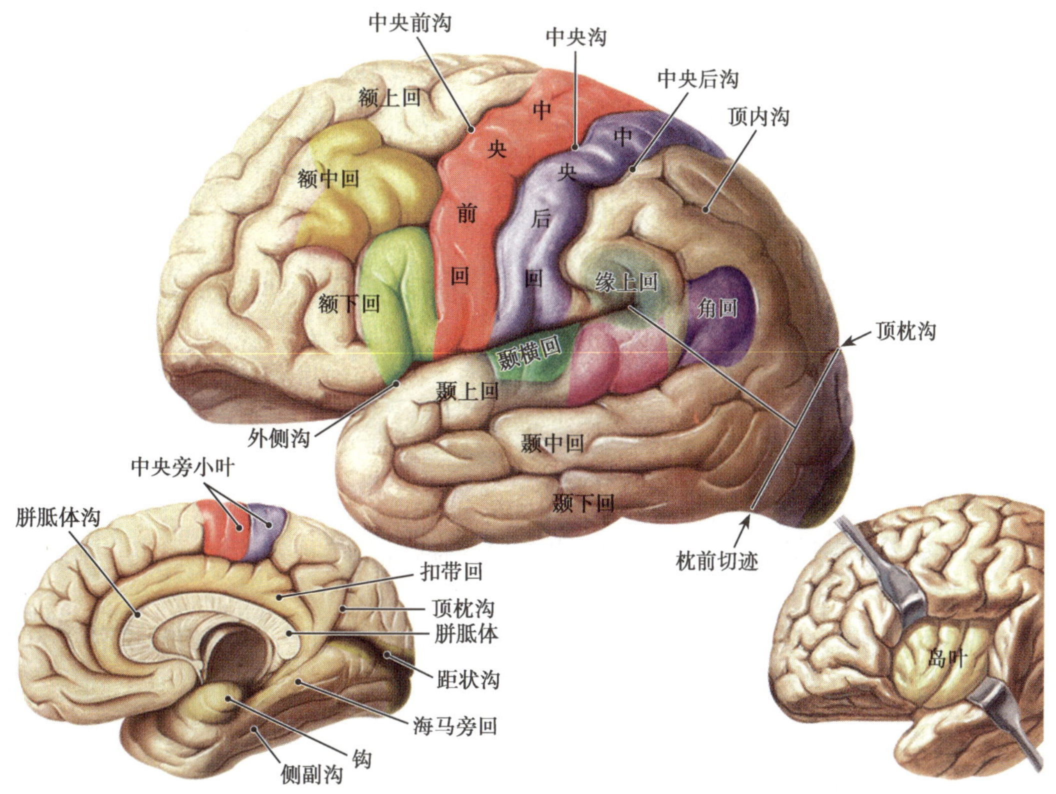

图 11-14 大脑半球

(1) **大脑皮质**：大脑皮质是人体运动、感觉的最高中枢，是语言、意识和思维的结构基础。随着大脑皮质的发育和分化，不同的皮质区担负不同的功能，称为皮质功能区。

1）第Ⅰ躯体运动区：位于中央前回和中央旁小叶前部，管理全身骨骼肌的运动。身体各部在此区的投射特点有：①呈倒置人形，但头面部正立。②左右交叉支配。③身体各部投影区的大小与该区支配躯体各部运动的灵巧程度有关（图 11-15）。

2）第Ⅰ躯体感觉区：位于中央后回和中央旁小叶后部，接受背侧丘脑腹后核传来的对侧浅感觉和深感觉纤维。身体各部的感觉在此区也有相应的投射部位，其特点与第Ⅰ躯体运动区相似：①呈倒置人形，但头面部正立。②左右交叉管理。③身体各部投影区的大小与该区管理躯体各部感觉的敏锐程度有关（图 11-15）。

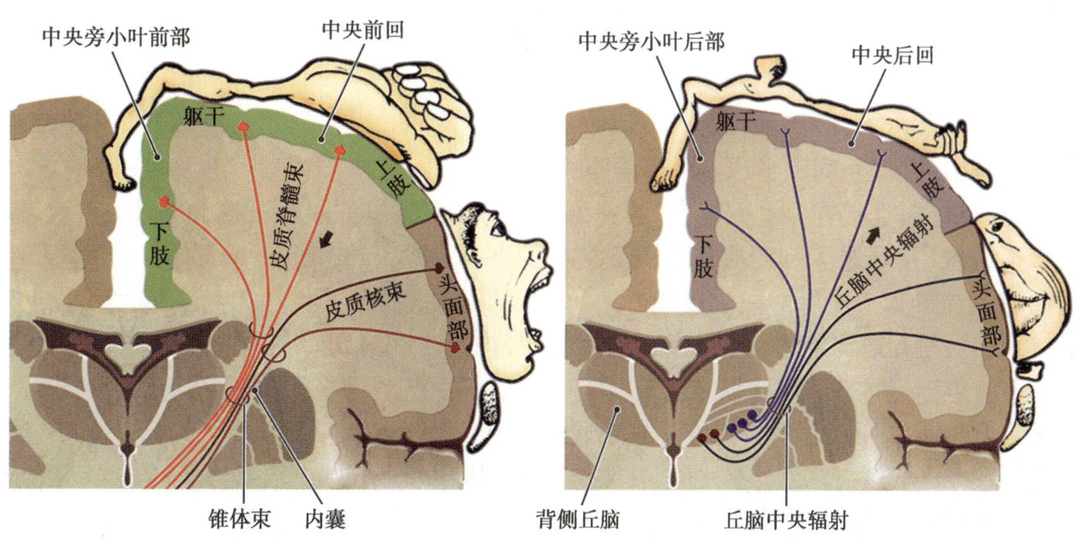

图 11-15 人体各部在第Ⅰ躯体运动、感觉区的功能定位

3）视区：位于距状沟两侧，接受同侧外侧膝状体发出的视辐射。一侧视区接受同侧视网膜颞侧半和对侧视网膜鼻侧半的纤维，故一侧视区受损，可引起双眼对侧视野同向性偏盲。

4）听区：位于颞横回，每侧听觉中枢都接受双耳的听觉冲动，故一侧听区受损可致双侧听力下降，而不会引起全聋。

5）语言区：语言区是人类大脑皮质所特有的，大部分人的语言区在左侧大脑半球。语言区包括说话、听话、书写和阅读4个区。

说话中枢（运动性语言中枢）：位于额下回后部。此部损伤后患者将失去说话能力，称运动性失语症。

听话中枢（听觉性语言中枢）：位于颞上回后部，即缘上回。若此区受到损伤，患者听力正常，但不能理解别人说话的意思，称感觉性失语症。

书写中枢：位于额中回的后部。若此区受损，患者手的运动正常，但丧失书写文字符号的能力，称失写症。

阅读中枢（视觉性语言中枢）：位于角回。若此区受损伤，患者视觉正常，但丧失阅读文字符号的能力，称失读症。

（2）**大脑髓质**：大脑髓质位于皮质的深面，由大量的神经纤维组成，主要包括联络纤维、连合纤维和投射纤维（图11-16）。

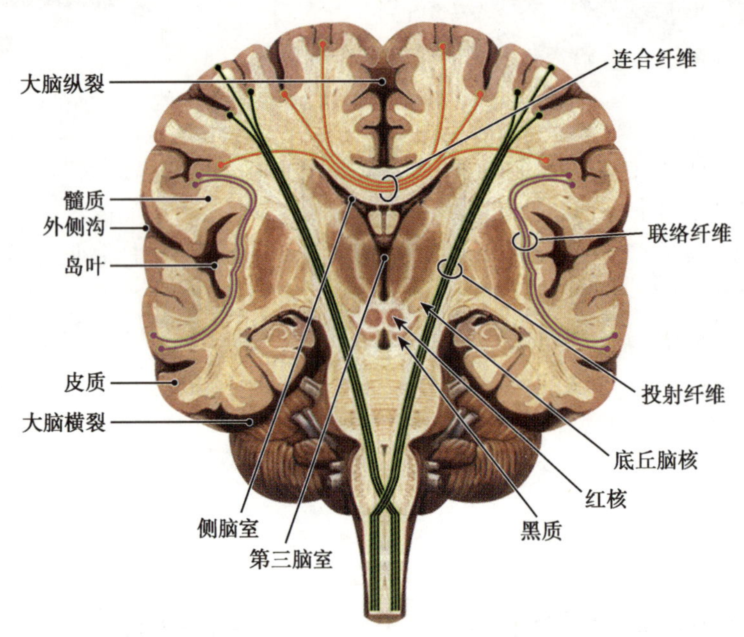

图11-16　大脑冠状切面（通过乳头体）

1）联络纤维：是联系同侧半球内各部皮质的纤维。

2）连合纤维：是连接左、右大脑半球的纤维，主要是胼胝体，是最大的连合纤维。

3）投射纤维：指联系大脑皮质与皮质下结构的下行运动纤维和上行感觉纤维，这些纤维大部分经过内囊。内囊为一宽厚的白质板，位于背侧丘脑、尾状核和豆状核之间。在大脑水平切面上（图11-17），内囊呈开口向外的“><”状，分内囊前肢、内囊膝和内囊后肢3部分。

内囊前肢位于豆状核与尾状核之间，有下行的额桥束和上行到额叶的丘脑前辐射通过。

内囊膝位于前、后肢相交处，有皮质核束通过。

内囊后肢在豆状核与背侧丘脑之间，主要有皮质脊髓束、丘脑中央辐射、视辐射和听辐射通过。

虽然内囊的范围狭小，但集聚了所有出入大脑半球的纤维，故内囊受损时，可出现“三偏症”，即一侧内囊受损出现对侧半身的感觉障碍、对侧肢体运动障碍和双眼对侧视野同向偏盲。

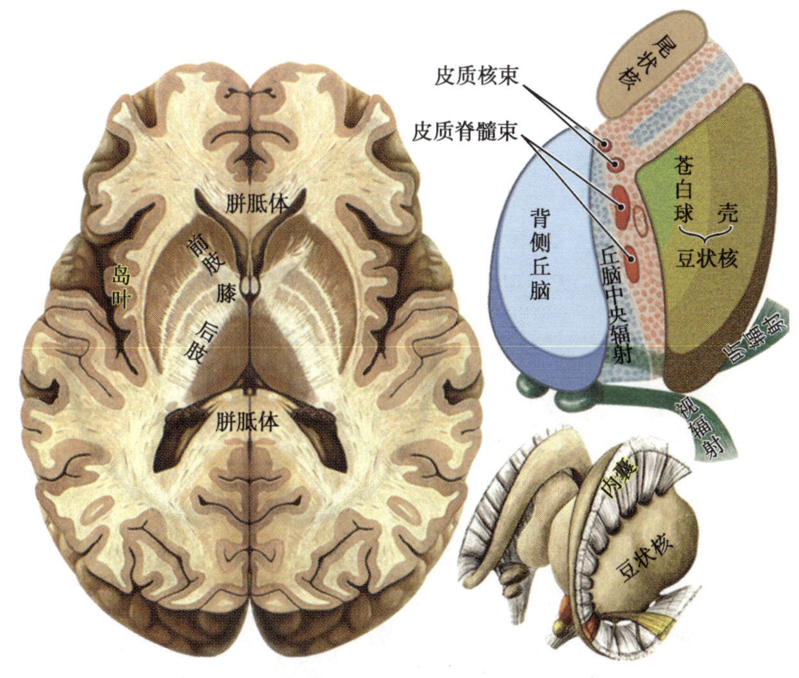

图 11-17　右侧内囊水平切面（主要纤维束的分部）

（3）**基底核**：是位于大脑髓质内的灰质团块，包括尾状核、豆状核、杏仁体和屏状核（图 11-18）。

1）尾状核：呈 C 形弯曲，分头、体、尾 3 部，全长伴随侧脑室。

2）豆状核：位于尾状核和背侧丘脑的外侧、岛叶的深部，在水平切面上呈三角形，底向外侧，尖向内侧。豆状核被 2 个白质薄板分为 3 个部分：外侧部最大，称壳；内侧的 2 部分合称苍白球。

在种系发生上，苍白球较古老，称旧纹状体；尾状核和豆状核的壳发生较晚，称新纹状体，纹状体是锥体外系的重要结构，其功能是维持骨骼肌的紧张度，协调骨骼肌的运动。

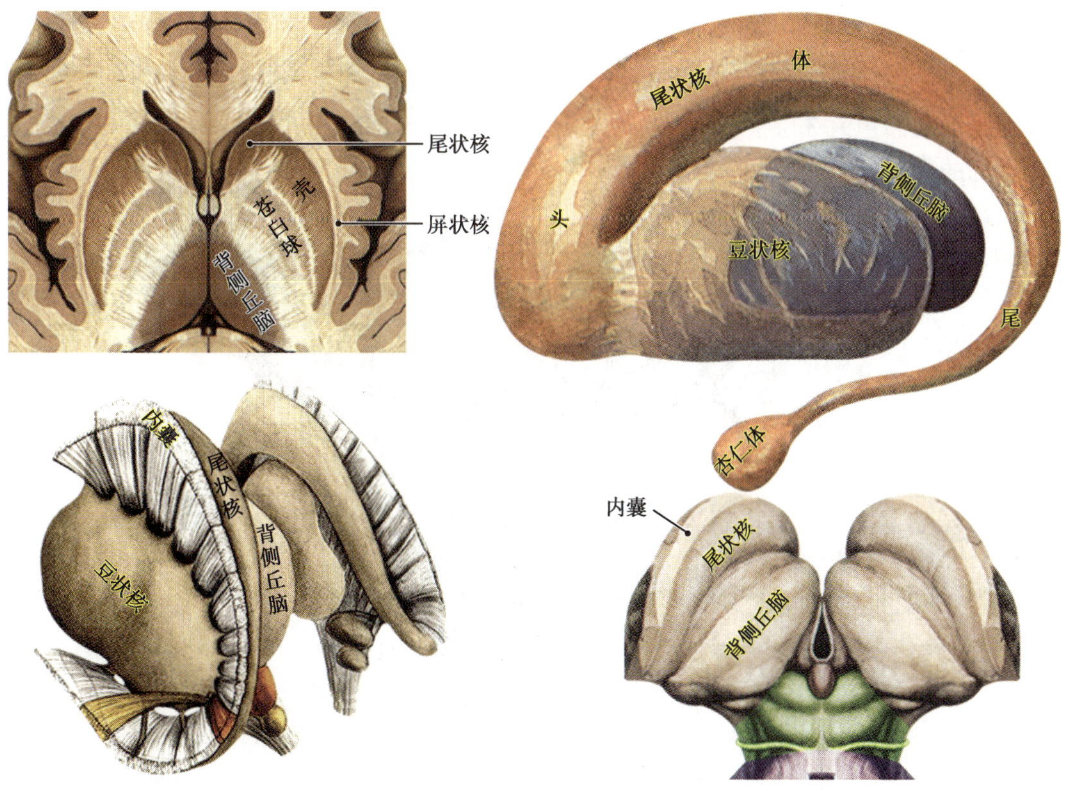

图 11-18　基底核与背侧丘脑

3）杏仁体：连于尾状核的尾部，其功能与内脏活动、行为和情绪活动有关。

4）屏状核：是位于岛叶与豆状核之间的一薄层灰质。

（4）侧脑室：是位于大脑半球内的腔隙（图 11-19），内含脑脊液。侧脑室左、右各一，每侧略呈C形，可分为 4 部分，即中央部、前角、后角和下角。

中央部位于顶叶内，是侧脑室的主要部分；由中央部向前伸向额叶的部分为前角；向后伸向枕叶的为后角；伸向颞叶的部分最长，为下角。中央部和下角内有脉络丛，不断分泌脑脊液，加入侧脑室中。两侧脑室各自借室间孔与第三脑室相通。

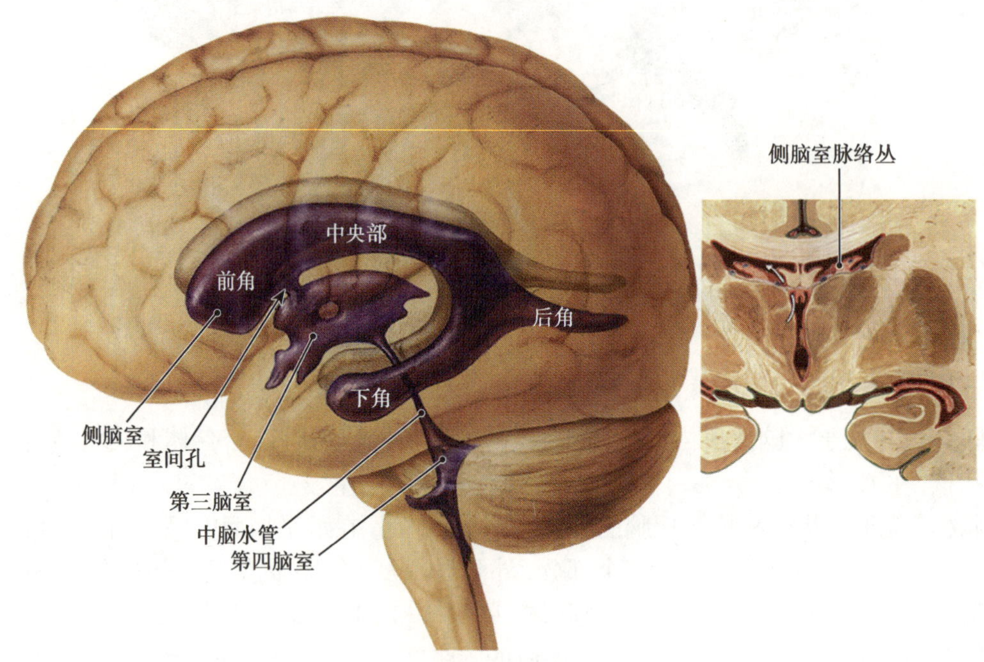

图 11-19　脑室投影图

三、脑和脊髓的被膜

脑和脊髓的表面包有 3 层被膜，由外向内依次为硬膜、蛛网膜和软膜（图 11-20）。它们有支持、保护脑和脊髓的作用。

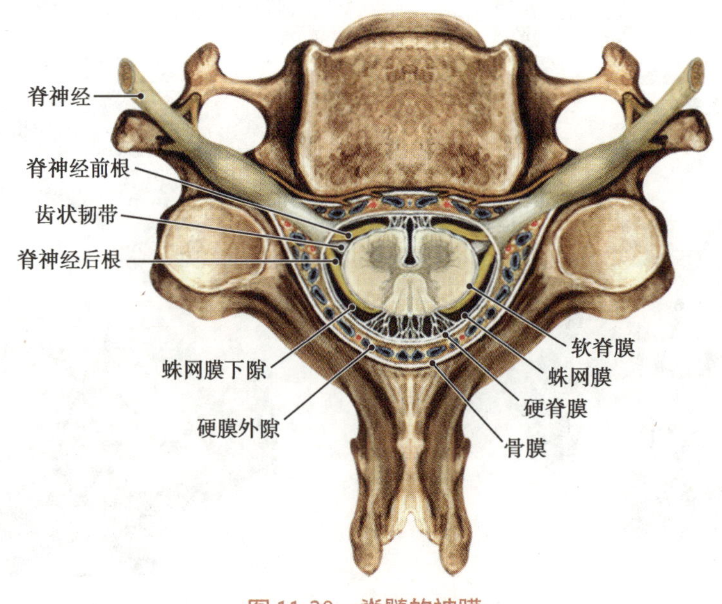

图 11-20　脊髓的被膜

（一）脊髓的被膜

脊髓的被膜由外向内为硬脊膜、脊髓蛛网膜和软脊膜。

1. 硬脊膜 硬脊膜由厚而坚韧的致密结缔组织构成，包裹着脊髓。向上附着于枕骨大孔边缘，与硬脑膜相延续，下端附于尾骨。硬脊膜与椎管内面的骨膜及黄韧带之间的狭窄腔隙，称硬膜外隙。硬膜外隙内含疏松结缔组织、脂肪、淋巴管和静脉丛等，有脊神经根通过。临床上将麻醉药物注入硬膜外隙以阻断脊神经的冲动传导，称硬膜外麻醉（图 11-20，图 11-21）。硬脊膜在椎间孔处与脊神经的被膜相延续。

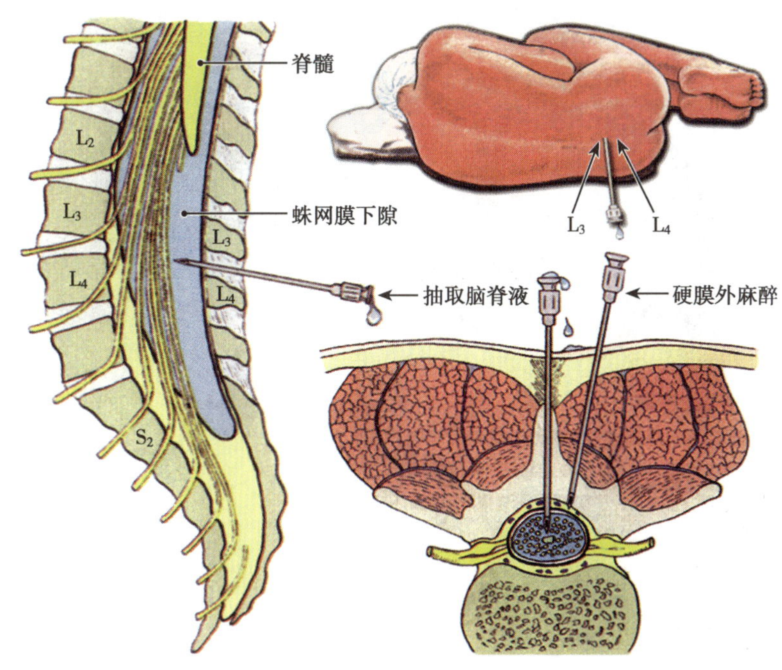

图 11-21　腰椎穿刺术

2. 脊髓蛛网膜 脊髓蛛网膜为薄而透明的薄膜，紧贴硬脊膜内面，向上与脑蛛网膜相延续。脊髓蛛网膜与软脊膜之间有较宽阔的间隙，称蛛网膜下隙，间隙内充满脑脊液。脊髓蛛网膜下隙的下部在马尾周围扩大，称终池。临床上常在第 3、4 或第 4、5 腰椎间进行腰椎穿刺，以抽取脑脊液或注入药物而不易伤及脊髓。脊髓蛛网膜下隙向上与脑蛛网膜下隙相通。

3. 软脊膜 软脊膜薄而富有血管，紧贴在脊髓的表面，在脊髓下端移行为终丝。软脊膜在脊髓两侧，脊神经前、后根之间形成齿状韧带。其尖端附于硬脊膜，固定脊髓，以免遭受震荡而造成损伤。齿状韧带还可作为椎管内手术的标志。

（二）脑的被膜

脑的被膜自外向内依次为硬脑膜、脑蛛网膜和软脑膜。

1. 硬脑膜 硬脑膜厚而坚韧，由内、外 2 层合成，外层是颅骨的内骨膜，内层较外层坚厚，两者之间含有丰富的血管和神经（图 11-22）。硬脑膜在颅顶与颅骨结合疏松，颅顶骨折时常因硬脑膜血管损伤而在硬脑膜与颅骨之间形成硬膜外血肿。硬脑膜在颅底处则与颅骨结合紧密，当颅底骨折时，易将硬脑膜与蛛网膜一起撕裂，使脑脊液外漏。

硬脑膜在枕骨大孔的边缘与硬脊膜相延续。某些部位的硬脑膜内层折叠形成若干突起，伸入脑各部之间，对脑有固定和承托的作用。由硬脑膜形成的结构有：

（1）**大脑镰**：呈镰刀形，伸入两侧大脑半球之间的大脑纵裂（图 11-23）。

（2）**小脑幕**：形似幕帐，伸入大、小脑之间。其后外侧缘附于枕骨横窦沟和颞骨岩部上缘，前外侧缘附于颞骨岩部上缘，前缘游离凹陷，称小脑幕切迹，有中脑通过（图 11-23）。当小脑幕上部颅脑病变引起颅内压增高时，两侧海马旁回和沟可被挤压至小脑幕切迹下方，压迫大脑脚和动眼神经，形成小脑幕切迹疝。

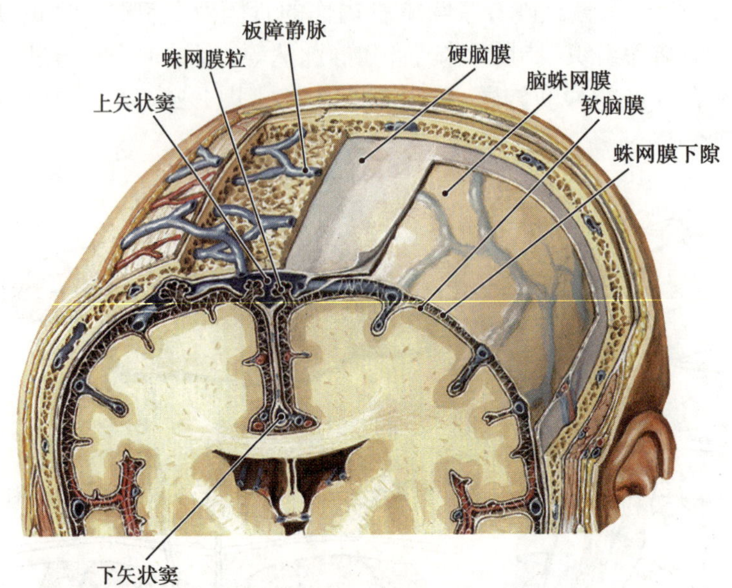

图 11-22 脑的被膜

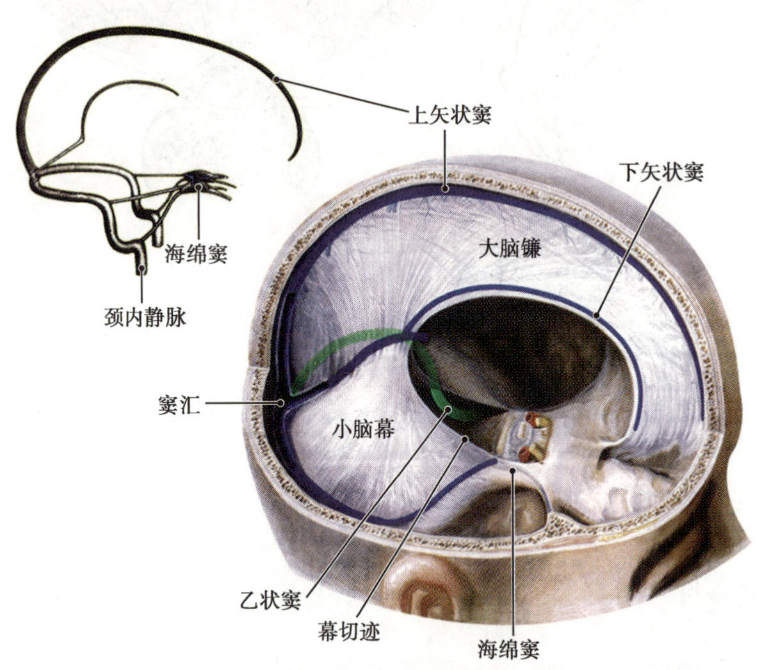

图 11-23 硬脑膜窦

硬脑膜在某些部位内、外 2 层分离，构成形态不规则的腔隙，称硬脑膜窦。窦内含静脉血，窦壁内衬内皮细胞，无平滑肌，不能收缩，故硬脑膜窦损伤时难以止血，容易形成颅内血肿。主要的硬脑膜窦有上矢状窦、下矢状窦、直窦、横窦、窦汇、乙状窦、海绵窦等（图 11-24）。

上矢状窦位于大脑镰上缘，向后流入窦汇。窦汇由上矢状窦与直窦在枕内隆突处汇合而成。下矢状窦位于大脑镰下缘，向后汇入直窦。直窦位于大脑镰与小脑幕连接处，由大脑大静脉和下矢状窦汇合而成，向后通窦汇，窦汇向两侧分出左、右横窦。横窦成对，位于枕骨横窦沟处，连接窦汇与乙状窦。乙状窦成对，位于乙状窦沟内，是横窦的延续，向前下在颈静脉孔处出颅续为颈内静脉。海绵窦位于蝶鞍两侧，为两层硬脑膜间的不规则腔隙。腔隙内有许多结缔组织小梁，因形似海绵而得名。窦腔内侧壁有颈内动脉和展神经通过，在窦的外侧壁内，自上而下有动眼神经、滑车神经、眼神经和上颌神经通过，窦腔内有颈内动脉和展神经通过。硬脑膜窦收集颅内静脉血，并与颅外静脉相通，故头面部的感染有可能经面静脉等蔓延到硬脑膜窦，引起颅内感染。

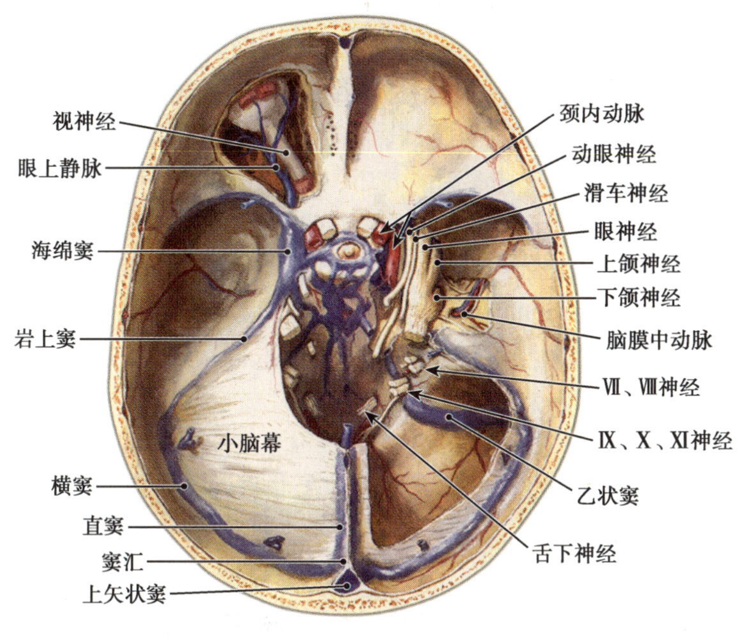

图 11-24　海绵窦

临床应用

硬膜外血肿

硬膜外血肿是位于颅骨内板与硬脑膜之间的血肿，主要是由于颅骨骨折或短暂变形，使硬脑膜动脉或静脉窦出血或骨折的板障出血所致。外伤较重时患者会立即出现昏迷，外伤较轻时患者会发生短暂昏迷，醒后会出现颅内压增高症状而再次发生昏迷，并有脑疝表现。硬膜外血肿是颅脑损伤中最为严重的继发性病变之一。

2. 脑蛛网膜　脑蛛网膜薄而透明，缺乏血管和神经，与软脑膜之间有蛛网膜下隙（图 11-22）。脑蛛网膜下隙内充满脑脊液，此隙向下与脊髓蛛网膜下隙相通，在某些部位扩大，称蛛网膜下池。脑蛛网膜在上矢状窦处形成许多绒毛状突起，突入上矢状窦内，称蛛网膜粒。脑脊液通过蛛网膜粒渗入上矢状窦，这是脑脊液回流至静脉的主要途径。

临床应用

蛛网膜下腔出血

蛛网膜下腔出血是因脑底部或脑表面的病变血管破裂，血液直接流入蛛网膜下腔引起的一种临床综合征，又称为原发性蛛网膜下腔出血，约占急性脑卒中的 10%，是一种严重的疾病。此病常因颅内动脉瘤、脑（脊髓）血管畸形、动脉硬化、脑底异常血管网等情况下的血管出血所致。有家族史者应尽早就医，并保持良好的生活习惯。

3. 软脑膜　软脑膜薄而富有血管和神经，覆盖于脑的表面并伸入沟裂内。在脑室的一定部位，软脑膜血管和室管膜上皮共同突入脑室内形成脉络丛，脉络丛是产生脑脊液的主要结构。

四、脑的血管

脑是体内代谢最旺盛的器官，脑的血液供应也极为丰富。

（一）脑的动脉

脑的动脉来自1对颈内动脉和1对椎动脉。颈内动脉供应大脑半球的前2/3和部分间脑的血液，椎动脉供应大脑半球的后1/3、间脑后部、脑干和小脑的血液。动脉在大脑的分支可分为皮质支和中央支。皮质支营养大脑皮质及其深面的髓质，中央支供应基底核、内囊及间脑等处。

1. 颈内动脉　起自颈总动脉，向上穿过颞骨岩部的颈动脉管进入颅内，向前穿海绵窦腔后，在视交叉的外侧分为大脑前动脉和大脑中动脉。颈内动脉在海绵窦内呈S形弯曲，位于蝶骨体外侧和上方的一段称虹吸部，是动脉硬化的好发部位。

（1）**大脑前动脉**：在大脑纵裂内沿胼胝体的背面向后走行，供应大脑半球的内侧面顶枕沟以前的部分及上外侧面的上缘（图11-25）。

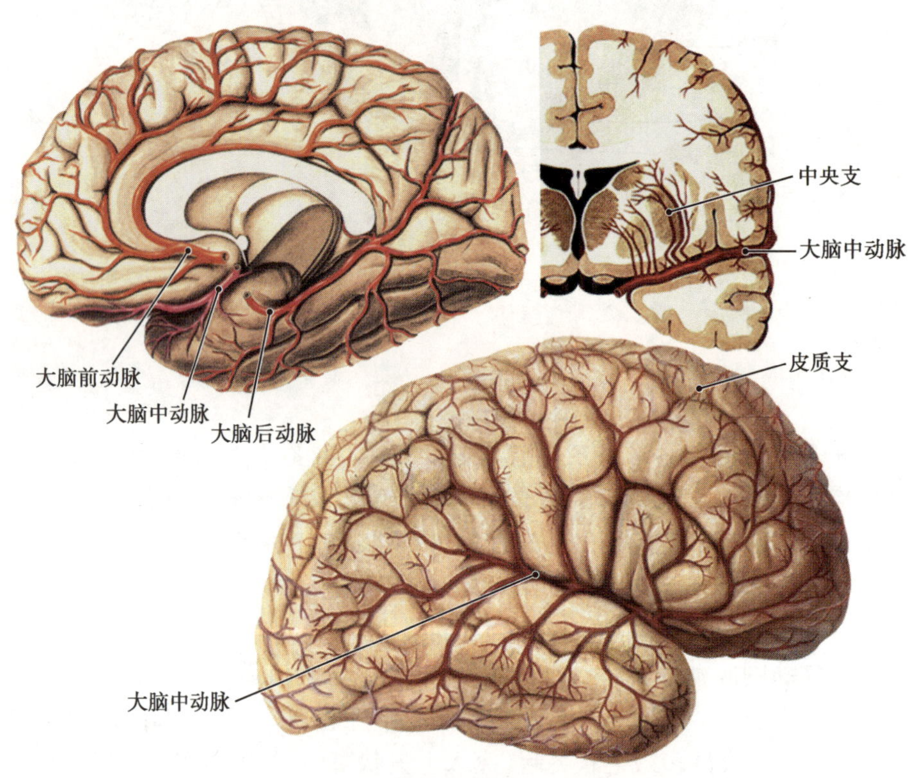

图11-25　大脑半球的外侧面、内侧面的动脉

（2）**前交通动脉**：在左、右大脑前动脉进入大脑纵裂之前，将它们连接起来的横向血管，称前交通动脉（图11-26）。

（3）**大脑中动脉**：是颈内动脉的直接延续，沿外侧沟向后上走行，分为数条皮质支，营养大脑半球上外侧面的大部分和岛叶，其中包括躯体运动中枢、躯体感觉中枢和语言中枢。若该动脉发生阻塞，将出现严重的功能障碍（图11-25）。其起始处发出一些细小的中央支（又称豆纹动脉），垂直向上穿入脑实质，分布于尾状核、豆状核、内囊膝和后肢前部。有动脉硬化和高血压的患者，这些动脉容易破裂，因此其有"出血动脉"之称（图11-25）。

（4）**后交通动脉**：在视束下面后行，与大脑后动脉吻合（图11-26）。

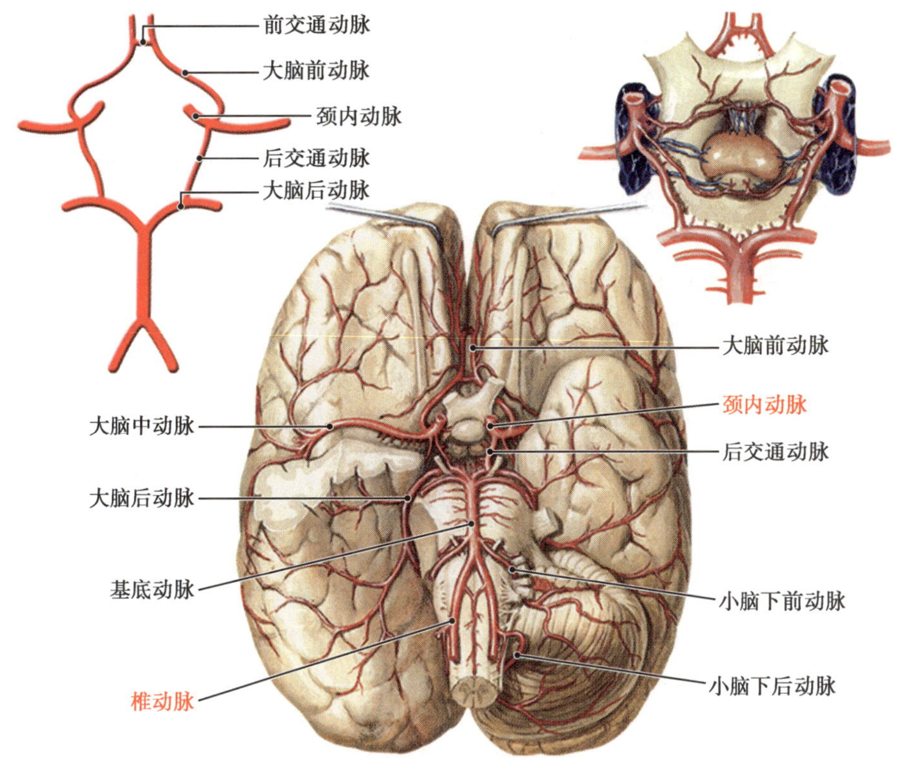

图 11-26　大脑底的动脉分布和大脑动脉环

2. 椎动脉　左右椎动脉枕骨大孔入颅后，沿延髓腹侧面上行，在脑桥与延髓交界处合成 1 条基底动脉，基底动脉沿脑桥腹侧的基底沟上行，基底动脉的主要分支为大脑后动脉（图 11-25，图 11-26），供应大脑半球的枕叶及颞叶的下部。此外，还有小脑下前、后动脉，小脑上动脉和脑桥动脉、迷路动脉等。

3. 大脑动脉环　大脑动脉环（cerebral arterial circle）也称威利斯（Willis）环，是围绕着视交叉、灰结节和乳头体，由前交通动脉、大脑前动脉、颈内动脉、后交通动脉和大脑后动脉互相连接组成的（图 11-26）。动脉环使颈内动脉系和椎基底动脉系相交通。当此环某处发生阻塞时，可在一定程度上通过此环使血液重新分配和代偿，以维持脑的血液供应。

（二）脑的静脉

脑的静脉不与动脉伴行，壁薄而无瓣膜，可分为浅、深静脉，两组之间相互吻合，最终注入硬脑膜窦，回流至颈内静脉。

1. 浅静脉　收集皮质和皮质下的静脉血液，主要有大脑上静脉、大脑中静脉、大脑下静脉。三者相互吻合成网，分别注入上矢状窦、海绵窦和横窦等。

2. 深静脉　收集大脑髓质、基底核、间脑和脑室脉络丛的静脉血，向后注入大脑大静脉，在胼胝体压部后下方注入直窦。

五、脊髓的血管

（一）脊髓的动脉

脊髓的动脉有 2 个来源，一个来源是由椎动脉发出的脊髓前、后动脉，另一个来源是由颈升动脉、肋间后动脉和腰动脉等发出的节段性动脉，它们使脊髓前、后动脉不断得到补充。

1. 脊髓前动脉　左右各一，在延髓腹侧合成一干，沿脊髓前正中裂下行至脊髓末端，沿途接受节段性动脉的补充。

2. 脊髓后动脉　沿左右后外侧沟下行至脊髓末端，沿途接受节段性动脉的补充。

脊髓的胸 1~4 节、腰 1 节处，是脊髓前、后动脉吻合的过渡带，血供较差，容易使脊髓受到缺血损害，故称“危险区”。

（二）脊髓的静脉

脊髓的静脉较脊髓的动脉多而粗。脊髓内的小静脉汇集成脊髓前、后静脉，通过前、后根静脉注入硬膜外隙的椎内静脉丛，再经椎外静脉丛回流入心。

六、脑脊液的产生与循环

脑脊液（cerebral spinal fluid，CSF）是充满脑室系统、蛛网膜下隙和脊髓中央管内的无色透明液体。脑脊液总量在成人平均约 150ml，它处于不断产生、循环和回流的平衡状态，对中枢神经系统起缓冲、保护、运输代谢产物和调节颅内压等作用。脑的某些疾病可引起脑脊液成分的改变，因此临床上检验脑脊液，可协助诊断。

脑脊液主要由脑室脉络丛产生。由侧脑室脉络丛产生的脑脊液经室间孔流至第三脑室，与第三脑室脉络丛产生的脑脊液一起，经中脑水管流入第四脑室，再汇合第四脑室脉络丛产生的脑脊液一起经第四脑室正中孔和 2 个外侧孔流入蛛网膜下隙，经过蛛网膜粒渗透到硬脑膜窦（主要是上矢状窦）内，最后流入颈内静脉（图 11-27）。如脑脊液发生循环障碍，可引起颅内压增高和脑积水，使脑组织受压移位，甚至出现脑疝而危及生命。

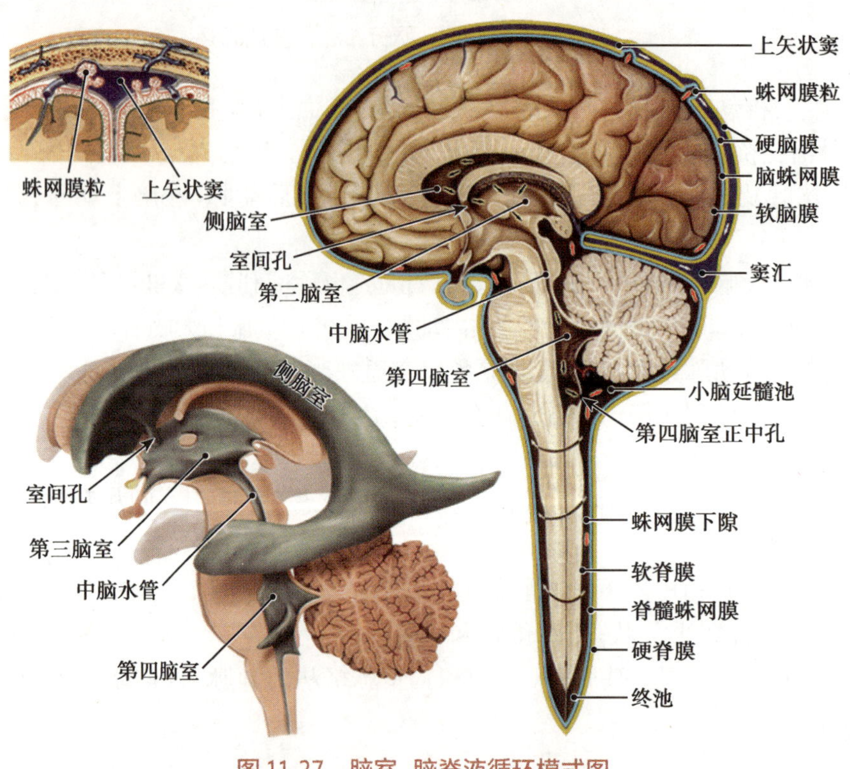

图 11-27　脑室、脑脊液循环模式图

七、血 - 脑屏障

在脑组织和毛细血管之间，存在着一层具有选择性通透作用的屏障，称血 - 脑屏障。血 - 脑屏障由内皮细胞间的紧密连接、毛细血管的基膜和神经胶质细胞的突起构成（图 11-28）。血 - 脑屏障可阻止血液中的有害物质进入脑内，但允许营养物质和代谢产物通过，为神经元的正常活动保持稳定的微环境。在临床用药时，应注意该药是否能通过血 - 脑屏障，以保证药物的疗效。

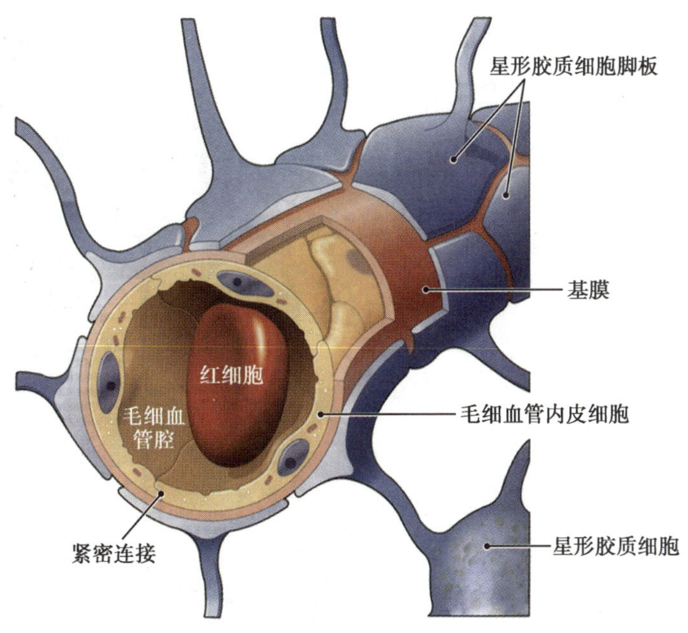

图 11-28　血 - 脑屏障结构模式图

临床应用

颅内高压症

颅内高压症是由多种颅内、外疾病引起的颅腔内容物的体积增加并超出颅内压调节代偿范围的一种常见的临床综合征。正常人平卧位颅内压约为 1.33kPa（10mmHg）。当脑组织肿胀，颅内占位性病变，脑脊液分泌过多、吸收障碍、循环受阻，脑血流灌注过多导致颅内压持续保持在 2.0kPa（15mmHg）以上时称颅内高压。颅内高压症常表现为头痛、呕吐、视力障碍、意识障碍、癫痫及脑疝引起的症状和体征，应尽快明确病因，解决颅内高压的症状和体征，同时密切监测生命体征的变化。

八、脑和脊髓的传导通路

在神经系统内存在着 2 大类传导通路，即感觉（上行）传导通路和运动（下行）传导通路。感受器接受机体内、外环境的各种刺激，产生神经冲动，神经冲动沿上行纤维束传至大脑皮质，经大脑皮质的分析与整合，产生相应的感觉。同时，大脑皮质发出神经冲动，沿下行纤维束传出，经传出神经传至效应器，产生反应。传导通路是复杂反射弧组成中的传入和传出部分，主要的传导通路有以下几种：

（一）感觉传导通路

感觉（上行）传导通路一般由 3 级神经元组成，第 1 级神经元的胞体在脊神经节或脑神经节细胞，第 2 级神经元在脊髓或脑干，第 3 级神经元在间脑，最后分别投射到大脑皮质各感觉中枢。在传导通路中，第 2 级神经元发出的纤维在脊髓或脑干内有 1 次交叉，第 3 级神经元发出投射纤维通过内囊，然后上行。

1. 躯干和四肢的本体感觉和精细触觉传导通路　本体感觉又称深感觉，是指肌、腱、关节等运动器官在不同状态（运动或静止）时产生的位置觉、运动觉、振动觉。皮肤的精细触觉（辨别两点间距离和物体纹理粗细等）的传导和本体感觉的传导通路相同，均由 3 级神经元组成（图 11-29）。

第 1 级神经元为脊神经节细胞，其周围突随脊神经分布于肌、腱、关节以及皮肤的精细触觉感受器，中枢突经脊神经后根进入同侧脊髓后索，其中来自第 5 胸节以下的纤维在后索的内侧部形成薄束，来自第 4 胸节以上的纤维在后索的外侧部形成楔束。薄束和楔束上行至延髓，分别止于延髓的薄束核和楔束核。

第 2 级神经元的胞体位于延髓的薄束核和楔束核内，薄束核和楔束核发出纤维左右交叉，称内侧丘系交叉，交叉后的纤维组成内侧丘系，经脑干上行，止于背侧丘脑的腹后外侧核。

第 3 级神经元的胞体位于背侧丘脑腹后外侧核，此核发出的纤维组成丘脑中央辐射，经内囊后肢投射到大脑皮质中央后回的上 2/3 和中央旁小叶后部。

2. 躯干和四肢的痛觉、温度觉和粗触觉传导通路 躯干和四肢的痛觉、温度觉和粗触觉，又称浅感觉。此传导通路由 3 级神经元组成（图 11-30）。

第 1 级神经元为脊神经节细胞，其周围突随脊神经分布于躯干和四肢皮肤的感受器，中枢突经脊神经后根进入同侧脊髓后角。

第 2 级神经元的胞体位于脊髓后角固有核，由此发出纤维经白质前连合上升 1~2 个脊髓节段，并交叉到对侧的外侧索和前索，分别组成脊髓丘脑侧束（传导痛觉和温度觉）和脊髓丘脑前束（传导粗触觉）。经延髓、脑桥和中脑，向上止于背侧丘脑的腹后外侧核。

第 3 级神经元的胞体位于背侧丘脑腹后外侧核，此核发出神经纤维加入丘脑中央辐射，经内囊后肢投射到大脑皮质中央后回的上 2/3 及中央旁小叶后部。

3. 头面部的痛觉、温度觉和粗触觉传导通路 传导头面部皮肤和口腔、鼻腔黏膜的浅感觉，由 3 级神经元组成（图 11-31）。

第 1 级神经元为三叉神经节细胞，周围突组成三叉神经感觉支，其 3 大分支分布于头面部皮肤和口腔、鼻腔黏膜的感受器；中枢突经三叉神经根进入脑干，终止于三叉神经感觉核群。

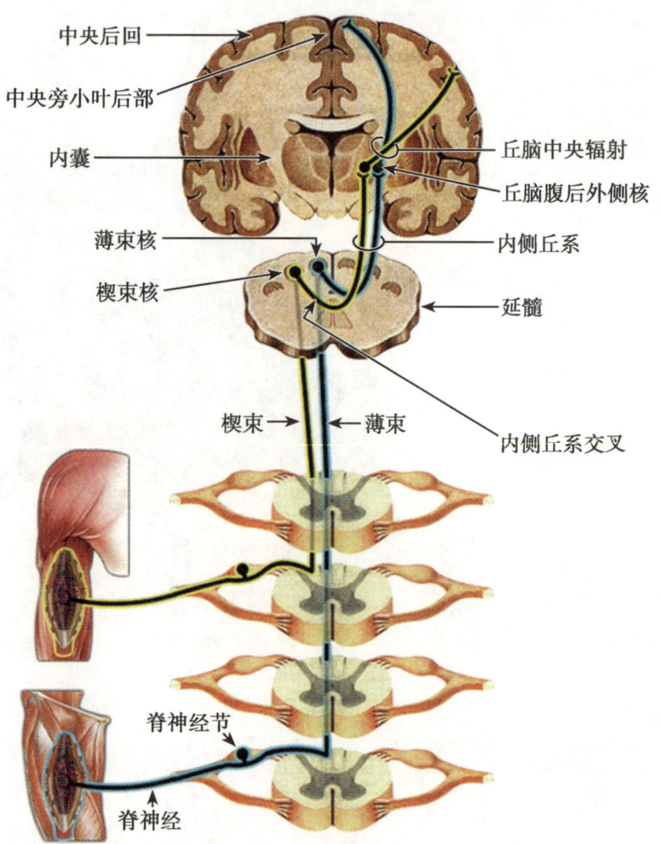

图 11-29 躯干和四肢本体感觉和精细触觉传导通路

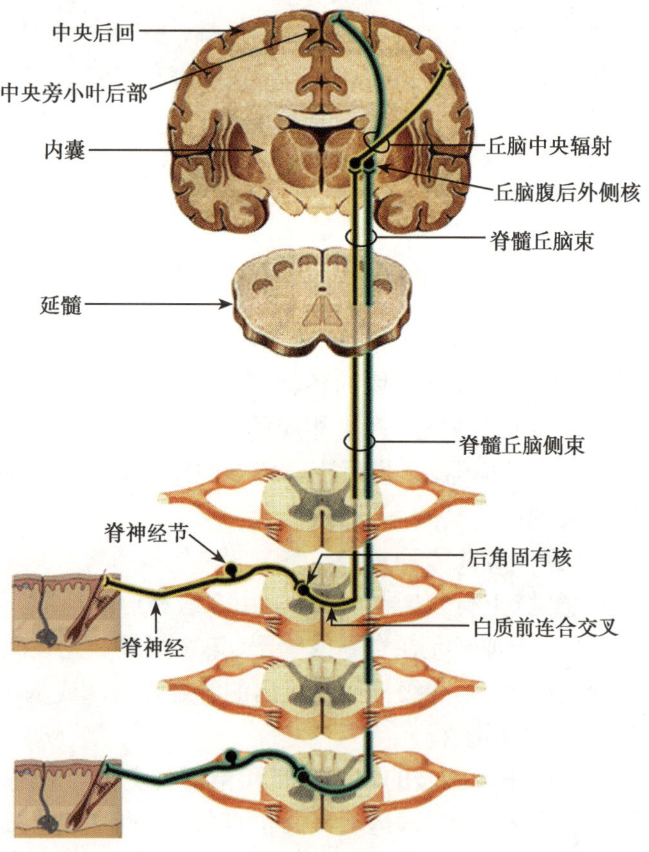

图 11-30 躯干和四肢痛、温度觉和粗触觉传导通路

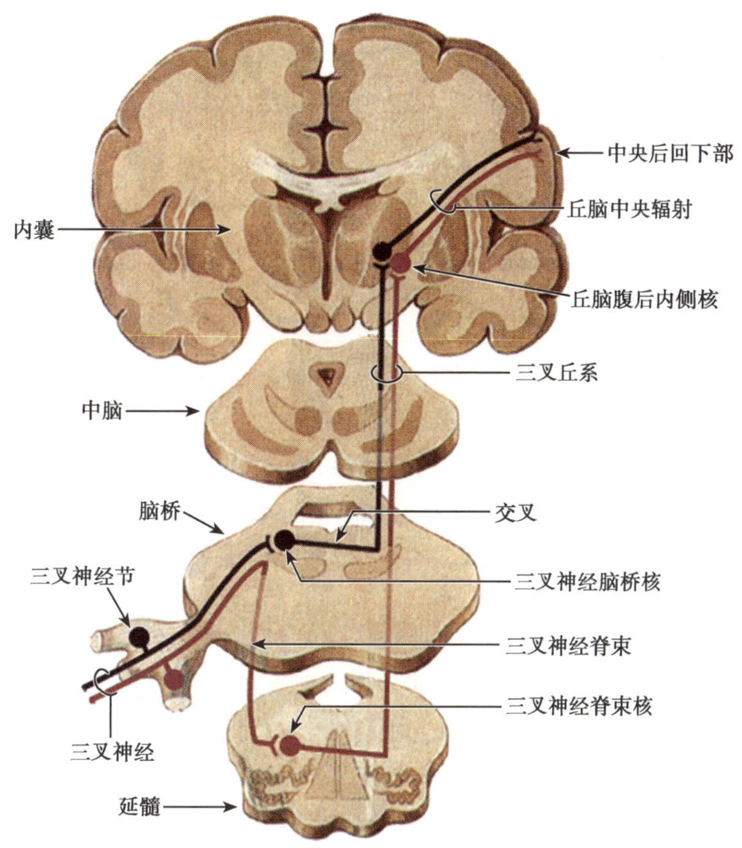

图 11-31　头面部的痛觉、温度觉和粗触觉传导通路

第 2 级神经元的胞体位于三叉神经感觉核群，由此发出的上行纤维交叉到对侧，组成三叉丘系，止于背侧丘脑的腹后内侧核。

第 3 级神经元位于背侧丘脑腹后内侧核，其发出的纤维经内囊后肢投射到中央后回下 1/3 区域。

4. 视觉传导通路　此传导通路由 3 级神经元组成（图 11-32）。

第 1 级神经元为视网膜内的双极细胞，周围突接受来自视锥细胞和视杆细胞产生的视觉冲动，周围突将视觉冲动传至节细胞。

第 2 级神经元为视网膜内的节细胞，其轴突在视神经盘处聚集并穿出眼球壁组成视神经，经视神经管入颅，形成视交叉后延续为视束。在视交叉中，来自双眼视网膜鼻侧半的纤维左右交叉，来自双眼视网膜颞侧半的纤维不交叉。因此，一侧视束由来自同侧视网膜颞侧半的纤维和对侧视网膜鼻侧半的纤维构成，视束向后绕过大脑脚终止于外侧膝状体。

第 3 级神经元的胞体位于外侧膝状体内，由外侧膝状体核发出的纤维组成视辐射，经内囊后肢投射到大脑

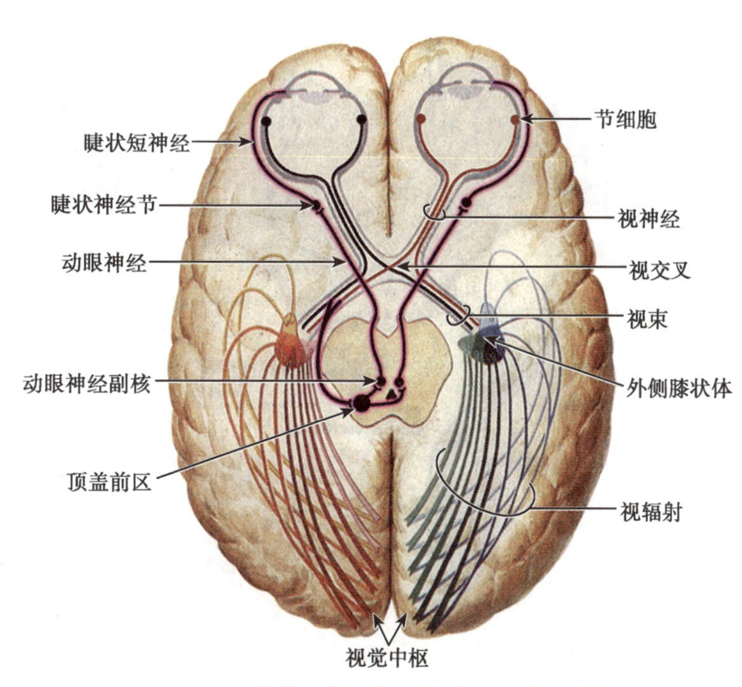

图 11-32　视觉传导通路及瞳孔对光反射通路

半球内侧面距状沟两侧。

临床应用

视觉传导通路损伤

视野是指当眼球固定向前平视时所能看到的空间范围。由于眼球屈光装置对光线的折射作用，鼻侧半视野的物象投射到颞侧半视网膜，颞侧半视野的物象投射到鼻侧半视网膜，上半视野的物象投射到下半视网膜，下半视野的物象投射到上半视网膜。视觉传导通路不同部位的损伤，会导致不同的视野缺损：一侧视神经损伤，导致患侧视野全盲；视交叉中央部的交叉纤维受损（如垂体瘤的压迫），可致双眼视野颞侧半偏盲；一侧视交叉外侧部的不交叉纤维受损，则患侧视野的鼻侧半偏盲；一侧视束或视辐射、视区皮质等受损，可致双眼对侧视野同向性偏盲（如右侧视束受损则右眼视野鼻侧半和左眼视野颞侧半偏盲）。

（二）运动传导通路

大脑皮质是躯体运动的最高级中枢，其对躯体运动的调节是通过锥体系和锥体外系两部分传导通路来实现的，在正常情况下，两者相互协调，共同完成复杂而精确的随意运动。

1. 锥体系　主要管理骨骼肌的随意运动，由上、下 2 级神经元组成。上运动神经元位于大脑皮质内一定区域中的锥体细胞，其轴突组成下行纤维束，称锥体系，其中下行至脊髓前角的纤维称皮质脊髓束，下行至脑干内止于脑神经运动核的纤维称皮质核束（皮质脑干束）。锥体系下运动神经元的胞体分别位于脑干内脑神经运动核和脊髓前角内，所发出的轴突分别参与脑神经和脊神经的组成。

(1) 皮质脊髓束：上运动神经元的胞体为在中央前回上 2/3 和中央旁小叶前部皮质内的锥体细胞，其轴突组成皮质脊髓束下行，经内囊后肢、中脑、脑桥至延髓形成锥体，在锥体的下端，大部分纤维左、右交叉形成锥体交叉，交叉后的纤维沿脊髓外侧索下行，形成皮质脊髓侧束，沿途逐节止于脊髓各节段的前角运动神经元。小部分未交叉的纤维，在同侧脊髓前索内下行，形成皮质脊髓前束，分别止于同侧和对侧的脊髓前角运动神经元（只到达胸节）。下运动神经元为脊髓前角运动神经元，其轴突组成脊神经的前根，随脊神经分布于躯干和四肢的骨骼肌（图 11-33）。

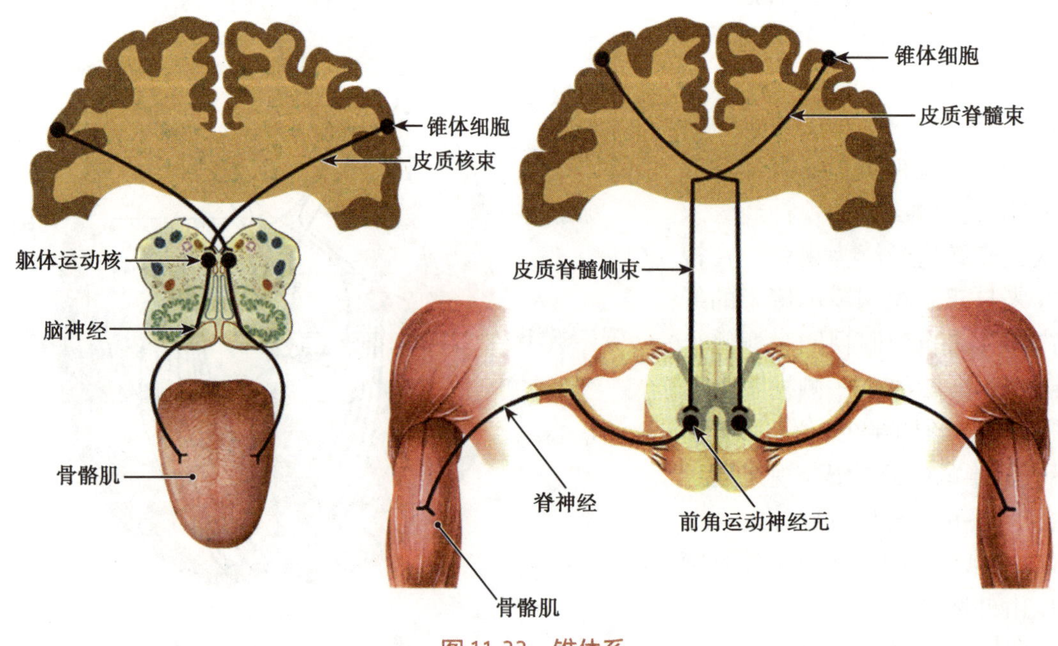

图 11-33　锥体系

（2）**皮质核束**：上运动神经元的胞体为中央前回的下 1/3 皮质内的锥体细胞，其轴突组成皮质核束，经内囊膝下行至脑干，大部分纤维止于双侧的脑神经运动核，但面神经核下部和舌下神经核只接受对侧皮质核束的纤维。下运动神经元的胞体位于脑干的脑神经运动核内，其轴突随脑神经分布到头、颈、咽、喉等处的骨骼肌（图 11-34）。

不同位置的皮质核束的损伤，其临床表现也不同。故临床上常将上运动神经元损伤引起的瘫痪称为核上瘫，将下运动神经元损伤引起的瘫痪称为核下瘫（图 11-35）。

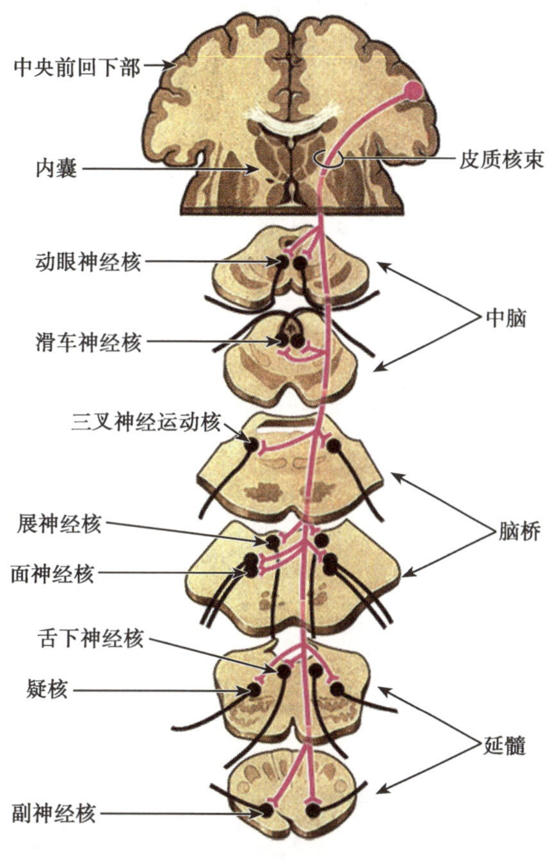

图 11-34　皮质核束与脑神经运动核的联系

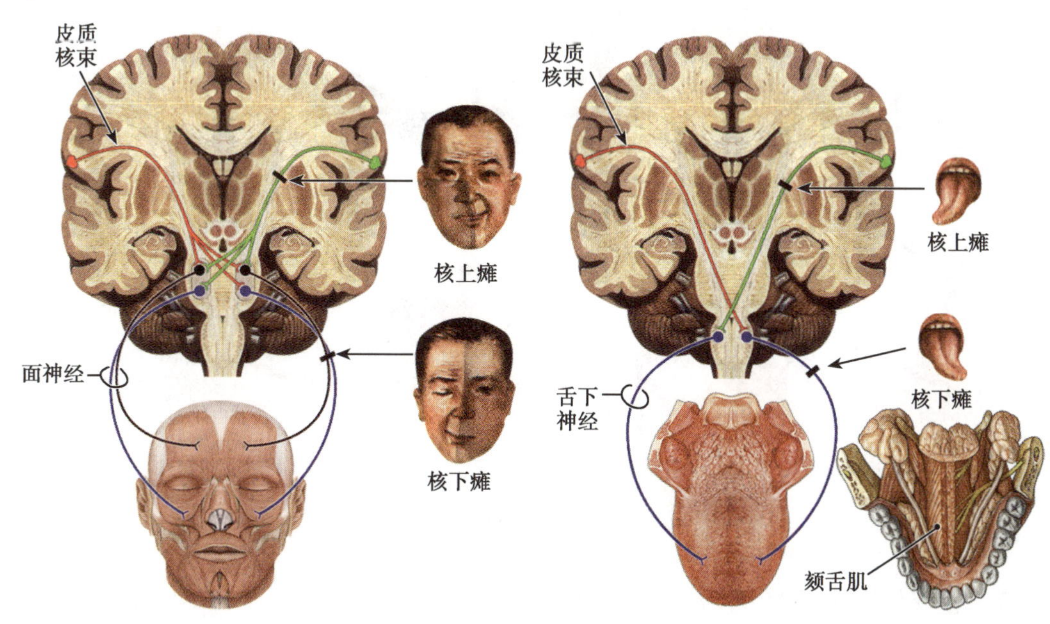

图 11-35　核上瘫和核下瘫

2. 锥体外系　一般是指锥体系以外的管理骨骼肌运动的纤维束，包括除锥体系以外与躯体运动有关的各种下行传导通路，其主要功能是调节肌张力、协调肌群的运动、维持体态姿势和习惯性动作，与锥体系配合共同完成人体的各种随意运动。

第三节　周围神经系统

周围神经系统是指中枢神经系统以外的神经部分，根据神经的发起部位和分布对象，通常将周围神经系统分为脊神经、脑神经和内脏神经 3 部分。

ER1105
周围神经系统相关视频

周围神经系统相关 3D 视频

一、脊神经

脊神经为连接于脊髓的周围神经部分，共 31 对，包括颈神经 8 对、胸神经 12 对、腰神经 5 对、骶神经 5 对和尾神经 1 对。

每对脊神经连于 1 个脊髓节段，由前根和后根在椎间孔处会合而成，后根在近椎间孔处有一椭圆形膨大，称脊神经节。前根属于运动性神经，后根属于感觉性神经。所以，脊神经是混合性神经，含有 4 种纤维成分（图 11-36）。①躯体感觉纤维：来自脊神经节的假单极神经元，分布于皮肤、骨骼肌、肌腱和关节，将这些部位的浅、深感觉冲动信号传入中枢。②内脏感觉纤维：来自脊神经节的假单极神经元，分布于心血管、内脏和腺体，将这些结构的感觉冲动传入中枢。③躯体运动纤维：由位于脊髓灰质前角的运动神经元的轴突构成，分布于躯干和肢体的骨骼肌，支配其随意运动。④内脏运动纤维：来自脊髓灰质侧角的交感神经中枢或骶髓的副交感中枢，分布于内脏平滑肌、心肌和腺体，支配内脏、心血管的活动和腺体的分泌。

脊神经出椎间孔后，主要分为前、后 2 支。前支粗大，分布于躯干前外侧以及四肢的肌和皮肤等处；后支细小，分布于躯干背部的深层肌和皮肤等处。

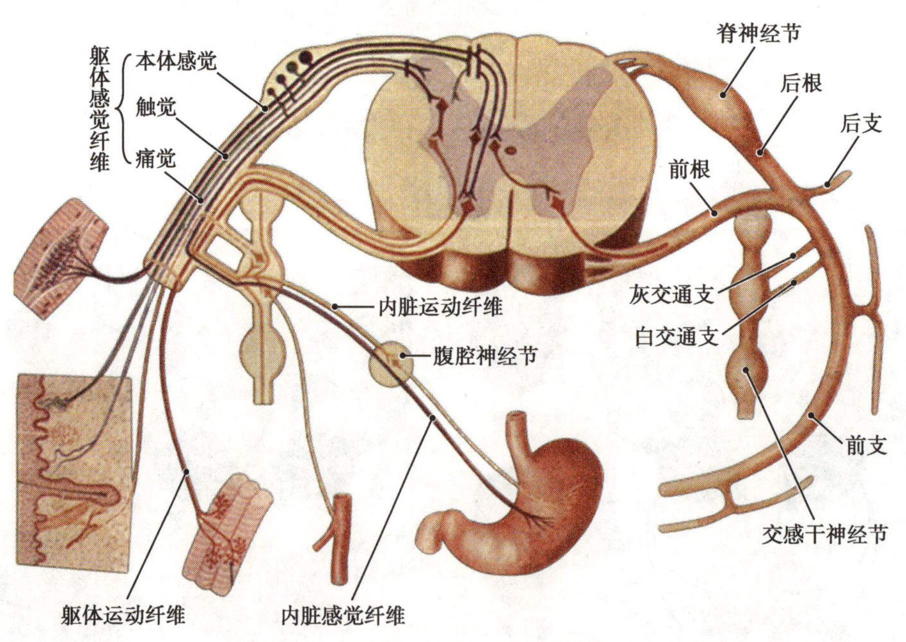

图 11-36　脊神经的组成和分布模式图

除胸神经前支保留明显的节段性外，其余各脊神经前支均先交织成丛，再由丛发出分支到相应的分布区域。脊神经前支形成的神经丛有颈丛、臂丛、腰丛和骶丛 4 个（图 11-37）。

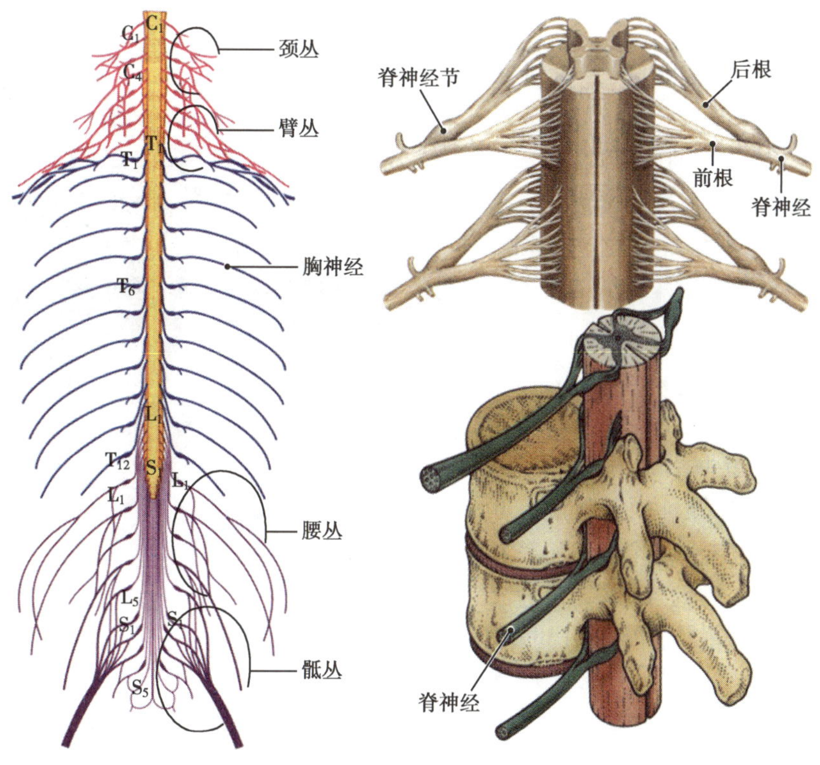

图 11-37　脊神经前支的分布

（一）颈丛

颈丛由第 1~4 颈神经前支相互交织构成，位于胸锁乳突肌上部的深面。颈丛的分支包括皮支和肌支，主要的分支有：

1. **皮支**　由胸锁乳突肌后缘中点处穿出深筋膜，呈放射状分布于枕部、颈部、肩部和胸壁上部的皮肤（图 11-38）。在行临床颈部手术时，可在胸锁乳突肌后缘中点处行颈丛神经阻滞麻醉。

2. **膈神经**　是颈丛的主要分支，属混合性神经。膈神经经锁骨下动、静脉之间入胸腔，越过肺根的前方，在心包与纵隔胸膜之间下行至膈（图 11-38）。其运动纤维支配膈肌；感觉纤维分布于心包、胸膜和膈下的腹膜等处，一般认为右侧膈神经的感觉纤维还分布到肝、胆囊和肝外胆道的浆膜。

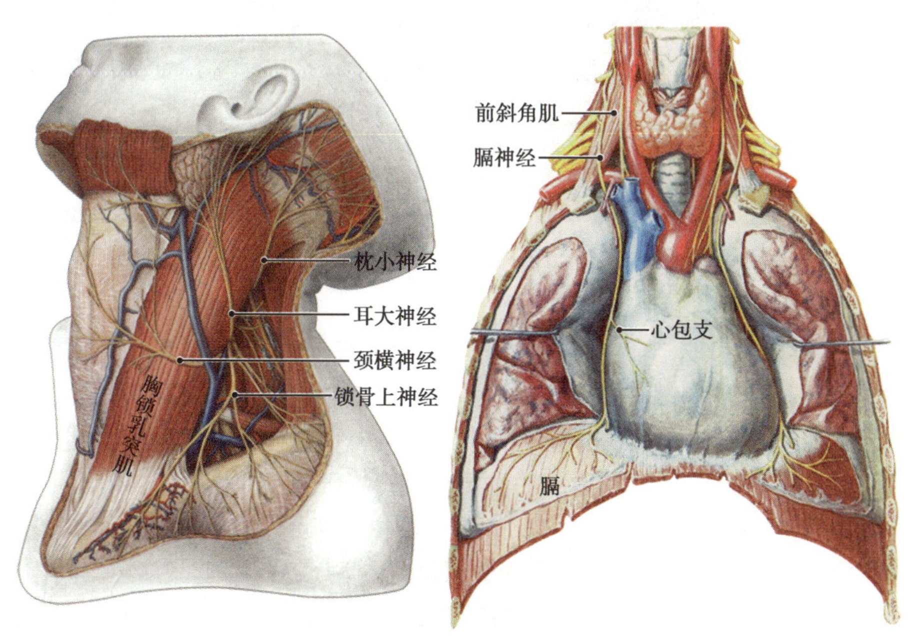

图 11-38　颈丛及其皮支

（二）臂丛

臂丛由第 5~8 颈神经的前支和第 1 胸神经的前支大部分组成（图 11-39），其主干自斜角肌间隙穿出，经锁骨中点后方入腋窝。臂丛在锁骨上窝和腋窝处位置表浅，临床上行上肢手术时，可在锁骨上窝和腋窝处行臂丛神经阻滞麻醉。

臂丛的主要分支有：

1. 胸长神经 沿前锯肌表面下降，分布于前锯肌和乳房外侧份。此神经损伤可引起前锯肌瘫痪，出现“翼状肩”。

2. 腋神经 经肱骨外科颈后方至三角肌深面，分为肌支和皮支。肌支支配三角肌和小圆肌；皮支自三角肌后缘穿出，分布于肩部和臂上部外侧面的皮肤（图 11-40）。

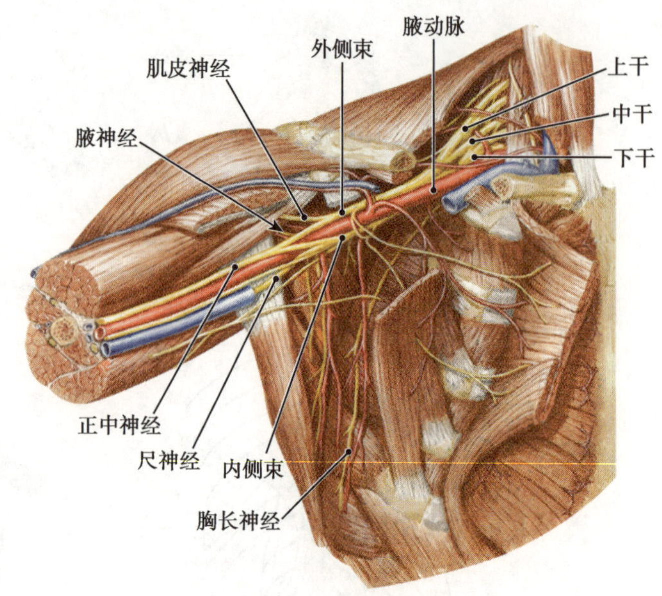

图 11-39 臂丛及其分支

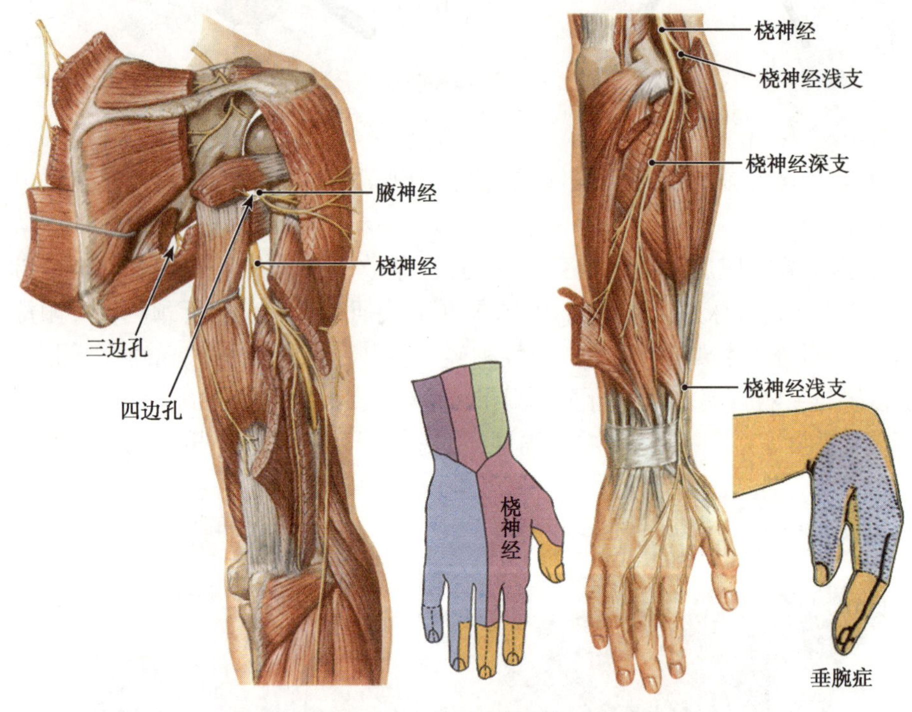

图 11-40 腋神经和桡神经

3. 肌皮神经 斜穿喙肱肌，经肱二头肌与肱肌之间下行，发出肌支支配上述 3 块肌。皮支在肘关节稍上方、肱二头肌下端外侧浅出，称前臂外侧皮神经，分布于前臂外侧面的皮肤（图 11-41）。

4. 正中神经 沿肱二头肌内侧缘伴肱动脉下行至肘窝，在前臂前面，经前臂肌前群之间下行，经腕管到达手掌。正中神经在前臂和肘部的主要分支分布于前臂肌前群大部分，手肌外侧群大部分，手掌桡侧半皮肤、桡侧 3 个半手指的掌面皮肤及其中节和远节指背皮肤（图 11-42）。

5. 尺神经 沿臂前面下行，至臂中部穿内侧肌间隔向后，继而行于尺神经沟内，再转向前下至前臂掌侧面，伴尺动脉下行至手掌。尺神经在臂部无分支，在前臂上部其分支主要分布于前臂肌前群 1 块半肌、大部分手肌、手掌尺侧半皮肤及尺侧 1 个半手指的掌面皮肤，同时，尺神经还分布于手背尺侧半皮肤及尺侧 2 个半手指的背面皮肤（图 11-42）。

6. 桡神经　沿肱骨体背面的桡神经沟向外下走行，至肱骨外上髁的上方分为浅、深 2 支：浅支在桡动脉的外侧与其伴行，在前臂中下 1/3 交界处转向背侧至手背；深支穿旋后肌至前臂背侧。其分支主要分布于肱三头肌和前臂后群肌。同时，桡神经还分布于手背桡侧半皮肤和桡侧 2 个半手指近节背面的皮肤（图 11-42）。

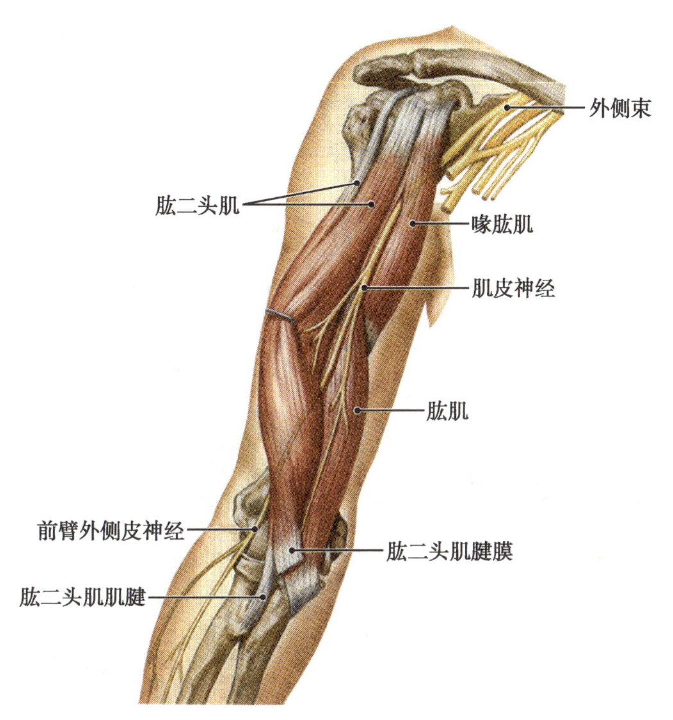

图 11-41　肌皮神经

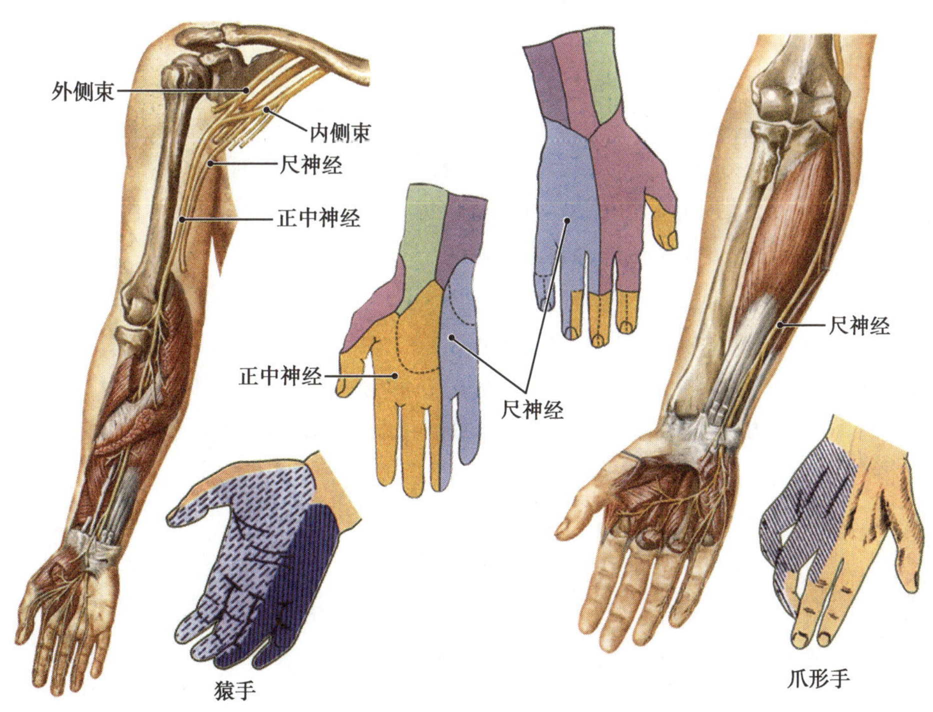

图 11-42　正中神经和尺神经

（三）胸神经前支

胸神经前支共有 12 对。第 1 对胸神经前支大部分加入臂丛，第 12 对胸神经前支的小部分加入腰丛，而大部分行于第 12 肋下方，称肋下神经。第 2~11 对胸神经前支均不形成丛，各自在肋间内、外肌之间沿肋沟行于相应的肋间隙内，称肋间神经。胸神经前支的肌支支配肋间肌和腹前外侧壁诸肌；皮支分布于胸、腹壁的皮肤和胸、腹膜的壁层。

胸神经前支在胸、腹壁皮肤的分布有明显的节段性，自上向下按顺序依次排列。其规律是 T_2 分布区相当于胸骨角平面，T_4 相当于乳头平面，T_6 相当于剑突平面，T_8 相当于肋弓最低点平面，T_{10} 相当于脐平面，T_{12} 相当于脐与耻骨联合上缘连线中点平面（图 11-43）。临床依此判定麻醉平面以及用于脊髓损伤的定位。

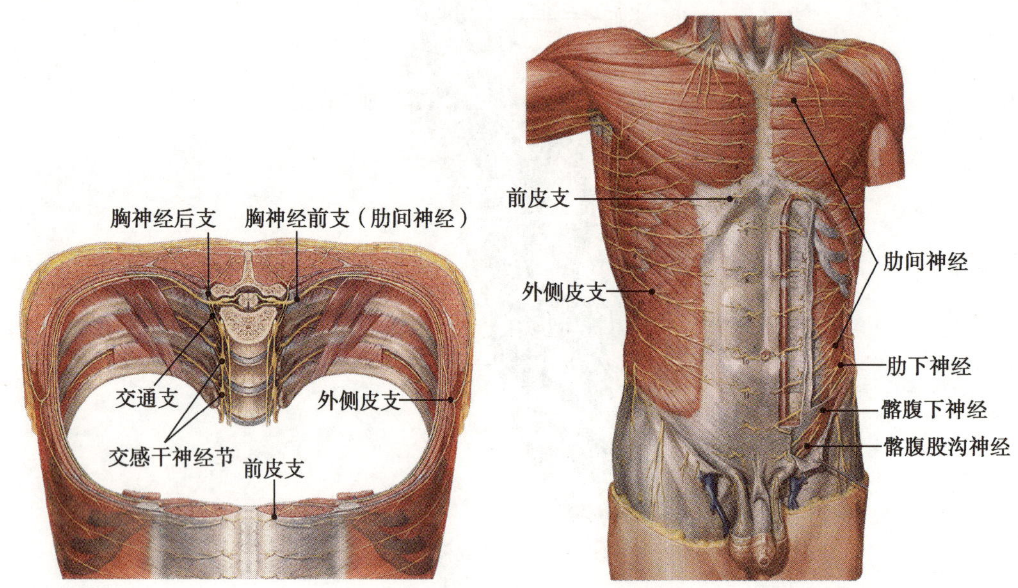

图 11-43　胸神经前支的节段性分布

（四）腰丛

腰丛由第 12 胸神经前支的一部分、第 1~3 腰神经前支及第 4 腰神经前支的一部分组成。腰丛位于腰大肌深面、腰椎横突前方（图 11-44）。其主要分支有髂腹下神经、髂腹股沟神经、生殖股神经、股神经和闭孔神经等。股神经为腰丛最大的分支，经腹股沟韧带的深面进入股三角，其分支分布于大腿肌前群、大腿前面、小腿内侧面和足内侧缘的皮肤。

（五）骶丛

骶丛由来自腰丛的腰骶干和所有骶、尾神经的前支组成，位于骶骨和梨状肌前面（图 11-45），是全身最大的脊神经丛。腰骶干由第 4 腰神经前支的部分纤维和第 5 腰神经前支的所有纤维在腰丛下方合成，随后下行越过骨盆上口进入小骨盆，加入骶丛。骶丛的主要分支有：

1. **臀上神经**　分布于臀中肌、臀小肌和阔筋膜张肌。

2. **臀下神经**　分布于臀大肌和髋关节。

3. **阴部神经**　分布于会阴和外生殖器等处的肌肉和皮肤。

4. **坐骨神经**　为人体最粗大、最长的神经，自梨状肌下孔出盆腔后经臀大肌深面至大腿，在大腿后群肌深面下行至腘窝，在腘窝上方分为胫神经和腓总神经。

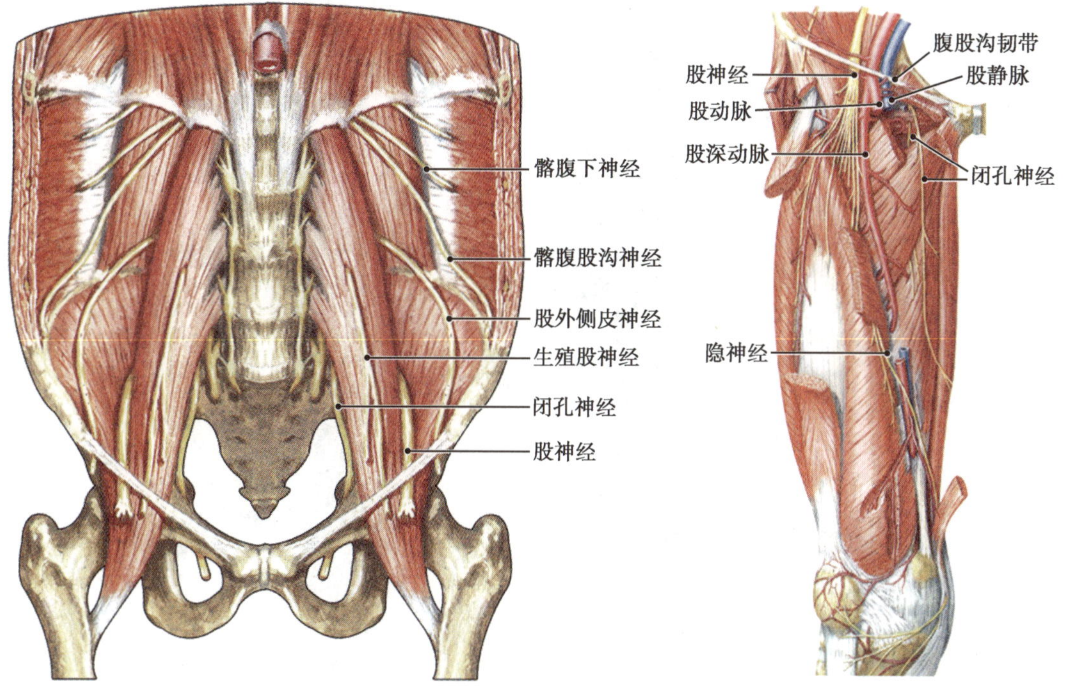

图 11-44 腰丛及其分支

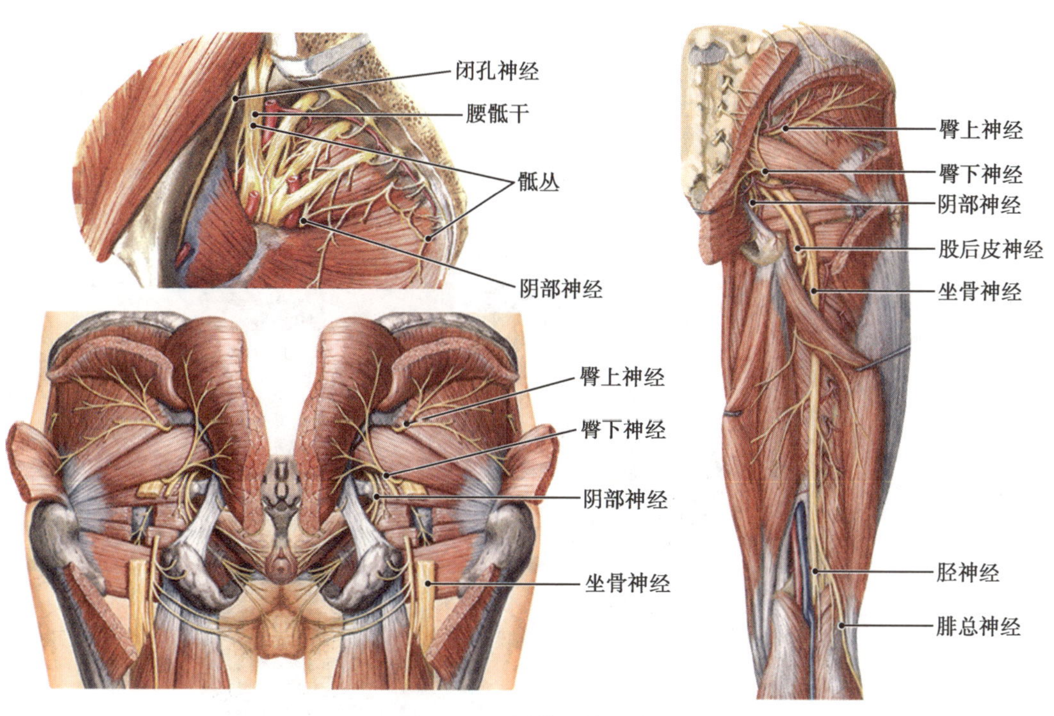

图 11-45 骶丛及其分支

（1）**胫神经**：为坐骨神经的直接延续，向下行于小腿三头肌深面，经内踝后方至足底。分布于小腿肌后群、足底肌及小腿后面和足底的皮肤（图 11-46）。

（2）**腓总神经**：沿腘窝外上界向外下斜行，绕过腓骨上端外侧向前分为腓浅神经和腓深神经，分布于小腿肌前群、外侧群肌以及小腿外侧面和足背的皮肤（图 11-46）。

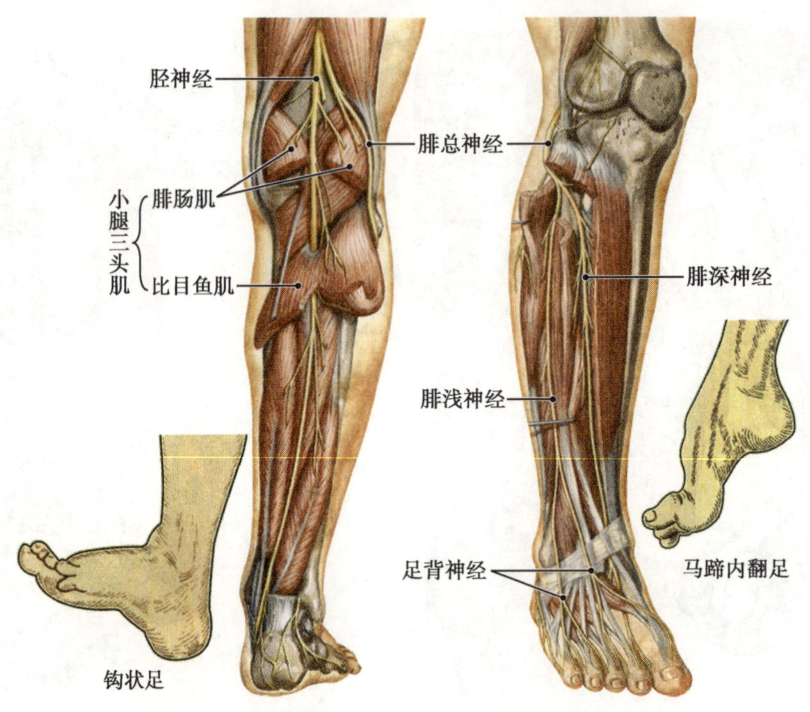

图 11-46　胫神经和腓总神经

二、脑神经

脑神经与脑相连，共 12 对，其排列顺序一般用罗马数字表示：Ⅰ嗅神经、Ⅱ视神经、Ⅲ动眼神经、Ⅳ滑车神经、Ⅴ三叉神经、Ⅵ展神经、Ⅶ面神经、Ⅷ前庭蜗神经、Ⅸ舌咽神经、Ⅹ迷走神经、Ⅺ副神经、Ⅻ舌下神经（图 11-47）。脑神经主要含有以下纤维成分：①躯体感觉纤维：将头面部皮肤、肌肉、大部分肌腱和口腔、鼻腔黏膜以及位听器和视器的感觉冲动传入脑内有关的神经核。②内脏感

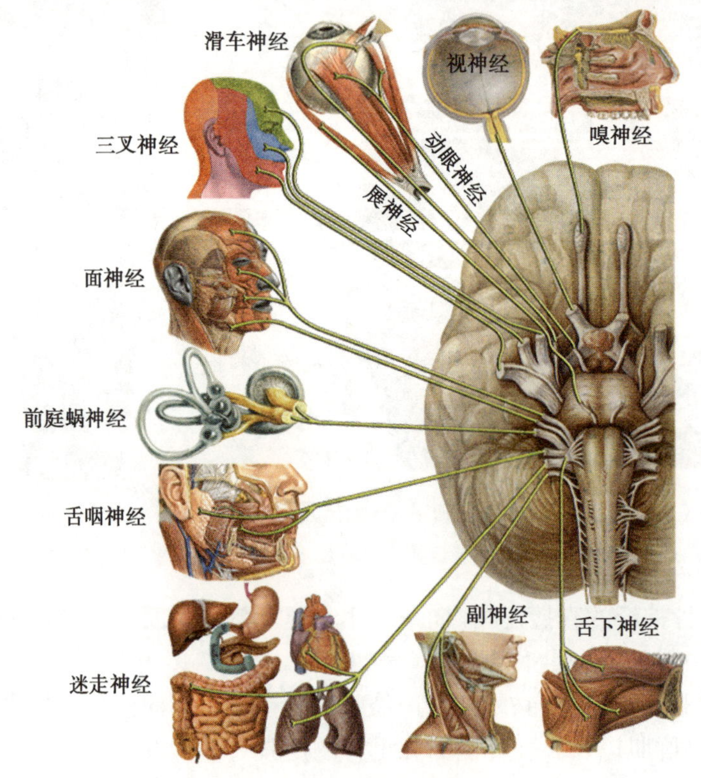

图 11-47　脑神经概观

觉纤维：将来自头、颈、胸、腹脏器以及味觉感受器、嗅觉感受器的感觉冲动传入脑内有关神经核。③躯体运动纤维：为脑干内躯体运动核发出的纤维，分布于眼球外肌、舌肌、咀嚼肌、面肌、咽喉肌和胸锁乳突肌等。④内脏运动纤维：为脑干的内脏运动神经核发出的神经纤维，支配平滑肌、心肌和腺体。

根据脑神经所含纤维成分和功能的不同，可将脑神经分为感觉性神经（Ⅰ、Ⅱ、Ⅷ）、运动性神经（Ⅲ、Ⅳ、Ⅵ、Ⅺ、Ⅻ）和混合性神经（Ⅴ、Ⅶ、Ⅸ、Ⅹ）。

（一）嗅神经

嗅神经为感觉性神经，起于鼻腔黏膜嗅区，向上穿过筛孔入颅前窝终于大脑嗅球，传导嗅觉冲动。

（二）视神经

视神经为感觉性神经，起于眼球视网膜的节细胞，其轴突在视神经盘处聚集形成视神经，向后经视神经管入颅中窝，经视交叉、视束终于间脑外侧膝状体，传导视觉冲动（图 11-48）。

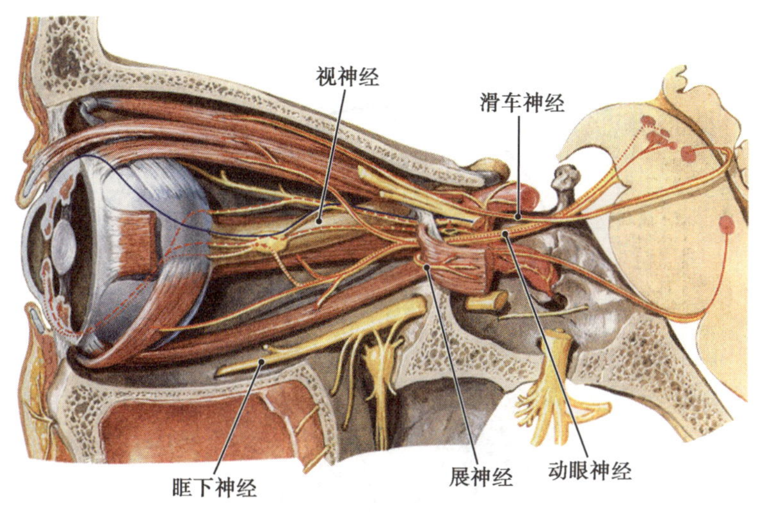

图 11-48　眶内神经（左侧）

（三）动眼神经

动眼神经为运动性神经，含有躯体运动和内脏运动两种纤维，自脚间窝发出经眶上裂入眶。躯体运动纤维支配上直肌、下直肌、内直肌、下斜肌及上睑提肌；内脏运动纤维（副交感纤维）支配睫状肌和瞳孔括约肌（图 11-48）。

（四）滑车神经

滑车神经为运动性神经，自下丘下方发出，绕大脑脚外侧前行经眶上裂入眶，支配上斜肌（图 11-48）。

（五）三叉神经

三叉神经是最粗大的脑神经，为混合性神经，内含躯体感觉和躯体运动两种纤维。躯体感觉纤维起于三叉神经节，中枢突于脑桥与小脑中脚移行处入脑后终于三叉神经感觉核，周围突组成眼神经、上颌神经和下颌神经 3 大分支；躯体运动纤维自脑桥与小脑中脚移行处出脑，随下颌神经走行支配咀嚼肌等（图 11-49，图 11-50）。

1. 眼神经　为感觉性神经，分布于眼球、泪腺、结膜和鼻背及睑裂以上的皮肤等处。

2. 上颌神经　为感觉性神经，分布于上颌窦、鼻腔和口腔顶的黏膜以及上颌牙和牙龈、睑裂与口裂之间的皮肤等处。

3. 下颌神经　为混合性神经。感觉纤维分布于下颌牙和牙龈、舌前 2/3 黏膜以及颞部和口裂以下的皮肤等处，运动纤维支配咀嚼肌。

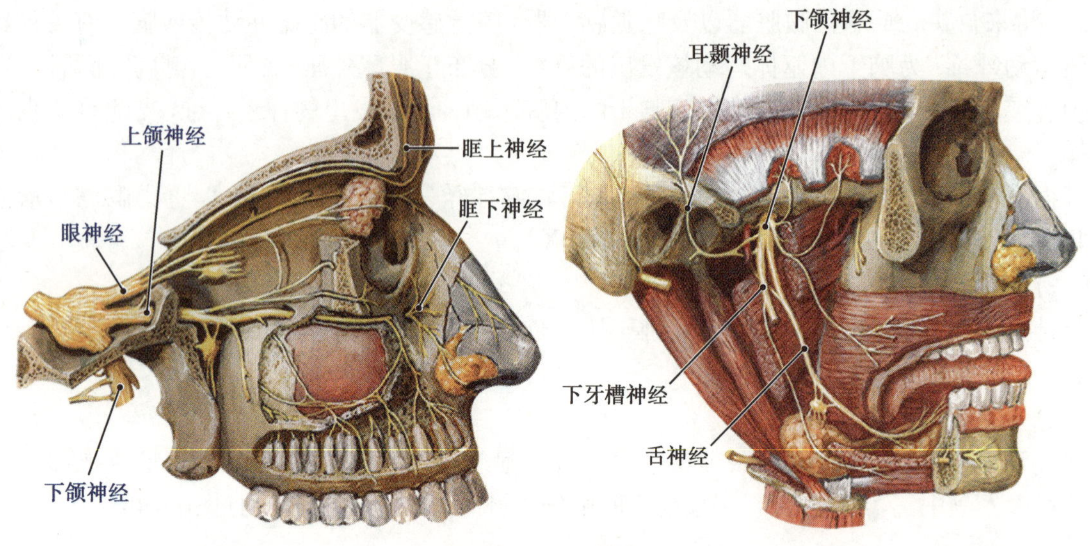

图 11-49　三叉神经

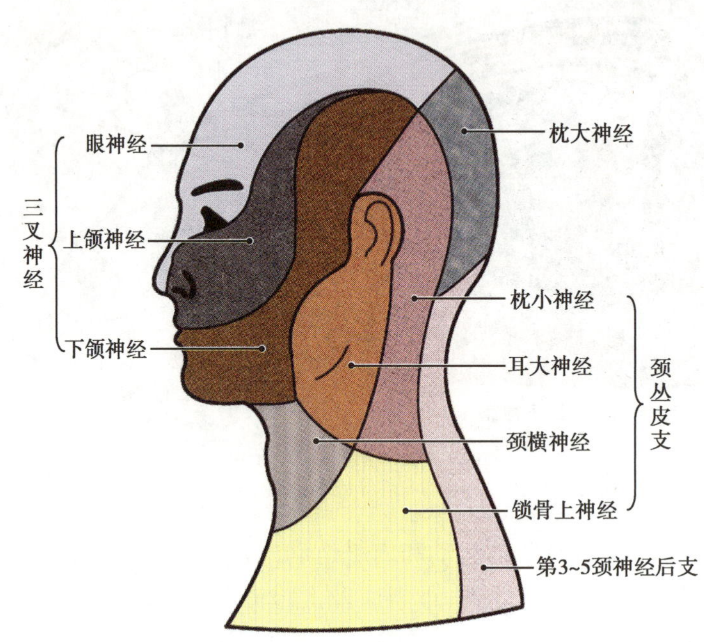

图 11-50　头面部皮神经分布示意图

临床应用

三叉神经痛

三叉神经痛是最常见的脑神经疾病，以一侧面部三叉神经分布区内反复发作的阵发性剧烈痛为主要表现，分为原发性三叉神经痛和继发性三叉神经痛两大类。三叉神经痛多发生于中老年人，右侧多见。该病的特点是在头面部三叉神经分布区域内，发病急，疼痛剧烈，说话、洗脸、刷牙或微风拂面，甚至走路时都会出现阵发性疼痛。疼痛历时数秒或数分钟，疼痛呈周期性发作，发作间歇期同常人。

（六）展神经

展神经为运动性神经，自延髓脑桥沟中部出脑，经眶上裂入眶，支配外直肌。

（七）面神经

面神经为混合性神经（图 11-51），含有 4 种纤维成分：①躯体运动纤维，分布于面部表情肌。②内脏运动纤维（副交感纤维），分布于泪腺、下颌下腺和舌下腺。③内脏感觉（味觉）纤维，分布于舌前 2/3 味蕾。④躯体感觉纤维，分布于耳部皮肤。

面神经自延髓脑桥沟外侧部出脑后，经内耳门入内耳道，穿过内耳道底进入面神经管，在面神经管内分出岩大神经和鼓索，其分支管理泪腺、下颌下腺和舌下腺的分泌以及舌前 2/3 味觉；主干从茎乳孔出颅，向前穿过腮腺达面部，分为 5 支，即颞支、颧支、颊支、下颌缘支和颈支，分支支配面部表情肌和颈阔肌。

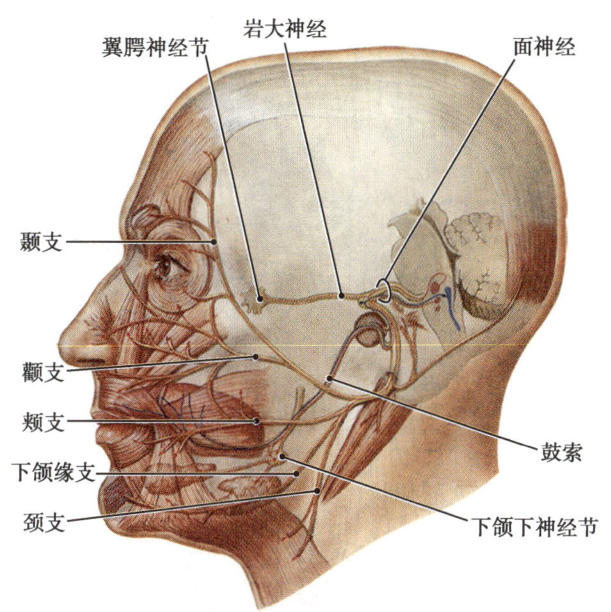

图 11-51　面神经及其分支

（八）前庭蜗神经

前庭蜗神经为感觉性神经，由前庭神经和蜗神经组成。前庭神经经内耳门于延髓脑桥沟外侧入脑桥，分支分布于球囊斑、椭圆囊斑和壶腹嵴，传导头颈部位置觉；蜗神经经内耳门进入颅后窝，伴前庭神经入脑桥，分支分布于螺旋器，传导听觉。

（九）舌咽神经

舌咽神经为混合性神经，含有 4 种纤维成分：①躯体运动纤维，支配咽肌。②内脏运动纤维（副交感纤维），管理腮腺的分泌活动。③内脏感觉纤维，大多分布于咽与舌后 1/3 的黏膜和味蕾，传导一般感觉与味觉，少量分布于颈动脉窦和颈动脉小球，参与血压和呼吸的反射性调节。④躯体感觉纤维，很少，分布于耳后皮肤（图 11-52）。

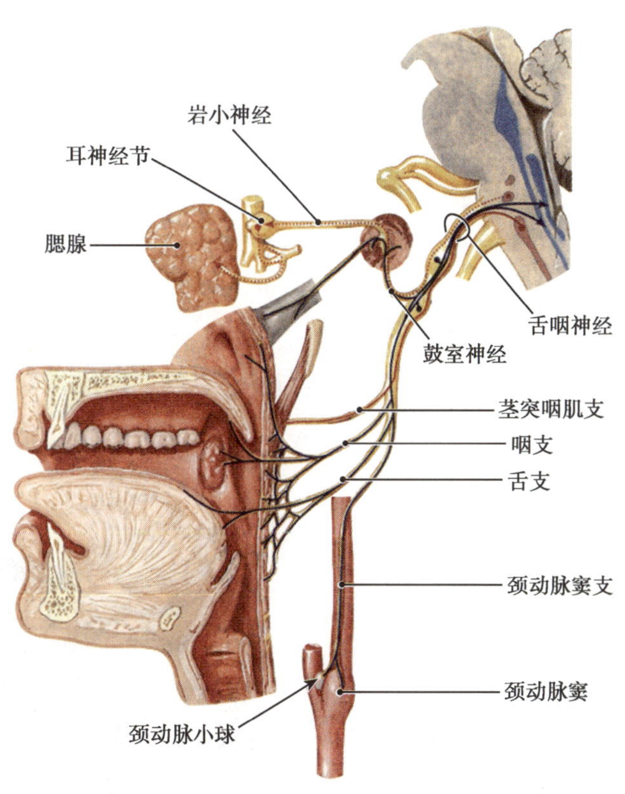

图 11-52　舌咽神经及其分支

（十）迷走神经

迷走神经为混合性神经，是行程最长、分布最广泛的脑神经。其内含有 4 种纤维成分：①内脏运动纤维（副交感纤维），主要分布到颈、胸和腹部多种脏器，控制平滑肌、心肌和腺体的活动。②躯体运动纤维，支配咽喉肌。③内脏感觉纤维，主要分布到颈、胸和腹部多种脏器，传导内脏感觉。④躯体感觉纤维，主要分布到硬脑膜、耳郭和外耳道，传导一般感觉。

迷走神经自延髓的橄榄后沟出脑，经胸廓上口入胸腔，在胸腔内，延续为迷走神经前干和后干，经食管裂孔入腹腔。迷走神经发出的分支主要有（图 11-53）：

1. 喉上神经　沿颈内动脉内侧下行，于舌骨大角平面处分为内、外 2 支，内支分布于声门裂以上的喉黏膜，外支支配环甲肌。

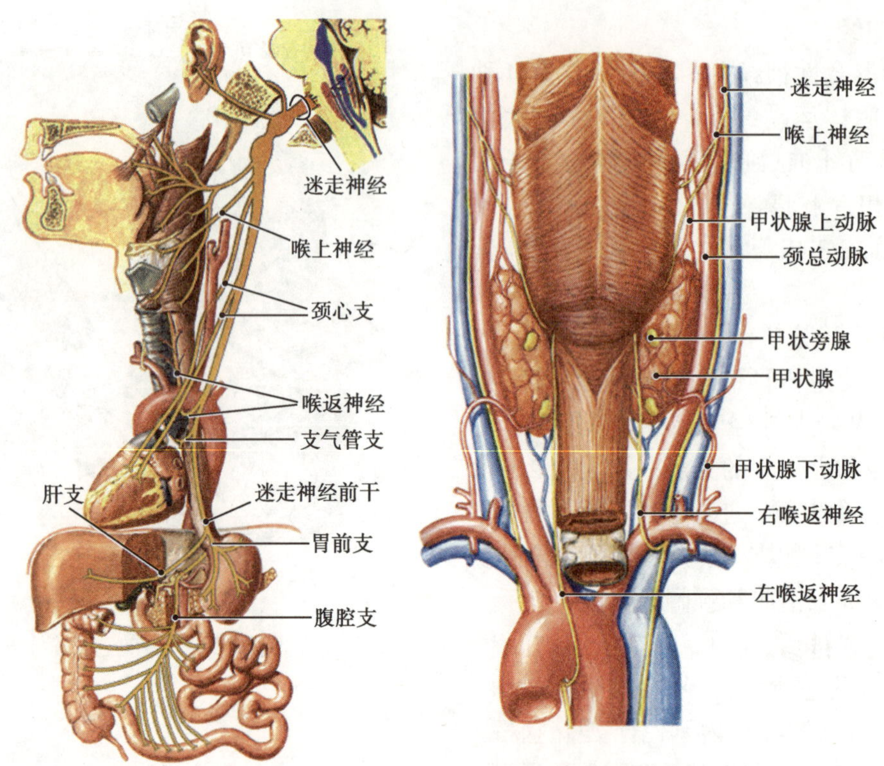

图 11-53　迷走神经及其分支

2. 喉返神经　左喉返神经在其主干跨过主动脉弓前方时发出，并勾绕主动脉弓下方上行，返回颈部；右喉返神经在其主干经过右锁骨下动脉前方时发出，并勾绕此动脉上行，返回颈部。在颈部，两侧的喉返神经均上行于气管与食管之间的沟内，其分支分布于喉肌（环甲肌除外）及声门裂以下的喉黏膜。喉返神经损伤后可出现声音嘶哑，在行甲状腺手术时，注意保护此神经。

（十一）副神经

副神经为运动性神经，自迷走神经下方出脑，经颈静脉孔出颅，行向后下支配胸锁乳突肌和斜方肌（图 11-54）。

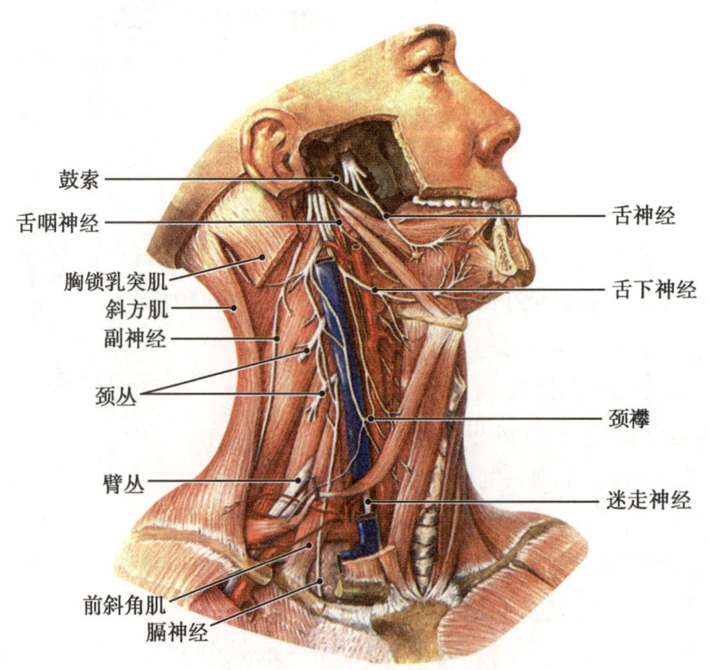

图 11-54　副神经和舌下神经

（十二）舌下神经

舌下神经为运动性神经，自延髓的前外侧沟出脑，经舌下神经管出颅，在颈内动、静脉之间呈弓形向前内走行，支配舌肌（图 11-54）。

三、内脏神经

内脏神经（visceral nerve）是神经系统的组成部分，分为中枢部和周围部。周围部主要分布于内脏、心血管和腺体，按其纤维的性质可分为内脏运动神经和内脏感觉神经。

（一）内脏运动神经

内脏运动神经主要分布于内脏、心、血管和腺体等，管理平滑肌、心肌的运动和腺体的分泌。因通常不受人的意志控制，故又称自主神经。

内脏运动神经和躯体运动神经相比，在结构与功能上都有较大区别，详见表 11-1。

表 11-1　躯体运动神经和内脏运动神经的比较

项目	躯体运动神经	内脏运动神经
低级中枢	脑干躯体运动核、脊髓灰质前角	脊髓灰质侧角、脑干及骶副交感核
支配器官	骨骼肌	平滑肌、心肌和腺体
自低级中枢至器官的神经元数目	1 级神经元	有节前、节后 2 级神经元
神经纤维特点	有髓神经纤维，传导速度快	无髓神经纤维，传导速度较慢
支配器官形式	一种纤维独立支配	常为交感、副交感纤维双重支配
功能特点	受意识支配	不受意识支配
分布特点	以神经干形式直接到达支配器官	在器官附近和壁内先形成神经丛，由神经丛再发出分支支配器官

根据形态和功能等特点，内脏运动神经分为交感神经（sympathetic nerve）和副交感神经（parasympathetic nerve）。

1. 交感神经　见图 11-55。

(1) 低级中枢：为脊髓胸 1~ 腰 3 节段的灰质侧角，其内的神经元即节前神经元，发出节前纤维至交感神经节。

(2) 交感神经节：节内的神经元即节后神经元，发出节后纤维。交感神经节因其所在的位置不同，分为椎旁节和椎前节，椎旁节位于脊柱的两侧，并借节间支相连成串珠状的交感干（图 11-56）；椎前节位于脊柱的前方，主要有腹腔神经节、肠系膜上神经节、肠系膜下神经节、主动脉肾神经节等。

(3) 分布范围：交感神经的节后纤维分布比较广泛，分布于头颈部、胸、腹腔脏器，全身血管和内脏、平滑肌、心肌、汗腺、竖毛肌、瞳孔开大肌等。

2. 副交感神经　见图 11-57。

(1) 低级中枢：为脑干副交感神经核和脊髓 S_2~S_4 节段的骶副交感核。其内的神经元是节前神经元，发出节前纤维至副交感神经节。

(2) 副交感神经节：节内的神经元即节后神经元，发出节后纤维。根据所在的部位不同分为器官旁节和器官内节。

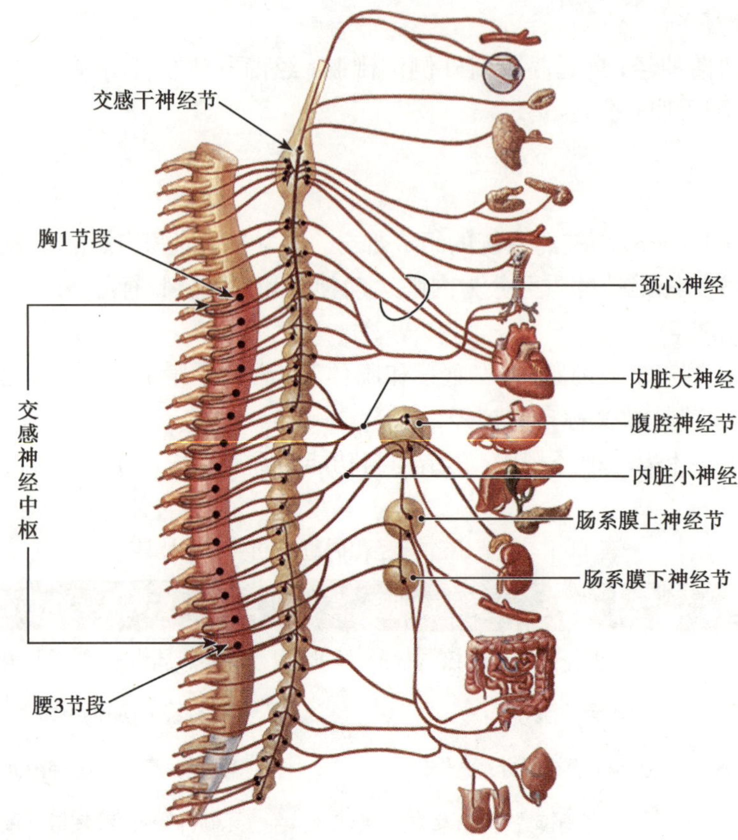

图 11-55　交感神经概观

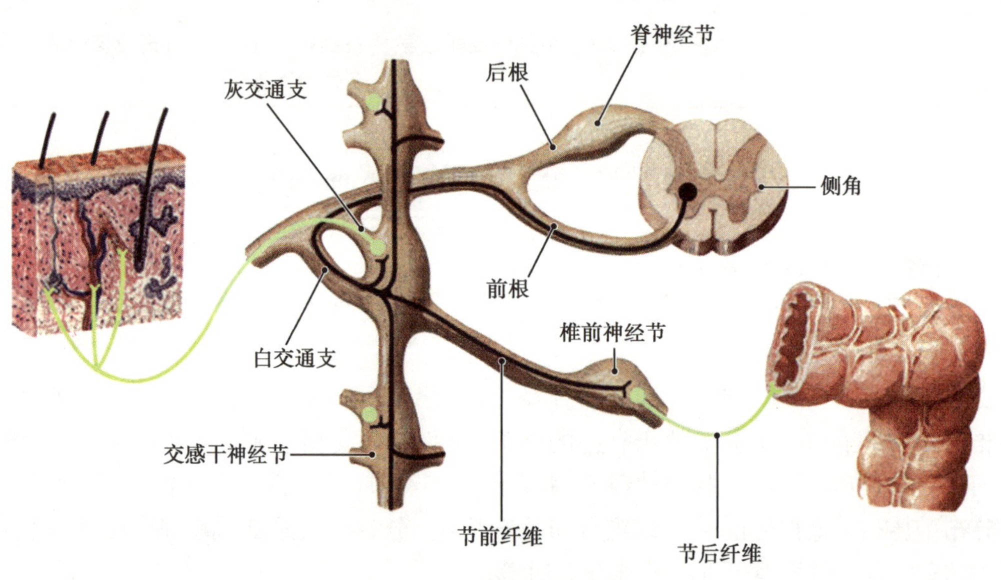

图 11-56　交感干及其分布

（3）**分布范围**：由脑干发出的节前纤维分别加入第Ⅲ、Ⅶ、Ⅸ、Ⅹ 4对脑神经，换元后节后纤维分布于瞳孔括约肌、睫状肌和头面部腺体及胸、腹腔器官和结肠左曲以上的消化管；由脊髓骶副交感核发出的节前纤维随骶神经到盆腔，构成盆内脏神经，换元后的节后纤维分布于结肠左曲以下的消化管、盆腔器官及外生殖器等处。

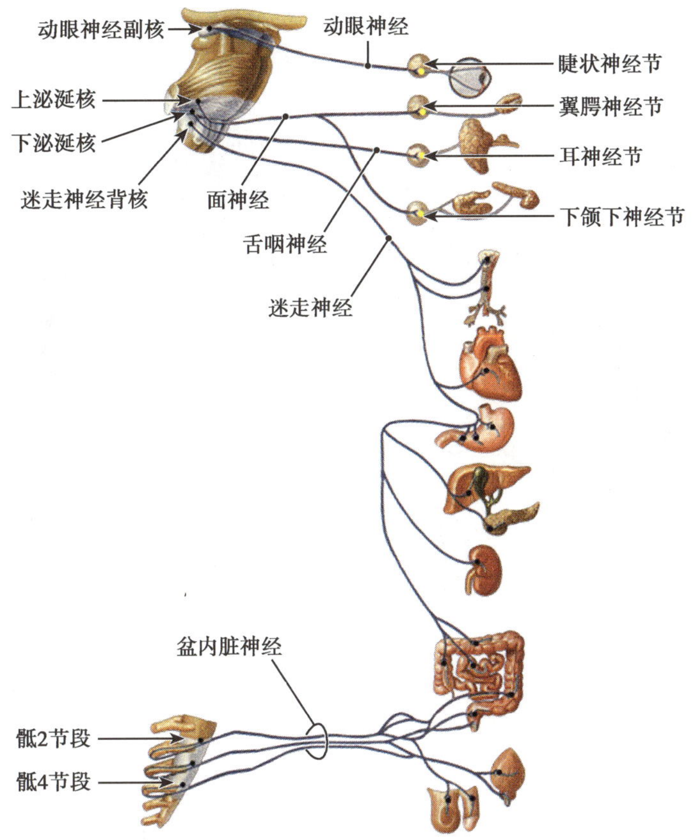

图 11-57　副交感神经概观

3. 交感神经与副交感神经的区别　交感神经和副交感神经共同组成内脏运动神经并支配同一器官，但两者在神经来源、形态结构及其功能等方面有显著差异。其区别见表 11-2。

表 11-2　交感神经与副交感神经的区别

项目	交感神经	副交感神经
低级中枢	脊髓 T_1~L_3 节段侧角	脑干副交感核、脊髓骶副交感核
周围神经节	椎旁节和椎前节	器官旁节和器官内节
节前、节后纤维	节前纤维短，节后纤维长	节前纤维长，节后纤维短
分布范围	广泛，头颈部、胸、腹腔脏器，全身血管、平滑肌、心肌、汗腺、竖毛肌、瞳孔开大肌等	相对局限，部分内脏、平滑肌、心肌、瞳孔括约肌、睫状肌等

（二）内脏感觉神经

内脏感觉神经分布于内脏、心血管等处，接受来自内脏的刺激，把感觉冲动传到中枢。

1. 内脏感觉神经的特点

（1）**纤维数目较少，痛阈较高**：正常的内脏活动一般不产生感觉，较强烈的内脏活动才可产生感觉。内脏对切割、烧灼等刺激不敏感，而对牵拉、膨胀和痉挛等刺激敏感。

（2）**内脏感觉弥散**：内脏感觉的传入路径较分散，1 个脏器的感觉纤维常与数个脏器的感觉纤维一起经过多个节段的脊神经进入中枢。因此，内脏痛是弥散的，定位不准确。

2. 牵涉性痛　当某些脏器发生病变时，常在体表皮肤的一定区域产生疼痛或感觉过敏，这种现象称牵涉性痛。例如心绞痛，常在胸前区及左臂内侧感到疼痛；肝、胆等疾病，常在右肩部感到疼痛等。了解牵涉痛的部位，对诊断某些内脏疾病具有一定的临床意义（图 11-58）。

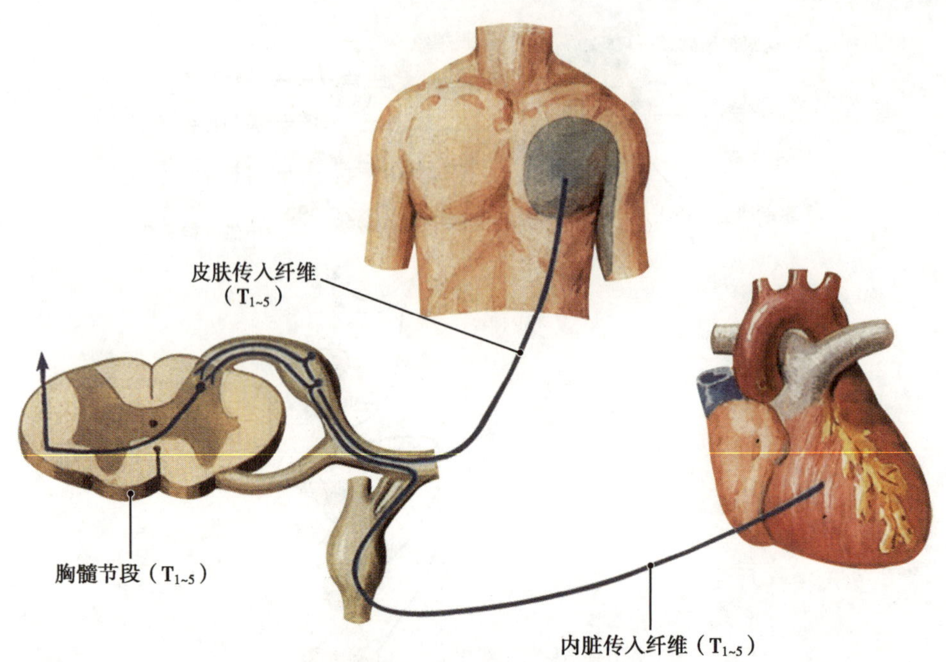

图 11-58　心的牵涉性痛

（胡小和　蒋孝东　刘宏伟）

思考题

1. 试述内囊的位置、分部及各部的纤维排列，内囊后肢损伤后的症状。

2. 试述小脑的分部、功能及其损伤后的表现。

3. 简述脑脊髓液的产生和循环途径。

4. 腰椎穿刺时，针尖依次经过哪些结构才能达到蛛网膜下隙？

思考题解析

练习题

第十二章 | 内分泌系统

教学课件

思维导图

学习目标

1. 掌握甲状腺、肾上腺和垂体的微细结构与功能。
2. 熟悉甲状腺、甲状旁腺、肾上腺和垂体的位置与形态。
3. 了解内分泌系统的组成和甲状旁腺的微细结构及功能。
4. 养成良好的日常饮食习惯，关注身心健康，增强预防内分泌系统疾病的保健意识。
5. 具有对内分泌相关疾病的诊疗意识和以人为本、尊重生命的职业素养。

内分泌系统（endocrine system）是机体重要的调节系统，与神经系统相辅相成，共同调节机体的生命活动，尤其在调控机体生长发育、新陈代谢、生殖等方面起重要作用。内分泌系统由内分泌腺和内分泌组织组成。内分泌腺是以内分泌细胞为主组成的独立器官，包括垂体、甲状腺、甲状旁腺、肾上腺、胸腺和松果体等。内分泌腺内腺细胞排列成条索状、网状、团状或围成滤泡状，腺组织内有丰富的毛细血管和毛细淋巴管，无导管，故又称无管腺。内分泌组织是分散在其他器官内有内分泌功能的细胞团，如胰内的胰岛、睾丸内的间质细胞和卵巢内的黄体等（图 12-1）。此外，内脏和脉管等系统的许多器官中还散在分布着内分泌细胞。

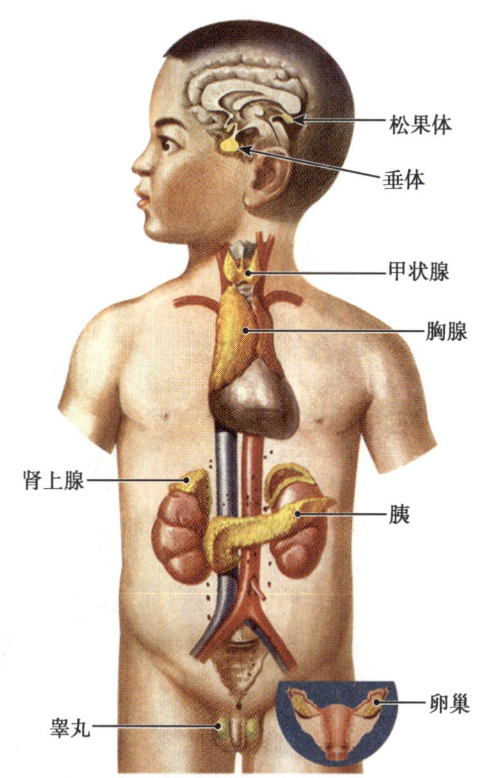

图 12-1　内分泌系统概况

内分泌系统中，各种内分泌细胞的分泌物称激素（hormone），其直接进入毛细血管或毛细淋巴管，随血流到达特定的器官或细胞发挥作用。内分泌细胞产生的激素不直接进入血液循环，通过扩散而作用于邻近细胞的激素传递方式，称旁分泌。能够接受激素刺激的器官或细胞，称该激素的靶器官或靶细胞。

内分泌系统
相关视频

内分泌系统
相关 3D 视频

第一节 甲状腺

情境导入

患者，女，38 岁，发现颈部无痛性肿物 1 年余，近期消瘦，怕热多汗，易激动，时有心慌。入院体检：颈部甲状腺弥漫性肿大，质地软，随吞咽上下移动，听诊能闻及血管杂音，辅助检查四碘甲状腺原氨酸（T_4）和三碘甲状腺原氨酸（T_3）值增高。诊断：甲状腺功能亢进症。

请思考：

甲状腺激素有什么功能？

一、甲状腺的形态和位置

甲状腺（thyroid gland）是人体最大的内分泌腺，呈 H 形，由左、右侧叶和中间连接的甲状腺峡组成。侧叶位于喉下部和气管上部的前外侧，上端达甲状软骨中部，下端至第 6 气管软骨环，向后平对第 5~7 颈椎。甲状腺峡位于第 2~4 气管软骨环前面，约 2/3 的人甲状腺峡有向上延伸的锥状叶，长者可达舌骨平面（图 12-2）。

甲状腺质地柔软，棕红色，重 20~40g。甲状腺外包 2 层被膜，内层为包裹在甲状腺表面的纤维囊（真被膜），可深入腺实质；外层为颈深筋膜形成的假被膜，又称甲状腺鞘，将甲状腺固定于喉和气管壁上，故吞咽时甲状腺可随喉上、下移动。甲状腺过度肿大时，可压迫喉和气管而发生呼吸和吞咽困难。

支配甲状腺的神经多与血管伴行。喉上神经外支伴甲状腺上动脉下行至甲状腺上部，喉返神经在甲状腺下动脉进入侧叶前与其交错，在行甲状腺手术结扎甲状腺血管时勿损伤这两条神经。

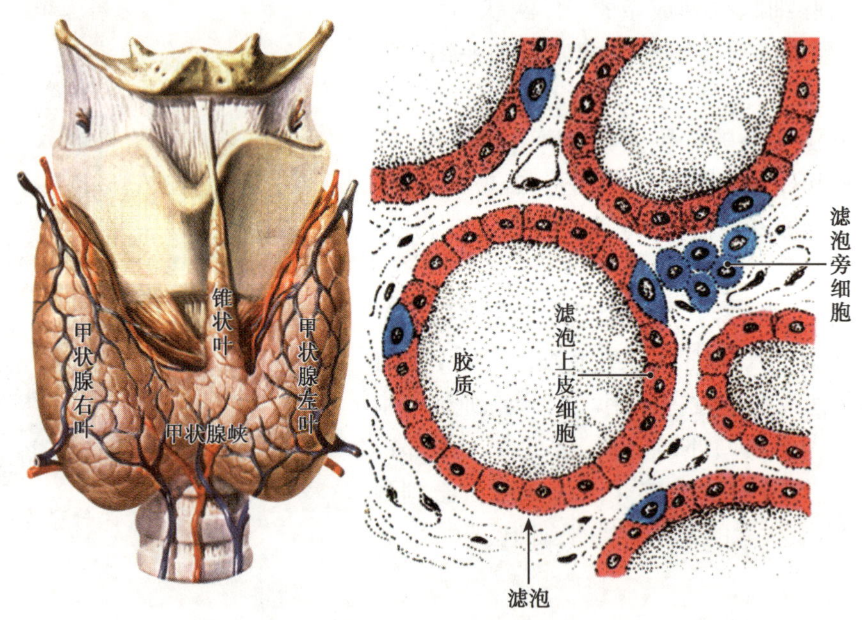

图 12-2　甲状腺位置形态及微细结构模式图

二、甲状腺的微细结构

甲状腺实质借结缔组织被膜分成许多大小不一的小叶，小叶内有 20~40 个甲状腺滤泡和许多滤泡旁细胞，滤泡间有少量结缔组织和大量的毛细血管（图 12-2）。

（一）甲状腺滤泡

甲状腺滤泡（thyroid follicle）呈圆形或不规则形，大小不等，由单层滤泡上皮细胞围成，滤泡腔内充满嗜酸性的胶质。滤泡上皮细胞的形态和滤泡腔内胶质的量与其功能状态密切相关。功能活跃时，细胞呈低柱状，腔内胶质少；反之，细胞呈扁平状，腔内胶质多。胶质是滤泡上皮细胞的分泌物，即碘化的甲状腺球蛋白。

电镜下，滤泡上皮细胞游离面有少量微绒毛，侧面有紧密连接，基底面有少量质膜内褶；胞质内有散在的粗面内质网、线粒体和溶酶体，近游离面的胞质中有高尔基复合体、分泌颗粒和胶质小泡（图12-3）。

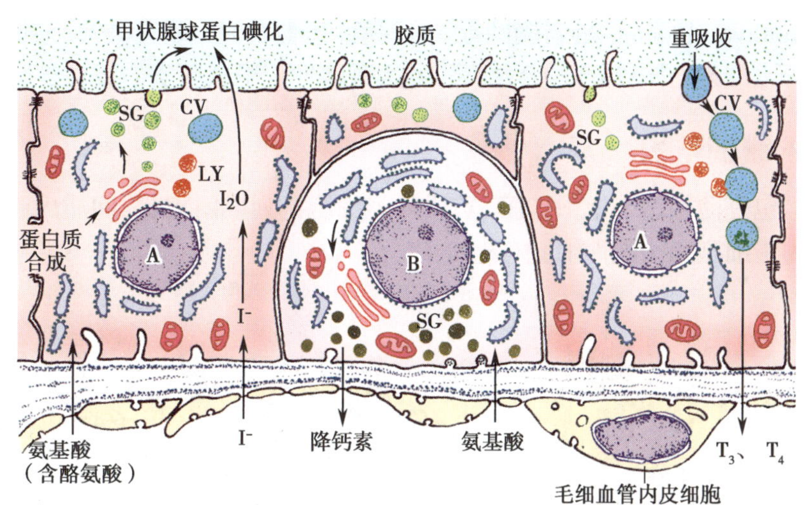

图12-3　滤泡上皮细胞（A）和滤泡旁细胞（B）超微结构和激素合成与分泌模式图

SG指分泌颗粒；CV指胶质小泡；LY指溶酶体。

滤泡上皮细胞能合成和分泌甲状腺激素，包括四碘甲状腺原氨酸（T_4）和三碘甲状腺原氨酸（T_3）。甲状腺激素的形成过程复杂，历经合成、贮存、碘化、重吸收和分解后，经细胞基底部释放至滤泡间的毛细血管中。

甲状腺激素能促进机体的新陈代谢和生长发育，提高神经兴奋性，尤其对婴幼儿骨骼和中枢神经系统的发育影响较大。在婴幼儿时期甲状腺功能减退，甲状腺激素分泌过少，会导致骨骼生长停滞、身材矮小、脑发育不良、智力低下，称甲状腺功能减退症；成人甲状腺激素分泌过少则引起基础代谢率降低、精神呆滞、黏液性水肿等。反之，甲状腺功能亢进时，甲状腺激素分泌过多，则会导致中枢神经系统兴奋性和基础代谢率升高、体重减轻，称甲状腺功能亢进症，简称甲亢。

临床应用

单纯性甲状腺肿

临床上单纯性甲状腺肿，也称非毒性甲状腺肿，是指非炎症和非肿瘤原因引起的，不伴有临床甲状腺功能异常的甲状腺肿。其多见于土壤和水中缺碘的地区，故又称地方性甲状腺肿。由于碘的长期摄入不足，导致机体不能合成足够的甲状腺激素，反馈引起腺垂体分泌过量的促甲状腺激素（TSH），刺激甲状腺组织增生肥大。重度肿大的甲状腺会压迫气管、食管和喉返神经，严重影响呼吸吞咽和发音等功能。

（二）滤泡旁细胞

滤泡旁细胞（parafollicular cell）分布在甲状腺滤泡间或滤泡上皮细胞间，体积较大，呈卵圆形，在 HE 染色中胞质淡染。滤泡旁细胞分泌降钙素，促进成骨细胞分泌类骨质和骨盐沉积，并抑制胃肠道和肾小管对 Ca^{2+} 的吸收，使血钙浓度降低。

第二节　甲状旁腺

一、甲状旁腺的形态和位置

甲状旁腺（parathyroid gland）呈扁椭圆形，棕黄色，形似黄豆，每个重 30~50mg，多位于甲状腺侧叶的后面，上、下各 1 对（图 12-4）。少数人的甲状旁腺埋入甲状腺实质或在被膜外。

二、甲状旁腺的微细结构

甲状旁腺表面包有薄层结缔组织被膜，实质内腺细胞排列成团索状，间质内有丰富的有孔毛细血管。腺细胞分为主细胞和嗜酸性细胞（图 12-4）。

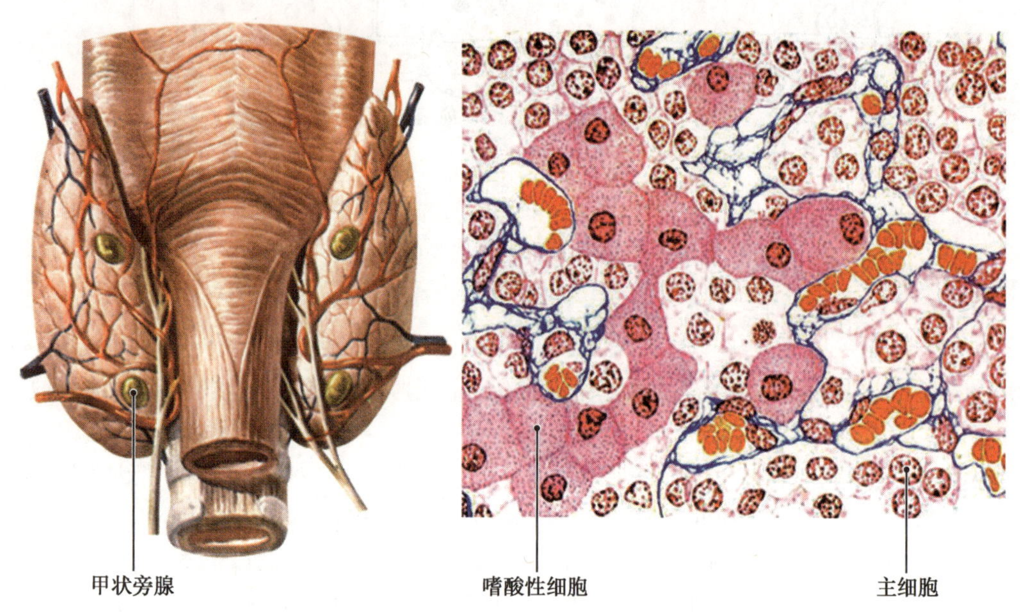

图 12-4　甲状旁腺位置形态及微细结构模式图

（一）主细胞

主细胞（chief cell）呈圆形或多边形，形体较小，构成腺实质的主体，分泌甲状旁腺素。甲状旁腺素能增强破骨细胞的溶骨作用，促进肠和肾小管吸收 Ca^{2+}，使血钙浓度升高。机体在甲状旁腺素和降钙素的共同作用下维持血钙稳定。

（二）嗜酸性细胞

嗜酸性细胞（oxyphil cell）体积较大，着色较深，胞质内富含嗜酸性颗粒，散布在主细胞间，功能尚不清楚。

第三节　肾上腺

情境导入

患者，女，40 岁，因痤疮、头部胀痛、血压升高、体重增加、脸部皮肤薄红入院。查体：血压 170/100mmHg，满月脸，向心性肥胖，月经量少不规则，促肾上腺皮质激素（ACTH）升高，皮质醇升高且昼夜节律消失，24 小时尿游离皮质醇（UFC）连续 3 天均增高。CT 显示垂体生长肿物，X 线显示骨质疏松。临床诊断：库欣综合征。

请思考：

1. 库欣综合征和哪个内分泌器官有关？
2. 该器官的结构和功能是怎样的？

一、肾上腺的形态和位置

肾上腺（adrenal gland）左右各一，位于肾的内上方，左肾上腺近似半月形，右肾上腺呈三角形（图 12-5）。

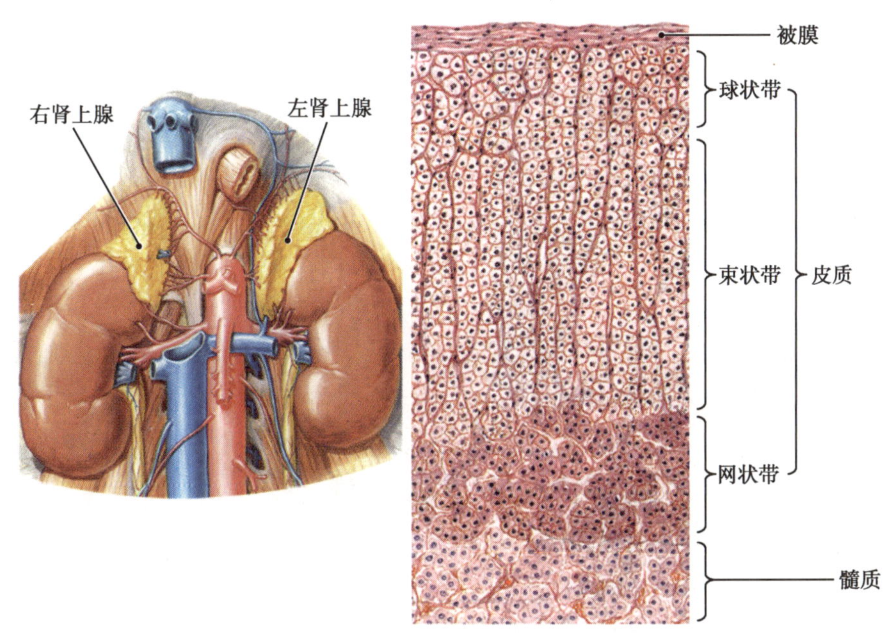

图 12-5　肾上腺位置形态及微细结构模式图

二、肾上腺的微细结构

肾上腺表面包有结缔组织被膜，少量结缔组织伴血管和神经伸入腺实质内。腺实质分为周边的皮质和中央的髓质。

（一）皮质

皮质占腺实质的 80%~90%，位于周边部，根据细胞的形态结构和排列方式，由外向内依次分为球状带、束状带和网状带（图 12-5）。

1. 球状带（zona glomerulosa）　位于皮质浅层，较薄。胞体较小，呈卵圆形或多边形，排列成球形细胞团。球状带细胞分泌以醛固酮为主要成分的盐皮质激素，能促进肾远曲小管和集合管重吸

收 Na^+、排出 K^+，调节机体钠、钾和水的平衡。

2. 束状带（zona fasciculata） 位于球状带深面，最厚。胞体较大，呈多边形，胞质内充满较大脂滴，HE 染色较浅、呈空泡状；细胞排列成单行或双行的细胞索，索间有毛细血管。束状带细胞分泌糖皮质激素，主要为皮质醇，能促进蛋白质和脂肪分解并转化为糖，还有抑制免疫应答及抗炎症等作用。

3. 网状带（zona reticularis） 位于皮质最内层，皮质与髓质交界处。胞体较小，形状不规则，排列成索，并相互吻合成网。网状带细胞主要分泌雄激素，也可分泌少量雌激素和糖皮质激素。

临床应用

肾上腺危象

肾上腺危象为原发性肾上腺皮质功能减退症出现病情急骤加重的表现。其常发生于感染、创伤、手术、分娩、过劳、大量出汗、呕吐、腹泻或突然中断肾上腺皮质激素治疗等应激情况下，表现为恶心、呕吐、腹痛或腹泻、严重脱水、血压降低、心率快、脉细弱、精神失常等，常有高热、低血糖症、低钠血症。临床抢救时应及时补充液体、静脉注射糖皮质激素、积极治疗感染及其他诱因，如不及时抢救，可发展至休克、昏迷，甚至死亡。

（二）髓质

髓质占腺实质的 10%~20%，位于中央部，主要由排列成索状或团状的髓质细胞构成。细胞体积较大，呈圆形或多边形，胞质染色浅；若用铬盐处理标本，胞质内可见黄褐色的嗜铬颗粒，故又称嗜铬细胞。在髓质内还含有少量交感神经节细胞。根据髓质细胞胞质内颗粒所含物质的不同，分为肾上腺素细胞和去甲肾上腺素细胞。

1. 肾上腺素细胞 约占髓质细胞的 80%，分泌肾上腺素，使心肌收缩力增强，心率加快，心和骨骼肌的血管扩张。

2. 去甲肾上腺素细胞 约占髓质细胞的 20%，分泌去甲肾上腺素，使外周小血管收缩，血压升高，心、脑和骨骼肌内的血流加快。

第四节 垂 体

情境导入

患者，男，34 岁，发现手足增大、面容改变 7 年余，并有打鼾、多汗、视力下降、性欲减退等症状而入院检查。体检：头面部增长，鼻翼增宽，下颌宽大，颧骨突出，手足趾粗短。临床诊断为肢端肥大症和垂体生长激素瘤。

请思考：

生长激素有什么功能？

一、垂体的形态和位置

垂体（hypophysis）位于颅底蝶鞍垂体窝内，呈椭圆形、灰红色，借漏斗连于下丘脑，重 0.6~0.7g，女性略大于男性，妊娠期显著增大。垂体分为腺垂体和神经垂体两部分（图 12-7）。

二、垂体的微细结构

（一）腺垂体

腺垂体（adenohypophysis）约占垂体体积的75%，分为远侧部、结节部和中间部（图12-6）。

1. 远侧部 又称垂体前叶，是腺垂体的主要部分，腺细胞排列成团状或索状，偶见围成小滤泡，细胞间有丰富的血窦。根据HE染色情况，腺细胞分为嗜酸性细胞、嗜碱性细胞和嫌色细胞（图12-7）。

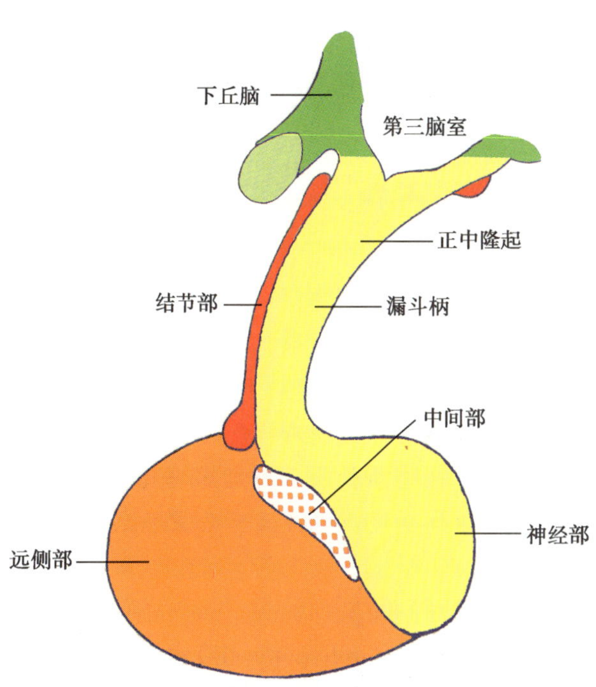

图12-6 垂体结构图

（1）嗜酸性细胞：数量较多，胞体大，呈圆形或椭圆形，胞质呈嗜酸性，根据功能分为生长激素细胞和催乳激素细胞。

1）生长激素细胞：数量较多，分泌生长激素（growth hormone，GH），调节物质代谢，促进机体生长，尤其能促进骨骼生长。如该激素分泌过多，在幼年时可引起巨人症，在成人可引起肢端肥大症；如该激素在未成年时期分泌不足则可引起侏儒症。

2）催乳激素细胞：分泌催乳激素（prolactin，PRL），促进乳腺发育和乳汁分泌。男、女性均有此种细胞，在女性妊娠期和哺乳期，该细胞数量增多、体积增大，功能旺盛。

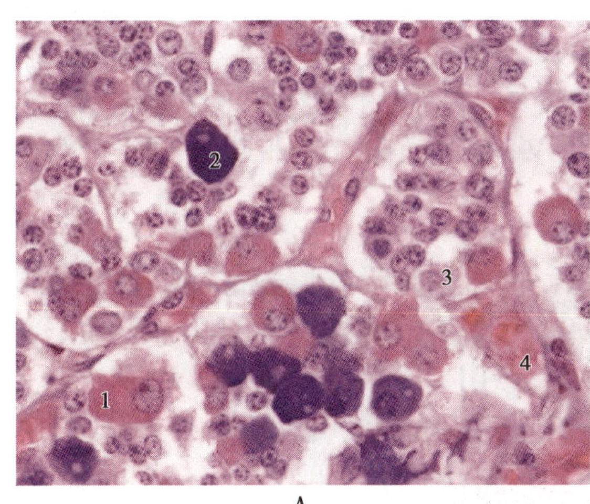

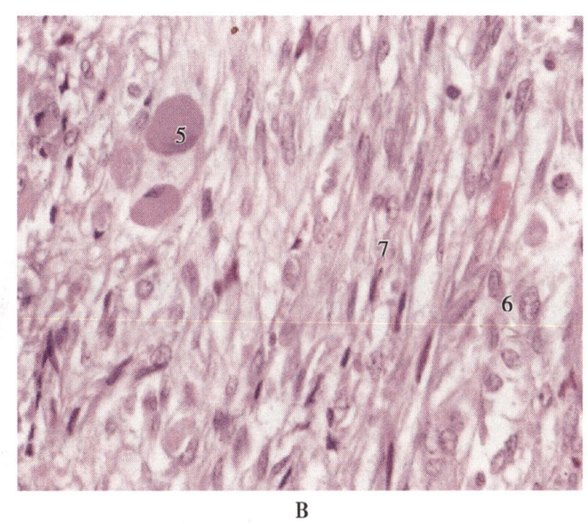

图12-7 垂体远侧部（A）及神经部（B）光镜像

1. 嗜酸性细胞；2. 嗜碱性细胞；3. 嫌色细胞；4. 血窦；5. 赫林体；6. 垂体细胞；7. 神经纤维。

（2）嗜碱性细胞：数量较少，胞体大小不一，呈椭圆形或多边形，胞质呈嗜碱性，根据分泌激素不同分为3种：

1）促甲状腺激素细胞：分泌促甲状腺激素（thyroid stimulating hormone，TSH），促进甲状腺的发育和甲状腺激素的合成与释放。

2）促肾上腺皮质激素细胞：分泌促肾上腺皮质激素（adrenocorticotropic hormone，ACTH），促进肾上腺皮质束状带细胞分泌糖皮质激素。

3）促性腺激素细胞：分泌卵泡刺激素（follicle stimulating hormone，FSH）和黄体生成素（luteinizing hormone，LH）。卵泡刺激素促进女性的卵泡发育和雌激素的合成，促进精子发生。黄体生成素促进排卵和黄体形成，刺激睾丸间质细胞分泌雄激素，故又称间质细胞刺激素。

（3）**嫌色细胞**：数量最多，胞体较小，胞质着色浅，轮廓模糊，功能尚不清楚。

2. 结节部 呈薄层套状包绕神经垂体的漏斗，含丰富纵行的毛细血管，腺细胞主要为嫌色细胞。

3. 中间部 位于腺垂体远侧部与神经垂体之间，与神经垂体的神经部合称垂体后叶。中间部可见大小不等的滤泡，滤泡周围散在分布有嫌色细胞和嗜碱性细胞，后者分泌黑素细胞刺激素，使皮肤颜色变深。

临床应用

腺垂体功能减退症

腺垂体功能减退症是指由于下丘脑或垂体本身病变导致的腺垂体激素分泌减少而引起的一系列综合征，可以是一种激素减少，也可为多种垂体激素同时缺乏，表现为甲状腺、肾上腺、性腺等靶腺功能减退和/或鞍区占位性病变。临床上通过补充所缺乏的激素治疗后症状可迅速缓解。生育后妇女因产后腺垂体缺血性坏死所致的腺垂体功能减退症称为希恩综合征，成年人腺垂体功能减退症又称西蒙病，儿童期发生腺垂体功能减退可导致侏儒症。

（二）神经垂体

神经垂体（neurohypophysis）由神经部和漏斗组成。漏斗与下丘脑相连，包括漏斗柄和正中隆起。神经部由大量无髓神经纤维、神经胶质细胞和丰富的毛细血管构成。

神经部的神经纤维主要由下丘脑视上核和室旁核的神经内分泌细胞的轴突形成，这些细胞的分泌颗粒沿轴突运输至垂体神经部，在沿途或轴突终末聚集成团，在光镜下呈均质状嗜酸性团块，称赫林体（图 12-8）。视上核和室旁核分别合成抗利尿激素（antidiuretic hormone，ADH）和催产素（oxytocin），以胞吐方式释放入毛细血管。抗利尿激素主要促进肾小管重吸收水，使尿量减少。其分泌过量时可导致小动脉平滑肌收缩，血压升高，故又称加压素；若其分泌过少，则会导致尿量显

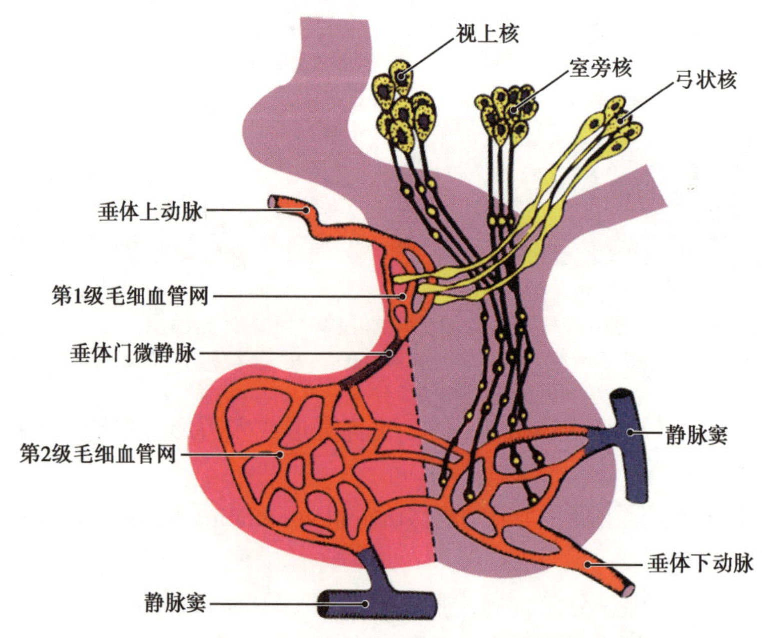

图 12-8 垂体的血管分布及其与下丘脑关系模式图

著增加，称尿崩症。催产素能使妊娠子宫平滑肌收缩，并促进乳腺分泌。神经垂体本身无内分泌功能，只是贮存和释放下丘脑视上核、室旁核分泌的激素。神经部的神经胶质细胞又称垂体细胞，具有支持、营养神经纤维的作用。

三、垂体的血管

垂体的动脉主要有垂体上动脉和垂体下动脉。垂体上动脉起于大脑基底动脉环，在漏斗处形成第 1 级毛细血管网，下行至结节部下端汇集成数条垂体门微静脉，继续下行至远侧部形成第 2 级毛细血管网。垂体门微静脉及其两端的毛细血管网共同构成垂体门脉系统（图 12-8）。腺垂体与下丘脑的功能联系即是通过垂体门脉系统实现的。

医者仁心

中国著名内分泌学专家——史轶蘩院士

史轶蘩教授是中国临床内分泌学界的第一位工程院院士。她从无到有地建立了一整套垂体瘤诊治方法，在国际上首先提出了垂体卒中的分类、治疗原则和预后；首次发现生长抑素类似物有形成胆石的副作用；她主编的《协和内分泌和代谢学》，是我国该领域的巨著。

史轶蘩教授从医近 60 年，把毕生精力献给了医学事业，献给了祖国和人民。她为中国内分泌学科的发展和人才培养作出了杰出的贡献。

（王　琦）

思考题

1. 内分泌系统包括哪些器官和组织？
2. 垂体位于何处？由哪几部分组成？

思考题解析

练习题

第十三章 | 人体胚胎学概论

教学课件

思维导图

学习目标

1. 掌握受精、植入的概念、条件及意义；胎膜和胎盘的概念及功能；胎儿血液循环的特点及出生后的变化、致畸敏感期。
2. 熟悉胚泡的结构、蜕膜的概念和分类、胎膜的组成及主要功能。
3. 了解三胚层的分化、双胎与多胎、先天畸形的成因。
4. 学会运用人体胚胎学知识做好孕产妇的健康宣教。
5. 具有珍爱生命、感恩父母的良好品德。

人体胚胎学(human embryology)是主要研究人体从受精卵发育为新生个体的过程及其规律的科学。人体胚胎在母体子宫内发育大约266天，分为两个时期。①胚期：从受精开始至第8周末，初具人形。②胎期：从第9周至出生，胎儿逐渐长大，各器官、系统继续发育，多数器官出现不同程度的功能活动。

情境导入

患者，女，28岁，自述孕7周，未曾做过宫腔B超，半小时前突发腹痛、阴道出血，神志清楚，由家人送至医院就诊。

请思考：

胚泡正常植入在子宫的什么部位？

第一节 生殖细胞

生殖细胞包括精子和卵，均为单倍体细胞，仅有23条染色体，其中22条是常染色体，1条是性染色体。

一、精子的发生、成熟和获能

（一）精子的发生

精子在睾丸的生精小管中发生：从精原细胞开始，经过细胞增殖、减数分裂和形态变化，历时64天左右，最终形成了蝌蚪形的精子。在减数分裂的过程中，染色体数目减半，由二倍体变成单倍体。

（二）精子的成熟和获能

生精小管管腔内的精子，虽然形态已经成熟，但无定向运动和使卵受精的能力。精子运行至附睾，继续发育，达到功能上的成熟，能够定向运动，具有了使卵受精的能力。精子在附睾内贮存以及在男性生殖管道内的运行过程中，细胞膜表面被覆了生殖管道及附属腺的分泌物，主要是糖蛋白衣与精浆蛋白，阻止了顶体酶的释放。精子在进入女性生殖管道后，分泌物中的蛋白被子宫和输卵管分泌的酶降解，从而使精子获得与卵结合的能力，此过程称精子获能。

精子在女性生殖管道内可存活 1~3 天，但受精能力只能维持 24 小时左右。

二、卵的发生

卵发生于卵巢，在受精过程中成熟。卵的发生过程也经历两次减数分裂。排卵后，排出的次级卵母细胞处于第 2 次减数分裂中期，当与精子相遇、受到精子穿入的激发后，完成第 2 次减数分裂，变为成熟的卵细胞。如果未与精子相遇，则于排卵后 12~24 小时内退化。

第二节　人胚的早期发育

人胚的早期发育是指受精卵形成至第 8 周末，是整个胚胎发育的关键时期。

一、受精、卵裂和胚泡形成

（一）受精

精子与卵结合形成受精卵的过程，称受精（fertilization），多发生于输卵管壶腹部，于排卵后 24 小时之内完成。

1. 受精的条件　机体能够正常受精，应满足以下条件：①男、女生殖管道必须通畅。②必须有足够数量、发育成熟并已获能的精子，若每毫升精液所含的精子低于 500 万个，不易受精；精子的形态正常，畸形精子的数量应低于 20%。③必须能正常排卵。④两性生殖细胞要适时相遇，排卵后 12~24 小时，卵细胞便失去受精能力；精子进入女性生殖管道 24 小时内未与卵细胞相遇，也会丧失受精能力。⑤精子与卵在发育过程中，各自染色体及相关的基因均正常。

2. 受精的过程　当精子接触到卵细胞周围的放射冠时，顶体被激活，称顶体反应，释放顶体酶，溶解放射冠，精子部分穿越，与透明带接触。顶体酶溶解透明带，开放只能 1 个精子进入的通道。精子全部穿过透明带，以头部尾侧的细胞膜与卵细胞膜相贴，两膜相互融合，精子核及胞质进入卵细胞内（图 13-1）。在精 - 卵质膜接触的瞬间，卵细胞被活化，启动第 2 次减数分裂。

进入卵内的精子的胞核和卵的胞核逐渐膨大，分别称雄原核和雌原核。两个原核相互靠近，核膜消失，二者的染色体混合，各提供 23 条染色体，恢复二倍体的受精卵，又称合子。至此受精过程完成。

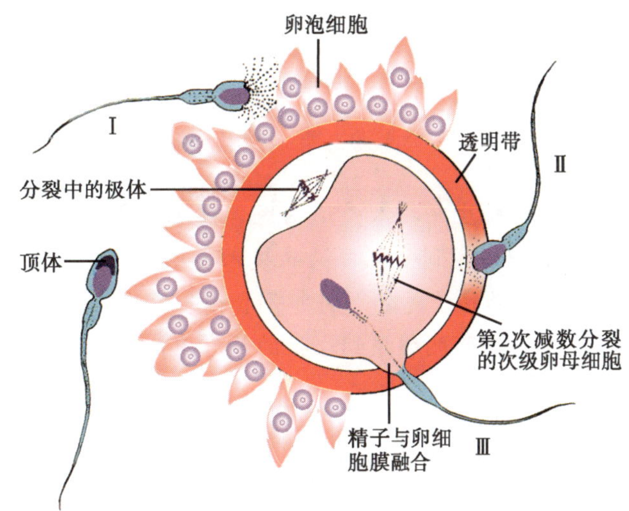

图 13-1　精子的顶体反应及受精

3. 受精的意义

（1）受精决定性别：如果含 X 染色体的精子与卵结合，受精卵的核型为 46，XX，新个体为女性；如果含 Y 染色体的精子与卵结合，受精卵的核型为 46，XY，新个体为男性。

（2）受精恢复了二倍体：双亲遗传基因随机组合，雄原核和雌原核各提供 23 条染色体，因此新个体既保持双亲的遗传特征，又表现出与亲代不完全相同的特异性状。

（3）**受精启动胚胎发育**：精子进入次级卵母细胞，卵内储备的发育信息从关闭状态诱发为激活状态，受精卵进行快速的分裂分化，启动了胚胎发育的进程。

（二）卵裂

受精卵早期进行的有丝分裂，称卵裂（图 13-2）。卵裂产生的子细胞，称卵裂球。受精卵进行卵裂的同时，逐渐向子宫方向移动。在受精后第 3 天，受精卵分裂成 12~16 个细胞时，成为实心的细胞团，形似桑葚，称桑葚胚（图 13-2）。

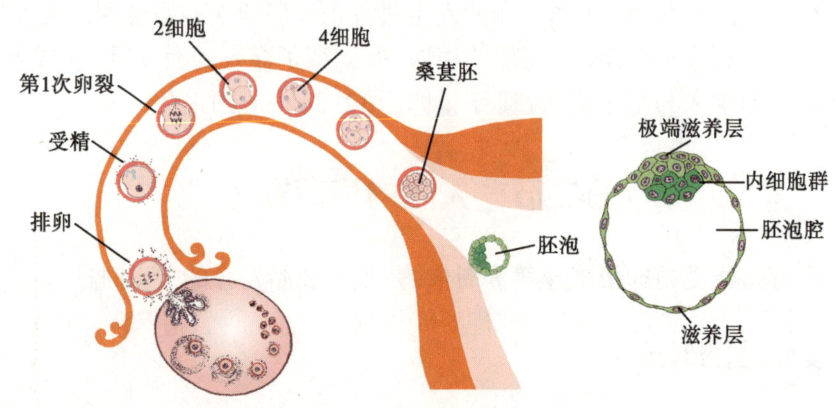

图 13-2　排卵、受精与卵裂过程及胚泡结构

（三）胚泡形成

桑葚胚细胞继续分裂，当卵裂球的数目达 100 个左右时，细胞间开始出现小的腔隙，最后互相融合成大腔，腔内充满液体，胚则呈囊泡状，称胚泡（图 13-2）。胚泡中间的腔，称胚泡腔；胚泡壁为一层扁平细胞，与吸收营养有关，称滋养层；在胚泡腔的一侧有一细胞团，称内细胞群，即胚胎干细胞，将发育为胚体。覆盖在内细胞群外面的滋养层，称极端滋养层。胚泡于受精后第 4 天到达子宫腔。胚泡不断增大，第 4 天末，透明带变薄、消失。随着胚泡的增大，胚泡与子宫内膜相贴，开始植入。

临床应用

辅助生殖技术

辅助生殖技术是运用医学技术和方法对精子、卵子、受精卵或胚胎进行人工操作，使不育不孕夫妇达到受孕目的的技术，包括人工授精和体外受精 - 胚胎移植及其衍生技术。体外受精 - 胚胎移植是分别将卵子和精子取出后，让它们在体外人工控制的环境中完成受精过程，然后把早期胚胎移植到女性的子宫中，在子宫中孕育成为胎儿。

二、植入与蜕膜形成

（一）植入

胚泡埋入子宫内膜的过程，称植入（implantation），又称着床。植入于受精后第 5~6 天开始，第 11~12 天完成。

1. **植入过程**　胚泡的极端滋养层最先与子宫内膜接触，并分泌蛋白酶，溶解子宫内膜形成一个缺口，胚泡由缺口处侵入子宫内膜中。当胚泡完全埋入子宫内膜后，缺口处上皮修复，植入完成（图 13-3）。

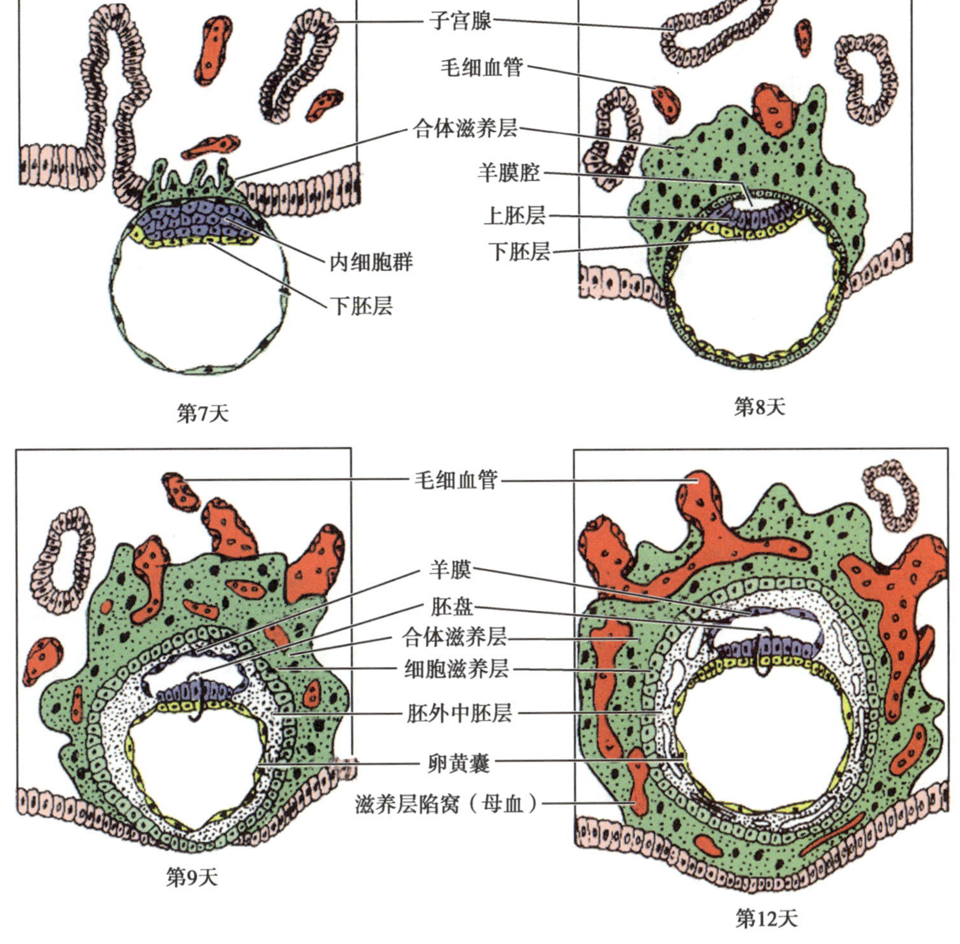

图 13-3　植入过程模式图

2. 植入部位　常发生在子宫底或子宫体。如果胚泡在邻近子宫颈处植入，将形成前置胎盘，可致胎儿娩出时阻塞产道或出现胎盘早期剥离，引起产妇大出血。若胚泡在子宫以外植入，称异位妊娠。异位妊娠的胚胎因营养供应不足，大都早期死亡并被吸收，少数胚胎发育到较大后，引起植入处血管破裂而发生大出血（图 13-4）。

3. 植入条件　正常植入应具备下述条件：①雌、孕激素分泌正常。②子宫内环境正常，子宫内膜保持在分泌期。③胚泡准时进入子宫腔，透明带及时消失。④子宫内膜发育阶段与胚泡发育同步。如果人为地干扰植入条件，如口服避孕药使母体激素分泌紊乱，导致胚的发育与月经周期变化不同步；或在子宫腔内放入宫内节育器，干扰植入过程，都可以达到避孕目的。

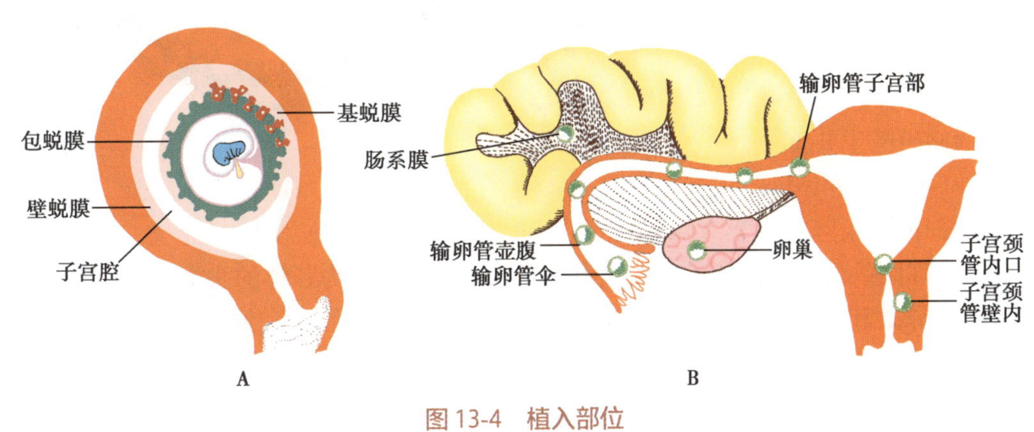

图 13-4　植入部位

A. 正常植入；B. 异常植入。

（二）蜕膜形成

胚泡植入时子宫内膜处于分泌期，植入后子宫内膜进一步增厚，血液供应丰富，腺体分泌旺盛，结缔组织的基质细胞变肥大，胞质中富含糖原颗粒和脂滴，子宫内膜的这一系列变化，称蜕膜反应。胚泡植入后的子宫内膜功能层称蜕膜。

根据蜕膜与胚的位置关系，将蜕膜分为三部分。①基蜕膜：位于胚深部，参与胎盘的形成。②包蜕膜：覆盖在胚表面。③壁蜕膜：为子宫其余部分的蜕膜，与胚没有直接的联系。壁蜕膜与包蜕膜之间为子宫腔（图 13-4）。随着胚胎的发育，包蜕膜逐渐向子宫腔凸起，子宫腔逐渐变窄，至第 3 个月末，包蜕膜和壁蜕膜相贴，子宫腔消失。

三、胚盘形成和分化

受精后第 2 周至第 8 周，内细胞群逐渐分化形成胚盘，并卷曲形成胚体。滋养层也分化形成胚体以外的结构。

（一）二胚层胚盘及相关结构的发生

1. 滋养层的分化 在胚泡植入的过程中，滋养层细胞增生、分化为 2 层，外层细胞较厚，细胞互相融合，称合体滋养层；内层细胞界限清楚，呈立方形，单层排列，称细胞滋养层。细胞滋养层细胞分裂增殖，不断补充、融入合体滋养层。

胚泡全部埋入子宫内膜后，合体滋养层迅速增厚，其内出现一些小的腔隙，称滋养层陷窝，因与子宫内膜的小血管相通，陷窝内充满母体血液。

2. 内细胞群的分化 人胚发育第 2 周，内细胞群细胞增殖、分化为两层：靠近胚泡腔的一侧，为 1 层立方细胞，称下胚层；邻近滋养层的一侧，为 1 层柱状细胞，称上胚层；中间有基膜相隔。上胚层和下胚层构成的椭圆形圆盘，称二胚层胚盘，它是人体发生的原基。

此后，上胚层细胞之间出现了 1 个充满液体的小腔，称羊膜腔，腔内的液体，称羊水。随着羊膜腔的扩大，上胚层细胞被推向极端滋养层，与细胞滋养层相贴，这就是最早的羊膜。羊膜与上胚层的边缘相连，构成羊膜囊；上胚层即为羊膜囊的底。下胚层周缘的细胞增生并向腹侧延伸，围成卵黄囊；下胚层即为卵黄囊的顶。

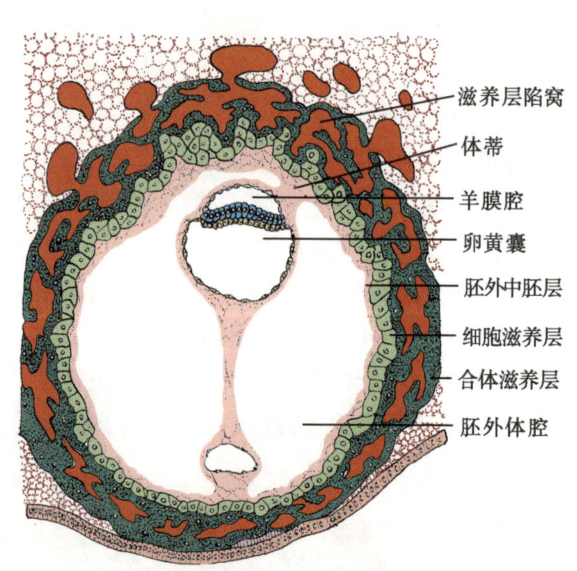

图 13-5 第 2 周末人胚模式图

3. 胚外中胚层的形成 细胞滋养层细胞增生，充填于细胞滋养层、卵黄囊和羊膜囊之间，形成胚外中胚层。继而，胚外中胚层内出现一些小腔隙，又逐渐融合为 1 个大腔，称胚外体腔。随着胚外体腔的扩大，仅有少部分胚外中胚层连于胚盘尾端与滋养层之间，该部分胚外中胚层称体蒂（图 13-5），体蒂将发育为脐带的主要部分。

（二）三胚层胚盘的形成

1. 原条的形成 人胚发育第 3 周初，二胚层胚盘的上胚层细胞增生，在胚盘一端中轴汇聚，形成 1 条细胞索，称原条。出现原条的一端为胚体的尾端，另一端为胚体的头端。原条头端膨大呈结节状，称原结。原条和原结细胞继续增殖，并向深部迁移，致使原条和原结分别出现凹陷，称原沟和原凹（图 13-6）。

2. 中胚层和脊索的形成 原沟底部的上胚层细胞在上、下胚层之间呈翼状扩展迁移，一部分细胞在上、下胚层之间形成一新的细胞层，称胚内中胚层，即中胚层（图 13-6）；一部分细胞迁入下胚层，并逐渐全部替换了下胚层细胞，形成一层新的细胞，称内胚层；当内胚层和中胚层形成之后，上胚层改称外胚层。第 3 周末，三胚层胚盘已形成，胚盘呈椭圆形，头端大，尾端小。3 个胚层均来源于上胚层。

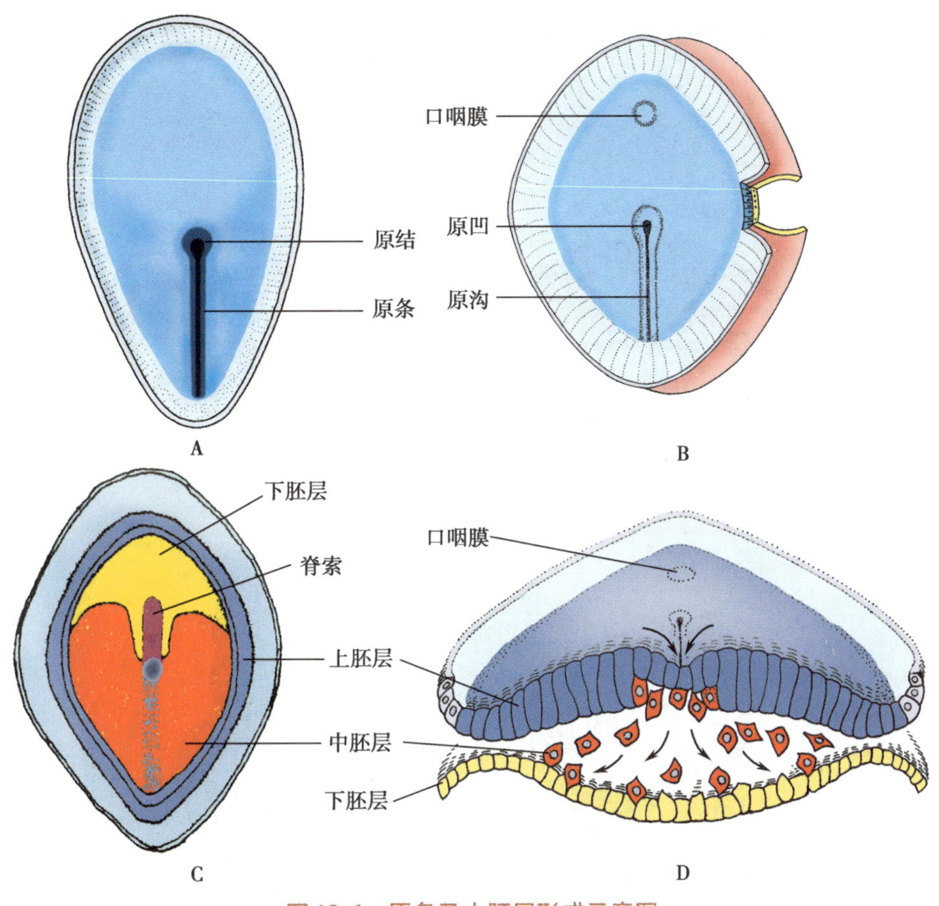

图 13-6　原条及中胚层形成示意图

在胚盘的头、尾两端各有一区域没有中胚层，内外胚层直接相贴，头端的称口咽膜，尾端的称泄殖腔膜。

与此同时，原结处的上胚层细胞增生，内陷于上、下胚层之间，并向头端迁移，形成一条单独的细胞索，称脊索。原条和脊索构成了胚盘的中轴，对早期胚胎起支持作用。原条随着中胚层的形成而逐渐消失。若原条细胞残留，胎儿出生后于骶尾部可形成源于 3 个胚层的畸胎瘤。脊索最后退化为椎间盘中央的髓核。

（三）三胚层的早期分化和胚体形成

在胚胎发育过程中，细胞由于分裂、增殖，形成结构和功能不同的细胞，这种现象称分化。从人胚发育第 3 周开始至第 8 周末，内胚层、中胚层和外胚层分化，形成各种组织和器官的原基。

1. 外胚层的早期分化　在脊索的诱导下，脊索背侧的外胚层细胞增厚，形成神经板。神经板的中央凹陷，称神经沟；两侧边缘隆起，称神经褶。第 3 周末，神经沟加深，神经褶向中央靠拢并愈合形成神经管（图 13-7，图 13-8）。约第 4 周，神经管头端和尾端闭合。神经管是中枢神经系统的原基，分化为脑和脊髓。

在神经管形成的同时，未参与封闭神经沟的神经褶细胞，迁移到神经管的背侧形成 1 条头、尾走行的纵行细胞索，继而分裂为 2 条，位于神经管的背外侧，称神经嵴（图 13-7），是周围神经系统的原基。其余外胚层将分化为皮肤的表皮及其附属结构，以及角膜上皮、晶状体、内耳迷路和腺垂体等。

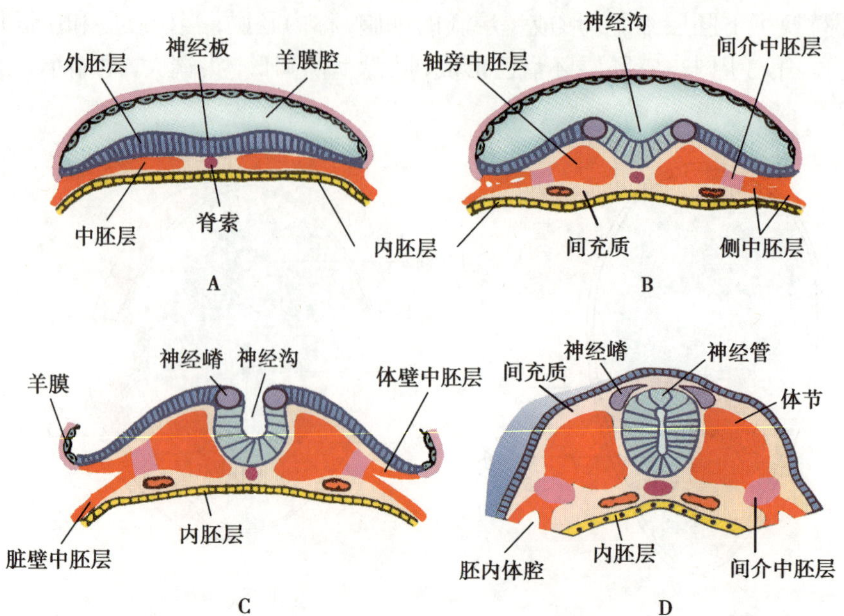

图 13-7 中胚层的早期分化及神经管、神经嵴的形成

A. 17 天；B. 19 天；C. 20 天；D. 21 天。

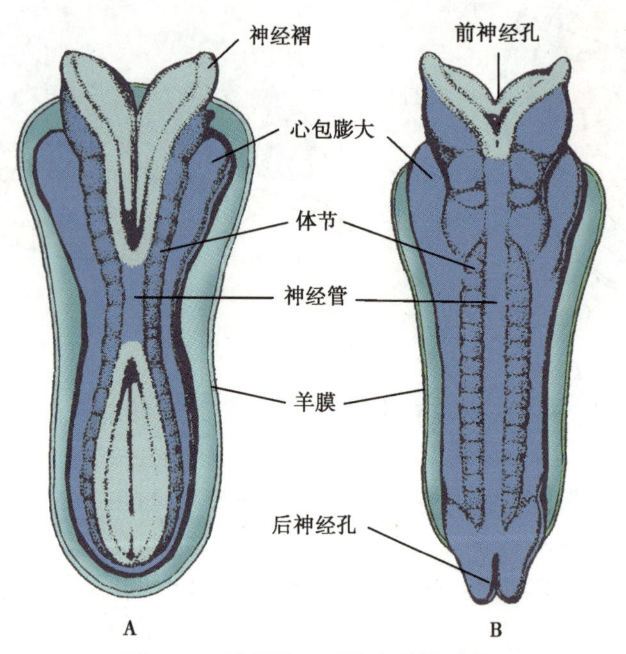

图 13-8 神经管形成的立体模式图

A. 约 22 天；B. 约 23 天。

2. 中胚层的早期分化

(1)轴旁中胚层：脊索两侧的中胚层细胞增厚，称轴旁中胚层。继而，轴旁中胚层细胞呈节段性增生，形成体节（图 13-7，图 13-8）。体节左、右成对，从颈部向尾侧依次形成，每天生成 3~4 对；第 5 周末，体节全部形成，共 42~44 对。从胚体表面即能分辨体节，故它是胚胎早期推测胚龄的重要标志之一。体节分化成身体的中轴骨、躯干和四肢的骨骼肌、背侧的皮肤真皮和皮下组织。

(2)间介中胚层：位于体节外侧，为 2 条狭长的细胞索（图 13-7）。间介中胚层分化为泌尿和生殖系统的大部分器官和结构。

(3)侧中胚层：位于间介中胚层外侧。侧中胚层内先出现一些小腔隙，后融合为 1 个大腔隙，称胚内体腔。胚内体腔将侧中胚层分成 2 层：与内胚层相贴者，称脏壁中胚层，它与内胚层共同形成消化和呼吸管道的管壁结构；与外胚层相贴者，称体壁中胚层，参与胸腹部前外侧壁和四肢的形成。胚内体腔依次分隔形成心包腔、胸膜腔和腹膜腔。

(4) **间充质**：为3个胚层之间散在的中胚层细胞，将分化为心血管系统、平滑肌和结缔组织等。

3. 内胚层的分化 在三胚层胚盘期，内胚层为卵黄囊的顶。随着胚盘的周缘部向腹侧卷折，内胚层包入胚体内，形成原始消化管；原始消化管主要形成消化管、消化腺、气管和主支气管、肺、膀胱及尿道等处的上皮。

4. 胚体形成 人胚发育第4周初，胚盘中央部生长速度快，周缘生长速度慢，使扁平的胚盘向羊膜腔内隆起，在胚盘周缘出现了明显的卷折。头、尾端的卷折，称头褶和尾褶；两侧缘的卷折，称侧褶。随着胚的生长，头褶、尾褶和侧褶逐渐加深，胚盘由圆盘状变为圆柱状的胚体（图13-9）。

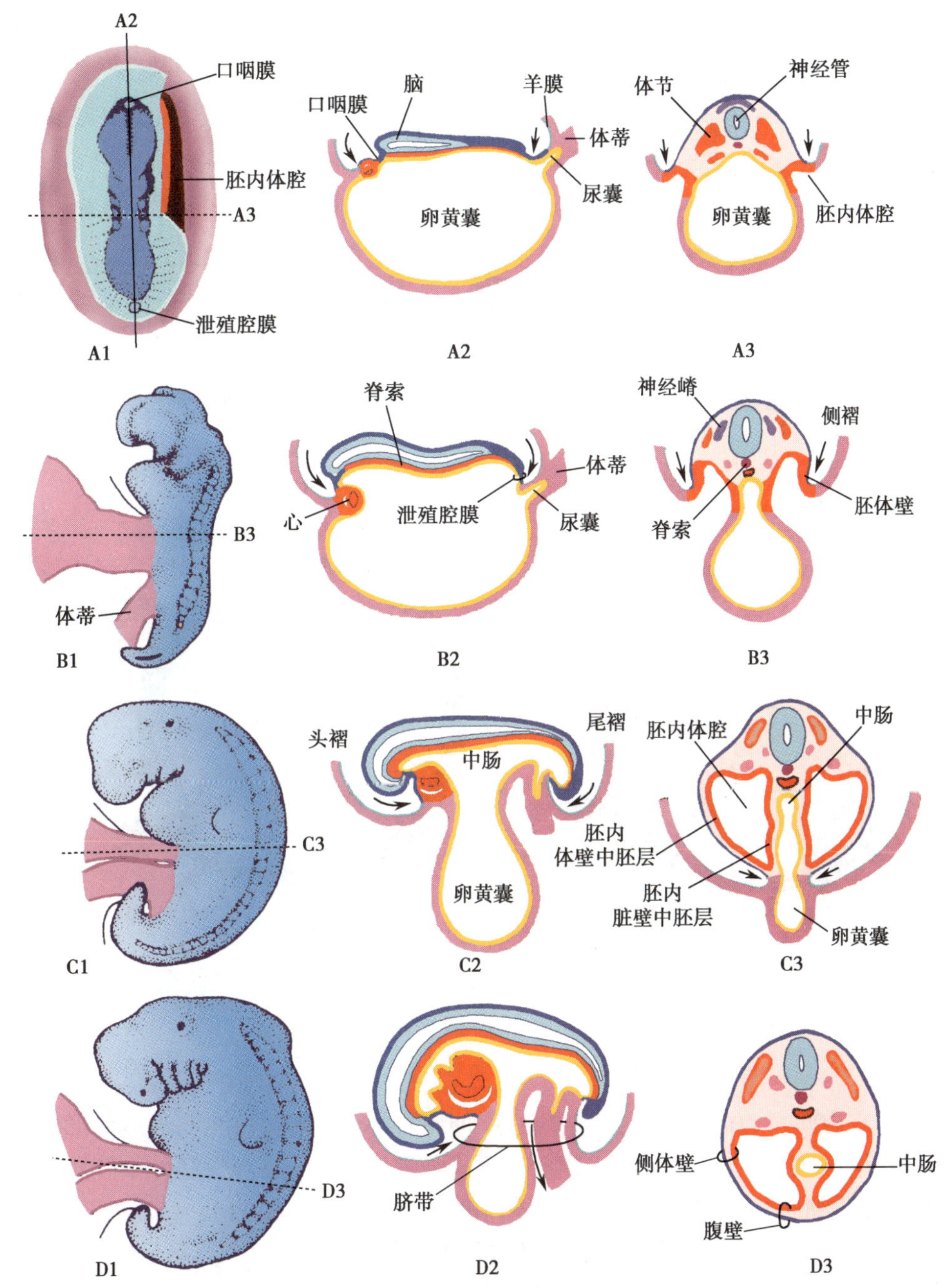

图13-9 胚体外形的演变和胚层分化模式图

A1. 第20天人胚背面观；B1. 第23天人胚侧面观；C1. 第26天人胚侧面观；D1. 第28天人胚侧面观；A2~D2为A1~D1的纵切面；A3~D3为A1~D1的横切面。

人胚发育第 5~8 周，胚体外形有显著变化，至第 8 周末初具人形，主要器官、系统在此期内形成，故此期称器官发生期。胚体的眼、耳、鼻及四肢都已可见。

第三节　胎膜与胎盘

胎膜和胎盘是胚胎发育过程中的一些附属结构，对胚胎起保护、营养、呼吸、排泄和内分泌等作用。胎儿娩出后，胎盘和胎膜、蜕膜一起从子宫排出，总称衣胞。

一、胎膜

胎膜包括绒毛膜、羊膜囊、卵黄囊、尿囊和脐带（图 13-10）。

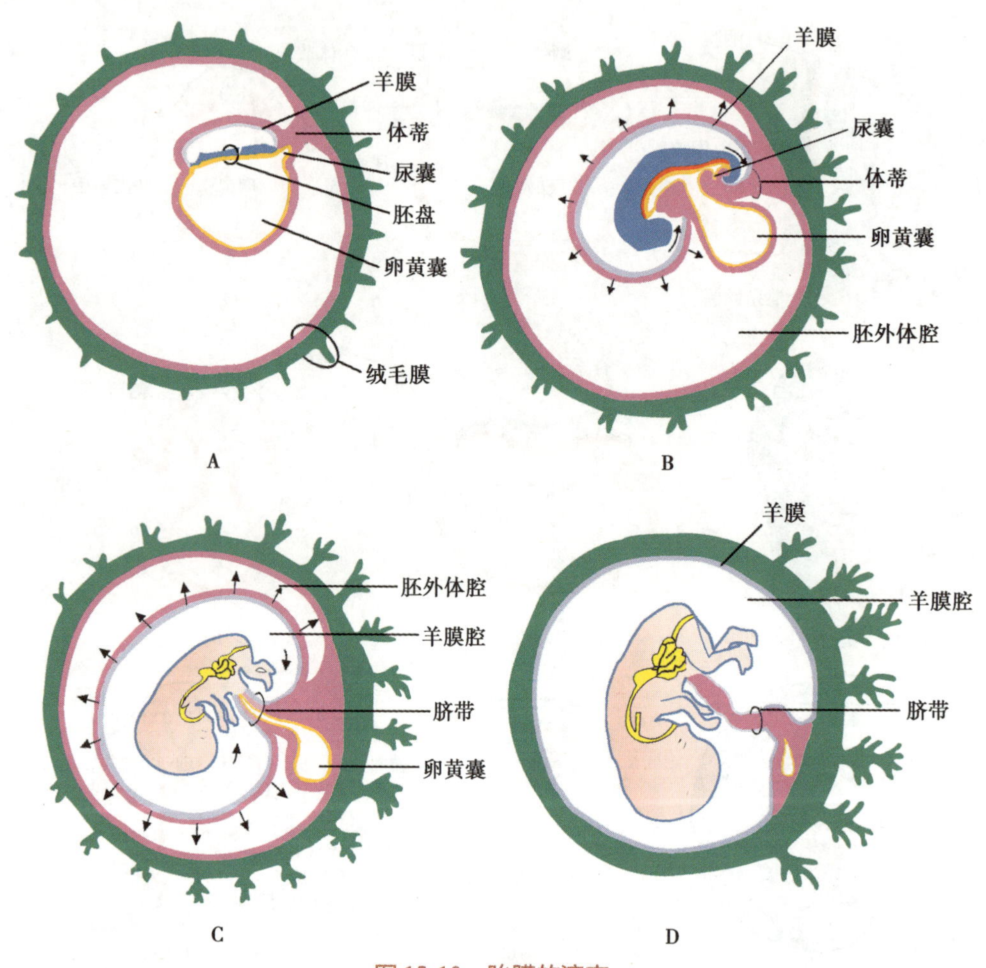

图 13-10　胎膜的演变

A. 3 周；B. 4 周；C. 10 周；D. 20 周。

（一）绒毛膜

胚泡植入子宫内膜后，细胞滋养层局部增殖，伸入合体滋养层内，在胚泡表面形成许多绒毛状突起。胚外中胚层形成后，与滋养层紧密相贴，形成绒毛膜。随着发育，胚外中胚层组织深入绒毛中轴，其中的间充质细胞分化为血管，并与胚体内的血管相通（图 13-11）。

胚胎早期，绒毛分布均匀。以后，由于包蜕膜侧的绒毛受挤压，血供不足而退化，形成平滑绒毛膜。基蜕膜侧的绒毛因血供丰富，生长繁茂，形成丛密绒毛膜（图 13-10）。

（二）羊膜囊

羊膜囊由羊膜环绕羊膜腔而成。羊膜薄而透明，无血管。羊膜最初附于胚盘边缘，随着胚体形

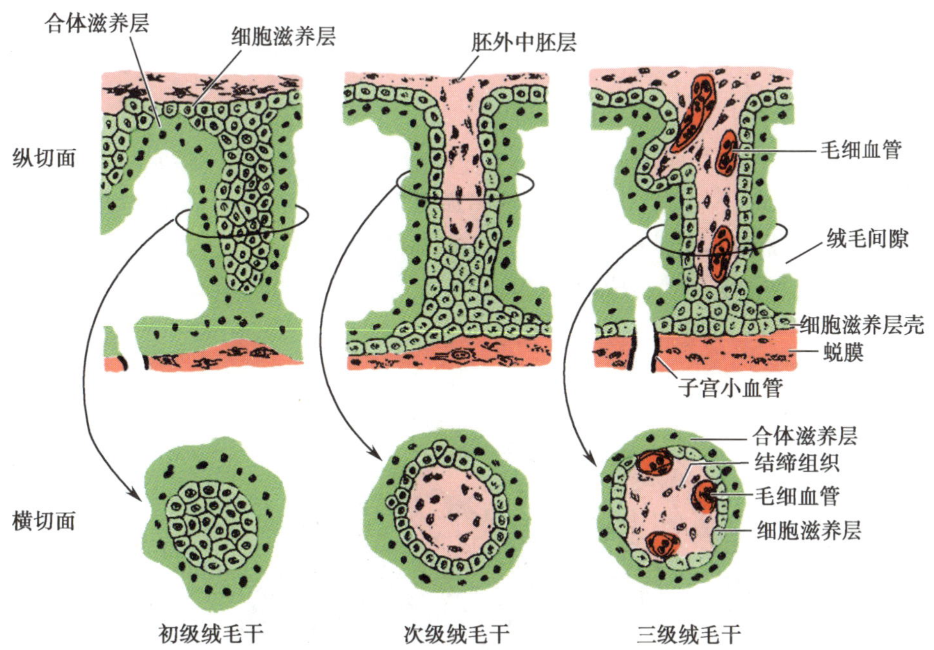

图 13-11　绒毛干的分化发育模式图

成、羊膜腔扩大和胚体凸入羊膜腔内，羊膜逐渐在胚胎的腹侧融合并包裹于体蒂表面，将胎儿封闭于羊膜腔内。羊膜腔的扩大逐渐使羊膜与平滑绒毛膜相贴，胚外体腔消失（图 13-10）。

羊膜腔内的液体，称羊水。羊水是由羊膜上皮分泌及胚胎排泄物所组成的。妊娠中期以后，胎儿开始吞饮羊水。羊水经消化管吸收后，部分废物通过胎儿的血液循环运输至胎盘，由母体排泄。足月胎儿的羊水为 1 000~1 500ml。若少于 500ml 为羊水过少，常见于胎儿无肾或尿道闭锁等；多于 1 500ml 为羊水过多，常见于消化管闭锁、无脑儿等。

羊水的主要作用：防止胎儿与周围组织粘连；缓冲外力对胎儿的震动和压迫；在分娩时有扩张宫颈和冲洗产道的作用。穿刺吸取羊水进行细胞染色体检查或测定羊水中某些生化指标，能早期诊断某些遗传性疾病。

（三）卵黄囊

人类卵黄囊内无卵黄，退化早，基本上是生物进化过程的重演。但卵黄囊壁的胚外中胚层密集成细胞团，称血岛，是人体造血干细胞和血管的原基。卵黄囊尾侧的内胚层，分化为原始生殖细胞，将分化为精原细胞和卵原细胞。

卵黄囊顶壁的内胚层随胚盘向腹侧包卷形成原始消化管，其余留在胚外的部分被包入脐带后成为卵黄蒂，于第 5 周闭锁，卵黄蒂退化消失。

（四）尿囊

卵黄囊尾侧的内胚层向体蒂内长入的一个盲管，称尿囊。尿囊根部参与形成膀胱顶部，其余部分退化为脐尿管，卷入脐带内，后闭锁为脐中韧带。尿囊壁上的血管演变成脐动脉和脐静脉。

（五）脐带

脐带系胚体与胎盘间相连接的条索状结构，是胎儿与胎盘间物质运输的通道。早期的脐带由羊膜包绕体蒂、尿囊、卵黄囊等结构而成，以后上述结构相继闭锁，其内仅有 2 条脐动脉、1 条脐静脉和胶状结缔组织。

胎儿出生时，脐带长 40~60cm。脐带长度不足 35cm，称脐带过短，可影响胎儿娩出或在分娩时引起胎盘早剥而造成出血过多；脐带长度超过 80cm，称脐带过长，可打结、缠绕胎儿颈部或其他部位等，影响胎儿发育甚至导致胎儿窒息死亡。

二、胎盘

(一) 胎盘的形态结构

胎盘(placenta)由胎儿的丛密绒毛膜和母体子宫的基蜕膜紧密结合而成。

胎盘呈圆盘状，中央略厚，边缘稍薄。足月胎盘重约 500g，直径 15~20cm，厚约 2.3cm。胎盘的胎儿面，表面光滑，有羊膜覆盖，其中央有脐带相连；胎盘的母体面粗糙，是剥离后的基蜕膜的残破面，由不规则的 15~30 个胎盘小叶组成(图 13-12)。

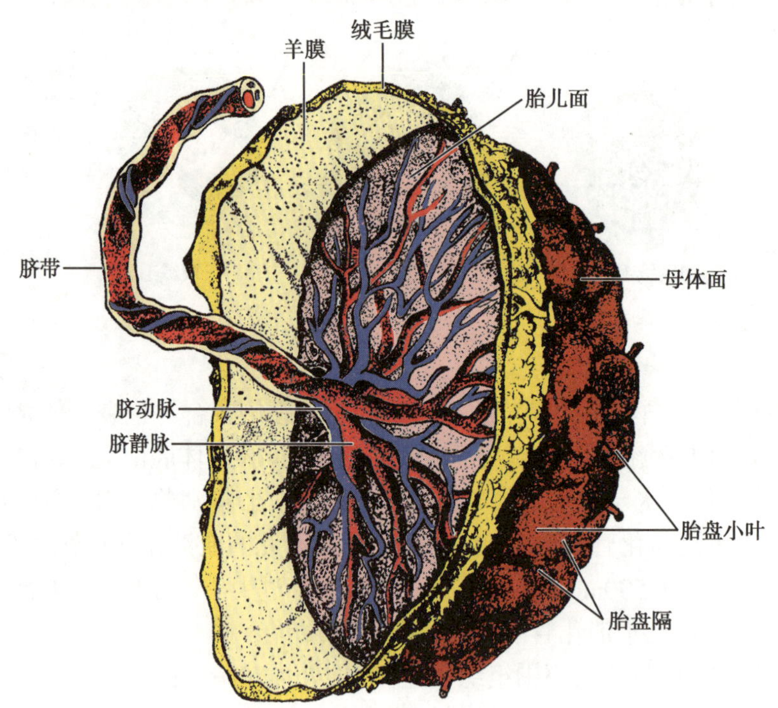

图 13-12　胎盘的外形模式图

从密绒毛膜上发出 40~60 个绒毛干，每个绒毛干又分出许多游离的绒毛，绒毛内有丰富的毛细血管，它们与脐动脉、脐静脉相连。合体滋养层细胞溶解邻近的蜕膜组织与其内的小血管，形成绒毛间隙，子宫动脉和子宫静脉穿过蜕膜开口于此，因此绒毛间隙内充满了母体血；绒毛浸浴其中，胚胎借绒毛汲取母血中的营养物质并排出代谢产物。未被溶解的蜕膜组织形成不完全的间隔，称胎盘隔(图 13-13)。

(二) 胎盘的血液循环和胎盘屏障

胎盘内有母体与胎儿的两套血液循环，两者的血液在各自的封闭管道内循环，互不混合，但可进行物质交换。母体血液循环起自子宫动脉的分支，经子宫螺旋动脉注入绒毛间隙，在此与绒毛内毛细血管的胎儿血进行物质交换后，由子宫静脉回流入母体。胎儿血液循环起自脐动脉，脐动脉内的静脉血最终进入绒毛毛细血管，与绒毛间隙内的母体血进行物质交换后，成为动脉血，汇集入脐静脉回流到胎儿体内。

胎儿血和母体血在胎盘内进行物质交换所通过的结构，称胎盘屏障。胎盘屏障可以阻挡母体内大分子物质进入胎儿血液循环，对胎儿有一定的保护作用。母体的抗体可借助于合体滋养层的吞饮作用经胎盘屏障进入胎儿体内，发挥免疫作用。有些病毒如风疹病毒、人类免疫缺陷病毒能通过胎盘屏障感染胎儿，导致先天畸形等。

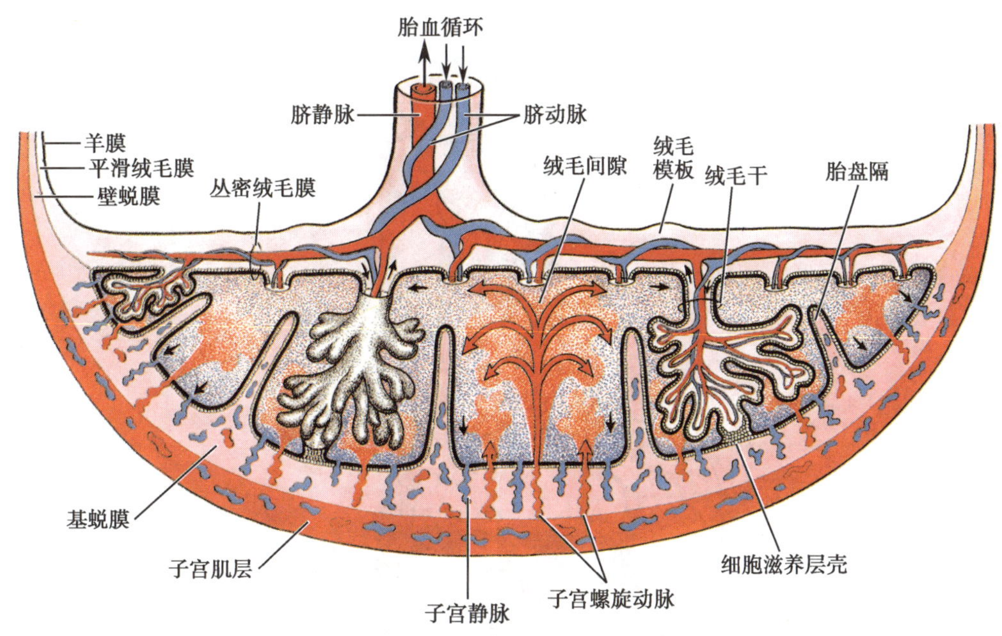

图 13-13　胎盘的结构与血液循环模式图

（三）胎盘的功能

1. 物质交换　物质交换是胎盘的主要功能。胎儿的血液流经胎盘时，通过渗透、扩散等各种方式，使胎儿从母体的血液中获得营养物质和 O_2，并以同样的方式使胎儿血液中的 CO_2 及其代谢产物排入母体血液内，再由母体排到体外。

2. 内分泌功能　胎盘形成后取代黄体，对维持妊娠起重要作用。胎盘的合体滋养层能分泌多种激素，主要有：

（1）**绒毛膜促性腺激素**（HCG）：促进母体卵巢内黄体继续存在，维持妊娠；抑制母体对胎盘、胎儿的免疫排斥反应。绒毛膜促性腺激素于受精后第 2 周末开始出现于母体血液中，第 9~11 周达到高峰，约人胚发育第 20 周降至最低，直到分娩。由于该激素在妊娠早期可以从孕妇尿中检出，故常作为早孕诊断的指标之一。

（2）**人胎盘催乳素**：能促进母体的乳腺生长发育，并能促进胎儿的代谢和生长发育，于妊娠初期出现于母体血液中，第 36~37 周达到高峰。

（3）**雌激素和孕激素**：于妊娠第 4 个月开始分泌，有维持妊娠的作用。

第四节　胎儿血液循环的特点及出生后的变化

一、胎儿血液循环

胎儿与外界的物质交换必须通过胎盘进行，因此胎儿血液循环途径和心血管的结构特点与出生后有很大区别（图 13-14）。

1. 脐静脉　在胎盘进行物质交换后，脐静脉携带着富含 O_2 和营养的血液经脐带进入胚体。

2. 静脉导管　脐静脉进入胎儿肝后，大部分血液经肝内静脉导管直接注入下腔静脉，小部分经肝血窦再入下腔静脉。在此与胎儿腹、盆腔及下肢回流的静脉血混合，并汇入右心房。

3. 卵圆孔　出生前，在左、右心房之间的房间隔处尚保留有卵圆孔。由于胎儿肺未呼吸，经肺静脉回流至左心房的血流量少，故右心房血流压力大于左心房；加之下腔静脉的入口正对卵圆孔，则大部分血液通过卵圆孔进入左心房，故左心房的血液含氧量高。

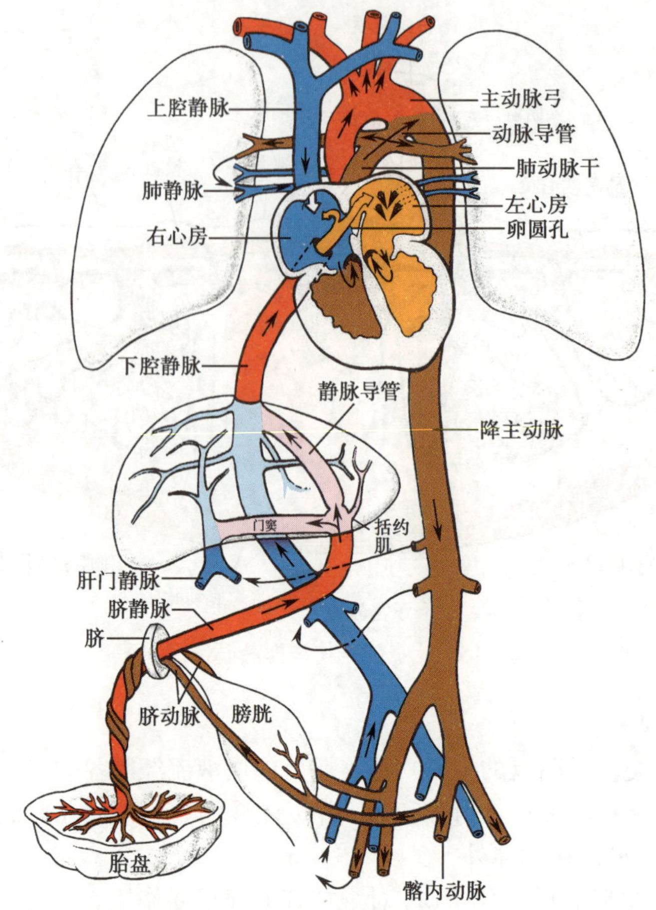

图 13-14　胎儿血液循环途径示意图

左心房的血液与来自肺静脉的少量血液混合后进入左心室。左心室的血液大部分经主动脉弓及其 3 大分支分布到头、颈和上肢，以充分供应胎儿头部发育所需的营养和 O_2；小部分血液流入降主动脉。从头、颈及上肢回流的静脉血经上腔静脉进入右心房，经右心室进入肺动脉。

4. 动脉导管　由于胎儿肺未呼吸，故肺动脉的血液仅有不足 10% 进入肺，再由肺静脉回流到左心房。而大部分肺动脉的血液经动脉导管注入降主动脉。

5. 脐动脉　降主动脉血液除经分支分布到腹、盆部和下肢外，还经 2 条脐动脉将血液送至胎盘，在胎盘内与母体血液进行气体和物质交换后，再由脐静脉送往胎儿体内。

二、出生后血液循环的变化

胎儿出生后，胎盘循环停止，肺开始呼吸，动脉导管、静脉导管和脐血管废弃，导致血液循环途径发生一系列的变化。

1. 脐静脉闭锁　形成肝圆韧带。

2. 静脉导管闭锁　形成静脉韧带。

3. 卵圆孔闭锁　由于肺开始工作，大量血液由肺静脉回流进入左心房，左心房压力增高，于是卵圆孔瓣紧贴卵圆孔，卵圆孔关闭。胎儿出生后 1 年左右，卵圆孔即完全封闭形成卵圆窝。

4. 动脉导管闭锁　肺呼吸开始后，肺循环量增大，肺动脉血不再向主动脉分流，使动脉导管闭锁，形成动脉韧带。如果出生后，动脉导管不闭锁或闭锁不全，则肺动脉干与主动脉仍相通，称动脉导管未闭。

5. 脐动脉闭锁　形成脐外侧韧带。

最终，新生儿体循环、肺循环建立，动脉血与静脉血完全分流。

第五节　双胎、多胎和连体双胎

一、双胎

双胎又称孪生，双胎发生率约占新生儿的 1%。双胎有两种情况。

1. **双卵双胎**　又称假孪生。卵巢 1 次排出 2 个卵，分别受精后发育成 2 个胎儿，称双卵双胎。双卵双胎是 2 个受精卵同时发育的结果，有各自独立的胎膜和胎盘，2 个胎儿的性别相同或不同，出生后的相貌、生理特性等遗传特征如同一般的同胞兄弟姐妹。

2. **单卵双胎**　又称真孪生。由 1 个受精卵发育成 2 个胚胎，称单卵双胎。单卵双胎的 2 个胎儿由于来自 1 个受精卵，因而其遗传基因完全相同，性别一致，且出生后的相貌和生理特性也极为相似，血型和组织相容性抗原均相同，其组织器官可相互移植而不引起免疫排斥反应。

单卵双胎的发生原因可能有三种。①形成 2 个卵裂球：卵裂期分离，2 个卵裂球各自发育成 1 个胎儿，各自有独立的胎盘、绒毛膜、羊膜囊和脐带。②形成 2 个内细胞群：2 个内细胞群分离，各自发育成 1 个胎儿，2 个孪生儿就会共用 1 个绒毛膜和 1 个胎盘，但各自有自己的羊膜囊和脐带。③形成 2 个原条与脊索：诱导形成 2 个神经管，发育为 2 个孪生儿，位于同 1 个羊膜腔内，共用 1 个绒毛膜与胎盘（图 13-15）。

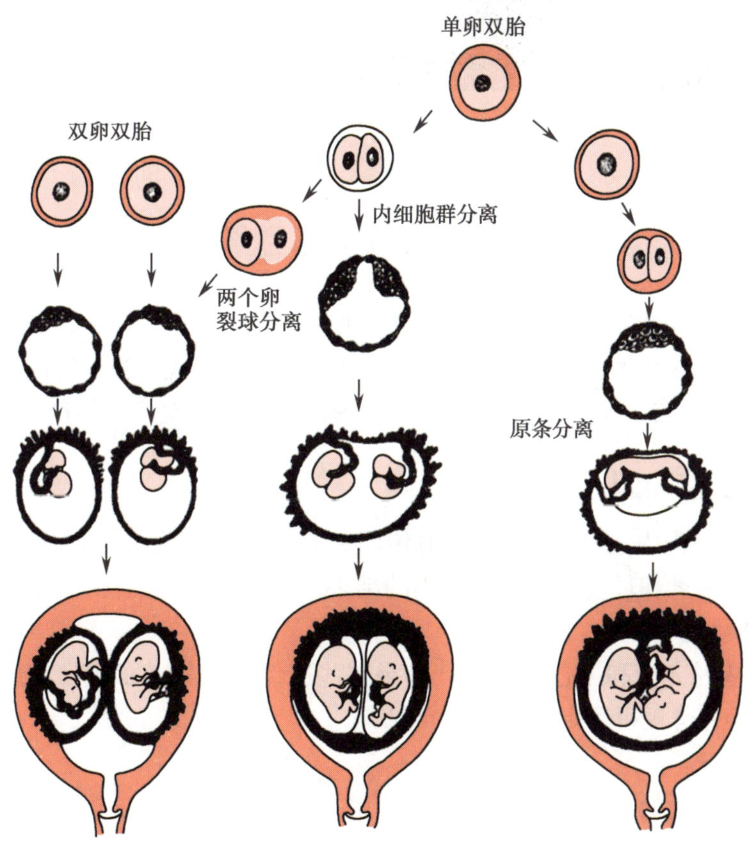

图 13-15　双胎形成示意图

二、多胎

一次娩出两个以上的新生儿，称多胎。其发生原因有单卵多胎、多卵多胎和混合多胎等。多胎发生率很低，三胎约占新生儿的万分之一，四胎约占新生儿的百万分之一。四胎以上者十分罕见，新生儿死亡率高。

三、连体双胎

连体双胎指两个单卵双胎未完全分离，发生局部连接。连体双胎有对称型和不对称型。对称型连体双胎指两个胚胎大小相同，可有头连双胎、胸腹连胎和臀连双胎等（图 13-16）。不对称型连体双胎是双胎一大一小，小者常发育不全，形成寄生胎或胎中胎。

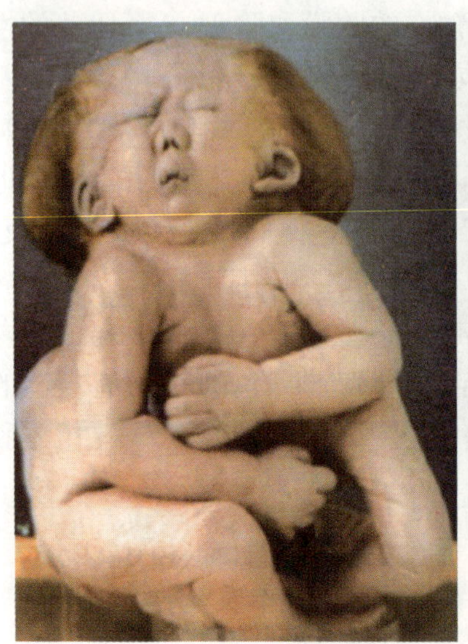
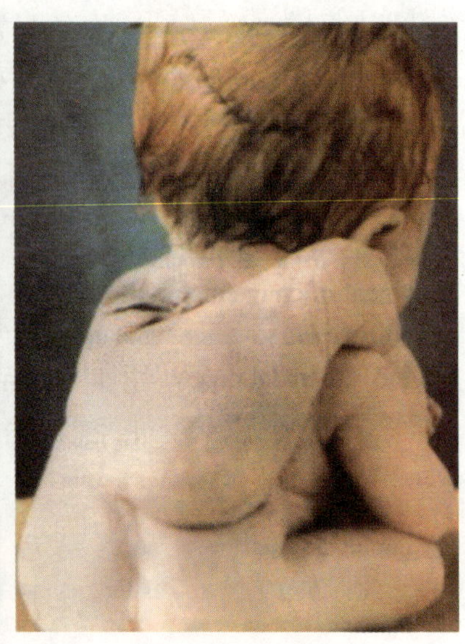

图 13-16　连体畸胎和寄生胎

第六节　先天畸形与致畸因素

先天畸形是由于胚胎发育紊乱所致的形态结构或功能代谢异常。外形异常出生时即可发现，但某器官的内部结构异常或生化代谢异常，则在出生后一段时间或相当长时间内才显现，故用出生缺陷（临床上习惯统称为先天畸形）更为确切。先天畸形是死胎、流产和早产的主要原因。

一、先天畸形的发病原因

在整个胚胎发育过程中，都有可能因为遗传因素调控或者环境因素刺激而导致发育异常。多数的先天畸形是遗传因素和环境因素相互作用的结果。

（一）遗传因素

遗传因素包括基因突变和染色体畸变。如果这些遗传改变累及了生殖细胞，由此引起的畸形就会遗传给后代。染色体畸变引起的畸形更常见。

（二）环境因素

环境因素包括母体所处的外环境、母体自身的内环境和胚胎所处的微环境。

1. 生物因素　如风疹病毒、巨细胞病毒、单纯疱疹病毒、梅毒螺旋体等，可破坏胎盘屏障，影响胚胎发育。

2. 物理因素　已确定的有各种射线、机械性压迫和损伤等。

3. 化学因素　在工业“三废”（废气、废水、废渣）、农药等中，含有一些具有致畸作用的化学物质，其通过扰乱机体内分泌影响胚胎质量。

4. 致畸性药物　多数抗癌药、某些抗生素、抗惊厥药和激素等均有不同程度的致畸作用。

5. 其他致畸因素　大量吸烟、酗酒、缺氧、严重营养不良等均有致畸作用。

二、致畸敏感期

在受精后第 3~8 周，细胞增殖分化活跃，多数器官原基在此期内形成，对致畸因素极其敏感，易发生先天畸形，此期称致畸敏感期，孕妇在此期应特别注意避免与致畸因子接触。受精后 2 周内，即在细胞分化程度低时，受到致畸因素的作用，若致畸作用强，则导致胚死亡；若致畸作用弱，可由邻近的未分化细胞补偿，故一般不出现畸形。在胎期，胎儿生长发育快，各器官进行组织分化和功能分化，受致畸因子作用后也会发生畸形，但多属于组织结构和功能缺陷，一般不出现器官畸形。

临床应用

绒毛膜活检术

绒毛膜细胞由滋养层细胞分化而来，而滋养层细胞由受精卵分裂后分化、发育形成。因此，绒毛膜细胞与胎儿细胞的遗传物质是一样的，检测绒毛膜细胞的染色体、基因等，就等同于检测胎儿细胞。

绒毛膜活检术就是用一根很细的针穿刺到胎盘的组织中去，取出适量的绒毛组织，进行一些细胞或遗传方面的检查。例如染色体分析，检测各种染色体微缺失或重复；基因分析，诊断各种单基因遗传病；生化分析，检查代谢性疾病。

这种检查可以在妊娠第 8 周进行，所以可以进行早期诊断。

（吕香茹）

思考题

1. 简述受精的过程及条件。
2. 简述胎盘的功能。

思考题解析

练习题

中英文名词对照索引

M

N

P

Q

R

S

T

W

X

Y

Z

参考文献

[1] 夏广军，郝立宏. 人体形态与结构[M]. 2版. 北京：人民卫生出版社，2019.
[2] 高洪泉，何世洪. 正常人体结构[M]. 4版. 北京：人民卫生出版社，2024.
[3] 李继承，曾园山. 组织学与胚胎学[M]. 9版. 北京：人民卫生出版社，2018.
[4] 吴建清，徐冶，郭新庆. 人体解剖学与组织胚胎学[M]. 9版. 北京：人民卫生出版社，2024.
[5] 丁文龙，刘学政. 系统解剖学[M]. 9版. 北京：人民卫生出版社，2018.
[6] 饶凤英，胡小和. 人体形态结构[M]. 2版. 北京：人民卫生出版社，2022.